国医大师独特临床精粹丛书

总主编　何清湖　刘建和
主　编　王建国　刘建和
副主编　黄剑阳　吴品　李杰
　　　　蔡雄　胡海平　李鑫

# 国医大师临证心悟

湖南科学技术出版社

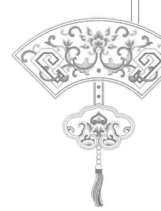

## 图书在版编目（ＣＩＰ）数据

国医大师临证心悟 / 何清湖，刘建和总主编;王建国，刘建和主编. — 长沙:湖南科学技术出版社,2021.10

（国医大师独特临床精粹丛书）

ISBN 978-7-5357-9469-7

Ⅰ．①国… Ⅱ．①何… ②刘… ③王… Ⅲ．①中医临床－经验－中国－现代 Ⅳ．①R249.7

中国版本图书馆 CIP 数据核字(2017)第 210802 号

GUOYI DASHI LINZHENG XINWU

## 国医大师临证心悟

总 主 编：何清湖　刘建和

主　　编：王建国　刘建和

策划编辑：梅志洁

责任编辑：唐艳辉

出版发行：湖南科学技术出版社

社　　址：长沙市芙蓉中路一段 416 号泊富国际金融中心

网　　址：http://www.hnstp.com

湖南科学技术出版社天猫旗舰店网址：

　　　　　http://hnkjcbs.tmall.com

邮购联系：本社直销科 0731-84375808

印　　刷：湖南省汇昌印务有限公司

　　　　　（印装质量问题请直接与本厂联系）

厂　　址：长沙市开福区东风路福乐巷 45 号

邮　　编：410003

版　　次：2021 年 10 月第 1 版

印　　次：2021 年 10 月第 1 次印刷

开　　本：710mm×1000mm　1/16

印　　张：28.75

字　　数：525 千字

书　　号：ISBN 978-7-5357-9469-7

定　　价：88.00 元

国医大师独特临床精粹丛书

# 《国医大师临证心悟》编委会

# 序

　　"中医看名医，西医看名院"，这是我在做中西医文化比较研究时总结的两者差异之一。西医看病，看重的是医院的级别和排名；中医求诊，看重的是医生的个人名声和威望。这个现象其实折射出更深层次的本质差别：西医更倚重技术进步，中医更强调个人经验。国医大师熊继柏认为，以整体观念、辨证论治为核心的中医诊疗过程，特别强调个体化差异，要因时、因地、因人而制宜，需要医生有扎实的理论基础、丰富的临床经验以及敏捷的思辨能力，要做到精准辨证比西医更难，其思辨过程比西医更复杂。因此，名中医的成才周期较之西医更长，"中医越老越吃香"的大众认知，有内在的科学道理。当前，国家特别重视当代名老中医学术思想与临证经验的传承研究，设立的国家级专项有："名老中医工作室""学术流派研究"以及"全国老中医药专家学术思想与临证经验传承"等，给予的研究经费支持力度都很大。国医大师孙光荣撰文指出：当代名老中医的学术思想与临证经验，是中医学术发展的活水源头。

　　由人力资源和社会保障部、原国家卫生和计划生育委员会、国家中医药管理局三部门共同组织先后评选出的"国医大师"，他们从事中医临床或中药工作至少在50年以上，长期坚守在中医药临床工作一线，中医药理论造诣深厚，学术成就卓越，德艺双馨，在全国及行业内具有重大影响，在群众中享有很高声誉。毫无疑问，"国医大师"是当代中国名老中医群体中最杰出的代表！

　　为了更好地弘扬"国医大师"们宝贵的学术经验，启发后学，造福病患，我们和湖南科学技术出版社共同策划，历时两年余编写了这套《国医大师独特临床精粹丛书》，共3个分册，分别是：《国医大师临证心悟》《国医大师方药心悟》《国医大师验案心悟》。

　　"国医大师"大部分都是临床专家，在临床上各有专长，长期的临床积累，加上勤奋思考，"国医大师"们对临床诸多病种，从病因病机到诊断治疗，以及预防调护，都有诸多独到的认识和体会。《国医大师临证心悟》主要辑结了"国医大师"们对内、外、妇、儿、五官科各科不同病证的独到临证心得及感悟。以病证为纲，每一病证下汇聚"国医大师"的临证体会，读者既可以学习到丰富的临床诊疗经验和方法，又可以通过"国医大师"们的"学术争鸣"，启迪思维。

以中医经典理论为指导，四诊合参，确定病性与病位，辨析病理，确定治法，方随法出，因方遣药，这是一名真正的中医医师的诊疗思辨过程。"理、法、方、药"俱备，这是中医诊疗的基本要求。其中，方和药是中医诊疗的最终落脚点，方药是中医治病的"弹药"。"国医大师"们都谙熟经典，对"经方"的运用得心应手，并且在"博极医源"的同时，根据长期的临床经验，独创了诸多经验方剂，对某些药物及药对的运用，也"别出心裁"。《国医大师方药心悟》分册主要汇集了"国医大师"们对经方、验方、成方及药味使用心得，这些具体经验在临床中都可直接借鉴运用。

中医医案是医家临床辨治疾病的真实记录，为中医学术传承与发展提供了珍贵的原始资料和素材。中医历来重视医案的整理与挖掘。在葛洪《肘后备急方》"青蒿一握，水一升渍，绞取汁尽服之"文献启发下，屠呦呦历经191次实验，在1971年提取出青蒿素，有效降低了疟疾患者死亡率，这中间亦离不开她查阅大量文献，借鉴了古代用药的经验，离不开医案的贡献。2015年世界传统医药日的主题是"医案的临床应用与标准化"，由此可见当代中医药发展对医案的高度重视。《国医大师验案心悟》主要辑录了"国医大师"本人亲撰，或其随诊门人所撰的大量医案。这些医案，内容十分丰富，覆盖面十分广阔，记录和解析了国医大师诊疗的全过程，体现了国医大师对中医"理、法、方、药"的综合应用，凝聚着国医大师的智慧和心血。值得广大中医临床医生和喜爱中医的读者朋友仔细揣摩，举一反三。

国医大师孙光荣在思考分析当代中医教育现状时一针见血地指出，新一代中医医师存在明显的"三个不足"和"三个不突出"，即：中医药文化素养不足、中医药基本理论修养不足、解决中医临床的能力不足及"中医人"的标识不突出、中医临证思辨特点不突出、中医临床疗效的贡献率不突出。国医大师们的成长成才经历为新一代中医师学习奋斗树立了榜样和标杆。从与我们同时代的国医大师们的丰富学术宝库中汲取独到经验，为我所用，是我辈中医医师提升中医药文化素养、提高中医临床解决问题能力的蹊径。然而，当代"国医大师"们目前都年逾古稀，甚至是耄耋老人，还有部分先生已经逝世。对他们丰富的临床经验进行抢救性挖掘和传承，是刻不容缓的一项重要工作。目前，已有一些针对"国医大师"临证经验挖掘的专著出版，但像本套丛书这样，从病证、方药及医案等各个方面全方位展开研究的丛书还是鲜见。我们相信本套丛书的出版将为弘扬"国医大师"的精彩学术起到积极的作用。在此，要特别感谢各位领导和专家教授在丛书编纂出版过程中给予的大力支持。由于"国医大师"们的学术经验和学术内涵广博丰厚，我们所辑选的这些内容，只是国医大师丰富临床经验中的很少一部分，挂一漏万之处在所难免。加之我们自身的学术水平有限，有些按语、评语或有牵强之处，不能精准阐释国医大师们的"匠心独运"之处，还请"国医大师"们给予包容。"医者意也"，"一千个人眼中有一千个哈姆雷特"，我相信每一位读者在学习、思悟、运用国医大师的独到学术经验的时候，都会有不同的感悟和心得，编者所不能完全解读的学术精髓，可以由万千读者来丰富补充。但我们的目的和大家一样：学中医，用中医，爱中医，传承中医，发扬中医。

湖南中医药大学副校长、教授、博士生导师　何清湖

# 前　言

　　毛主席指示："中国医药是一个伟大的宝库，应当努力发掘，加以提高。"习近平主席明确提出："中医药学凝聚着深邃的哲学智慧和中华民族几千年的健康养生理念及其实践经验，是中国古代科学的瑰宝，也是打开中华文明宝库的钥匙。"中医药作为独特的卫生资源、潜力巨大的经济资源、具有原创优势的科技资源、优秀的文化资源和重要的生态资源，在护佑中华儿女生命全周期健康和经济社会发展中发挥着越来越重要的作用。在近几年的抗击烈性传染病的疫情中，中医药深度介入，全程救治，充分发挥出中医药特色优势，贡献了中医智慧和中医力量。

　　中医药的传承精华，守正创新，离不开中医药人才薪火相传。国医大师是中医药行业德艺双馨的杰出代表、学术泰斗，既是优秀中医药文化师承教育的受益者，更是优秀中医药文化的传递者。国医大师的学术思想和临证经验是中医药学宝库中弥足珍贵的财富，继承好、发展好、利用好中医药这一宝贵财富，学习和传承国医大师的学术思想与临证经验不失为一条捷径。

　　本书在参阅了大量国医大师相关医学论著、学术期刊及其他资料的基础上，收集、整理了国医大师的临证思维、治法经验、方药应用等，高度体现了他们的学术思想和临证精华。全书分为肺系病证、心系病证、脾胃病证、肝胆系病证、肾系病证、气血津液病证、肢体经络病证、外科病证、骨伤科病证、妇科病证、耳鼻咽喉科病证共11章，每个病证均有数位国医大师治疗该病独特的临证经验，对理、法、方、药均有系统整理，为方便临床工作者查阅、学习和使用，特将每位国医大师临证经验凝练成一句话作为标题，以提高临床疗效，亦便于中医爱好者阅读。

　　本书资料主要来源于专业学术期刊、各种媒体公开发表的国医大师相关养生资料，每节文后附有主要的参考文献，在此对原资料整理者表示敬意和感谢。本书所选取的内容只是大师们临床经验的缩影，不能完全概括大师们的临证经验，更不能完全展现其学术的博大精深，如有疏漏和不足之处，恳请读者不吝指正，以便再版时修订。

"为天地立心，为生民立命，为往圣继绝学，为万世开太平"，是为医者为天下生民请命的大道。"若有疾厄来求救者，不得问其贵贱贫富，长幼妍媸，怨亲善友，华夷愚智，普同一等，皆如至亲之想"是为医者坚守的责任。"国医大师"是中医药领域的最高荣誉，更是我们后辈中医心之向往，立足于临床实践，坚守这份大道与责任，牢记中医人的初心与使命，便一定能为中医药事业的传承与创新发展，为中华民族伟大复兴中国梦的实现贡献中医人的力量！

编　者

# 目　录

## 第一章　肺系病证

## 第三章　脾胃病证

## 第四章　肝胆系病证

# 第五章　肾系病证

# 第八章　外科病证

## 第九章　骨伤科病证

## 第十章　妇科病证

## 第十一章　耳鼻咽喉科病证

第一章

肺系病证

# 感　冒

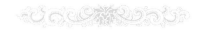

## 1. 李辅仁大师心悟："没有内热则没有外感"，治宜清解散通里和卫

外感之邪虽有风寒暑湿热之异，但能随机体阴阳寒热虚实而转变。随着人们生活水平的提高，饮食、七情均易内生郁热，一般来说，内热偏盛，故以风热感冒为多。提出"没有内热则没有外感"的独到论断，认为里气不和，则外（卫）气不固，内热不清，则外气难调。提出了"通里和卫"论。李大师一再强调不同时代赋予疾病以不同内容，治疗上也应随机应变。

李大师云：外感之热，或以解表汗出而散，或以宣肺清热而解。故遣方用药，主张给邪以出路。具体而言，解表发汗多用柴胡、荆芥、金银花、防风、大青叶等；宣肺散热多用炙麻黄、苦杏仁、桔梗等；清肺热选苇茎、白茅根、生石膏、羚羊角粉、黄芩等；通里选用瓜蒌、枳实或酒制大黄等。李大师认为宣肺不仅可用于咳喘疾患，还提出"宣肺可以解表，宣肺可以清（散）热"的观点。李大师云：宣降肺气即是开宣为外邪或痰湿郁闭之肺气，肺气得宣，则邪去热散。这一观点对于老年外感尤其适宜，辛散解表之品，用之不当则易伤阴耗气。而宣肺解表，是通过通宣肺气，散热排痰外出，给邪以出路而达到的。从"知病传变"和"治未病"的思想出发，外感之初，邪虽在表，但外邪闭表，肺失宣降，易致痰热壅肺，故遣方用药，须当外散表邪，更应注重宣肺。李大师根据多年的临床经验，自拟清解散，酌情加减用以治疗感冒，疗效满意。

【组成】金银花20～30 g，炙麻黄3 g，枳壳10 g，全瓜蒌20 g，荆芥10 g，防风10 g，柴胡10 g，薄荷（后下）5 g，苦杏仁10 g，桔梗10 g，生甘草3 g。

## 2. 路志正大师心悟："在皮者汗而发之"，疏风解表兼清肺止咳，先安未受邪之地

感冒为常见病、多发病，人多失之，医者以小疾易治而不深究之。殊不知"风为百病之长""善行而数变"，具有发病急、变化快等特点。受病之后，多随其体质不同，而有从阳化热，或从阴化寒之变，亦多兼挟为

患，故常可诱发咳嗽、哮喘、水肿、痹证等疾病。

感冒之治法，应辨证而施治。宜本"在皮者汗而发之""善治者治皮毛"之旨。风寒则以辛温解之，路大师常用荆防败毒散加减；风热治以辛凉，有咳嗽、咽痛等肺系症状者以桑菊饮加减，热重者合银翘散加减；天行时气、瘟疫，病无少长，多相染易，当清热解毒以治之，普济消毒饮或清瘟败毒散足可胜任，路大师常佐以升降散，收效甚捷；表里同病者外散内清，内外热胜者河间双解散投之；内伤饮食，外受风寒而见吐泻发热有肠胃症状者，藿香正气散增损之，以夏秋季节暑湿较重者尤宜。万不可囿于感冒病毒之说，一见发热，不问有无鼻塞流涕、恶寒肢楚等症，即以清热解毒或苦寒泻火之剂投之，致风寒之邪郁于肌肤，久而不去，酿成火郁之症，迁延难愈。

肺主皮毛，司呼吸，为人身之藩篱，当受邪之后，玄府闭塞，卫阳被遏，肌肤失宣，而肺首当其冲，可见恶寒发热、呼吸不利、咳嗽之症。因此，路大师在用疏解之剂的同时，多加枇杷叶、苦杏仁、鱼腥草等清肺止咳之药，以防向肺系传变，即叶氏先安未受邪之地，早为防变之意。

若年高体弱，卫气不固，或久病未复，常感冒者，应扶正祛邪，予参苏饮或补中益气汤，小剂量缓缓服之。平时以玉屏风散加首乌藤研为细末，装于胶囊，每次3 g，每日 2 次，温水送服，缓缓调理，以提高机体抵抗力。素体阴虚，津液不足而感冒者，宜生津增液以资汗源，津液足则汗自出，或予以熏蒸接汗（溃形以为汗），以微汗为度，勿令大汗淋漓如水，而犯虚虚之戒。

至于表热里寒、表寒里热当轻宣温里或解表清里，而挟湿、挟食、挟痰者，当随其兼证，增入化湿、消食、祛痰之品，灵活变通。

## 3. 任继学大师心悟：宣肺以解外，利气化痰以除内；年老者宜调和营卫，佐以宣解；青壮中年化燥者，应解以清润

感冒是四时常见之疾病，尤以冬、春二季为多。风性主动，主疏泄，开腠理，其善行而数变，且为六淫之首，故易伤人体。而冬、春之季多挟寒邪，何以言之？风为百病之长，寒为百病之总，故风邪侵害人体多挟寒邪，但亦能挟湿、挟燥、挟火伤及人体为患。邪者，毒也，故六淫之邪为病，皆为毒作祟也。当今之人患感冒，医者多投以银翘解毒丸（片），热不退则投以安宫牛黄丸，寒凉冰伏，临床缺乏辨证观点，误人不浅。西医诊治，知是病毒为病，则杂投病毒灵、感冒通，热不退者则投抗生素之类控制感染，而致患者表邪未解，卫气受困，营气被束，正气不伸，邪气外闭肌腠，内迫于肺，引起肺气不降，邪气上犯于咽，累及于喉，影响咽喉

气化，津血不利，发生喉痒则咳嗽，咳甚则呕，痰涎吐出则嗽缓，时而复作，鼻鸣气不得出而清气不升，致头晕，邪闭于外，卫阳不固，动而汗出，颜面淡白而黄，舌淡红，苔薄白，脉多虚数而大。应宣肺以解外，利气化痰以除内。

【组成】百部15 g，白前10 g，苦杏仁20 g，荆芥10 g，羌活10 g，紫菀20 g，款冬花15 g，马兜铃15 g，苍术15 g，厚朴10 g，陈皮10 g，白果仁15 g，水煎服。

若60岁以上患者，当以调和营卫为主，佐以宣解之品。

【组成】桂枝15 g，白芍15 g，生姜3片，大枣3枚，厚朴5 g，苦杏仁15 g，百部15 g，白前10 g，紫菀15 g，款冬花15 g，马兜铃15 g，甘草10 g，水煎服。

若青、壮、中年患病，症见干咳无痰，胸中干涩，纳呆，四肢重，二便正常，舌淡红，少苔缺津，脉沉涩或滑数者，此为邪有化燥之势，法以宣解清润为主。

【组成】青黛15 g，蛤蚧粉15 g，瓜蒌15 g，荆芥10 g，薄荷10 g，百部15 g，白前15 g，紫菀15 g，苦杏仁15 g，款冬花15 g，旋覆花15 g，炒天冬10 g，水煎服。

## 4. 吕景山大师心悟：辨清表里比例关系，推敲"清解"运用有度

近代中医界比较一致的观点是：外感病多因寒温失调，风寒之邪侵入体内，感受六淫之邪而致病，虽有在表、在里、在气、在血的不同，但总以正邪相争为基本病机。在治疗及用药上，一般根据病情发展的不同，采用辨证施治，或以专方专药，均有一定疗效。

吕大师根据外感病的病因病机，采用"清解法"为主，所谓清是"清热"，解是"解表"。即临证一面清热，一面解表。根据患者的临床表现，结合舌苔、脉象，辨清寒热的比重，给予三分清七分解，或五分清五分解，或七分清三分解，可收到事半功倍之效。吕大师根据多年临床体会，普通感冒患者抑或是流行性感冒患者，均可采用清解之法，可投银翘散或荆防之类而不效专，均取得良好效果。如诊治45岁女患者杨某，中医诊断：感冒，属外感风寒兼有内热，病在半表半里之间，但表证不可只知发汗，更应注意清里，辨清表里之比例，在"清"或"解"方面仔细推敲，治宜采用"五清五解"之法。初诊以达原饮、柴胡桂枝汤、栀子豉汤三方化裁。方中桂枝与二芍，柴胡与二黄，豆豉与栀子，草果与知母，一表一里，互相配合，栀子、柴胡、炒香豉、草果同施共奏逐邪外出之功，白芍、黄芩、白茅根、栀子共起敛阴、清热凉血之效。五清五解，清解共

伍，又体现了善用药对的特点。方中清解药对如：豆豉与栀子，荆芥穗、薄荷配金银花、连翘，麻黄伍石膏，黄芩伍荆芥穗等，均得心应手，遂达到内外兼蓄，药到病除之效。

## 参考文献

［1］史学军，李辅仁. 李辅仁治疗呼吸系统疾病经验浅谈［J］. 中国医药学报，2001，16（1）：56－58

［2］路志正. 路志正说病：感冒不宜忽视［J］. 光明中医，2010，25（2）：345

［3］任继学. 中国名老中医经验集萃［M］. 北京：北京科学技术出版社，1993：191－192

［4］白小丁. 吕景山教授"清解法"临床应用体会［J］. 山西中医学院学报，2009，10（4）：34－35

# 咳 嗽

## 1. 郭子光大师心悟：有表先解表，治咳当祛因，止咳要化痰

咳嗽多因肺卫不固，冒风受凉，以致风邪外感，挟寒、挟热、挟燥，束于表卫，肺气不宣引起；或外感风寒，郁久化热、化燥，使肺失清肃所致。由于肺失清肃，灼津为痰，或津液失运，滋生痰浊，以致痰阻肺管则咳，痰壅气道则喘，痰郁久化热则耗气伤津。总之，邪束表卫，肺失肃降为其基本病机，除年老体弱者外，一般皆以邪实为主。咳嗽为排出肺中痰液的病理反应，因此在治疗上除干咳无痰、频咳不止，甚至影响休息，损伤气阴时，可用止咳药外，一般不单纯止咳。单纯止咳难以治愈咳嗽，反使肺气闭郁，排痰不畅，遏郁于里，化热生变，使咳嗽久不能愈。

本病的治疗要掌握3个要点：①有表先解表，本病初期多兼表证，或风寒外束，或风热外感，适当发汗疏风以解表邪，则表解里自和。②治咳当祛因，即有热清热，有寒散寒，有燥润燥，因除肺清，咳嗽自止。③止咳要化痰，治痰当降气，气降则痰降，痰消则咳止，热痰当清化，寒痰当温化，湿痰当燥湿化痰，同时配合理气药以利排痰，从而达到减轻症状，缩短病程的目的。

## 2. 何任大师心悟：辨寒热、虚实、外因、内因

咳嗽之症，须分寒热、虚实、外因、内因。寒嗽者，常见痰稀薄，面色微白，畏风多涕，治当温肺固卫；热嗽者，常见痰黄稠，面微红，或身热喘促胸满，治当清火化痰；虚嗽者，常见气逆吸不足或有虚汗出，多见面色苍白或大便溏泻，当补脾敛肺；实嗽者，常见阵咳，气壅滞，面色多微红，治当利膈化痰。

外因所致者，自表侵入，须视六淫之不同。感风或感寒者，治多辛平解表或辛温解邪；感暑者，治宜辛凉除之；感湿者，宜苦降淡渗；感燥者，宜甘凉清润；感火者，宜甘寒苦辛清涤之。内因所致者，所谓"损者自下及上，治宜甘润则肺清而嗽安"。自当进一步分析何脏虚损，着重辨治。何大师治外因咳嗽，如上呼吸道感染、支气管炎、肺炎、流感等所致

者，基本方用止嗽散加减（《医学心悟》）以止嗽化痰、宣肺解表，主治外感咳嗽，喉痒而咳痰不爽，微恶风发热，舌苔薄白，脉浮缓者。若有身热，则加连翘、黄芩之类；若见肠胃不适，则加神曲、谷芽等。

【组成】桔梗，荆芥，紫菀，百部，白前，甘草，陈皮。

何大师亦常用止嗽散加味治流感身热不甚而咳嗽颇甚者，效果明显。除阴虚劳嗽痰中带血不宜使用，禁忌证并不多。何大师治内伤咳嗽，以自拟方为基础，随证加减。一般对久咳伤阴、阴虚火旺咳痰者，能起滋阴、润肺、止咳的作用。

【组成】天冬、麦冬、桑叶、枇杷叶、桑白皮、黄芩、当归、川贝母、生甘草、茯苓、白术、炙百部。

## 3. 李辅仁大师心悟：治咳"肺宜宣，痰应排"，自拟宣化理肺汤

李大师强调，咳嗽是一种机体抗病的反应，是排痰外出，给邪以出路，正能胜邪的表现。治疗上切勿敛肺止咳，否则痰热不能被咳宣而出，郁闷于内，变生他证。用药上，宣肺化痰，多用炙前胡、炙紫菀、炙枇杷叶、橘红、紫苏子、葶苈子、川贝母、半夏；宣肺平喘多用炙麻黄、苦杏仁、射干；清肺热多用金银花、桑白皮、芦茅根、生石膏、鱼腥草。咳嗽早期忌用五味子、川贝母、白果、诃子等敛肺镇咳等药。李大师提出"肺宜宣，痰应排"的治疗原则，自拟宣化理肺汤，用以治疗肺失宣降、咳嗽、咳痰症，常获良效。

【组成】南沙参15 g，桑白皮15 g，苦杏仁10 g，橘红10 g，紫苏子10 g，桔梗10 g，炙枇杷叶10 g，紫菀15 g，款冬花10 g，炙前胡15 g，炒远志10 g，川贝母10 g，甘草3 g。

## 4. 颜正华大师心悟：用药轻灵，平中见奇

颜大师认为风温肺病，发热咳嗽，当恪守"治上焦如羽，非轻不举"之法，重在宣肺解表，表解方可清里，或用表里双解之法，如表邪未解，而单清肃肺气、化痰止咳，必致病情缠绵难愈，甚至发生变证。外感咳嗽，表证已解，而痰热阻肺，虽病情单纯，辨析不难，然欲数剂取效，亦属不易。

颜大师说，治疗痰黄稠量多，热与痰并盛之候，不能单用苦寒清泄之品，必须配伍适量温化宣降之品，才能尽快使痰热两清。倘若单用苦寒清泄之品，则易致肺热去而痰浊留伏，咳嗽难愈。处方时投以桑白皮、黄芩、浙贝母、瓜蒌皮、竹茹、白前、生甘草，旨在清泄肺热，化痰止咳；投小量苦杏仁、化橘红、紫菀、百部、桔梗，旨在增强化痰止咳之力。若

痰多未减，多去桔梗加紫苏子，以再增降气化痰止咳之功。

## 5. 周仲瑛大师心悟：治咳以宣肺为要

### 外感咳嗽治以宣肺通气

咳嗽虽有外感、内伤两类，但总属痰邪阻肺，肺气不得宣通，肃降无权，上逆为咳。而外感咳嗽之中，尤以风寒袭肺多见。明代张景岳说："六气皆令人咳，风寒为主。"故治疗总以宣通为第一要着，肺气宣则病邪外达，肺气畅则肃降有权。临证只要排除外感燥热、内伤气火、阴虚，皆可宣通。寒热偏向不显者，可予辛平轻宣肺气；寒邪重者则当辛散宣通、温开肺气；若属外寒内热、肺气不利，又当温清宣肃并施。

宣肺止咳，周大师临床多以三拗汤为基本方，同时随证配药以增效。通用性配伍可选桔梗、白前、前胡、虎耳草、枇杷叶等。辨证配药如表寒配紫苏叶、荆芥；肺热内郁配生石膏、知母；痰热蕴肺配黄芩、桑白皮；咳嗽迁延配百部、紫菀、款冬花；咳逆气急痰壅配紫苏子、金佛草；兼湿见痰稠量多胸闷加法半夏、厚朴、陈皮等。

若陈寒伏肺，非温散宣通不解，因外感咳嗽，受寒深重，寒伏肺俞，往往逾年不瘥，此种情况虽不同于外感咳嗽初期起病急、病程短的一般表现，但审证观舌，仍具有寒邪伏肺的特点，如痰白质稀，咳而不爽，鼻塞有涕，背寒怕冷，口不渴，舌白，质淡等。其原因多与未能早予温散，或苦寒凉润太过，或素体不强、肺阳虚弱有关，故治当温散伏寒、宣通肺气，达邪外出，方取小青龙汤。

## 6. 李振华大师心悟：辨因选方，宣降调肺；辨明脏腑，治脾肝肾；久咳宜补，稍敛肺气

### （1）辨因选方，宣降调肺

《医学心悟》说："肺体属金，譬若钟然，钟非叩不鸣。风寒暑湿燥火六淫之邪，自外击之则鸣。劳欲情志，饮食炙煿之火自内攻之则亦鸣。"李大师认为，咳嗽无论外感、内伤都离不开肺病，总归于邪客于肺所致，故治疗咳嗽，主要在于治肺，当首辨病因为何邪，方能有的放矢。

#### 1）辨寒热湿燥，方随证立

李大师认为对于外感及内伤咳嗽，辨证时应注重对咳痰的鉴别。一般来讲，痰色黄属热；痰色白属寒；痰量多为湿；大口黄痰为湿热；稀痰多为肺脾气虚；痰量少而黏，不易咳者，为阴虚或肺燥。此外治疗时还应因时而异，春季多风，常见风寒、风热咳嗽，当加防风、荆芥、前胡等疏风之品；夏令暑湿，咳嗽多缠绵难愈，化湿当不离藿香、厚朴、茯苓等祛湿

药；秋燥易伤肺阴，而致燥咳，温燥宜桑杏汤，凉燥宜杏苏散；北方冬季寒冷，治以宣肺散寒，宜用三拗汤、华盖散等。

李大师治疗风寒咳嗽、咳痰稀白、畏寒怕冷者，喜用三拗汤合苓甘五味姜辛汤加减。前方宣肺气、散风寒，后方温肺饮、化寒痰，两方合用，则温散并行，表里同治，咳、痰皆愈。治疗风热咳嗽常用止嗽散合桑菊饮加减。而治疗伏痰郁而化热、痰热壅肺证，李大师常选用苇茎汤清肺化痰，若热毒炽盛则加石膏、金银花、连翘、黄芩；若痰热壅盛则加鱼腥草、桔梗、川贝母；若肺热灼伤血络则加白茅根、白及、黑地榆。

2）宣降并用，调畅肺气

肺主气司呼吸，其气以降为顺，肺失宣发或肺失肃降，皆可导致肺气上逆而致咳嗽。宣肺既可疏散表邪又利于调畅肺气，降肺既利于止咳又有助于化痰，一宣一降，宣降并用，助肺恢复其正常生理功能，则咳嗽自愈。具体应用此法时，李大师推崇麻杏这一药对，炙麻黄宣肺解表，苦杏仁降利肺气，共用以复肺气之宣降。除此之外，"宣肺"还常用前胡、桔梗、桑叶、紫菀、款冬花等药，"降肺"常用枳壳、旋覆花、紫苏子、白芥子等药。

### （2）辨明脏腑，治脾肝肾

咳嗽虽为肺系疾病，然正如《素问·咳论篇》所说："五脏六腑皆令人咳，非独肺也。"说明其他脏腑功能失调亦可导致咳嗽发生。李大师认为内伤咳嗽，多虚实夹杂，无论是先病在肺而影响他脏，抑或他脏先病而损及于肺，除治肺外，还应重视其他脏腑的调理，方可标本兼治。而在临床实践中，李大师尤注重从肝脾肾三脏治疗咳嗽。

1）补中健脾，以绝生痰之源

脾为肺之母，若外邪伤肺，久病失治，则子病及母，累及于脾，而致肺脾俱虚，临床症见咳嗽久不愈，痰量反增，色白而黏，脘腹胀满，食欲不振，大便稀溏，体倦乏力，面色无华，舌体胖，苔白腻或白滑。虽为肺气耗伤，然虚者补其母，治以健脾益气，培土生金，兼化痰祛湿。方用香砂六君子汤加减。

【组成】党参15 g，白术10 g，茯苓15 g，橘红10 g，半夏10 g，薏苡仁20 g，香附10 g，砂仁（后下）8 g，焦麦芽12 g，焦山楂12 g，焦神曲12 g，川厚朴10 g，干姜10 g，炙甘草3 g。

2）疏肝泻肝，治气以治咳

"善治痰者，不治痰而治气"，肺脏宣发肃降，主一身之气的功能，有赖于肝正常条达之性的辅助。若肝失条达，气机郁滞不畅，则肺气失于宣肃而为咳，久则津液不布，聚而为痰。临床见咳嗽随情绪波动发作，胸胁满闷，善太息，脉弦等。治以疏肝解郁，调畅肝气。

【组成】柴胡、枳壳、郁金、厚朴、紫苏子、前胡、化橘红等。

3）补先天，通肠腑

肾为肺之子，肺金对肾水有充养作用。咳嗽时间越长，津液受损越严重，肺阴亏虚，母病及子，肾水不充，水亏则火不归元，虚火上灼肺金，则肺阴愈损，终致肺肾之阴俱亏。小儿为稚阴稚阳之体，年老则阴气自半，若患久咳更易转为此证。肾乃后天之本，元阴元阳之所，故治肺阴之亏，仅润肺金，咳嗽难愈，应肺肾同治，益肾养肺，以达母子两富。

【组成】蒸何首乌、生地黄、熟地黄、石斛、麦冬、山茱萸等药。若潮热盗汗则加地骨皮清虚热。

另肺与大肠相表里，六腑以通为用，肠腑壅滞，气机不畅，则阻碍肺气下降，加重咳嗽。故李大师治咳嗽，问诊时必详问大便情况，若大便干结，则选用火麻仁、草决明、瓜蒌子、苦杏仁中两三样，润肠通便以助肺气下降，气顺则痰易消，咳易止。

**(3) 久咳宜补，稍敛肺气**

久病多虚，虚则补之，况肺为娇脏，更易耗气伤阴。肺性喜润恶燥，是故久咳以肺阴虚损最为常见。临床见外感咳嗽失治误治，郁而化热，或长时间用抗生素后，阴虚津亏，干咳无痰或痰少难咳，咽痒声哑，盗汗颧红，口干，便干，舌红少苔者。方用生津益肺汤加减治疗。

【组成】北沙参20 g，石斛15 g，知母12 g，川贝母12 g，桔梗10 g，前胡10 g，黄芩10 g，苦杏仁10 g，生桑白皮15 g，地骨皮18 g。

## 7. 张琪大师心悟：寒热阴虚，专方治肺；呛咳气逆，泻肝清热；补土和中，痰饮属脾；顽咳温肾；心咳强心化瘀

### (1) 寒热阴虚，专方治肺

随着抗生素的广泛使用，咳嗽求治于中医者多为西医常规治疗无效而顽固患者，久咳伤肺，反复发作，累及他脏，由轻到重，变证百出。因此，从某种意义上来说，目前中医临床所见咳嗽，多属疑难病范畴。张大师认为，肺咳有虚实寒热之分，肺虚寒则咳痰清稀，气短无力，面白畏寒，舌润苔滑，临床善用苓甘五味姜辛汤加人参，或用甘草干姜汤加五味子、罂粟壳，也可以用《伤寒论》桂枝加厚朴杏子汤。此类咳嗽多见于慢性支气管炎、肺气肿患者，平素痰多气喘，入冬或受凉即有发作，辨证要点为无里热或里热不明显。

肺热证多为痰热壅肺，临床表现为咳嗽声高，咳痰黏稠或色黄，身热面赤，胸满气促，口干口苦，舌红苔腻，脉滑数。治以清肺化痰，予以清肺汤。

【组成】知母15 g，麦冬15 g，天冬15 g，川贝母15 g，黄芩15 g，桑

白皮10 g，瓜蒌20 g，半夏10 g，苦杏仁15 g，橘红10 g，枳壳10 g，桔梗10 g，生甘草10 g。

肺热咳嗽，气喘不得卧，身热，痰黏稠，舌红少津，脉滑数者予以清金降气汤。

**【组成】** 枇杷叶15 g，葶苈子20 g，桑白皮15 g，苦杏仁15 g，瓜蒌子15 g，黄芩15 g，麦冬15 g，川贝母15 g，紫菀20 g，玄参15 g，生地黄15 g，枳壳15 g，鱼腥草30 g，桔梗15 g，甘草10 g。其中葶苈子、枳壳、桑白皮、桔梗利气降气，与清肺化痰药合用，相互协同。

肺虚久咳喘息，为肺气肿、慢性支气管炎、支气管扩张咳血、肺结核辨证属于肺气阴虚久嗽者。《医宗金鉴》有人参清肺汤。

**【组成】** 人参、炙甘草、知母、阿胶、地骨皮、桑白皮、苦杏仁、罂粟壳、乌梅。方中人参、炙甘草补肺气之虚，知母、阿胶、地骨皮滋肺阴，桑白皮、苦杏仁利肺气；罂粟壳、乌梅敛肺气，以滋补收敛为主，辅以利肺气。

有属于肺阴亏耗咳嗽者，大多咳痰黏稠带血，或干咳无痰，手足心热，或潮红盗汗，舌红少津，脉细数或虚数，常规治以滋阴润肺之百合固金汤之类。此种类型咳嗽多见于肺结核，也有反复肺部感染用抗生素可以暂时控制，遂即复发，此为肺阴虚不能胜邪，需治以滋阴润肺，少佐清宣之剂，使正胜邪去。

### （2）呛咳气逆，泻肝清热

张大师认为肝咳即为肝火犯肺，木火刑金。主症为气逆呛咳，干咳少痰带血，胁痛咳引加剧，两目干赤，面色青，遇怒则加重明显，舌边赤苔燥，脉弦或弦数。治宜泻肝保肺，清热宁金。多见于肺结核、支气管扩张或感染性疾病。临床多用泻白散加味主治。

**【组成】** 桑白皮15 g，地骨皮10 g，郁金10 g，柴胡15 g，白芍15 g，瓜蒌20 g，黄芩10 g，降香10 g，麦冬15 g，甘草10 g。咳血不止，加三七5～10 g，研末吞服。如伴有气逆咳血加代赭石30 g。

### （3）痰饮属脾，补土和中

张大师认为，脾咳属于痰饮病的范畴，其病机为脾虚失于健运，不能正常运化水液，痰饮内生，上贮于肺，正所谓"脾为生痰之源，肺为贮痰之器"。症见咳嗽，痰多色白易咳，喉中痰声漉漉，脘闷呕恶，晨起尤甚，间或纳呆或便溏腹胀，舌苔厚腻，脉缓或濡，或有轻度浮肿。张大师对于此病审其有无里热证，善用张锡纯之理饮汤。《医学衷中参西录》载此方："治因心肺阳虚，致脾湿不升，胃郁不降，饮食不能运化精微而变为饮邪，停于胃口而满闷，溢于膈上为短气，渍满肺窍为喘促，滞腻咽喉为咳吐黏涩，甚或阴霾布满上焦，心肺之阳不得舒畅，转郁而作热，或为阴气逼阳外出而为身热，迫阳气上浮为耳聋，然必诊其脉，确乎弦迟细弱者，方能投以此汤。"此方系苓桂术甘汤加味而成，张大师每以其治疗肺气肿、慢性支气管炎等辨证属于痰饮范畴而无里热者，屡用屡验。

**【组成】**白术12 g，干姜15 g，桂枝6 g，炙甘草6 g，茯苓6 g，生杭芍6 g，橘红4.5 g，厚朴4.5 g。

在临床辨证时应注意以下几点：①咳喘短气，胸满；②痰涎多而清稀、咳吐不爽；③头眩耳鸣，烦躁身热；④脉象弦迟细弱或浮大无力，舌苔白滑或厚腻。其中①②④为主症，③则属于假热，乃为饮邪逼阳气外出之假象，间或有之，当从舌脉辨识，不可误以为热证而投以寒凉之剂，此证候在肺气肿、肺心病中常见，但却并非主症。

此外，尚有脾湿生痰，日久化热，痰热互结之证；或见于痰饮复感外邪，痰热壅肺。症见咳喘气憋，痰稠黏不易咳出，脉滑，舌苔腻而少津，此为痰热蕴蓄，上干于肺，肺失清肃所致。多见于慢性支气管炎、肺气肿等。张大师多以加味清气导痰汤治疗。

**【组成】**胆南星10 g，半夏15 g，化橘红15 g，苦杏仁10 g，枳实10 g，瓜蒌子15 g，鱼腥草20 g，黄芩10 g，茯苓10 g，麦冬15 g，桑白皮15 g，甘草10 g。此方为二陈汤加胆南星化痰；黄芩、鱼腥草、麦冬、桑白皮清肺热；另加苦杏仁、枳实、瓜蒌子利气，配伍合理，用之则气顺热清痰消，诸症自除。

### （4）顽咳虚喘，补肾纳气

"肺为气之主，肾为气之根。"肾为肺之主，主纳气归元，与肺共司呼吸，如肾气虚失于摄纳则出现咳而兼喘，以喘为主，咳痰清稀，甚则咳而遗尿，腰酸膝软，表浅呼吸，呼多吸少，舌淡胖，苔白滑，脉细弱，或浮大而空，临床多见于支气管哮喘、肺心病，治疗以温肾纳气为主。张大师喜用张锡纯的参赭镇气汤加熟地黄、枸杞子、山茱萸、五味子补肾摄纳，甚有效验。如辨证属于肾气虚、寒饮射肺、肾不纳气，症见喘息咳嗽、咳痰清稀、呼吸痰鸣音明显者，常用肺肾合治法，上则温肺化饮，下则补肾摄纳。

### （5）心咳防治，活血化瘀

经过大量临床实践，张大师提出中医范畴的"心咳"。临床以每遇咳嗽则心悸、气短为主要特征，与西医慢性肺心病急性发作、充血性心力衰竭发作相类似。瘀血问题一直是肺心病治疗上争论的焦点，张大师根据大量临床观察发现，本虚标实和血瘀贯穿于本病的始终。心主营血，肺主卫气，辅心而行血脉，肺气既伤则气虚不能正常推动血液运行，血脉瘀阻而累及于心，心气不足则血脉不畅，出现心悸、气短加重。心气虚可导致瘀血内停，血瘀又可进一步影响气机的通利，二者之间往往形成恶性循环。现代药理研究证明，活血化瘀药能改善机体微循环，促进炎症分泌物的吸收，扩张血管，降低肺动脉压，降低动脉血二氧化碳分压，提高动脉血氧分压，从而改善心肺功能。对于肺心病、低氧血症、高碳酸血症、高黏血症的缓解，肺动脉高压的降低以及心肺功能的恢复都具有不可缺少的作用。生脉散能提高心肌耐缺氧的能力，延长心肌细胞存活时间，具有良好的强心效应。

## 8. 朱良春大师心悟：清肺定咳汤治风热久咳，旋覆夏麻芍草汤治风寒久咳

朱大师以宣、清、润、降、和、补、涩七法为纲，治久咳善熔数法于一炉，以兼顾主症和夹证，并以辨证论治和通治效方相结合（自拟通治效方），既有主方又有灵变。

### （1）清肺定咳汤治风热久咳

朱大师自拟清肺定咳汤为基本方，治疗风热流感，支气管炎，肺炎久咳而偏于痰热者，有清肺、化痰、定咳退热之效。尤对风温（肺炎）咳嗽、痰多、发热、痰黏稠或黄脓痰，苔微黄、脉数，并口渴欲饮之证，颇有速效。

【组成】金荞麦20 g，鱼腥草（后下）15 g，白花蛇舌草20 g，天浆壳12 g，化橘红6 g，苍耳子10 g，枇杷叶（去毛包）10 g，生甘草5 g。高热咽喉肿痛，腮肿目赤加蝉蜕、僵蚕（借两者疏风热，利咽化痰，抗过敏之用）；恶寒者加炙麻黄3 g；高热便秘者加牛蒡子或生大黄；咳喘甚者加葶苈子、桑白皮。

清肺定咳汤是朱大师自拟的通治风热久咳方，对痰热蕴肺之久咳、痰多或痰黏阻滞、咳唾不爽之证最为合用。方中金荞麦清热解毒，祛风利湿，活血祛瘀。鱼腥草清热、解毒、利尿、消肿，二药相伍，其清化痰热和利湿之功相得益彰，盖无湿不生痰，无热不生痰，湿和热是酿痰之因，湿和热交混蕴结，则痰旋除旋生，今二药相伍同为清热祛湿，湿热二邪分化则痰无再生，不是祛痰，胜似祛痰，痰消则久咳自止。白花蛇舌草除助其分化湿热二邪和清化痰热之外，还能提高机体抗病能力和调节免疫功能。天浆壳软坚、化痰、清肺、止咳、平喘。枇杷叶清肺和胃，降气化痰，气下则火降痰顺。上二药均镇咳平喘，用量不可过大，此方有宣肃同用之妙。方中借苍耳子有抑制流感病毒和抗过敏的作用，又能祛湿升阳通督，朱大师喜掺用于流感方中意寓扶正。化橘红调中化痰，生甘草润肺止咳，共奏清肺定咳之功。

（2）旋覆夏麻芍草汤治风寒久咳

朱大师自拟旋覆夏麻芍草汤，乃熔仲景旋覆代赭汤、小半夏加茯苓汤、芍药甘草汤和甘草麻黄汤于一炉，并以旋覆花合小半夏汤为组方主药。凡因中西医误治之外感风寒久咳不愈者，无论新久虚实或寒热夹杂，甚至缠绵数月或半年未见化燥化火者，或遍用中西诸药未效者，投此方效验如神，3～10剂而愈，尤其对老弱虚人、小儿不耐抗生素或市售中西止咳药无效者，更为合拍。

【组成】旋覆花8 g，生半夏6～10 g，生麻黄1.5 g，茯苓6 g，生姜3片，生白芍3 g，甘草3 g。咽痛喉痒者加桔梗5 g，前胡5 g，薄荷2 g；恶风、食少乏力，手足不温者加徐长卿10 g，荆芥6 g；久咳痰不黏稠者加浙贝母、桑叶各6 g。此方以其简朴轻灵而屡建奇功，通治风寒久咳。

朱大师治咳用药主张简朴轻灵，风寒郁闭于肺，是外感久咳不愈的主要原因。经说："咳嗽之总病机为痰涎或水饮。聚于胃，关于肺。"上方辛开渗利，方中旋覆花、生半夏降逆和胃，而又加茯苓以涤饮除痰。盖旋覆花、生半夏降逆，则气降咳自止，茯苓利水则水去痰自除。妙在轻用生麻黄意在通阳于外，少用茯苓则通阳于内。水气搏于外，则用麻黄，水气搏于内，则用茯苓，两端兼顾，寓化气止咳，利水除痰之妙。方中旋覆花消痰、下气、软坚、行水，伍生半夏、生姜，取三药之辛开，辛者能散能横行，故能携麻黄宣散肺气达于皮毛，降中有宣，宣中有降，肺之治节有权。取旋覆花之味咸，咸能入肾，故能纳气下行以归根，脾胃中之痰涎或水饮下行，即无上逆犯肺之害。方中少用生白芍、甘草，以酸甘助化，既益肺津又轻敛肺气，且二药为伍，有缓解支气管平滑肌痉挛之功，故有止咳作用。临床反复体会生半夏、旋覆花、生姜、生白芍、甘草五药在方中为举足轻重之品，不可代替。此方药简，剂小量轻，不取煎服，而取口杯加盖隔水炖服，即是取效的关键。

## 9. 路志正大师心悟：从气血痰立法用药，自拟"清润平降方"

路大师以清润平降为大法，自拟清润平降方。用以治外感时邪咳嗽，迁延不愈，干咳少痰，或咳逆痰滞，以咳为主，或呛咳面赤，甚或脓痰闭阻气道致喘憋，阵发性加剧，痰白黏稠量少，舌淡红，苔薄而不厚腻，脉弦，或细，或寸脉小滑，或小数。

【组成】南沙参15 g，麦冬12 g，桃仁12 g，苦杏仁12 g，炒紫苏子9 g，黛蛤散（包煎）9 g，炙百部9 g，白茅根15 g，芦根15 g，炙甘草6 g。久咳不止，加五味子9 g；咽痒不适，加玉蝴蝶9 g或青果9 g；痰滞难咳加紫菀9 g；痰白量多，加清半夏12 g，茯苓9 g，桃仁易为薏苡仁

12 g；肺气虚者加太子参15 g；肾阴虚者加枸杞子9 g，山茱萸9 g，制何首乌9 g，河车大造丸（早、晚白开水送服）9 g。水煎，每日 1 剂，早、晚空腹服。忌食咸甜滑腻、辛香气燥之品。

诸咳上逆，皆属于肺。然"肺为娇脏""只受得脏腑之清气，受不得脏腑之病气"。咳嗽日久，故选用清润甘淡之南沙参、麦冬、白茅根、芦根（色白中空入肺），润肺金、益肺气，故为君；"五脏六腑皆令人咳，非独肺也""诸逆冲上，皆属于火"，干咳少痰，或咳逆痰滞，或阵发呛咳，痰阻气道，致喘憋面赤，属肝（气）火挟痰上逆于肺系所致，故送黛蛤散（色青入肝）清肝火降逆气，除痰止咳以保肺金为臣。

咳嗽日久，病机复杂，虚实兼见，路大师认为：从气血痰三个层次把握立法用药，临证才能思路不乱。宜苦辛平润降气，不宜选苦温及耗气走泄之品；宜清气化痰，让痰易于排出，忌用逐饮、燥痰、豁痰等辛温燥烈之品（如葶苈子、瓜蒌、皂角等），若用之于治痰无益，而反伤肺气；"肺朝百脉"，气血相互影响，气机上逆，则气血失和，宜在方中佐以少量行瘀和血之品，通肺络以降肺气。故选用三子养亲汤之炒紫苏子，苦微辛平以降气化痰；止嗽散之百部，苦平润肺止咳，前人治疗久咳多选用；苦平辛润之桃仁、苦杏仁同用，既能肃降肺气止咳，又可辛润通络和血以利气机，熔降气、化痰、和血于一炉，共为佐药；另选少量甘而微温之炙甘草甘缓止咳，调和诸药。该方清润为主，苦平润降为辅，滋而不腻，凉而不寒，有补益之力而无升提之弊，不燥不烈，寓奇巧于平淡之中，气血痰标本兼顾，符合大多数咳嗽顽疾的病机特点，故收良效。

对于上呼吸道感染、下呼吸道感染、急慢性支气管炎所致咳嗽，以干咳少痰为主要症状，屡经中西药物如宣肺化痰、清肺止咳、抗感染、镇咳祛痰、脱敏等治疗无效者可参考清润平降方治疗；对某些不明微生物感染（如支原体、病毒等）所致支气管炎性咳嗽，有较好疗效；对痰培养无细菌生长（支气管黏膜功能障碍）所致咳嗽亦有效。

## 10. 刘祖贻大师心悟：治咳九法

刘大师治疗咳嗽，主张辨证论治，其治疗的主要方法有以下 9 种。

### （1）疏风散寒法

症见咳嗽，痰白而稀，咽痒，口不干苦，舌质淡红，苔薄白，脉浮滑或浮紧。治以疏风散寒、宣肺止咳。方用杏苏散加减。

【组成】苦杏仁6 g，紫苏叶7 g，薄荷7 g，蝉蜕7 g，紫菀7 g，百部10 g，前胡7 g，桔梗5 g，矮地茶10 g，陈皮7 g，甘草3 g。加减：喉中痰鸣者，加射干、麻黄；胸闷者，加旋覆花、枳壳。

**（2）疏风散热法**

症见咳嗽痰少而黏，色白或黄，咽痒或痛，口干，舌尖红，苔薄或薄黄，脉浮滑数。治以疏风散热、宣肺止咳。方用银蚤宣肺汤加减。

**【组成】**金银花15 g，重楼（蚤休）30 g，鱼腥草15 g，紫苏叶7 g，薄荷7 g，蝉蜕7 g，前胡10 g，百部15 g，桔梗7 g，矮地茶15 g，苦杏仁10 g，甘草3 g。加减：咳痰多者，加法半夏；容易感冒者，加黄芪。

**（3）清暑化痰法**

症见暑月咳嗽，痰多，恶寒身痛，全身困倦，纳食少，小便黄，舌苔黄腻，脉浮细滑。治以清暑化痰、宣肺止咳。方用新加香薷饮加减。

**【组成】**香薷、厚朴、金银花、连翘、薄荷、紫苏叶、苦杏仁、法半夏、矮地茶等。加减：身痛明显者，加羌活、独活；口干渴者，加沙参、麦冬。

**（4）清燥化痰法**

症见秋季咳嗽，痰少而黏，口鼻干燥，大便干燥，舌质红，苔少，脉浮细数。治以清燥解表、化痰止咳。方用桑杏汤加减。

**【组成】**桑叶、苦杏仁、浙贝母、沙参、薄荷、金银花、女贞子、佛手、甘草等。加减：痰多者，加矮地茶、桔梗；纳食减少者，加麦芽、山楂。

**（5）清热化痰法**

症见咳嗽气促，痰黄稠而量多，胸闷，口干或苦，舌质红，苔黄，脉滑数。治以化痰、宣肺止咳。方用自拟茶蒌清肺汤。

**【组成】**矮地茶、瓜蒌、重楼、金银花、薄荷、蝉蜕、百部、桔梗、甘草等。加减：胸部憋闷者，加冬瓜子、旋覆花；气促不能平卧者，加葶苈子；口干渴者，加芦根、沙参。

**（6）疏肝清肺法**

症见胸脘闷胀时痛，嗳气，咽中异物感，咳痰黄稠，口干口苦，大便偏干，舌质红，苔黄，脉弦数。治以疏肝和胃、清肺止咳。方用自拟柴郁清肺汤。

**【组成】**柴胡、郁金、佛手、桑叶、薄荷、蝉蜕、重楼、金银花、鱼腥草、甘草等。加减：胸脘满闷者，加旋覆花、降香；胃脘灼痛者，加酒川楝子、蒲公英；纳食减少者，加麦芽、谷芽；泛吐酸水者，加海螵蛸。

**（7）健脾化痰法**

症见咳嗽痰稀，活动后气少，受凉后加重，口不干，咽不痛，纳食少，大便偏溏，舌质淡，苔薄白，脉细滑。治以疏风散热、宣肺止咳。方用自拟芪苏宣肺汤。

【组成】黄芪、党参、紫苏叶、前胡、苦杏仁、桔梗、旋覆花、茯苓、麦芽、甘草等。加减：痰量多者，加矮地茶、法半夏；胸闷者，加丹参、瓜蒌皮；大便稀溏者，加炒白术、山药。

### (8) 养阴降逆法

症见咳嗽气促，无痰或痰少，胸脘满闷或胀痛，或伴呃逆，舌质淡红，苔少，脉细弦。治以养阴降逆、宁肺止咳。方用养阴肃肺汤加减。

【组成】沙参、石斛、麦冬、玉竹、百部、旋覆花、款冬花、紫菀、佛手、甘草等。加减：咽痒而痛者，加浙贝母、木蝴蝶；咳痰多者，加法半夏、矮地茶；纳食少者，加谷芽、麦芽；大便秘结者，加女贞子、瓜蒌子。

### (9) 补肾益肺法

症见咳嗽痰白，气促，活动后尤甚，口不干苦，纳食可，大便正常，小便量多，腰酸足软，舌质红，苔少，脉细数。治以滋阴补肾、摄纳肺气、化痰止咳。方用七味都气丸加减。

【组成】熟地黄、山茱萸、山药、泽泻、茯苓、五味子、法半夏、紫菀、矮地茶、桔梗、甘草等。加减：胸闷者，加砂仁、桑白皮。

## 参考文献

[1] 郭子光. 现代中医治病学 [M]. 成都：四川科学技术出版社，2004：86-87

[2] 何任. 肺系病证诊治说略 [J]. 浙江中医学院学报，2003，27 (2)：18-19

[3] 史学军. 李辅仁治疗呼吸系统疾病经验浅谈 [J]. 中国医药学报，2001，16 (1)：56-58

[4] 邓娟. 颜正华教授临床治疗咳嗽病经验 [J]. 世界中西医结合杂志，2008，3 (5)：249，251

[5] 王志英，郭立中，叶放，等. 周仲瑛教授治疗肺系病证的经验 [J]. 中华中医药杂志，2009，01：53-55

[6] 杨晓庆，黄清. 李振华教授辨治咳嗽经验 [J]. 中国现代医生，2009，47 (3)：32-33

[7] 孙元莹，吴深涛，王暴魁. 张琪教授治疗慢性咳嗽经验介绍 [J]. 甘肃中医，2007，20 (6)：21-22

[8] 邱志济，朱建平，马璇卿. 朱良春治疗外感久咳的经验和特色选析——著名老中医学家朱良春临床经验 [J]. 辽宁中医杂志，2002，29 (1)：8-9

[9] 冷厚香. 路志正治疗顽咳特色 [J]. 中医研究，2000，13 (1)：16-17

[10] 杨维华，卜献春，周慎. 刘祖贻研究员辨治咳嗽九法 [J]. 中医药导报，2010，16 (5)：17-19

# 风　咳

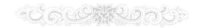

## 晁恩祥大师心悟：疏风解痉治风咳九法

晁大师认为咳嗽变异型哮喘的中医病理是以风为本，其依据是咳嗽特点为阵咳，突然发作，呛咳，挛急，并表现为咽痒，呼吸道痒感，痒即咳而难以抑制，受风、冷之气及异味刺激诱发等，这些大都体现了中医风邪之突发特性。"风善行数变""风为百病之长""其性轻扬，风盛则挛急"及"风邪为患可致瘙痒"等特点，因而确定了以疏风为主，并针对因其风邪而致气道失衡，肺气不宣，气道挛急，确有似哮喘的某些表现，如过敏性表现，伴有突发喷嚏、鼻塞、咽痒、气道瘙痒感，反映了风动气逆之状，也与风邪相关，因而确定了疏风宣肺、缓急解痉、止咳利咽的主要治法。这种风象常有外邪之犯，也可见内因肝风而动的挛急失缓之象。其基本立法则用疏风、散风、止咳、利咽之药，以疏风宣肺，散风祛邪，并以解除或缓解气道挛急以及润肺止咳等药共用。

对于风咳的治疗，晁大师以疏风宣肺，缓急止咳利咽为法。有治风咳基本方。

【组成】炙麻黄、紫苏子、紫苏叶、苦杏仁、蝉蜕、地龙、僵蚕、射干、牛蒡子、炙枇杷叶、紫菀等。如有风邪犯肺兼热者，加入清肺化痰药；有风邪犯肺，又见寒象者，常加入疏风散寒辛温之品；阴虚肺燥，常加入养阴润燥之品；咳嗽气急者，加缓急收敛之品或敛肺止咳等药；病久则久病入络，常加活血行瘀之品，如服药后病情缓解，尚应继续服用，标本兼顾，以调补肺肾药，求扶正固本。

晁大师治疗风咳的常用治法及加减用药具体分述如下：

### （1）疏风散风法

风邪宜疏宜散，不可强行镇咳敛降，故疏风散风法是晁大师针对风咳必用之法。如经验方中炙麻黄、蝉蜕、僵蚕、地龙即意在疏散风邪，其他疏风药物如荆芥、防风、葛根、全蝎等亦可选用。鼻塞喷嚏者，加苍耳子、辛夷花以疏风通窍。

### （2）疏风散寒法

风邪为六淫之首，其他外邪多随其侵袭人体，所以外感咳嗽常以风为先导，或挟寒，或挟热，或挟燥，其中尤以风邪挟寒者居多。《景岳全

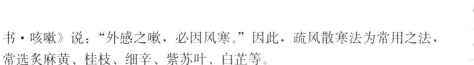

书·咳嗽》说："外感之嗽，必因风寒。"因此，疏风散寒法为常用之法，常选炙麻黄、桂枝、细辛、紫苏叶、白芷等。

### （3）疏风清热法

风挟热犯肺常见咽中痒，有少许黏痰不易咳出，或咳痰黏或黄稠。如有发热、咽干、口渴者，可用金银花、连翘、桑叶、黄芩、鱼腥草、瓜蒌、桔梗、薄荷、牛蒡子，清热不忘疏风，正如叶天士《外感温热病篇》中说："挟风则加入薄荷、牛蒡之属，透风于热外，不与热相搏，势必孤矣。"

### （4）解痉缓急法

对于"气道高反应"的患者，常见有干咳少痰或干咳剧烈，咽痒较剧，异味刺激则咳嗽更剧，故应用解痉缓急之法，药用地龙、全蝎、蝉蜕、五味子、白芍、紫苏子等。久咳剧烈者，可加诃子或少量米壳，米壳不可久服，中病即止。

### （5）疏风利咽法

咽干、咽痒、咽痛常为咳嗽的先期症状，故方中疏风不忘利咽，常用药有牛蒡子、射干、青果、诃子、桔梗、蝉蜕、玉蝴蝶，为利咽之良药。

### （6）疏风润燥法

风燥患者常有鼻干、咽干、少痰、干咳，或见肠燥便干者，治应疏风润燥，药选麦冬、沙参、炙枇杷叶、火麻仁、梨皮、玄参等。

### （7）宣肺止咳法

风邪为患，致肺气上逆，故疏风同时应宣肺止咳，基本方中紫菀、苦杏仁、炙枇杷叶为宣肺而设，另可选择前胡、款冬花、百部等。

### （8）平肝熄风法

外邪常首先犯肺，郁闭肺气，敛降失司。肝气多乘此之机，化风上冲，使肺气不降反升，出现咳嗽之象。肝气化风上冲之咳在临床较常见，治疗时在祛邪以恢复肺气敛降之性的同时平肝熄风，可加用地龙、全蝎、钩藤、菊花、龙骨、牡蛎等。

### （9）补益之法

久病必虚，虚者宜补，或攻补兼施。干咳气短，用麦冬、沙参、五味子、太子参、黄精、远志滋阴益肺；气短动喘，属肺肾亏虚者，加太子参、黄精、山茱萸、枸杞子、蛤蚧、五味子等；喘息动甚，咳则遗尿，属于肾不纳气者，可用山茱萸、五味子、白果、淫羊藿、肉苁蓉、西洋参等；平素易感受风邪者用玉屏风散。

## 参考文献

李际强，韩云，张忠德，等. 晁恩祥治疗风咳的临床经验探析［J］. 江西中医药，2010，41 (7)：13 - 14

# 慢性支气管炎

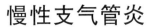

## 郭子光大师心悟：分三期论治，发时治痰治咳，平时温补脾肾

发时治标，着重治痰治咳，使肺气清肃，达到控制感染，缓解症状的目标；平时治本，着重温补脾肾，以纠正其阳气之虚为原则，达到增强抵抗能力、防止复发的目标。

### （1）急性发作期

治疗的要领在于见咳休治咳。首先，有表证务以解表宣肺为主，兼治咳，肺气清肃咳嗽自止。其次，治咳当治痰，痰除则咳止。临床上每见医者见咳止咳，图一时之效，或病者自用止咳的中成药，使表邪闭郁，肺气不宣，痰饮（或化热）壅滞，其咳嗽迁延数周、数月不得缓解，就是初始忽略解表宣肺的结果。再次，治痰当治气，气顺则痰降，故治痰剂中常需配用利气之品。寒痰稀白量多，当遵仲景"以温药和之"之法；热痰黄稠黏而不爽，多是痰饮郁而化热所致，治宜清化。急性发作期，由胸闷胸痛，咳痰不爽，转成咳痰畅利，胸中逐渐爽快者，是病情缓解佳兆。本病往往反复下呼吸道感染，多是先为病毒感染，继则为细菌感染。若细菌感染的程度很重，胸痛，痰多脓性，体温升高，1周内持续不缓解者，中药难取速效，可考虑配合西药抗生素治疗。本病患者表虚，耐寒能力很差，在治疗中其咳嗽本已缓解者，往往因不慎受凉又反复加剧，屡见不鲜。故需要注意休息，防寒保暖。

按喘息型与单纯型着重分清寒热二证遣方用药，并视并发症和突出症状加减施治。

1）喘息型慢性支气管炎

寒证：症见咳嗽频繁，胸紧气喘，痰多稀白，背恶寒而体温不高，舌苔白滑或白腻，脉浮紧或浮缓。治以散寒涤饮，方用小青龙汤。

【组成】麻黄5～10 g，桂枝10 g，细辛5 g，干姜10～15 g，五味子10～15 g，法半夏10～15 g，白芍15 g，甘草3 g。加减：若有微热，体温略高，稀白痰中略带黄痰，肺部有干或湿性啰音者，为痰饮化热倾向，加石膏20～30 g，鱼腥草20～30 g；若咳嗽剧烈，喉中发痒，影响睡眠者，加苦杏仁10～15 g，射干15 g；若咳嗽气喘甚剧，服小青龙汤只略有缓解，显药力不足，是饮邪深入肺中络脉，当加入搜剔络脉之药，如全蝎（水洗去盐同煎，如焙干研细冲服）8～10 g，地龙10～15 g，僵蚕15 g。凡血压高者均慎用麻黄（下同），可以薤白20 g，紫苏子15 g，地龙15～20 g代之。

热证：症见咳嗽频繁，胸紧气喘，咳痰黄黏或白稠不爽，发热汗出或不汗出，口渴，面唇红赤，舌红苔黄，脉滑数。治以清宣肺气，方用麻杏石甘汤。

【组成】麻黄10 g，苦杏仁10 g，石膏 30～40 g，甘草 5～10 g。如体温较高，热势较甚，肺部湿啰音显著者，加鱼腥草30 g，黄芩15 g，知母15 g或连翘、野荞麦之类；若痰少而黏、咳出不畅者，加瓜蒌皮15 g，桔梗15 g，麦冬20 g，或鲜竹沥水，每次 15～20 mL，每日 3～4 次；若咳嗽频繁，影响睡眠者，加矮地茶15 g，川贝母粉（分 2 次冲服）6 g；若喘甚者，加地龙15 g，制马兜铃10 g；更甚者，加全蝎、地龙、僵蚕，如前法。咽干作痛者，加桔梗15 g，青果15 g，玄参15 g。

2）单纯型慢性支气管炎

寒证：症见咳嗽频繁，痰多稀白，或泡沫状痰，吐之于地随之变成消涎，面白唇淡，舌淡嫩苔白厚滑或腻，脉缓。治以温化寒饮，方用苓姜辛味夏仁汤。

【组成】茯苓15 g，干姜10 g，细辛5 g，五味子10～15 g，法半夏10～15 g，苦杏仁10～15 g。若兼表证，恶风头痛身痛，自汗或无汗，体温不高者，加桂枝15 g，白芍15 g；若胸满闷，咳痰不畅者，加厚朴15 g，陈皮15 g，紫苏子10 g。

热证：症见咳嗽胸痛，痰黄稠或白稠，舌质红苔黄或黄白相兼，脉弦数或滑数，无寒热身痛等表证。治以清肺化痰，方用小陷胸汤合苇茎汤。

【组成】黄连10 g，法半夏15 g，瓜蒌皮15 g，桃仁15 g，薏苡仁20 g，冬瓜仁20 g，苇茎30 g。胸痛显著者，加郁金10 g，鱼腥草30 g，连翘20 g；痰黏不易咳出者，酌加桔梗、浙贝母、蛤蚧粉、竹黄之类。

热证兼表：症见咳嗽频繁，痰黄稠黏，或黏液状，时寒时热，或胸胁苦满，身酸痛乏力，口苦咽干，或有恶心欲呕之感，体温升高，舌红苔白干或黄，脉弦数。治以和解表里、清热化痰，方用小柴胡合小陷胸汤加味。

【组成】柴胡20 g，黄芩 15～20 g，半夏15 g，南沙参15 g，瓜蒌皮15 g，甘草5 g，生姜10 g，大枣10 g。

若痰黄稠黏，不易咳出，或咳而胸痛，白细胞升高者，多伴有化脓性感染，去生姜、大枣，加鱼腥草 30～40 g，连翘20 g，鲜竹沥 15～20 mL，每日 4 次，还可配用鱼腥草注射液；如发热较高，痰呈黏液状，白细胞不高者，以病毒感染为主，去生姜、大枣，加板蓝根20～30 g，金银花20 g，连翘20 g，石膏40～50 g，知母15 g，谷芽20 g。

热证化燥：症见干咳无痰，咽燥口干，鼻唇干燥，心烦口渴，舌红干无苔或苔薄黄少津，脉细数。治以当清热润燥，方用清燥救肺汤加减。

【组成】冬桑叶12 g，石膏25 g，沙参15 g，甘草5 g，火麻仁5 g，阿胶6 g（烊化），麦冬20 g，苦杏仁10～15 g，枇杷叶10 g。

如咽干而痛，咽部红者，去阿胶、火麻仁，加青果15 g，玄参15 g，桔梗15 g，板蓝根20 g，连翘20 g；咽痒而咳者，加射干15 g，僵蚕15 g；如呛咳频繁，影响休息与睡眠者，加罂粟壳10～25 g，炙百部15 g；如干咳阵作，但偶有少量黏痰带血丝者，加白茅根30 g，生地黄20 g，白及15 g。

如咳嗽痰黄，大口咳血，或痰血交混，胸高气短，心烦口干、舌红，脉滑数者，见于慢性支气管炎伴支气管扩张，由于痰热化燥，损伤肺络所致，当改用下方治疗，待血止之后才用上述清燥救肺汤加减。

【组成】黄芩20 g，生地黄20 g，藕节20 g，麦冬20 g，白及15 g，瓜蒌皮15 g，桃仁15 g，血余炭（布包）15 g，阿胶（烊化）15 g，仙鹤草30 g，黄连10 g。另以云南白药0.5 g，每日3次，血止停服。若咳嗽频繁者，加五味子10 g，百部15 g；痰黏稠难以咳出者，加鲜竹沥15～20 mL，每日3～4次，或加蛤蚧粉15 g，或竹黄15 g也可。

［附］久咳丸（朱良春方），凡久咳不已，或频频咳嗽，影响休息或睡眠者，均可加服或单服此丸，寒证热证均可。

【组成】五味子50 g，罂粟壳60 g，枯矾30 g，苦杏仁72 g。研极细末，炼蜜为丸，如绿豆大，每次10～15丸，口服，每日2次。有定喘止嗽之功，无敛邪闭肺之弊，但有外邪发热者，暂勿服用。

**（2）慢性迁延期**

此期症状较缓和，但仍不时咳嗽、吐痰，或伴轻度胸闷气喘，尤以晨起咳甚，吐痰数日至10余日，其标证多以痰湿表现为主，寒热偏盛不明显，但本虚之证逐渐突出，故本期一般当标本同治。除参照急性发作期的一般治疗外，本期患者可适当进行体育锻炼，以增强体质及耐寒能力，并适当增强营养，保持充足睡眠。

本期当标本同治，但标证突出者，当治标兼治本，标证缓解或不突出者，当治本兼治标。治本重在肺脾之虚，治标重在痰湿。常见下述两证。

1）脾虚痰湿证

症见时而咳嗽，尤其晨咳为甚，痰多色白或灰白易咳，纳差神倦，舌质淡苔白滑或腻，脉缓弱。治以健运脾胃、利气祛痰。方用六君子汤合三子养亲汤。

【组成】党参30 g，茯苓15 g，白术15 g，陈皮15 g，法半夏15 g，紫苏子15 g，莱菔子15 g，白芥子15 g，甘草5 g。如肺卫虚甚，常自汗出或易感冒者，加黄芪30~40 g，防风25 g；胃纳不佳，消化不良者，加神曲15 g，谷芽30 g。

2) 肺虚痰热证

症见咳嗽无力，晨起咳嗽，日间也咳，有痰较稠，咳出无力，短气不续，心悸气短，动则更甚，心烦咽干，每自诉服辛燥药或进辛热食物则咳嗽增剧，舌红少津，苔白干，脉细数无力。治以益气滋阴、清热祛痰。方用生脉散、葶苈大枣泻肺汤合小陷胸汤。

【组成】太子参30 g（或西洋参10 g），麦冬30 g，五味子15 g，葶苈子15 g，大枣15 g，瓜蒌皮15 g，法半夏15 g，黄连10 g。咳嗽甚者，酌加苦杏仁、百部、川贝母之类；痰黄稠甚，咳出难者，酌加竹沥、竹黄、鱼腥草之类；兼喘气胸紧者，酌加麻黄、地龙、紫苏子之类。

### (3) 临床缓解期

1) 一般治疗

加强锻炼，增加营养，避免风寒，注意休息。按迁延期一般治疗进行。

2) 专方论治

症见畏寒，易自汗，易受凉，纳差食少，身疲懒言，大便多虚秘，痰多少气，畏寒肢冷，短气不续，动则张口抬肩，心悸自汗，或五心烦热。治以三脏并治、阴阳两调、气阴双补、扶正固本。方用三阴固本方（郭老经验方）。

【组成】蛤蚧2对（去眼珠），冬虫夏草20 g，紫石英60 g，核桃仁60 g，沉香30 g，川贝母30 g，五味子50 g，山茱萸50 g，枸杞子50 g，白术50 g，巴戟天50 g，熟地黄50 g，甜杏仁50 g，茯苓50 g，炒白果仁50 g，半夏50 g，人参50 g，黄芪100 g，桑白皮100 g，山药100 g，甘草40 g。共研极细末，炼蜜为丸，每次含服生药8~10 g，每日3次，上药一料为40日量。若畏寒肢冷，阳虚甚者，加肉桂40 g，补骨脂50 g，熟附片30 g。

本方扶正固本，不论单纯型或喘息型迁延缓解期，均可以本方从本图治，以增强体质、抗病能力，改善肺功能。本方也可在间歇期实行冬病夏治，作预防性治疗（在易发病季节之前服2个疗程，每个疗程20日，疗程间休息3~5日）。

### 参考文献

郭子光．现代中医治病学［M］．成都：四川科学技术出版社，2004：87-88

# 哮　病

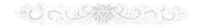

## 1. 李玉奇大师心悟：从季节性、过敏性、肾不纳气性论治哮喘

李大师认为本病发之于肺、责之于脾、究之于肾，或在特定条件下发作。所谓特定条件，是指患者本身感受外邪，迥于寻常，例如季节气候的改变、过敏而骤然发病。

### （1）季节性哮喘

多发于初春、仲夏和金秋之时，病程 2 个月左右。发病规律，形若疟疾。发病年龄多在10～30 岁。

症见哮喘特征为喘满气短，呼吸迫促抬肩，无痰少咳，喉鸣如锯声。嘶鸣音哑，谈话费力，入夜尤甚，入睡困难，晨起一时较轻，饭后复渐重。四肢渐重，先咳后喘以至哮鸣，上午较轻下午尤重，眼睑轻度浮肿，胃脘胀满，食少纳呆，小便清长，不恶寒不恶热，没有外感典型病候，脉来多洪大有力，舌质燥而少苔。治以祛风化热、实脾利湿。方用宣肺降肃饮子。

【组成】炙麻黄15 g，桂枝5 g，蜜马兜铃15 g，白前15 g，干姜5 g，黄芩10 g，细辛5 g，炒苦杏仁10 g，桑白皮20 g，皂荚5 g，茯苓20 g，白芥子10 g，甘草10 g。

### （2）过敏性哮喘

平素并无肺疾，X 线检查也未发现结核和炎性改变，只是多发于仲夏或居室，突然发作哮喘，发病年龄多在 30～45 岁，脑力劳动者居多，临床并不鲜见。

过敏原虽难以查到，但接触性过敏较易确定。症见喘鸣不已，少气胸满，饮食如常，健康状况较为良好，脉来多弦数有力，舌质淡少苔，体温、血压接近正常。治以宣肺祛邪，方用宣肺一效汤。

【组成】蝉蜕20 g，僵蚕15 g，白前15 g，白鲜皮15 g，薤白15 g，白芥子10 g，五灵脂10 g，葶苈子10 g，白果15 g，款冬花15 g，甘草15 g。

加减：在临床中偶有服药过敏者，遍身起麻疹。李大师多年来治验荨麻疹，方中必用白鲜皮，今将白鲜皮用于过敏性哮喘，有明显抗过敏作用。

**(3) 肾不纳气性哮喘**

症见哮喘抬肩，咳而无痰，胸闷气短，胃脘胀满，食少纳呆，小便数而短，面垢无华，神态衰败，脉来沉细，舌质淡少苔，午后潮热，口干不渴，大便溏与秘交作，下肢并有轻度浮肿。一派肾阴虚衰征象。治以滋补肾气、润肺清燥。方用益气平喘煎。

【组成】冬虫夏草5 g，蛤蚧1对，炒苦杏仁15 g，阿胶10 g，紫菀15 g，茯苓20 g，紫苏子10 g，天冬20 g，枇杷叶20 g，黄芩5 g，玄参10 g，款冬花15 g，甘草10 g。

## 2. 周仲瑛大师心悟：风痰阻肺是发作期的主要病机，风痰内伏是反复发作的根本原因，从风痰论治四法

**(1) 风痰阻肺是哮喘发作期的主要病机**

哮喘是一种发作性的痰鸣喘咳疾患，其发作突然，起病多快、病情多变，常倏忽来去，时发时止，且多发作于秋春气候突变和花粉、尘螨较多的风气偏盛季节。发作前常有鼻痒、眼痒、鼻塞、喷嚏、流涕等先兆症状，或见肌肤风团疹块，具有风邪"善行数变"的特性，发作时喉中如吹哨笛，或痰涎壅盛，声如拽锯，辨证属风盛痰阻、风动痰升之征，风痰阻肺是哮喘发作期的主要病机。

周大师认为，风邪致病者，有外风和内风之异，外风与肺有关，称为肺风，为外风上受，触动伏痰，如感受寒凉，或吸入花粉、烟尘、异味气体、真菌、尘螨、动物毛屑等，表现为上呼吸道过敏症状。内风责之于肝和脾，肝风者由于肾虚肝旺，复加情志刺激，肝气郁结，化火生风，炼液为痰，上犯肺脏。脾风为痰生于脾，饮食不当触动，上逆干肺，多由进食鸡蛋、鱼虾、海鲜等发物引起，饮食过敏所致的脾风既可引发瘾疹，也可发为哮喘，临床常见到因过敏所致的皮肤湿疹引发哮喘者。

临证还当辨风与痰的偏重，如见喘急痰涌、胸满不能平卧、咳痰黏腻、舌苔厚浊者，又属以痰为主。治疗当以祛风化痰为主。通过祛风，可使风邪外达，肺气得以宣发，清肃之令得行，气道通利，则哮喘缓解。周大师常用的祛风药，有麻黄、紫苏叶、防风、苍耳草等。病情重者则加用全蝎、蜈蚣等虫类祛风药。若属以痰为主，则用三子养亲汤加前胡、浙贝母、半夏等。哮喘久发的病例，一方面由于病程较久，痰邪愈益深伏，另一方面哮病反复发作，极易耗气伤津，遂使痰液更加黏稠，胶固难出，即所谓"胶固之痰"，此时用一般的化痰之药，往往无济于事，周大师加用厚朴、苦杏仁、葶苈子、皂荚等，每能收到良效。

**(2) 风痰内伏是哮喘反复发作的根本原因**

哮喘之所以反复发作，传统认为是因为夙根的存在，由于宿痰伏肺，

遇诱因或感邪引触，以致痰阻气道，肺失肃降，气道挛急而致哮喘发作。周大师根据长期的临床实践，认为伏痰的性质主要为风痰，哮喘缓解期症虽不显，但其"风痰内伏"之夙根仍然存在，并且由于肺脾肾三脏亏虚，肺虚不能主气，气不化津，则痰浊内蕴，肃降无权，可因卫外不固，而更易受外邪的侵袭诱发；脾虚不能化水谷为精微，上输养肺，反而积湿生痰，上贮于肺，影响肺气的升降；肾虚精气亏乏，摄纳失常，则阳虚水泛为痰，或虚火灼津成痰，上干于肺，加重肺气之升降失常，以致正虚邪实。

治疗当在前人发时治标、平时治本的基础上，适当兼顾祛邪，参以祛风化痰之品，清除内伏之风痰，方能减轻甚至控制哮喘的发作。据现代实验所见，缓解期患者气道的慢性炎症持续存在，并且依然存在着气道高反应性，而气道高反应性的轻重与发作频率、程度成正相关。在缓解期，适当地兼顾祛邪对气道炎症等具有直接的治疗作用。因此，对于哮喘复发的防治，采取"补益肺（脾）肾，祛风化痰"为主要大法。

治疗的方法，一方面通过调补肺脾肾三脏，恢复脏腑功能，正气强盛，则邪不易侵，气机升降归于正常，同时亦可达治痰的作用。在肺者，通过补肺益气养阴，肺旺则津液归于正化；在脾者，补脾以杜生痰之源；在肾者，补肾以导其归藏，元气强而痰自不生。在此基础上，再配合化痰祛痰之品。根据患者体质之差异，临床有寒痰、热痰、风痰、湿痰之分，临证可以温化、清化、疏风、燥湿等法治之，常用药如细辛、干姜、半夏、款冬花、前胡、川贝母、瓜蒌等。因夙根的性质属风痰为患，故在涤痰的同时配用祛风药，周大师常在补益肺脾肾的基础上加用僵蚕、蝉蜕、地龙、露蜂房等虫类祛风药，该药性善走窜入络，搜剔逐邪，可祛肺经伏邪，增强平喘降逆之功，且能祛风解痉，活血化瘀，疏通气道壅塞和血脉瘀痹。经药理研究证实，大多具有抗过敏、调节免疫功能作用，对缓解支气管痉挛，改善缺氧有显著疗效。

**（3）从风痰论治四法**

根据以上认识，对哮喘的治疗周大师不拘泥于"发时治标，平时治本"的通则，提出哮喘"发时未必皆实，故不尽攻邪，当治标顾本；平时未必皆虚，亦非全恃扶正，当治本顾标"的辨治思想。并且认为风痰阻肺的病机贯穿于哮喘病的全过程，祛风化痰是哮喘各期的基本治法。

1）发时未必尽治标

哮喘的治疗，习以"发时治标，平时治本"为原则，但日久反复发作者，由于痰浊久蕴，气阴耗损，肺脾肾三脏渐虚，肺虚不能主气，脾虚则生痰贮肺，肾虚则摄纳失常。因此，即使在发作期，也可见到咳喘痰鸣、气短、疲乏、自汗、脉虚无力等正虚邪实之象，此时当虚实兼顾，不可单纯拘泥于攻邪，尤其是大发作有喘脱倾向者，更应重视回阳救脱，急固其本。

2）通腑泻热亦治喘

肺与大肠相表里，其经脉相互连络，其生理功能也需相互配合而完成，肺的肃降功能也有助于大肠的传导，而大肠的传导功能也有赖于肺气的肃降。若痰热水饮壅肺，阻塞气机，肺失肃降，则大肠传导失职，腑气不通，致大便秘结；大肠热结，循经上扰，影响肺金，肺气不利，可出现咳嗽气喘等症。此时须用泻下法，才能使肺气通利。周大师认为，对于一些顽固性咳喘患者，若用宣肺、清肺、泻肺等法无效，但有腑热便结时，可用通腑泻热法，腑气通，肺气降，则咳喘自平。

3）上盛下虚当兼顾

哮喘的病位主要在肺，但反复发作，必然由肺及肾，且两者常相互影响。如痰热蕴肺者，日久可耗损肺肾之阴，而阴虚火炎又可灼津成痰，上干于肺，致肺气宣降失常；或因痰浊伤肺，肺虚及肾，气失摄纳，复感外邪，痰浊蕴肺，均可表现喘咳痰多，气短胸闷，口干神疲等肺实肾虚、上实下虚之候。周大师认为此时当疏泄其上，补益其下，权衡主次轻重处理。

4）治喘未必尽用麻黄

麻黄是最常用的止咳平喘药，通过临床适当配伍，被广泛应用于各种证型的咳喘病。但因肺为娇脏，喜润恶燥，而麻黄性散温燥，发越阳气，有耗气伤阴的弊端，故对于哮喘病虚象明显者，还当慎用。周大师认为，只要辨证准确，用药恰当，不用麻黄同样能获得较好的止咳平喘效果。因此，见喘未必尽用麻黄。

## 参考文献

[1] 李玉奇. 中国百年百名中医临床家丛书：李玉奇 [M]. 北京：中国中医药出版社，2001：36-38

[2] 王志英，周学平，郭立中，等. 周仲瑛教授从风痰论治支气管哮喘的经验 [J]. 南京中医药大学学报，2010，26（1）：67-69

[3] 王志英，周仲瑛. 治疗哮喘病经验举隅 [J]. 山东中医杂志，2000，19（9）：558-559

# 支气管哮喘

## 1. 洪广祥大师心悟：痰瘀气壅为机要，疏利气机为治法，蠲哮汤为主方

### （1）痰瘀气壅为主要病机

气以清肃下降为顺，壅塞上迫为逆。支气管哮喘由肺气壅塞所致，而肺气的壅塞又由"痰饮伏肺"而成。且痰饮的产生与气机不利互为因果，即肺气不利则不能布津行血，津停血滞而成痰饮，痰饮伏肺则益增肺气的阻滞。痰饮的产生以人体气机的调畅，津血运行的正常与否为先决条件。若从痰与饮的关系来说，痰可酿瘀，痰为瘀的基础；而瘀也能变生痰水，形成恶性循环。痰瘀胶结，结成窠臼，内伏于肺，遂成哮喘反复发作的"夙根"。本病每因感受外邪等多种因素而诱发。发作时可见喉间痰鸣如吼，甚者可有颜面、口唇、肢末青紫等痰瘀气壅见证；哮喘缓解期，亦可见口唇、舌质暗，苔腻、脉弦滑等痰瘀伏肺证。而这些症状、体征的存在，主要与痰瘀相关。故痰瘀气壅为哮喘的主要病机。

### （2）疏利气机为治疗大法

长期的实践经验证明，"治气"可使痰消血活，以利清除痰瘀"夙根"。治气之法，应当从调肝气、行脾气、泻肺气、利腑气等方面着手。因为肝肺为人体气机升降的枢纽。肝脉上贯于肺，肝气从左升，肺气从右降，肝气的升发有赖于肺气肃降；肺气宣降又需借助脾气运化斡旋之力。且脾失健运，更为生痰滞肺的主因。故行脾气有利于气的健运，以杜绝生痰之源；肺与大肠相表里，气化相通，大肠以通降为贵，腑气的通泄为肺气肃降之道路，且滞肺之痰瘀也借大肠下泄。而慢性咳喘证往往因肺气宣降失常，导致大肠通降失职，故通腑气有利于肺气的肃降，以达气通壅除的目的。

### （3）以平气散为基础，蠲哮汤为主方

洪大师在古方平气散（组成：青皮、鸡心槟榔各三钱，大黄七钱，陈皮去白五钱，牵牛子二两半生半炒，取头末一半）的基础上大胆创新，制成利肺平喘新方"蠲哮汤"（组成：去平气散方苦寒有毒的牵牛子，加葶苈子、鬼箭羽、牡荆子、生姜）。方中葶苈子辛苦寒，泻肺气以除壅塞；

青皮苦辛温调肝气，达肺气，使气机升降正常；陈皮辛苦温调脾气，以杜生痰之源；鸡心槟榔苦辛温性沉重，下痰降气；伍苦寒之大黄，利腑气，腑气通则肺气自降；鬼箭羽有抗过敏作用，与逐瘀除壅的大黄相配，更能增强行瘀之力。哮喘之作，多为外感诱发，伍生姜既可外散表寒，又可内散水饮，且能防葶苈子、大黄苦寒伤胃之弊。本方以疏利气机为大法，泻肺除壅、涤痰祛瘀、利气平喘为其主要功效。因为气顺痰易消，气行血亦活，从而达到痰消壅散的目的。

根据偏证酌情加药，如寒痰哮可加干姜、细辛；兼表寒者加生麻黄、紫苏叶；热痰哮加黄芩、鱼腥草；有过敏性鼻炎或其他过敏症状明显者加辛夷、苍耳子或路路通、防风；肺阳虚明显者加生黄芪、熟附子；肺气虚易感冒者加玉屏风散；痰不易咳出，痰出喘减者加礞石、鹅管石、海浮石、海蛤壳以涤顽痰；大便不畅者大黄宜生用后下；大便稀溏者，大黄宜熟用同煎，剂量不减。

【服法】幼儿剂量酌减。水煎服，每日1剂，每剂煎3次，分上、下午及临睡前服用，连服7日。重症哮喘或哮喘持续状态且体质尚好者，可每日服2剂，水煎分4次服。哮喘缓解后改为常规服药法。药后1～3日内，若解痰涎状黏液便，为痰浊下泻的良性反应，如果无其他不适，则不必疑虑，待哮喘症状完全缓解后，大便自然恢复常态。

疏利气机法对哮喘持续发作者也有较好的疗效。哮喘持续发作的原因通常与下列因素密切相关。①顽痰胶固，气道壅塞；②肺阳虚衰，卫阳不固；③鼻窍不利，肺失宣肃。洪大师常在疏利气机的基础上，间用温阳护卫法，方用温阳护卫汤。

【组成】生黄芪15～30 g，熟附子10 g，路路通30 g，防风15 g，鬼箭羽10 g，桂枝10 g，白芍10 g，生姜3片，大枣6枚。或宣窍利鼻法（组成：辛夷10 g，苍耳子10 g，路路通30 g，川赤芍10 g，白芷10 g，细辛3 g，蒲公英15 g，连翘10 g，黄芩10 g），或涤散顽痰法（方用新加千缗汤，组成：皂荚6～10 g，细辛3～5 g，法半夏10 g，磁石15～20 g，海蛤壳15～20 g，鹅管石20 g），多能取效。

## 2. 晁恩祥大师心悟：风邪为患，治宜疏风解痉

晁大师在继承前人治疗哮喘病经验的基础上结合现代医学对本病的认识，提出不同见解，认为其病因是"风邪"为患。许多支气管哮喘患者及家族中有湿疹、荨麻疹等变态反应病病史。发作有明显的季节性，多发于春冬季节，而春季在五脏对应于肝，在六气对应于风。发作前多有鼻痒、眼痒、喷嚏、流涕等类似过敏性鼻炎的先兆症状，这与风为阳邪其性开泄的特点相符合。发病迅速，时发时止，反复发作，发作时痰鸣气喘，与风

邪"善行而数变"的特点相似。故认为其病因当为"风邪"为患,风邪袭肺,肺失宣降,气道挛急而引发哮病,故首先提出"风哮"之称。而痰是由于风邪犯肺,肺失宣发肃降,津液停聚而成,痰作为继发性致病因素,又可进一步阻碍肺之宣肃,气之升降,使哮病加重。

疏风宣肺,解痉平喘。风哮病因是"风邪"为患,风邪袭肺,肺失宣降,气道挛急而引发哮喘,故疏风解痉法为治疗风哮的根本治法。常用药物:麻黄、地龙、蝉蜕、白果、紫苏子、白芍、石菖蒲、五味子等。麻黄辛温,疏风散寒,宣肺平喘,宣中有降;地龙,咸寒泄降,熄风解痉定喘;麻黄与地龙相伍,一温一寒,一宣一降,相得益彰,皆为治疗哮喘的要药。紫苏子,辛温入肺,善于下气消痰;蝉蜕性味甘寒,体轻性浮,能入肺经,宣肺定痉;与麻黄、地龙相伍,以增强解痉之力。白果甘苦涩,有敛肺气、定喘嗽之功。酸收的五味子、白芍与辛散的麻黄、紫苏子相配伍,不但不产生敛邪之弊,而且可制约麻黄等的辛散之性,又可甘酸配伍,解除痉挛,同时通过一酸一敛的相反相成,促进肺气的宣通。诸药合用,辛温宣肺,疏风解痉,通窍降气平喘,使风得以消散,气道挛急得除,肺气得以宣降,哮喘自平。

## 参考文献

[1] 赵凤达,洪广祥.洪广祥运用疏利气机法治疗支气管哮喘的经验[J].中国医药学报,1993(6):31-33

[2] 吴继全,陈燕,张洪春,等.晁恩祥治疗肺系病临证特点[J].中华中医药杂志,2007,22(10):688-690

# 喘 病

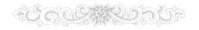

## 1. 何任大师心悟：辨明虚实，实候疏利，虚候补益

喘病之治，何大师以为喘之由于邪客于肺，上焦气壅，呼吸不利，气盛脉实，滑数有力，皆实候也，通治总以疏利为是，如定喘汤。肺感风寒致喘，常用三拗汤；肺寒挟饮，肺胀水停，脉浮，则宜小青龙汤；肺热痰水证明显，则用麻杏石甘汤；肺气不降，浮肿而喘，则可以麻黄汤加桑白皮、茯苓之类；水病喘满，肾邪犯肺，则常以通阳泄浊法，真武汤合四苓散。

此外痰喘必涤其源，气喘必平其气，前者用温胆汤，后者用半夏厚朴汤等均为治实喘的常法和常方。倘见吸气短促，遇动则剧，气弱脉微，定其外无客邪，内无实热，皆为虚候。其肺虚金燥者，多用生脉饮；肾阴亏虚、肺受其烁，则宜六味地黄汤加麦冬之类；肾阳虚气脱而喘，则参麦六味丸、金匮肾气丸酌情而用；肾不纳气，身动而喘，则加沉香、黑锡丹等以导火归元。其重证气欲脱者，则急宜接续真元，用人参、紫河车、五味子、石英之属。

## 2. 李辅仁大师心悟：内有伏痰，外邪引动；治应洁净气道，绝痰之源，标本兼治

哮喘病是上实下虚证，所谓"上实"，就是痰饮内伏，肺之气道壅塞；"下虚"，就是肾虚不纳气。李大师指出：慢性咳喘疾患的发病机制是"内有伏痰，加之外邪引动"，强调"勿忘宣肺排痰，健脾化痰，以洁净肺之气道"。在中医"急则治其标，缓则治其本"的传统理论基础上，提出"缓则标本兼治"的原则。具体而言，治标是"洁净肺之气道"，应从化痰瘀出发；治本是"绝痰之源"，应从健脾化痰、补肾纳气入手。若一味补肺益肾健脾治其本，往往徒劳无功。

李大师根据临床实践自拟射麻平喘汤。

【组成】射干10 g，炙麻黄3～10 g，苦杏仁10 g，生石膏30 g，桑白皮15 g，紫苏子5～10 g，葶苈子10 g，白芥子5 g，紫苏梗10 g，桔梗10 g，化橘红10 g，鱼腥草15 g，金银花20 g，炙紫菀15 g，甘草3 g。用于治疗痰喘证急性期。

李大师根据临床实践另自拟咳喘丸治方。

【组成】冬虫夏草50 g，百合50 g，百部50 g，鱼腥草30 g，云茯苓50 g，款冬花30 g，前胡50 g，桑白皮30 g，炒远志30 g，半夏30 g，南沙参50 g，炙紫菀50 g，苦杏仁30 g，泽泻50 g，川贝母30 g，浙贝母30 g，枸杞子50 g，金银花50 g，丹参50 g。共研极细末，过箩去渣，水泛为丸，每日早、晚各服6 g。用于治疗慢性咳喘性疾病缓解期，均取得了较好的疗效。

## 参考文献

[1] 任继学. 中国名老中医经验集萃 [M]. 北京：北京科学技术出版社，1993：243 -246

[2] 史学军. 李辅仁治疗呼吸系统疾病经验浅谈 [J]. 中国医药学报，2001，16（1）：56 - 58

# 间质性肺炎

## 朱良春大师心悟：邪客于肺，从痰瘀论治

间质性肺炎属中医学"咳喘""肺胀"等范畴，发病原因颇多，有外感病毒感染所致，也有因风湿免疫性疾病及呼吸系统疾病所致等，尤以后者引发间质性肺炎较多，一旦发生，很难完全缓解。根据其病程长、咳嗽反复发作、痰黏难咳或活动气短等临床特征，朱大师认为，咳嗽虽不止于肺，而不离于肺，总归是邪客于肺所致。尽管病情虚实夹杂，但始终从痰瘀论治。"咳嗽总有痰作祟"，"久病必瘀"，痰浊恋肺，气机失调，瘀血阻络，肺络失和，痰瘀搏结，肺失清肃，故治疗上以肃肺祛痰、活血通络为主。

朱大师用药特色有二：一是每方必用粉萆薢，既能化痰又能通络，虽有肾上腺皮质激素样的作用，却无激素样的副反应。配合鬼箭羽的活血化瘀，使咳痰、气短等症状能明显得到缓解。二是擅用虫类药。在治疗这类疾病的处方中，蝉蜕、僵蚕、水蛭、地龙以及全蝎、蜈蚣、露蜂房、土鳖虫等使用的频率较高。朱大师认为，这些药物既是祛邪药，又是具有一定增强体质作用的补药，其祛风化瘀、钻透剔邪、开瘀散结的作用，不仅能松弛气道，舒展肺络，改善循环，促进炎症的吸收，而且还含有蛋白质、微量元素等丰富的营养物质，起到了寓攻、寓补、攻补兼施的作用，非一般植物药物所能及。

**参考文献**

薛梅红. 朱良春治疗间质性肺炎经验［J］. 中医杂志，2006，47（7）：493

# 慢性阻塞性肺疾病

## 1. 周仲瑛大师心悟：病机为肺虚痰瘀，急性期宜解表、涤痰、治瘀

### （1）病机为肺虚痰瘀

主病之脏在肺，可累及脾、肾和心，病理性质多属标实本虚、寒热错杂，病机病证特点为"肺虚痰瘀"。病初多为肺气郁滞，生痰、停饮、血瘀，久则肺虚气不化津而致痰饮内生，气虚无以运血而致络脉瘀阻，虚实互为因果，痰瘀兼夹同病，多脏交互影响。而标实与本虚，痰饮与血瘀，脏腑之主次，则又因人因时而异，且变动不拘。由于本病多为发作与缓解交替，发作期偏于标实，多属感受外邪诱发；缓解期偏于本虚，多属脏气不足。

### （2）急性期辨治要点

本着急则治标、缓则治本的原则，应予分别处理，但还当注意两者的相关性。周大师对急性发作期的辨治要点如下。

1）外解表邪

久病咳喘，肺虚卫外不固，外邪每易反复乘袭，诱使急性发作。对外邪的辨证，既应区别其寒热属性，分风寒、风热治疗，更要重视其内外合邪，同气相召，互为关联影响。如寒痰（饮）蕴肺者易为风寒所乘，表现外寒内饮证，治当解表散寒、温肺化饮，方如小青龙汤；痰热郁肺者，易为风热所伤，治当解表清里、清肺化痰，方如越婢加半夏汤、麻杏石甘汤；若外寒束表，肺热内郁，客寒包火，又当加重辛散解表药的药味和用量，如小青龙加石膏汤；若寒邪入里化热，则当清肺化痰，如桑白皮汤。必须注意外邪的病性，每与内在宿邪及体质有关。阳虚寒痰蕴肺者，外邪易从寒化而表现为中外皆寒，甚至因机体对外邪的反应能力低下，虽为感受邪热，仍可见邪从寒化；阴虚痰热郁肺者，外邪又易从热化，表现为表里皆热。

基于反复感邪的病理根由是正虚，或耗气或伤阴，若气虚可配党参、黄芪、太子参，阴虚可配沙参、麦冬、知母，治疗时要做到祛邪不忘扶正，但又忌恋邪。麻黄辛温解表散寒，宣肺止咳平喘，故为久病咳喘，感受诱发的首选药，历来用治咳喘的麻黄类方甚多，且可根据辨证配药，较广泛地应用于多种证候。如麻黄配石膏辛凉宣泄，外解在表之风寒，内清肺经之郁热，适用于表寒里热证；配黄芩清宣肺热，适用于痰热郁肺、肺失宣降之证；配葶苈子泻肺祛饮，宣泄肺气，适用于痰饮壅肺、肺气上逆之证；配大黄宣上导下，适用于肺胃热盛、痰饮壅结、腑气不通之证；配五味子，散敛相合，适用于肺虚气逆、寒饮内停、肺失宣降之证；配熟地黄滋肾平喘，适用于肺实痰壅、肾阴亏耗、肺气上逆、肾虚不纳之证；配黄芪，一散一固，宣肺平喘，益气固表，适用于寒痰阻肺、气虚卫弱之证。另外要特别注意掌握麻黄治喘的禁忌证，如额头汗出清冷、心悸喘促，气短息弱，有喘脱征象者；痰少而黏，不易咳出，咽干，手足心热，舌红苔少或光剥，脉细数等肺肾阴液亏竭者；平素肝阳上亢、头痛眩晕者均不宜用。

2）涤痰利肺

在感受外邪，诱致本病急性发作时，每因外邪引动肺中伏痰而致痰浊壅阻气道，肺气不利、痰涌气闭，导致窒息危候，此时痰的性质黏稠浊腻、难化难消，已属顽痰、老痰一类，故涤痰利肺最为当务之急。如能及时祛除气道的脓痰，通过吐利荡涤排出，则窒息之势自可逆转，方如六安煎、三子养亲汤、葶苈泻肺汤。药如半夏、白芥子、桔梗、莱菔子、葶苈子、海浮石、礞石、泽漆、皂荚等，并伍沉香、紫苏子、陈皮、厚朴顺气导痰。寒痰可加干姜、细辛，热痰加知母、黄芩、竹沥，肺热腑实加大黄、风化硝。猪牙皂与皂荚同功而祛痰开闭尤佳，历来用于痰喘风闭、顽痰壅塞气道、黏稠难咳、胸满、气逆、闷塞欲绝之急症。方源《金匮》之皂荚丸，虽属劫夺之品，却有开上导下、利肺通腑之神功。周大师用于咳喘痰壅气闭之实证，屡获奇效。每次用量 2～3 g，可入煎剂，或配入丸散中。中药祛痰药颇具优势，其疗效机制多端，轻者可化、可豁，进而可祛、可涤，甚者予以吐利攻逐。若能辨证选药，根据治痰药的性味功用特点组方配药，合理使用，更能提高疗效。

3）重在治瘀

久病咳喘，痰浊潴留，肺气不利，治节失司，心血营运不畅，而致肺病及心，瘀血阻碍肺气，瘀滞心脉，表现"久病入络"，痰瘀互结同病的病理变化。故不仅要痰瘀同治，且应重在治瘀。若痰饮壅阻肺气，喘而气逆痰涌，胸部憋闷，胁肋胀痛，面黯，唇甲青紫，舌苔浊，质紫，脉细滑者，当化痰祛瘀，选用杏苏二陈汤合加味旋覆花汤。

【组成】紫苏子、白芥子、葶苈子、法半夏、苦杏仁、桃仁、当归、旋覆花、茜草根、降香等。

如痰瘀壅肺，肺失吸清呼浊之职，浊邪害清，上蒙神机，以致神情恍惚，烦躁，昏昧，面黯，唇紫，喘促气逆，痰黏难咳，舌苔浊腻、质紫，脉细滑数，治当涤痰泄浊、化瘀开窍，选用涤痰汤合通窍活血汤。

【组成】半夏、天南星、天竺黄、炙远志、陈皮、茯苓、石菖蒲、郁金、丹参、赤芍、川芎、桃仁、红花、麝香等。

如痰瘀壅阻气机，脉络不通，气化失宣，津液失于输化，则可导致血瘀水停，身肿足浮，腹满，喘急咳逆，心慌动悸，颈脉动甚，面唇、爪甲、舌质暗紫，脉来参伍不调，表现肺心同病之候，治疗当重在化瘀利水。

【组成】苏木、泽兰、路路通、当归、丹参、桃仁、茯苓、泽泻、汉防己、泽漆、万年青根、蟾皮、茶树根等。苏木咸能入血，辛能走络，功能活血祛瘀消肿，泽漆辛苦而凉，功能行水消肿、祛痰散结，而苏木与泽漆合用，祛痰散结以行水，相得益彰。

总之，慢性阻塞性肺病急性发作期以邪实为主，治疗重在缓解标急。外解表邪，内祛痰瘀，且应杂合以治，方能切合病情。若由喘致脱，邪实正虚，又当补肺纳肾、益气固脱。此时本虚已为当务之急，虽说扶正固本，实际已是治标之计。

## 2. 洪广祥大师心悟：宗气虚衰，补益宗气，三类方药

洪大师认为慢性阻塞性肺疾病反复发作和急性加重，与宗气虚弱、卫气不固，调节和防御能力下降存在着密切关系。而且慢性阻塞性肺疾病普遍存在血瘀的表现，洪大师认为它和宗气的虚衰是密切相关的。

### (1) 宗气虚衰是慢性阻塞性肺疾病发生发展的重要病机

慢性阻塞性肺疾病患者久咳久喘，肺气虚弱，宗气生成不足，临床每见咳嗽喘促，少气不足以息，语言低微，身倦乏力，脉沉微等全身气虚症状，慢性阻塞性肺疾病继续发展，就是肺心病，出现唇甲青紫，心悸肢肿，喘促欲绝，脉弱。洪大师坚持以中医理论为基础，创新和发展宗气理论并指导临床，认为慢性阻塞性肺疾病的咳、痰、喘、虚的临床表现，还有呼吸肌疲劳、营养障碍等，都与宗气有关，拓宽了慢性阻塞性肺疾病的中医临床辨证思路。

1）气阳虚为慢性阻塞性肺疾病本虚

宗气虚衰同时出现肺卫气阳虚和脾胃气虚，元气亏虚证候，也就是气阳虚，慢性阻塞性肺疾病患者气阳虚衰程度，是随着病程的迁延、病情的加重而循序渐进的。在临床上主要表现为形寒怕冷，自汗易感，对温度的调节能力差，易流清涕，神疲体倦，气虚乏力，精神委靡，气怯声低，气短喘促，无力咳痰，食欲不振，大便无力，小便清长，或尿频短。卫气的强弱与宗气的盛衰有着密切关系。宗气构成人体防御系统，通过卫气来实现防御功能。卫气虚则必然导致机体卫外及温煦之力不足，易致风寒外邪

的入侵。慢性阻塞性肺疾病患者普遍存在抗御外邪能力低下，免疫调节能力下降，对寒冷和气温变化极为敏感，常易感冒和继发感染，而引发病情的反复和急性加重。

洪大师提出在慢性阻塞性肺疾病急性加重期和稳定期都应注意提高患者全身和局部的防御功能，"扶正以祛邪"以减少反复发作，提高防治效果。慢性阻塞性肺疾病患者普遍存在营养障碍的情况，宗气虚衰，元气自衰，肺脾气弱，不能正常运化水谷精微，供给不足，肌肤失养，又呼吸过度，耗气伤津，形体逐渐消瘦。先天元气无法再补，因此顾护脾胃之气是补益宗气的重要内容之一，通过健脾胃，丰肌肉，增加营养，提高抗病能力。

*2）痰瘀伏肺为慢性阻塞性肺疾病标实*

慢性阻塞性肺疾病患者宗气虚衰，肺脾气虚，运化功能失司，津液内停成痰成饮。洪大师观察大多数慢性阻塞性肺疾病患者痰的症状突出，可出现如下不同表现，如痰多稀白、泡沫痰、黄腻痰、痰黏稠不爽、痰多黏腻色白、痰稠厚成块，喉中痰鸣，舌苔厚腻，脉弦滑，右寸脉滑和右关脉弦滑突出，也验证了"脾为生痰之源，肺为储痰之器"理论的正确性。痰阻气道，气道壅塞，血行不畅，血滞为瘀。宗气"司呼吸贯心脉"，是推动气血运行的根本动力。宗气虚衰，无力推动血行，心脉瘀阻，瘀血内停，痰瘀互结成为窠臼，伏藏于肺，形成气道阻塞的病理基础，为慢性阻塞性肺疾病的标实证。因此慢性阻塞性肺疾病患者多数可见面色晦滞，口唇、舌及舌下脉络、爪甲不同程度的暗或暗紫。这里的"痰""瘀"有虚、实两方面的原因。由此可以看出宗气虚衰在慢性阻塞性肺疾病可出现虚实并存的证候特点。

**（2）补益宗气是慢性阻塞性肺疾病的重要治法**

慢性阻塞性肺疾病在急性发作期与稳定期均可出现虚中夹实、实中夹虚的证候表现，洪大师提出补虚泻实为治疗慢性阻塞性肺疾病的全程治则，补益宗气治法则涵盖了虚实并治的意义。

*1）减少急性发作*

慢性阻塞性肺疾病属于呼吸道疾病，多因呼吸道免疫力差所致。发病的高危人群年老体弱，一旦发病，无力祛邪，则病情缠绵难愈，或者病情初愈，正气未复，再次感受外邪，病情复发，这与宗气不足、卫气不固存在密切关系。在急性加重期，主要矛盾是邪实，标证突出，出现咳嗽咳痰增多、阻塞气道、喘促加重等，但始终伴随着虚象，如神疲体倦，气短乏力，怯寒肢冷，纳呆、腹胀、自汗易感，对气候变化适应能力差，虚弱脉与邪实脉并存。且加重期极易反复感冒，出现病情反复。西药抗生素不断升级，炎症难以控制，反而出现真菌感染。如果中医跟着解表祛邪治标，行瘀排痰，即使取得疗效，患者还未恢复，复感外邪，又出现再次加重，如此恶性循环，医者陷于被动地位，穷于应付。"邪之所凑，其气必虚"，如果转换思维方式，边攻边防，扶正祛邪同时进行，就可以标本同治，变被动为主动。因此洪大师提出在急性加重期应注意补益宗气，提高患者全身和局部的防御功能，可有效地减少慢性阻塞性肺疾病的急性发作次数。

2）减慢肺功能下降

西医是按肺功能来评价慢性阻塞性肺疾病的病情严重程度，缓解或阻止肺功能下降是治疗慢性阻塞性肺疾病预期目的之一。但是目前中西医治疗方法均不能达到这一目标，最多就是减缓肺功能下降速度。慢性阻塞性肺疾病稳定期咳嗽、咳痰、气短症状轻微，此时主要矛盾为正虚邪实。以正虚为主要矛盾，气阳虚弱、肺脾肾是正虚的主要方面，痰瘀伏肺、气血瘀滞、阻塞气道是邪实。归根结底，正虚邪实是宗气虚衰的结果，也是引起肺功能下降的原因。从宗气的角度还是可以解释的，张锡纯说"肺之所以能呼吸者，实赖胸中大气"，阐明宗气是保证肺行使"司呼吸"功能的原动力，而宗气是由元气、清气、水谷之气组成，元气为先天之气，出生后一直处于慢性耗损过程，宗气亏虚又影响了清气与水谷之气的补充，因此肺"司呼吸"功能下降，肺功能一直处于下降趋势。通过补益宗气能够减慢肺功能下降速度，稳定病情，提高生活质量。

3）延缓呼吸肌疲劳

洪大师认为慢性阻塞性肺疾病呼吸肌疲劳是宗气虚衰的结果，这也是有章可循的，如张锡纯曾说："因大气下陷过甚，呼吸机关将停，遂勉强鼓舞肺脏，努力呼吸自救，其迫促之形，有似乎喘，而实与气逆之喘，有天渊之分。观此证假寐之时，肺脏不能努力呼吸，气息即无。"这段话很形象地描述了宗气虚衰引起呼吸过度的表现，这与慢性阻塞性肺疾病表现相符，结果必然会出现呼吸肌疲劳，最后呼吸衰竭而死。因此，洪大师根据"脾主肌肉"和"肺主治节"的理论，提出在治疗过程中及早介入，见肺之病，当先实脾，通过"补土生金"和"补益宗气"，可以延缓和控制呼吸肌疲劳的发生和发展。

### （3）补益宗气的方药

补益宗气作为慢性阻塞性肺疾病的重要治法，看似简洁，内容丰富，不是一方一药能表达的。实际上蕴含着洪大师灵活的虚实辨证思路，是建立在整体观与辨证论治观的基础之上，亦体现了中医的优势所在。处方用药上如何体现出这种思路，又是一个难题。如张登本所说："在中医理论体系中从概念、生成、功能、运动等，尤其是气的分类可谓详尽备至。但在中药学、方剂学中，只言益气药、补气剂，临证各科的气虚诸证中，似乎仅用'气虚证'即可概之，再深入一步也只能确定为何脏何腑之气虚，而理论所详论的元气、宗气、营气、卫气就难以落到实处。"这是中医理论与临床相脱节的表现。如前所述，补益宗气涵盖了以下三方面用药。

1）补益气阳

方选补中益气汤、补元汤（经验方）、芪附汤加减。

【组成】生黄芪、西党参、白术、炙甘草、升麻、北柴胡、陈皮、山茱萸、锁阳、熟附子；阴阳两虚，补中益气汤合生脉散；阴虚较重，麦冬汤合补中益气汤；阳虚明显加胡芦巴、补骨脂。

2）涤痰豁痰

用千缗汤、礞石滚痰汤、三子养亲汤加减。

【组成】小牙皂、法半夏、礞石、大黄、白芥子、炒莱菔子。

3）利气行瘀，通畅气道

以桂枝茯苓丸、蠲哮汤（经验方）加减。

【组成】桂枝、茯苓、牡丹皮、赤芍、桃仁、葶苈子、牡荆子、水蛭、土鳖虫、青皮。

在实际诊治疾病过程中，这三方面用药不是简单地、机械地相加或罗列，而是针对病情，灵活加减，坚持辨证论治的原则，坚持补益宗气的理论，考虑药物配伍，权衡虚实的比例，斟酌药物用量，特别是诊治过程中要能够把握虚实变化的时机，及时更改治法方药，既要防止攻邪伤正，又要防止补虚碍邪。

## 参考文献

[1] 周仲瑛. 慢性阻塞性肺病急性发作期的辨治要点 [J]. 江苏中医药，2006，27（7）：5-7

[2] 王丽华，张元兵，兰智慧. 洪广祥补益宗气理论在慢性阻塞性肺疾病中的应用 [J]. 中华中医药杂志，2011，26（2）：302-304

# 慢性肺源性心脏病

## 1. 张琪大师心悟：治宜活血化瘀，辅以益气，利水消肿，重在通便

### （1）活血化瘀，贯穿始终

久咳、久喘、久哮、气虚、痰饮内停，使肺气不能清肃下行；或外邪内侵反复发作，日久影响心脏，心主血脉，气虚无力推动血脉运行，加之痰湿内阻，血脉不利，形成血瘀，致心力衰竭。症见除咳喘外，兼见短气、心悸、胸闷、小便少、浮肿、颊赤、口唇发绀、舌质紫暗、脉沉涩等气虚血瘀证，病位以肺、心为主，与肝、脾、肾关系密切，最终常累及脑。其病理为本虚标实，气（阳）虚为本，也可见阴虚与阴阳两虚，气滞、血瘀、水阻、痰浊为标。

张大师认为，本虚标实和血瘀贯穿于本病的始终。心主营血，肺主卫气，辅心而行血脉，肺气既伤则气虚不能正常推动血液运行，血脉瘀阻而累及于心，心气不足则血脉不畅，出现心悸、气短加重。心气虚还可以导致瘀血内停，血瘀反过来又可以进一步影响气机的通利，二者之间往往形成恶性循环。此外，肺心病多合并感染，痰热蕴蓄气逆，则加重血瘀，酿成痰瘀交阻为患，表现为胸闷气喘，咳嗽，痰黏不易咳出，出现心力衰竭、口唇青紫、舌质暗、肝大等。

张大师善用血府逐瘀汤合生脉散治疗肺心病屡用屡验。血府逐瘀汤为治疗瘀血内阻于胸部，气机郁滞所致胸痛、胸闷的代表方剂。方中桃仁、红花、当归、川芎、赤芍、生地黄活血祛瘀，且生地黄凉血清热，合当归又能养阴润燥，使瘀去而不伤阴血；配以桔梗开宣肺气，载药上行胸中，使药至病所；枳壳疏肝行气，与桔梗一升一降，开胸行气使气行则血行；又有牛膝活血祛瘀，通利血脉，并引胸中的瘀血下行；柴胡疏肝解郁，升达清阳，调畅气机，使气行则血行，又可以增强活血祛瘀止痛之功。诸药相伍，活血不破血，养血不滞血，气血并治，切合肺心病血瘀证，用以治标实。但活血化瘀药不宜久服，防止其耗伤正气，放在治疗肺心同病，气滞血瘀，气阴两虚时，配以生脉散，益气养阴。生脉散以甘温配甘寒，佐以酸收，意在气阴两补，收敛心肺之气，用以治本虚。同时又可防止活血化瘀药久服耗伤正气。两方相伍，标本同治，临证可随症加减。

**（2）适当益气，升中有降**

肺心病反复发作，迁延难愈，日久累及脾，脾失健运，则可致肺脾两虚。肺虚及肾，肺不主气，肾不纳气，可致气喘日益加重，表现为吸入困难、呼吸短促难续等气虚证。有医者认为此时气虚为主要矛盾，应以大剂益气升提之品，殊不知气虚仅为病机一方面。肺心病为虚实夹杂证，病机关键为痰浊蕴结于肺而致心血瘀阻，虽以气（阳）虚为本，但血瘀、气滞、痰浊、水饮等有形之邪阻滞于胸，而见胸闷、气短、气促等气机不利之症，气机不利有别于单纯虚证。

张大师认为肺心病不宜大量应用人参、黄芪。两药均为益气升提之品，大补元气，对中气下陷、浮肿，辨证当以气虚为主、无有形实邪者，重剂应用疗效显著。肺心病乃气虚与气滞、血瘀、痰浊、水饮为患引起的本虚标实证，黄芪、人参用量以 15～25 g 为宜，与益母草、葶苈子、桃仁、猪苓、泽泻等活血化瘀、利水通淋药配伍。人参、黄芪与上药相伍，升中有降；注意加用桔梗、枳壳、苦杏仁以调畅气机，疏利肺气；合并热痰时，应用桔梗效果尤佳。

**（3）利水消肿，衷中参西**

肺心病日久，正气耗伤，易出现心力衰竭。张大师认为肺心病心力衰竭属中医学"心水"范畴。主要表现为身肿少气，不能平卧，烦躁不宁，心悸气短，与现代医学充血性心力衰竭相似。心水病位在心，病因为水，心在五行中属火而恶水，故水乘火位，则导致心水诸证。心水病是阳气亏虚，瘀血阻滞，水湿停留的病变，气、水、血三者密切相关。张大师认为，治疗心水病首辨虚实，本病属虚实夹杂证，辨证应注意邪正关系，权衡标本缓急。其次辨阴阳，心水虽以气虚阳虚为本，但阴阳互根，疾病发展过程中常见阳损及阴，如久服温阳之品，则有伤阴之弊。再者要辨瘀血，此病各阶段均有瘀血见症，如胸闷、发绀、舌质暗有瘀点瘀斑、颈静脉怒张、心下坚大如盘等，应及时应用活血化瘀之品。还要辨是否累及他脏，根据具体情况酌加温肾、健脾、宣肺之品，乃因肺主通调水道，脾主运化水湿，肾主二便，司开阖。

张大师治病不局限于传统理法方药，主张中西汇参，衷中参西。对肺心病心力衰竭治疗，认为利水消肿虽为治标之举，亦是不可忽视的重要法则，利水消肿药可起到西药利尿剂的作用，且无酸碱失衡、电解质紊乱之弊，可消除水肿，减少肺血容量，降低肺动脉压，减轻心脏负荷。然应用中药的原则须以中医辨证论治为指导，参考现代药理研究，决不可用西医理论指导应用中药。利水消肿药葶苈子味辛、性寒，为泻肺脏气郁水饮、利湿平喘要药，专泻肺气，泻肺亦能泻水，大黄之泻从中焦始，葶苈子之泻从上焦始，故承气汤用大黄，而陷胸汤用葶苈子。葶苈子含有强心苷，有强心、减慢心率、增加心输出量、降低肺静脉压的作用，辨治心力衰竭应用葶苈子，应用指征为咳喘不得卧、水肿，且无明显脾肺气虚者，适用于用地高辛中毒而不能续用者，用量一般为15 g。五加皮味辛性寒，入肺、肾经，祛风湿，壮筋骨，活血祛瘀，含有强心苷，能有效减慢心率，应用指征为咳喘、水肿明显，以寒湿为主，无明显阴虚及肺气虚者。防己味苦性寒，行水散流痰，主肺气嗽喘，防己素可减慢心率，降低肺循环压力及阻力，减弱缺氧性肺血管收缩，具有扩张支气管平滑肌的作用。应用指征为无明显湿热而以阴虚为主者。附子、麻黄、桂枝都具有温阳强心作用，但附子能减慢心率，用于治疗各种心脏病引起的心力衰竭，以及心阳虚衰，鼓动无力者；麻黄、桂枝能提高心率，增加房室传导，用治各种心脏病所致的缓慢性心律失常、房室传导阻滞、病态窦房结综合征等，心率少于80 次/min 者。对阳气虚衰，不能化气行水，引起水液泛滥者，可辨证运用真武汤或苓桂术甘汤温阳化气。

(4) 取决预后，重在通便

张大师认为，下法治疗肺心病必不可少，保持患者大便通畅，对于缓解症状和预后都具有重要意义。肺与大肠相表里，肺主气，居高以节制全身之气，主气机升降，而大肠传导功能，有赖于肺气肃降完成排泄糟粕的功能。如肺气不能下降于大肠或大肠受病阻碍肺之肃降，均能使手太阴肺经经气流通不畅而致病，上逆则可为咳嗽、气喘。肺心病原发病在肺，但晚期由于缺氧酸中毒，心力衰竭致肠道瘀血、消化功能紊乱、肠蠕动功能减低及肠黏膜破坏，甚至出现消化道溃疡等病变，这些因素可促进肠内发酵，出现腹胀、便秘等症。腹胀则影响膈肌升降，使肺的呼吸功能受限，呼吸困难加重而促发感染，进而又加重机体自身中毒，促发肺性脑病。所以，肺心病患者保持大便通畅必不可少。临床观察不少患者大便通畅时，腹胀、胸闷、呼吸困难均减轻，可能与膈肌恢复升降功能，缓解对肺的压迫，改善了通气有关。大便通畅，腹胀减轻，食欲增进，消化功能改善，也利于营养吸收。张大师喜用当归，除取其活血养血，着重取其润下，用量为30 g。并选加郁李仁、桃仁、苦杏仁等润肠通便药，必要时可加大黄。

## 2. 周仲瑛大师心悟：偏实者辨其病邪及病理因素，偏虚者辨其病理性质与脏腑病位；发作期治标，缓解期治本

病理基础为久病肺虚、痰浊潴留，导致肺气胀满不能敛降，进而累及心、脾、肾诸脏，病理因素主要为痰浊、水饮、瘀血互为影响，兼见同病；病理性质多属标实本虚，外邪痰瘀阻肺，气阴耗伤。辨证应区别虚实

主次，偏实者辨其病邪及病理因素，偏虚者辨其病理性质与脏腑病位，治疗以发作期治标、缓解期治本为原则。

### （1）肺病及心，痰瘀阻碍肺气：化痰利瘀，降气平喘

病由痰浊潴留，肺失治节，心血营运不畅，而致肺病及心，痰瘀阻碍肺气，瘀滞心脉。临床既见喘咳短气，痰多色白黏腻，舌苔浊腻，脉小滑数等痰浊壅肺证；又见心慌不宁，胸闷，颈脉动甚，面唇、爪甲、舌质暗紫，脉来参伍不调等心脉瘀阻之候；或血瘀水停而身肿；或血瘀络损而咳血。治当化痰行瘀，降气平喘，可予杏苏二陈汤合桃红四物汤加减。

【组成】法半夏10 g，苦杏仁10 g，陈皮6 g，炙甘草3 g，炒紫苏子10 g，葶苈子10 g，旋覆花（包煎）5 g，降香3 g，当归10 g，丹参10 g，桃仁10 g，红花6 g。肺痹失降，心脉不利，而致肝气不疏，肝血瘀阻，有胁肋痛者，加虎杖15 g，平地木15 g，莪术10 g；气虚血瘀者加黄芪15 g，党参（或人参）12 g；出血者去桃仁、红花，加仙鹤草10 g，茜草根10 g，煅花蕊石10 g，三七粉（分吞）3 g；如属瘀热伤络，可配水牛角片10 g，赤芍10 g，牡丹皮10 g，紫珠草15 g。

### （2）虚体感邪，邪实正虚错杂：祛邪宣肺，扶正祛邪

肺胀病久，卫外不固则邪易乘袭，邪犯于肺则肺气更伤，促使病情恶化。虽说发时标实为主，缓解期本虚为主，但从病机演变总的趋势衡量，愈发必致正气愈虚。外邪应辨其寒热属性，同时外感势必触动内伏之痰浊，而致内外合邪，同气相召，互为关联影响，如寒痰（饮）蕴肺者易为风寒所乘，痰热郁肺者易为风热所伤；或见外寒内热，寒痰化热等错杂演变情况。从邪正的关系而言，寒痰（饮）易伤阳气，痰热易伤阴津；而阳气虚者外邪易从寒化；阴虚者外邪易于化热。治疗既应遵守发时治标的原则，采用祛邪宣肺法，又不能忽视扶正祛邪的要求，具体处理当辨其病性的寒热施治。外寒内饮证，喘咳胸闷，痰多黏白泡沫，恶寒，发热，无汗，舌苔白滑或白腻，脉浮紧，可取小青龙汤解表散寒，温肺化饮；复合苏子降气汤温肺化痰，降气平喘。

【组成】炙麻黄6 g，桂枝6 g，法半夏10 g，细辛3 g，紫苏子10 g，厚朴5 g，苦杏仁10 g，橘皮5 g，白前10 g，生姜3片；酌配太子参10 g，炒白术10 g，炙甘草3 g，五味子3 g，当归10 g，炒白术10 g等补敛肺气。

痰热郁肺，症见喘急胸满气粗，痰质黏稠，色黄或白，心烦口渴，身热微寒，有汗不多，舌质红，苔黄，脉滑数，可取越婢加半夏汤、桑白皮汤清肺化痰，降逆平喘；复合沙参麦冬汤补益肺阴。

【组成】炙麻黄5 g，生石膏30 g，炒黄芩10 g，桑白皮10 g，鱼腥草15 g，葶苈子10 g，竹沥10 g，半夏10 g，知母10 g；酌配南沙参10 g，

北沙参10 g，麦冬10 g，炒玉竹10 g，天花粉10 g等清养之品。

### （3）上盛下虚，肺肾出纳失常：宣泄其上，培补纳肾

多因正虚感邪，诱致急性发作，促使病情加重，肺虚气不化津为痰，痰浊上逆壅肺，肾虚不能助肺纳气，甚则上下寒热错杂。症见咳逆痰多，喉中痰涌有声，胸闷如塞，不能平卧，气短息促，吸气不利，动则喘甚，舌质淡或红，舌苔腻，脉细滑数。治当化痰降逆，宣泄其上；补肾纳气，培益其下。区别上盛与下虚的主饮，针对具体病理表现施治。上盛，因痰气壅结者降气化痰宣肺；因寒饮伏肺者温肺化饮，因痰热郁肺者清肺化痰。下虚，因肾阳虚者温养下元，因肾阴虚者滋填阴精。方选自制平喘固本汤（组成：党参、冬虫夏草、五味子、核桃仁、坎脐、沉香、磁石、紫苏子、款冬花、半夏、化橘红）、苏子降气汤、金匮肾气丸加减。祛痰利气类药，可用紫苏子10 g，款冬花10 g，紫菀10 g，白前10 g，法半夏10 g，白芥子10 g，厚朴5 g；寒痰配肉桂3 g，干姜3 g，细辛3 g；痰热配知母10 g，海浮石10 g，鱼腥草15 g，加用雪羹汤代水煎药。补肾纳气类药可用山茱萸10 g，熟地黄10 g，核桃仁10 g，五味子3 g，冬虫夏草5 g，坎脐2条；肺肾气虚配党参10～15 g，黄芪15 g；肾阳虚配制附子5 g，鹿角片（胶）10 g，补骨脂10 g，钟乳石10 g；肺肾阴虚配沙参10 g，麦冬10 g，玉竹10 g，生地黄10 g，当归10 g；气逆于上，酌加紫石英15 g，玄精石10 g，磁石25 g，以镇纳之。若上盛之势缓解，而肺肾两虚，不能主气纳气，喘息气短难续者，当补肺纳肾，降气平喘，用补肺汤，金匮肾气丸，辨其阴阳化裁，参照下虚证用药组方。

### （4）浊邪害清，痰瘀蒙蔽神机：涤痰泄浊，化瘀开窍

由于痰浊壅塞气道，或肺虚吸清呼浊功能减弱；心脉营运不畅，瘀滞窍络，而致痰瘀阻遏清阳，蒙蔽心脑神机。症见神志恍惚，烦躁，撮空理线，表情由淡漠渐至嗜睡，昏迷，喘促短气，咳痰不爽，苔白腻或淡黄腻，舌质暗红或淡紫，脉细滑数。治当涤痰泄浊，化瘀开窍。可取涤痰汤合叶天士加味旋覆花汤增减。

【组成】竹沥半夏10 g，陈胆南星6 g，天竺黄10 g，炙远志5 g，茯苓10 g，橘皮6 g，石菖蒲10 g，炙甘草3 g，旋覆花（包）5 g，广郁金10 g，丹参10 g，桃仁10 g，泽兰10 g。气阴耗伤加太子参10 g，麦冬10 g；肝风内动加炙僵蚕10 g，广地龙10 g，炙全蝎3 g，决明子30 g，加服羚羊角粉0.3～0.6 g，每日2次；痰热蕴肺者，另予竹沥水20～30 mL，每日2～3次；喉中痰涎壅盛，加猴枣散0.6 g，每日2～3次；窍闭神昏，属痰热内闭者，可予至宝丹或安宫牛黄丸，每次服1粒，每日1～2次。

**（5）三阴交病，水饮泛滥肌表：健脾温肾，化饮利水**

久病喘咳，肺、脾、肾三脏交亏，阳气虚衰，通调、传输、蒸化失职，水饮内生；或因瘀阻血脉，"血不利则为水"，水饮泛滥肌肤，而致面浮、肢体浮肿，脘痞腹满，尿少甚则饮停胸胁，上迫肺气而喘急咳逆；水饮凌心而心慌心悸，面唇青紫，舌胖质暗，苔白滑，脉沉细。治当健脾温肾，化饮利水。方选附子理苓汤、新订己椒苈黄汤（黄芪代大黄，易泻为补）。

【组成】制附片5～10 g，制桂枝5～10 g，白术10 g，黄芪15 g，猪苓15 g，茯苓15 g，木防己10 g，车前子10 g，川椒目3 g，万年青根10 g，炙蟾皮3～5 g，北五加皮10 g。水在胸胁加白芥子6 g，葶苈子10 g，紫苏子10 g；水停大腹另予牵牛子粉7 g，沉香粉0.5 g，吞服，每日2次；瘀阻水停身肿者，加苏木10 g，泽兰10 g，路路通10 g，天仙藤10 g，同时并服济生肾气丸10 g，每日2次，助阳化气行水。

**（6）肺气耗散，心肾气阴交亏：益气救阴，回阳固脱**

肺气耗散，心肾虚耗，气阴交亏，累及于肾，而致肺不主气，肾不纳气，命门火衰，君火不用，心肾阳气垂绝，由喘致脱。症见气短息促，呼吸微弱，时停时续，喉中痰声如鼾，心慌悸动，汗出肢冷，四肢厥冷，神志由烦躁不安转为淡漠，甚至昏昧不清，面色晦暗，唇甲青紫，舌质淡紫或舌红少津，脉微细欲绝，或微弱细数，三五不调。治当补肺纳肾，益气救阴，回阳固脱。用参附龙牡汤合生脉散。

【组成】人参15 g，黄芪20 g，制附子10 g，山茱萸10～15 g，五味子5 g，龙骨30 g，牡蛎30 g，玉竹10 g。烦热，汗出黏手，口干，舌红，去制附子或减其用量，人参改西洋参10 g，麦冬10 g，北沙参10 g；神昧不清加丹参10 g，炙远志5 g，石菖蒲10 g；呼吸短气乏力，另服蛤蚧粉2～3 g，每日2～3次；喘急面青，烦躁，足冷，阴火冲逆，真阳暴脱者，另服黑锡丹3～4.5 g，每日2次。

## 参考文献

[1] 孙元莹，郭茂松，姜德友. 张琪教授治疗慢性肺源性心脏病经验介绍 [J]. 新中医，2004，36（10）：7-8
[2] 周仲瑛. 慢性肺原性心脏病辨治要点 [J]. 中医杂志，1990（1）：23-25

# 咯　血

## 1. 何任大师心悟：首辨气血，次辨新、久、虚、实，三是治血

何大师治疗咯血之体会：一是治血证首须辨患者本身之气血盛衰，即辨其阴、阳、寒、热、虚、实及各脏腑之功能。二是血证是以见血为主症，而血之颜色关系证候之新、久、虚、实。如阳证血色多鲜红，阴证血色多紫暗，须分辨清楚。三是治血之法，宜参以寒治热、以热治寒、调气和血原则，而更宜着重于调气和血，此是治咯血之良法。何大师治咯血，用自拟之基本方非常灵验。

【组成】旋覆花10 g，代赭石10 g，海浮石12 g，仙鹤草20 g，茜草炭10 g，白茅根30 g，蛤蚧粉炒阿胶10 g，藕节15 g，炒牡丹皮10 g，炒谷芽3 g，浙贝母10 g。本方有降气、顺气、化痰、养阴、凉血、止血功用，能使气血调和，血止咳解。对咯血长久者，也能起到预防作用。

## 2. 郭子光大师心悟：重视止血，降气火痰，常用止血方

咯血之证，痰血杂出，多系热伤肺络，迫血妄行所致，绝少阴证、寒证。留得一分血，少损一分气阴，故治疗咯血之要，首重止血，而止血之要，在于降气、降火、降痰。

中医学认为，心主血，肝藏血，脾统血。血的运行赖心气的推动，血的调节赖肝气的疏泄，血的生成与统摄赖脾气的运化，所以气为血帅，气行则血行，气止则血止，气降则血降，气逆则血升，气热则血沸，气寒则血凝，气虚则血脱。治疗咯血的理论指导，皆不越此。另外，要安慰患者，保持情绪稳定，绝对卧床静养，因静则生阴，动则扰阳，阳动则血脉不宁，不易止血。同时要鼓励患者将血块咳出，不要憋住。一般少量咯血，结合原发病治疗，配用下述止血剂之一，如云南白药、十灰丸即可；如只痰中见血丝，甚至可不用专门止血剂，只需于治原发病的方中加入一二味降火清热、凉血止血之药即可。若是中等量以上的咯血，当首先止血以治其标。郭大师常用止血方。

【组成】仙鹤草30 g，生地黄15 g，白及15 g，血余炭（布包煎）

15 g，黄芩15 g，藕节 18 g，阿胶珠10 g，生龙骨20 g，生牡蛎20 g，三七粉（冲服）6 g。浓煎，乘温冲服三七粉，每日 1 剂，分 3～4 次服。与此同时，亦可配服云南白药或十灰丸，以及针灸等外治法。血止之后，即时转入清肃肺气，安络宁血的治法。

如大咯血量多，症见头昏短气，心慌烦躁，冷汗淋漓，四肢不温，面色苍白，血压下降，脉微而疾速者，是气随血脱之险证。急当益气固脱，用独参汤：人参 15～20 g，浓煎频服或灌肠。或用人参注射液 2～4 mL，肌内注射。必要时配合西医输血、补液等抢救措施。抢救成功的标志：大咯血逐渐控制，脉率转徐缓，血压逐渐回升，患者呼吸逐渐平稳，神清气爽，汗止足温。

## 参考文献

［1］何任．肺系病证诊治说略［J］.浙江中医学院学报，2003，27（2）：18-19
［2］郭子光．现代中医治病学［M］.成都：四川科学技术出版社，2004：32-33

# 肺痨（肺结核）

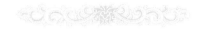

## 1. 何任大师心悟：辨别气血阴阳施补，善用何氏加味地黄丸

### （1）辨别气血阴阳施补

何大师治肺痨，首在辨别气、血、阴、阳，视其证而施治；如气虚者，常见少气、自汗、心烦、体倦、神困、肌削；血虚者，常见燥渴不寐，五心烦热；肺阴伤者，常多喉痒、久嗽、咯血；脾阳虚者，常多便溏、痰多、纳少等。其治疗肺痨的通常原则，总是按"虚者补之""损者益之"来处理。何大师用治肺痨的补方，初以较轻药味试投，主要是不使患者脾胃滞腻。譬如，用党参、平地木、山药、茯苓、大枣之类。轻症可用，重症也可于开始时用药轻灵些，有效而脾胃又未再受损渐调整药味及用量。除了药治以外，在体力逐渐恢复以后，还可适当做一些锻炼活动，但须十分注意，不能急跑或长跑、负举重物、攀岩等运动。一般做些轻微的运动如肢体舒展、转腰伸肢等有助于早日恢复。

### （2）擅用何氏加味地黄丸

何大师诊治本病，其一是一面补虚而复其真元，一面杀虫而绝其病根。其二是肺痨之补虚，主要是补阴虚，以滋阴为主。火旺者兼以降火，略助以益气。也有少数兼见阴阳两虚者，则兼顾之。其三是何大师用家传何氏加味地黄丸，甚有治效。

【组成】干地黄、天冬、麦冬、北沙参、五味子、黄柏、百部、山茱萸、牡丹皮、山药、茯苓、龟板、平地木、仙鹤草。视症状加减，随证治之。

## 2. 郭子光大师心悟：病机为阴虚肺热，久及脾胃，治则中西结合，杀虫补虚；治应分证论治，对症用药

### （1）病机：阴虚肺热，久及脾肾

由于痨虫多伤阴，引起阴虚生内热者占十之八九，而阳虚者仅占十之一二。因其病位在肺，故其内热实指肺热而言。所以，阴虚肺热为本病的基本病机。如病患日久，肺虚及脾及肾，则可引起阴虚脾弱或肺肾阴虚等

演变。

### （2）治则：杀虫补虚，中西结合

1）杀虫

所谓杀虫，实际就是抗结核治疗。已知有抗结核作用的中药，如大蒜、白果、黄连、地榆、石榴皮、金银花、黄芩、穿破石等，这些中药即使有抗结核的作用，但其作用程度远远不如西药异烟肼、链霉素、利福平等。这就是单用中医药治疗本病的难点所在。由于中医长期未能找出抗结核的特效药物，所以历史上每有"十痨九死"或"每至灭门"的记载。

2）补虚

对本病来说，所谓补虚，重在补阴。但温润补阴容易生热，甘寒、甘凉滋阴容易害胃，而滋腻补阴之品又易滞脾，唯有甘平滋阴可以常用而无弊，是为遣方用药的要领。至于辛温燥烈、苦寒泻火、升举发散、性猛攻伐之剂，均在禁用之列。此外，善于调摄保养，以减少体阴耗损，促进正气恢复，亦寓补虚之义，于本病也至关重要，不可忽视。总之，中医治疗以增强机体的抗病能力和修复能力，提高西药抗结核治疗的效果和减轻症状为目标。

由此可见，肺痨的治疗，应当充分发挥西药的作用和中医的优势。中医的补虚治疗有两个目的：一是扶正固本，旨在增强机体的抗病能力和修复能力；二是纠正偏盛所致的脏腑阴阳失调，从而改变机体的反应状态。这些都可能有利于提高西药抗结核治疗的效果，延缓结核菌耐药性的产生，并减轻其毒副作用对器官功能的损害。由此可见，中医药在肺痨的治疗中，同样能发挥良好作用。

### （3）治法：分证论治，对症治疗

本病的具体治疗方案：一方面采用抗结核西药正规治疗，另一方面配合中医补虚扶正，分证遣方，作常规治疗。此外，对于某些突出的标证，轻者在常规的分证遣方中加味治疗即可，重者要临证时专门处理。

1）分证论治

肺结核的常见证候有下述三证，所选主方的加减法，可参照对症治疗中所列药物进行选择。

阴虚肺燥证：症见午后潮热，手足心热，夜间盗汗，两颧发赤，唇红咽干，形体日渐消瘦，舌质瘦红少津，苔薄黄，脉细数而虚（阴虚）。轻度咳嗽，干咳无痰或痰少不易咳出，或痰中带血，有的咳则胸痛，口燥鼻干（肺燥）。如兼见心烦失眠，急躁易怒或遗精频繁，腰膝疲软等症（心肝阴虚阳亢）；如咳黄色稠痰或咳大口鲜血宜肺燥化火。方用月华丸。

【组成】沙参 15～20 g，麦冬10～30 g，天冬10～30 g，生地黄10～

30 g，熟地黄10~30 g，阿胶10~30 g，山药10~30 g，茯苓10~30 g，桑叶10~30 g，菊花10~30 g，炙百部10~30 g，三七6 g，川贝母粉6 g，獭肝10 g。

阴虚脾弱证：症见阴虚肺燥证外，并见食欲不振，口淡乏味，脘腹痞满，消化不良，形瘦便溏，困倦乏力，舌质淡苔白，脉缓乏力（脾弱）。兼见畏寒肢冷，肠鸣泄泻，腹中冷凉，面唇淡白等症状（脾阳虚）。方用保真汤。

【组成】人参5 g，黄芪15 g，白术10~15 g，茯苓10~15 g，大枣10~15 g，天冬10~15 g，麦冬10~15 g，生地黄10~15 g，熟地黄10~15 g，当归10~15 g，白芍10~15 g，银柴胡（原为柴胡）10~15 g，地骨皮10~15 g，五味子5~10 g，莲须（原为莲心）5~10 g，陈皮5~10 g，生姜5~10 g，黄柏5~10 g，知母5~10 g，甘草5~10 g。

肺肾阴虚证：症见阴虚肺燥外，并见骨蒸潮热，盗汗更甚，头眩耳鸣，腰膝酸软，短气不续，动则更甚，语音低微断续，心悸失眠，月经停闭，遗精滑精，甚至异常消瘦，毛发枯萎，皮肤干燥，身体羸弱，夜尿频数，尿色黄赤，舌质瘦小干红或光剥无苔，脉虚数或浮大无根（肾阴虚），兼见畏寒肢冷神怯或浮肿等症状（肾阳虚）。方用坎离丸。

【组成】龙骨15~20 g，龟板15~20 g，生地黄15~20 g，熟地黄15~20 g，山茱萸15~20 g，山药15~20 g，茯神10~15 g，酸枣仁10~15 g，当归10~15 g，人参10~15 g，麦冬10~15 g，天冬10~15 g，五味子10~15 g，柏子仁10~15 g，枸杞子10~15 g，知母10~15 g，石菖蒲5~10 g，远志5~10 g，黄柏5~10 g。

2）对症用药

发热：多静少动，持续潮热应卧床静养。轻度低热者，通过静养，按前述常规治疗其热自退，无须专门处理。忌投发汗解表或寒凉退热药。潮热起伏，持续不退者，可在主方中酌加秦艽、青蒿、鳖甲、地骨皮、银柴胡、胡黄连之类。如仍无效者，应暂停主方专门处理，用清骨散。

【组成】银柴胡30 g，鳖甲30 g，秦艽15~20 g，地骨皮15~20 g，青蒿15~20 g，知母15~20 g，胡黄连5~10 g，甘草5~10 g。高热持续者，多属重型结核或合并感染，当中西医结合治疗。

咯血：解除精神上的惊慌疑虑，保持心境平静。除痰中带少量血丝只减少活动外，咯血患者一律绝对静卧，取患侧卧位。鼓励患者将血痰咳出，不要强压在气管内或咽下。进食不宜太热、太饱、太快，应吃易消化食物。血止后还宜静养3周以上，以防再咯血。保持大便通畅，便秘时，用大黄10 g泡服，解便则停后服；或以蜂蜜30~50 mL，加温开水适量灌肠，避免因排便努挣用力。如精神紧张、烦躁不安者，给予朱砂安神丸，每次5～10 g，每日3次；咳嗽频繁、剧烈者，以罂粟壳10～15 g，五味子10～15 g，苦杏仁10～15 g，煎水口服，以减少咳嗽震动。少量咯血，即偶尔咯血一二日，或仅痰中带血，每日100 mL以下者，可于主方中酌加白及15 g，仙鹤草20 g，生地黄15～20 g，小蓟15～20 g，并间服十灰丸，每次10～15 g，每日3～4次。中量咯血，即一次咯血100～500 mL者，除遵上述处理外，要暂停常规主方，专门进行止血治疗。

第一步：止血。方用安血饮。

【组成】生牡蛎20～30 g，生龙骨20～30 g，鲜藕节20～30 g，鲜白茅根40 g，白及15～20 g，酒炒大黄10 g，三七末（分2次冲）6 g。可酌加仙鹤草、生地黄、血余炭之类。水浓煎，乘温冲三七末，徐徐饮之，每日1剂。同时，以云南白药0.5 g，温开水冲服，每日3次，或十灰丸10～15 g，温开水冲服，每2～3小时1次。此外，以鲜大蒜40～50 g，捣成泥，放纱布上，敷贴两足心涌泉穴，一般同上经过20～30分钟，感到局部疼痛后取去。

第二步：宁血咯血已基本止住，可能因咳嗽尚有少量咯血，或兼低热者，是肺失清肃，当肃肺宁血。方用人参清肺汤。

【组成】人参10 g（或沙参20 g），桑白皮10～15 g，地骨皮10～15 g，知母10～15 g，阿胶（烊化兑服）10～15 g，苦杏仁10～15 g，乌梅5～10 g，甘草5～10 g，大枣5～10 g，罂粟壳5～10 g，如肺热重者，可酌加黄芩、连翘之类。如咯血已止或偶尔少许带血，但因失血伤阴，阴虚生热，以致微咳作喘或眩晕，心悸失眠。脉浮数者，是阴虚血亏，心神不宁，则络脉不安，最易再度咯血，当安神宁络，用安血饮去酒炒大黄，加生赭石（布包煎）30 g，生地黄20 g，麦冬20 g，山茱萸15 g，水煎服。如气血本虚又失血过多，体弱神疲，面色苍白，唇甲淡白，时有烦躁或时仍少量咯血者，用安血饮去酒炒大黄、鲜藕节、鲜白茅根，重加人参、山茱萸、生地黄、生赭石，益气生血，镇敛浮阳。

第三步：恢复常规治疗。咯血已止，经过2～3周，病情稳定，未见继续咯血，可转入分证论治常规治疗。大量咯血，即一次咯血在500 mL以上者或中等量咯血经上述治疗仍持续不止者，或血块阻塞、出现呼吸困难者，或气随血耗，出现精神昏愦，表情淡漠，面色苍白，冷汗淋漓，烦躁不安，四肢厥逆，脉微弱或浮数而散易，血压下降者，均可用前述安血饮加味，大蒜敷涌泉穴治疗，并及时配合西医方法救治。

咳嗽：轻度咳嗽或吐痰较易者，不必处理，更不要强制止咳。如痰稠黏不易咳出，或因此而引起频咳者，可于主方中酌加麦冬、瓜壳、川贝母、蛤蚧粉、竹沥、海浮石之类。如干咳无痰，频频咳嗽影响休息者，于主方中酌加苦杏仁、五味子、马兜铃（慎用）、百部、川贝母之类。如伤

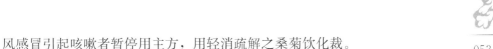

风感冒引起咳嗽者暂停用主方，用轻消疏解之桑菊饮化裁。

【组成】桑叶15 g，菊花15 g，苦杏仁10 g，连翘10 g，薄荷10 g，桔梗10 g，芦根10 g，甘草5 g。予服1～2剂。

胸痛：轻微胸痛无须处理，以免影响正常治疗。因咳剧而致胸痛者，以治咳为主，咳减痛亦减。胸痛较重，不咳亦痛，咳则较甚，部位固定者，于主方中选加郁金、橘络、延胡索之类。局部可贴敷伤湿止痛膏之类，以减轻震动。如胁肋剧痛，呼吸、咳嗽尤甚，常自动抑制咳嗽和呼吸，可能并发结核性胸膜炎，参见胸膜疾病处理。

盗汗：每晚盗汗，提示病变活动，当绝对静养。盗汗较重者，可于主方中酌加麻黄根、浮小麦、五味子、山茱萸、龙骨、牡蛎之类，若不见效应暂停主方专门处理，以免太伤气阴，用牡蛎散。

【组成】牡蛎20～30 g，黄芪20～30 g，浮小麦20～30 g，麻黄根10 g，再加五味子、山茱萸、白芍、龟板、鳖甲、麦冬、地骨皮之类，水煎服。另以五倍子2 g，研细末，冷开水调成糊状填于脐中，上覆纱布，以胶布固定，每日1换，敷3～5日。

失眠：排除情绪和环境干扰因素，睡前勿多说话，定时睡眠。睡前勿饮浓茶、咖啡，勿过食，保持床褥冷暖适度。睡前暖水洗脚，稍事放松散步，安然入睡。轻者可默数数字或意守丹田，使思想入静，很易入睡。重者睡前15分钟，可加服下述汤药。

【组成】酸枣仁20 g，柏子仁15 g，五味子10 g，茯苓15～20 g，夜交藤50 g，煎浓汁，每服1～2剂。

食欲不振：保持愉快心境和充足睡眠，不吃闲食零食，食物应多样化，做到色、香、味美，以引诱食欲。如因过食而消化不良，影响食欲者，可暂停用主方，服用楂曲平胃散加味1～2剂。

【组成】山楂15 g，神曲15 g，厚朴10 g，陈皮10 g，苍术10 g，甘草5 g，酌加谷芽、枳壳之类。腹泻者加黄连10 g。如因病变活动影响食欲者，随着病变被控制，其食欲会逐渐恢复。如因病损伤脾胃或素禀不足，食欲不佳者，可于主方中酌加白术、山药、谷芽、鸡内金、扁豆、芡实、薏苡仁、茯苓之类。虚热不重者，酌加砂仁、陈皮、半夏之类。

泄泻：如因饮食过量，消化不良，嗳腐泛酸，腹中胀满者，暂停用主方，专门处理，用上述食欲不振的楂曲平胃散加味1～2剂。如脾胃虚弱，经常腹泻者，除注意饮食调节外，在服主方的同时，另外加服参苓白术散。

【组成】扁豆60 g，砂仁60 g，薏苡仁60 g，莲子60 g，桔梗30 g，白术60 g，茯苓60 g，山药60 g，人参20 g，甘草20 g，并再加鸡内金50 g，山楂50 g，共研细末，每服5～10 g，开水冲服，或大枣煎汤送服，每日

3 次。

如泄泻一日数次，粪便呈粥状或水样或混脓血，且鸡鸣破晓前多作泻，称五更泄，或与便秘交错出现，要考虑肠结核的可能。五更泄突出者，可予服四神丸。

【组成】补骨脂15 g，五味子10 g，肉豆蔻（麦面裹煨去油）10 g，吴茱萸5 g，共为细末，另以大枣 20 枚，生姜15 g，同煮后取枣为泥，与前述四药末合为丸，每日分 4 次服。腹泻经久不愈者，应排除腹膜及肠道结核病。

遗精、阳痿：消除各种外界刺激因素，常消洗阴茎，取侧卧式，被褥宽松，不可太暖，不要过劳，晚间少喝水。遗精不严重，每周 2～3 次者，可于主方中酌加芡实、莲须、五味子、桑螵蛸、龙骨、牡蛎之类。如遗精频繁，每晚甚至白天睡觉也遗精者，须专门处理，方用封髓丹。

【组成】砂仁10 g，黄柏 10～15 g，甘草5 g，或加龙牡莲须之类。水煎，白天服药 2 次，晚间睡前服药 1 次。如系阳痿，性欲大减者，一般随着肺结核的好转会逐渐恢复，如病情已经稳定，仍阳痿者，可于主方中酌加淫羊藿、菟丝子、巴戟天、人参之类。

声嘶：如系伤风感冒所致突然声嘶者，一般按伤风感冒处理，数日即可恢复。如出现喉部干燥发痒、灼热或异物感，发声无力，继而喉痛声嘶，甚至失音，咳嗽，吞咽困难或呼吸困难者，可能继发喉结核。当保持局部安静，少说话，不吃刺激性和干硬食物，戒绝烟酒，在用西医抗结核等治疗的同时，中医配合治疗，方用金水济生丹。

【组成】天冬 10～20 g，麦冬 10～20 g，生地黄 10～20 g，沙参 10～20 g，龟板 10～20 g，玉竹 10～20 g，石斛 10～20 g，瓜蒌皮 10～20 g，山药 10～20 g，苦杏仁 10～20 g，茜草根 10～20 g，川贝母10～20 g，竹叶10～20 g，西洋参 5～10 g，藕100 g，煎汤代水熬药（原方尚有鸡子清 2 枚兑服，今去之），口服，每日 1 剂。

## 3. 朱良春大师心悟：制汤丸膏，内服外敷；愈后调理，培土生金

### (1) 制汤丸膏，内服外敷

朱大师治疗肺痨取张锡纯攻补兼施治痨瘵的"十全育金汤"和张仲景治干血痨的"大黄䗪虫丸"之意，创制"保肺丸"。自 20 世纪 70 年代始治疗各型肺结核屡收卓效，又创"地榆葎草汤""外敷肺痨膏"配合保肺丸治疗，颇能提高疗效。

【组成】地鳖虫120 g，紫河车120 g，百部180 g，制何首乌450 g，白及450 g，共研粉末，另以生地榆180 g，葎草180 g，黄精180 g，煎取浓

汁泛丸烘干或晒干，每服9 g，每日 2～3 次。

在临床中遇长期发热者配合"地榆葎草汤"。

【组成】生地榆30 g，山药30 g，青蒿子20 g，葎草20 g，百部15 g，甘草6 g。每日 1 剂，水煎服。

如属顽固性肺结核或空洞配合"外敷肺痨膏"。

【组成】干蟾皮、壁虎、乳香、没药、蜈蚣共粉碎。搅入市售外科黑膏药内，用软猪皮废角料做成膏药备用，用时微火烘软，敷在肺俞、膻中等穴，每 3 日 1 换。

朱大师所创的"保肺丸"乃是继承张锡纯学术的一大创新，此方配伍精当，用地鳖虫活血散瘀，穿透厚壁空洞，推陈致新。配合白及补肺泄热，敛肺止血，逐瘀生新，消肿生肌。何首乌制用能滋补肝肾，李时珍谓其功在地黄、天冬之上。紫河车大补气血，性虽温而不燥，有疗诸虚百损之功能。现代药理证明含有多种抗体及垂体激素，能诱生干扰素以抑制多种病毒。其扶正祛邪排毒之力远胜于"十全育金汤"中之野台参。百部杀虫而不耗气血，最有益于人。现代药理证明可以抗多种病菌且抑制结核分枝杆菌。生地榆清热凉血，护胃抗结核，收敛止血。肺结核即肺痨，多有潮热盗汗、咳嗽、咯血等阴虚火旺症状。生地榆对肺结核之潮热尤有卓效，朱大师谓其微寒而不凝，性涩而不滞，止血尚能行血，敛热又可化瘀。葎草散结除蒸，擅退虚热，对肺结核之低热，或谓痨热有效。黄精功能补五脏，润心肺，填精髓，强筋骨，并有抗菌降压的作用，现代药理研究证明其对结核分枝杆菌及多种真菌均有抑制作用，对肺结核之痨咳潮热尤有著效，临床体会对耐药性强的肺结核病例，或用抗结核西药治愈的肺结核后遗症有卓效。"地榆葎草汤"配合使用在长期服抗结核西药而连续发热数月不退者，意在补"保肺丸"药量之不足，乃有调正、平衡、汤丸互补之意，要知此类长期发热，朝轻暮重的病例，必须停服一切抗结核西药，才能收到理想的退热效果。纵观保肺丸之功效，一则杀其虫以绝其根本，二则补其虚以复其真元，三则散其结瘀而生肌弥洞。中医治疗肺结核总的治则是"培土以生金"，这是中医理论之精华，是提高治疗肺结核临床疗效的有力保证，"保肺丸"用紫河车黄精即是培土生金之意。

### （2）愈后调理，培土生金

肺痨用抗结核西药治愈之病例，多数体质未能康复，必须用中医药精心调理，才能康复，此乃中医药的又一优势。抗结核西药虽不断更新，但均只能杀灭结核分枝杆菌，治愈部分肺结核患者，因西医没有健脾补肾和"培土以生金"之药，故用抗结核西药治愈的部分患者，如体质较差，就容易复发，或后遗肺结核的气阴两虚系列症状，"保肺丸"照样有显著效果。

肺结核属中医"痨瘵"范畴，肺结核之咳嗽称痨嗽，乃责之脾肺，脾本喜燥，但燥热太过，则为焦土，而生机将息，故咳嗽便秘，脾属土，土败则金衰，金衰则亦发咳嗽。脾为后天气血生化之源，主四肢肌肉，脾胃长期受损，必致气血来源不足，内不能和调五脏六腑，外不能洒陈于营卫、经脉。故症见四肢倦怠，食少身热，神疲形瘦，关节疼痛，全身酸软，潮热盗汗诸症。中医历来主张培土生金治肺痨，培土生金乃指通过调补脾胃以达到治疗肺病的一种中医独有的治疗大法，具有较高的实用价值，是中医治疗肺结核病的一大优势。培土生金有甘温甘凉之异，张仲景之黄芪建中汤治疗肺虚损不足，可谓甘温培土生金法之开端，麦冬汤乃甘凉培土以生金之代表方。朱大师之"保肺丸"中紫河车和黄精同用，熔甘温甘凉于一炉，相互监制，妙在温凉并用，兼培阳土、阴土，平调培土以生金。

## 参考文献

［1］何任. 肺系病证诊治说略［J］. 浙江中医学院学报，2003，27（2）：18-19

［2］郭子光. 现代中医治病学［M］. 成都：四川科学技术出版社，2004：103-106

［3］邱志平，朱建平，马璇卿. 朱良春治疗肺结核及后遗症特色选析：著名老中医学家朱良春大师临床经验［J］. 辽宁中医杂志，2002，29（5）：254-255

# 肺　痈

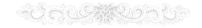

## 1. 何任大师心悟：擅用经方，自制"银花大贝汤"

何大师诊治肺痈之体会：一是肺痈之诊断并不困难。肺痈之发病急骤，常突然出现寒战、恶寒，随即高热，一般午后热较盛，咳嗽胸痛。初时吐黏浊痰，一周或稍多些时日，痰量增多，或吐脓血，有异臭，随脓血之大量咳出，身热逐渐下降，经数周而恢复。二是肺痈之治疗，《金匮要略》有专门方：桔梗汤（桔梗、甘草）之升提，用于较轻症或脓已溃后；葶苈大枣泻肺汤（组成：葶苈、大枣）之泻肺，用于肺实壅塞、喘不得卧之重症。另如千金苇茎汤之疏利气血（组成：苇茎、薏苡仁、桃仁、冬瓜仁），可用于肺痈初起，形寒身热，口干、咳嗽、胸痛、脉滑数者；麦冬汤（组成：麦冬、半夏、人参、甘草、粳米、大枣）之清养，用于恢复期。

由于肺痈从初起到日久，可因不同症状随证治之。何大师自制银花大贝汤，清热解毒，治吐脓血，解胸痛都非常有效，可随证加减。在临床上除用此方治肺痈外，另如化脓性肺炎、肺坏疽、支气管扩张、气管炎、肺结核空洞等伴发化脓性感染，出现肺痈之证候者，辨证加减都明显有效。

【组成】冬瓜子、生甘草、北沙参、薏苡仁、桃仁、芦根、麦冬、玄参、浙贝母、金银花、桔梗、百部、连翘、蒲公英。

## 2. 周仲瑛大师心悟：清肺解毒，化瘀散结，排脓泄浊，清养补肺

肺痈治疗应以清热散结、解毒排脓为原则，针对不同病期，分别采用相应的治法。未成脓前应予大剂量清肺消痈之品以力求消散，已成脓者当解毒排脓，按照"有脓必排"的要求，尤以排脓为首要措施。脓毒清除后，再予补虚养肺。简而言之，其治疗大法有4种。

### （1）清肺解毒法

适用于病变的全过程，可结合各个病期分别配伍解表、化痰、排脓、补肺等法，且尤适宜于成痈期热毒蕴肺，身热、振寒、胸满烦躁、脉滑数者。因初期（表证期）症状、体征已经明显，结合有关检查，可为辨病提供依据，应用清肺解毒法具有较强的针对性，每可使痈肿得到不同程度的

消散，减轻病情，缩短病程；溃脓期虽以排脓为要着，但因脓毒蕴肺，清肺解毒亦应同时并重；至于恢复期虽属邪去正虚，但往往余毒不净，故在养阴补肺的同时，还当酌情兼清脓毒，如邪恋正虚则尤应重视。

《景岳全书》如金解毒散即属清肺消痈、降火解毒剂，由黄连、黄芩、黄柏、栀子、桔梗、甘草组成。张景岳说："此即降火解毒剂也，凡发热烦渴，脉洪大者用之即效。"据药理实验，黄芩、黄连、黄柏等均有抑菌作用，其疗效机制与现今所称之抗菌消炎相类同。初期表证明显时可配淡豆豉、薄荷、牛蒡子、连翘、竹叶；热毒盛者配金银花、蒲公英、紫花地丁、鱼腥草（后下）、芦根；痰热重者配川贝母、知母、天花粉。

### （2）化瘀散结法

适用于成痈期，因成痈化脓的病理基础主要在于血瘀。凡风热、痰热郁肺，热壅血瘀、痰瘀热毒互结、胸胁胀痛、呼吸不利者当急用之，以求痈肿得到部分消散，已成脓者配合用之，亦有一定的消散作用。但溃脓期因肺络损而咯血色鲜量多者，则不宜单行消散，当取化瘀止血之品。大咯血时当防窒息之变。

《千金要方》苇茎汤中之桃仁，即为化瘀散结消痈而设，《全生集方·犀黄丸》中的乳香、没药、麝香，更属活血消痈、通瘀、散结之专用药，君以西牛黄，对热毒瘀结者，用之甚佳。临床尚可据症选伍红藤以活血消痈，赤芍、牡丹皮以凉血散瘀，广郁金以行气活血，若见咯血或脓血相兼，可用三七粉吞服。溃后脓泄不畅，可加穿山甲片以逐瘀，疮口久延不敛，可加活血疗疮药。

### （3）排脓泄浊法

适用于脓成溃破阶段，咯吐多量腥臭脓痰或脓血痰。由于本病在脓成之后，脓痰是否能畅利排出，是病情顺与逆的转折点，如脓得畅泄，毒随脓出则病情趋向恢复，否则每致转为慢性。甚则脓溃流入胸腔而成"脓胸"。这一疗法与现代体位引流的意义近似，从药物效应看，亦具有特殊之优势。

《金匮要略》桔梗汤可用作排脓之主方，后世多在本方的基础上加味组成新方（如《医学心悟》加味桔梗汤即系本方加川贝母、化橘红、金银花、薏苡仁、葶苈子、白及；《外科正宗》肺痈神方与此大同小异，方中无薏苡仁，而用黄芪，原方桔梗量为甘草之半）。桔梗为强力之宣肺祛痰药，排脓力强，实践证明用量应比常规剂量大，一般为10～15 g。同时可取苇茎汤中之薏苡仁、冬瓜仁以增强泄浊排脓作用，脓出不畅可加皂角刺以透脓，若气虚无力排脓，可加生黄芪扶正托脓。

如痰浊脓毒壅盛，胸部满胀，喘不能卧，咳吐臭浊脓痰，大便秘结，脉数实者，轻则处方中加入葶苈子泻肺泄浊，重则另加用桔梗白散（组成：桔梗3份，川贝母3份，巴豆霜1份）峻下排脓，每日服0.6g，药后可见吐下，如下不止，饮冷水1杯，体弱者禁用。

**（4）清养补肺法**

适用于恢复期，溃后热退、咳减、痰少，表现正虚阴伤气耗之证。临床一般以热毒伤阴者为多，故治法多取养阴补肺，同时兼清脓毒，以促使病灶加快愈合。可用验方沙参清肺汤加减。以南沙参、北沙参、麦冬、玉竹、百合养肺阴，佐以冬瓜子、薏苡仁化痰泄浊，气虚者加太子参、黄芪补气生肌，血虚者加当归养血和络，溃处不敛者加阿胶、白及、白蔹补疮口，脾虚食少便溏者可配白术、山药、茯苓以补脾助肺。

若邪恋正虚，脓毒不净，咳吐脓血，迁延不已，或痰液一度清稀而复转臭浊，病情时轻时重，因指端缺氧而致发绀、成杵状指，表现"指甲紫而带弯"等慢性病征者，尤需重视脓毒的清除，配伍鱼腥草、金荞麦根、败酱草、桔梗、甘草等解毒排脓之品，与扶正托脓法合用，切忌单纯补敛而致留邪。

另如单方陈芥菜卤汁，每次半茶杯，炖热服，或用沸豆浆冲服，每日2～3次；鲜薏苡根适量，捣汁，炖热服，每日3次。均为祛除腥臭脓浊痰的有效验方。

## 3. 洪广祥大师心悟：清热排脓，化瘀扶正

肺痈病位在肺，病机主要为邪热郁肺，热郁是形成痰热瘀阻、化腐成脓的病理基础。临床表现以邪热盛实的证候为主，但脓疡溃后或病势迁延，又可出现气阴耗伤或正虚邪恋之象，因此肺痈的治疗，要突出清热、排脓，其中清热法尤为重要，贯穿肺痈治疗全过程。治疗中再辅以化瘀、扶正，常起事半功倍之效。

**（1）清热**

清热是肺痈基本治法，可分为清宣与清泄两个方面。

1）清宣

即清热宣肺，主要用于肺痈初期。症见咳嗽，咳白色黏沫痰，痰量由少渐多，胸痛，咳时尤甚，口干鼻燥，苔薄黄，脉浮数而滑。方用自拟清宣汤。

**【组成】**生麻黄10g，桔梗10g，鱼腥草（后下）50g，金银花30g，连翘15g，生甘草10g。如寒热交作，加北柴胡10g，黄芩10g，以调和寒热；胸痛明显，加郁金15g，瓜蒌皮10g，以宽胸止痛；内热渐甚，加生石膏（先煎）20g，炒黄芩10g，以清泄里热；咳痰不畅，加浙贝母

10 g，远志10 g，以豁痰。方中麻黄是关键药之一，取其宣肺而泄邪热，是"火郁发之"之义，其与清热药配伍，还可起到防止寒凉药物郁遏肺气之弊，有利邪热消散。

2）泄热

即清泄肺热，主要用于肺痈成脓期及溃脓期的热毒壅盛阶段。临床症见：身热甚，咳嗽气急，咳吐脓痰，胸闷作痛，转侧不利，苔黄腻，脉滑数。此期常选用效大力专泄热之品。方用自拟泄热解毒汤。

【组成】鱼腥草（后下）50 g，野菊花15 g，败酱草15 g，生大黄（后下）10 g，虎杖15 g，蒲公英30 g，黄芩10 g。寒热交作者，加北柴胡20 g，以解热；胸闷气急甚者，加葶苈子10 g，桑白皮15 g，以泄肺除壅。本组方药寒凉，易伤脾胃，必要时可酌加健脾和胃之品，如陈皮、白术等。

**（2）排脓**

排脓法主要用于成痈化脓期。洪大师认为，影响肺脓疡疗效的主要原因是排脓不畅，所以有脓必排是治疗本病的重要原则。排脓方法有 3 种：一是透脓，用于脓毒壅盛，而排脓不畅者。洪大师在辨证用药的前提下，常重用穿山甲 15～20 g，皂角刺15 g，金荞麦根 30～50 g，桔梗 15～30 g，以加大穿透排脓的力度。二是清脓，即清除脓液之意，是本病排脓常规治法，目的是加速脓液的清除，以缩短疗程，促进愈合。常用清脓药如薏苡仁30 g，冬瓜仁30 g，桔梗30 g，浙贝母15 g，瓜蒌皮15 g，桃仁10 g，以清除脓液。三是托脓，主要用于溃脓期，如气虚而无力排脓者可配合托脓法。常用托脓药如生黄芪30 g，党参30 g或太子参30 g，棉花根30 g，以益气托脓。但在毒盛正不虚的情况下，不可施用托脓法，否则不但无益反使病势加剧，而犯"实实"之戒。

**（3）化瘀**

肺痈病机为热郁血瘀。在肺痈成脓及溃脓期，清热及排脓法中辅以化瘀之品，常见显效。洪大师认为，化瘀可改善肺部缺氧，促进血流通畅和脓液的排出，从而有利于炎症的吸收和痈脓的消散。常选用牡丹皮10 g，赤芍15～30 g，鬼箭羽15 g，红藤30 g，桃仁10 g，郁金10～15 g，三七3～6 g等化瘀之品。但对出血量多者，又不宜使用，可改投生蒲黄、花蕊石、三七、茜草、藕节等既能活血又能止血之品。

**（4）扶正**

本法主要适用于肺痈恢复期或病情迁延，邪恋正虚者。洪大师认为：肺脓疡见虚证，多以气阴两虚为主。重在清养补肺，但不可忽视补脾，因脾为肺之母，补脾能助肺益气，有利于补肺生肌，促进痈疡愈合。方选养阴清肺合沙参麦冬汤化裁。

【组成】北沙参20 g，麦冬10 g，生黄芪30 g，百合30 g，山药20 g，薏苡仁20 g，冬瓜仁20 g，白及30 g，桔梗15 g，生甘草10 g；如有低热，加十大功劳叶、地骨皮；咳嗽重者，加紫金牛、百部；纳差者，加鸡内金、白蔻仁；胸闷痛者，加郁金、瓜蒌皮。对于溃疡后脓液一度清稀而复转臭浊，或腥臭脓血迁延日久，反复不尽，时轻时重，此为邪恋正虚，脓毒未尽，虚实错杂，仍必须配合清热、排脓药，切忌单纯补益，以致邪留不去，而使病情缠绵难愈。

## 参考文献

[1] 何任．肺系病证诊治说略 [J]．浙江中医学院学报，2003，27（2）：18 - 19

[2] 周仲瑛．周仲瑛临床经验辑要 [M]．北京：中国医药科技出版社，1998：20 - 24

[3] 陈建建，熊卫标．洪广祥教授治疗肺痈经验 [J]．广西中医药，2000，23（6）：28 - 31

# 肺　痿

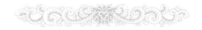

## 晁恩祥大师心悟：肺纤维化与中医肺痿相链接，辨病与辨证相结合

### （1）肺纤维化与中医肺痿相链接

晁大师结合临证观察和西医学知识，认为肺痿包括了毒损、邪伤、正虚、痹阻等不同原因病证，将肺痿定义、肺热叶焦的基本病机和迁延不愈、肺叶痿弱不用的临床特点等与肺纤维化的双肺形态改变、功能受损和临床缠绵不愈、晚期呈蜂窝或破损肺、预后不佳等特点相链接，认为肺间质纤维化与肺痿密切相关。认为肺间质纤维化属于中医"肺痿"范畴，是以咳喘唾涎为主要临床表现的慢性虚损性难治病；肺痿的主症应为咳、喘、唾涎，三者可并现不可或缺。本病以虚证为主，病机转化由气及血，由肺及肾，最终导致肺叶痿弱不用，预后不佳。临床以气阴两虚、肺肾亏虚之证多见。因难治不愈，病程长久，久病入络，导致络脉瘀阻，又可见气滞血瘀之实证。根据临证经验，晁大师总结出了益气养阴，调补肺肾，纳气平喘，兼以活血化瘀的治疗大法，取得了较好的临床疗效。

### （2）辨病与辨证论治相结合

1）辨病要点

肺间质纤维化最常见的症状为短气、咳嗽或动喘，可伴有低热、肌痛等。体征有杵状指等缺氧缺血表现，后期可出现肺动脉高压和右心衰等。本病发病早期与其他疾病临床表现相似，如以"干咳""劳累后气短"为主诉，缺乏临床经验往往易误诊而延误治疗。因此，晁大师临证中，非常注重X线胸片、HRCT典型的影像学诊断，必查肺功能，重视病史的详实采集等以利于鉴别诊断。病理诊断更为准确，但部分患者难以应用。

2）辨证思路

中医虽无肺纤维化之说，但近年来，在总结、吸收前人经验的基础上，根据多年临床观察，晁大师提出肺纤维化按中医肺痿论治的学术思想。认为肺痿的病因不是单一因素，而是多种因素共同作用的结果，与先天不足，禀赋薄弱，肺肾两虚有关。气阴两虚、肺肾亏虚、络脉瘀阻为其主要病机。常因外邪犯肺，肺气受损，耗气伤阴，日久及肾，以致肾不纳气，动则气喘；或因风邪犯肺，痰浊、毒邪损络、瘀血阻络，经常反复感染也表现出毒损肺络、肺痹不畅、气滞血瘀，而成本虚标实之证。本虚不唯在肺，尚关乎脾、肾；标实则多为风、痰、瘀。其临床表现以喘息气短为主，可有咳嗽，咳泡沫痰，杵状指，发绀，舌下静脉迂曲等。病机转化，由气及血，由肺及肾。临证中要注意抓主诉，对主症咳嗽缓急、气短轻重、动喘程度、唾涎色量以及其他伴随症状详细分析，确定病位病性，以便于进一步辨证论治。

3）治则治法

从整体观念出发，注重个体化治疗，重视标本变化。急性发作当以治标为主，慢性迁延期当标本兼顾，重视扶正祛邪。缓解期更重视扶正固本、调补肺脾肾。根据寒热虚实、标本轻重给予立法用药。养阴益气、调补肺肾、纳气平喘、活血化瘀为治疗大法，间以疏风、化痰、祛瘀、解毒。急性期患者以疏风化痰、化瘀解毒为治；缓解期患者以养阴益气、调补肺肾、纳气化瘀为法。治疗当根据不同阶段，审证论治，注意局部表现与整体情况。

4）处方用药

太子参、麦冬、五味子、苦杏仁、紫菀、枇杷叶、黄精、山茱萸、枸杞子、淫羊藿等。方中太子参、麦冬、五味子、黄精益气养阴；紫菀、苦杏仁、紫苏叶、地龙降气平喘；化橘红、黄芩、鱼腥草化痰清热；丹参、川芎活血化瘀；淫羊藿、菟丝子、山茱萸、枸杞子、女贞子等补肾纳气。风邪犯肺、肺气失宣者，加麻黄、紫苏子、蝉蜕等；痰热者，加瓜蒌、鱼腥草、金荞麦、虎杖等；有瘀者，加三七、丹参等；动喘明显者，加蛤蚧、冬虫夏草等。

**参考文献**

陈燕，吴继全．晁恩祥治疗肺间质纤维化临证思辨特点［J］．世界中医药，2007，2
　（2）：90-91

# 第二章

## 心系病证

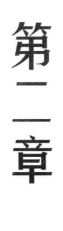

# 不 寐

## 1. 王琦大师心悟："调肝安魂""交通阴阳"；辨体调体，逐瘀安神

### （1）调肝安魂，交通阴阳

王大师常以"调肝安魂""交通阴阳"八字为治疗失眠的纲领。失眠症不论中医学还是西医学，首先考虑情绪状态的不良影响为主要病因。王大师认为：失眠主因肝失条达，魂不安藏。寤寐与魂有重要关系，盖"肝藏魂""随神往来者谓之魂"，言其在精神上有调控作用，故《血证论·卧寐》说："肝病不寐者，肝藏魂，人寤则魂游于目，寐则魂归于肝，若阳浮于外，魂不入肝，则不寐。"故情志所伤，肝失条达，以逍遥散加甘松、合欢皮之属，疏肝气、宁肝魂以解郁养血，治疗肝郁血虚所致失眠；肝郁化火，用丹栀逍遥散加珍珠母之属，清解肝热、宁肝安魂，治疗肝郁化火所致失眠；肝胃不和者用抑肝散（组成：半夏、陈皮、当归、川芎、柴胡、白术、钩藤），此为小柴胡汤之变方。

### （2）辨体调体，逐瘀安神

王大师善于辨体与辨病、辨证相结合，对瘀血体质或失眠日久的患者，常运用血府逐瘀汤，多获奇效。王大师认为血府瘀阻亦是"魂不安藏"的重要病机。"肝藏魂""血舍魂"，气血违和则影响魂之所舍，而目难瞑，此者则投血府逐瘀汤，正如《医林改错·血府逐瘀汤所治之症目》说："夜不安者，将卧则起，坐未稳又欲睡，一夜无宁刻，此血府血瘀。"因此，对顽固性失眠、血行不畅者投以此方每多卓效。

## 2. 李今庸大师心悟：论治因痰饮失眠取于"半夏"

### 瓜蒌薤白半夏汤

《金匮要略·胸痹心痛短气病脉证治第九》："胸痹不得卧，心痛彻背者，瓜蒌薤白半夏汤主之。瓜蒌薤白半夏汤方：瓜蒌实一枚，薤白二两，半夏半升（洗），白酒一斗。右四味，同煮，取四升，温服一升，日三服。"

## 半夏茯苓汤

《肘后备急方·治时气病起诸劳复方》："大病瘥后……虚烦不得眠，眼中瘝疼，懊侬……又方，千里流水一石，扬之万度，（取）二斗半，半夏二两洗之，秫米一斗（升），茯苓四两，合煮五升，分五服。"

## 温胆汤

《备急千金要方·胆腑·胆虚实》："治大病后虚烦不得眠，此胆寒故也，宜服温胆汤方：半夏、竹茹、枳实各二两，橘皮三两，生姜四两，甘草一两。右六味咬咀，以水八升，煮取二升，分三服。"

## 《小品》流水汤

《外台秘要·虑劳虚烦不得眠方》："《小品》流水汤，主虚不得眠方，方：半夏二两洗十遍，粳米一升，茯苓四两。右三味切，以东流水二斗，扬之三千遍令劳，煮药取五升，分服一升，日三夜再。忌羊肉饧醋物。"

## 半夏汤

《圣济总录·虚劳门·虚劳不得眠》："治虚劳发烦不得眠，半夏汤方：半夏汤洗去滑七遍炒干二两，白茯苓去黑皮四两，糯米炒黄一合。右三味，粗捣筛，每服五钱匕，以东流水一盏半、生姜半分拍碎，煎至一盏，去滓，空腹温服，日二。"

以上诸方，虽均为复方而不是半夏单味，但诸方中的共同药物是"半夏"，而所主治的病证则是"失眠证"或兼有"失眠"之证，瓜蒌薤白半夏汤，正是在瓜蒌薤白白酒汤主治胸痹主症基础上而多"不得卧"一证，于方中加入"半夏"一药以成为其方的。是半夏之能治失眠无疑。半夏生当夏季之半，阳极之时，感一阴之气而生，有化痰调饮、祛邪降逆功用，故能导盛阳之气以交于阴分，邪去经通，阴阳和得，而失眠之证愈也。李大师每以半夏为主组方以治疗因痰因饮而患失眠者。

## 3. 徐经世大师心悟：泻南补北，镇心安神；区别运用石介类药

考其致病机制，常因情志不遂，气郁化火，伤津耗液，肝无藏血而魂摇神漾；或年老肾阴始亏，肾水不足，不能上济于心，水不济火，二火相炽，心神受扰而致。法宜泻南补北，镇心安神。

徐大师认为：从临床所见，不寐一证往往以本虚标实、虚实交错等症状出现，特别是随着当今社会人们的工作、生活节奏改变，由情志所伤，

劳逸失度，久病体虚，五志过极等引起的不寐较为常见，因此在治疗上当补中有泻，泻中有补。如诊治李某，52岁患者，年逾不惑，精血衰耗，天癸将竭，肝肾阴亏，阳不入阴，心肾不交，心火独亢，以致不寐。故治当补虚泻实，滋养肝肾之阴以补虚，清泻亢盛之火以泻实。方以二至合复脉汤以滋补肝肾；交泰丸中之黄连，功善清泻君火，但佐少量之肉桂，以引火归元；又取龙齿、琥珀以镇静安神。理明方合，虽经诊一次，不寐之患即大有转机。至二诊，徐大师视其脉证变化，拟用原方减去龙齿、肉桂，而益以珍珠母、龟板等介类加强其滋阴潜阳，镇静安神之功。

徐大师指出：石质、介类药中，其功效、用法各有不同，临证须加以区别用之。龟板，滋阴潜阳、养血补心，其滋阴之功独强，肾阴不足、虚阳扰神之不寐者，用之最为稳妥；珍珠母，气味咸寒，善入心肝二经，平肝潜阳，清肝安神，临床因肝阳亢盛，母病及子，心火扰神而致不寐者，又可加量用之；龙齿，性涩，其收涩之力较强，然其清泻之力较逊，故邪火不甚者可选之；琥珀，定惊安神，活血散瘀，且善入心经，可与黄连相配，此如朱砂安神丸之朱砂配黄连，功擅清心火、镇心神，临床用于因心火亢盛而致心神烦乱、失眠多梦者极为适宜。临床常可根据具体证情变化而适时选用。

## 参考文献

[1] 姜敏. 浅谈王琦大师治疗失眠的经验与思路 [J]. 北京中医药大学学报，2010，33（6）：425-426

[2] 李今庸. 失眠与半夏 [J]. 新中医，1991（3）：17-18

[3] 郑勇飞，陶永，张国梁. 徐经世对"阴常不足"理论的临床发挥 [J]. 辽宁中医杂志，2013，40（7）：1461-1463

# 心悸（心律失常）

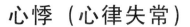

## 1. 邓铁涛大师心悟：心脾相关、痰瘀相关理论；调脾护心、补气除痰；注重原发病论治

邓大师强调治病求本，以心脾相关、痰瘀相关理论作指导，临床上运用调脾护心、补气除痰法治疗心悸，取得较好疗效。

### （1）心脾相关、痰瘀相关

心悸的病位在心，病变为心脏、血脉及气血阴阳失调，痰瘀痹阻，也与其他四脏生理病理及病证密切相关，其中脾胃与心悸的发病、病证及治疗的关系尤其密切。邓大师认为心悸从脾胃论治的病因病机主要体现于心脾相关、痰瘀相关。

1）心脾相关论

气血的正常运行有赖于诸脏腑间相互协调的作用，脾胃为后天之本，气血生化之源，其功能的失调可对气血运行造成直接影响。

心主血脉，血行脉中，虽由心气推动，但究其动力则在于宗气所为。"荣气不能自动，心借宗气之力以运之。"宗气的充沛则赖于脾胃的功能正常。若脾胃失调，运化无权，则宗气匮乏，推动无力，轻则血运不畅，重则"宗气不下，脉中之血，凝而留止"。心脉滞涩不通，则胸闷、胸痛、憋气等症随之而起。心血的充盈是维持正常血液循环的基础，但心血又靠脾胃的供给。唐容川说："食气入胃，脾经化汁上奉心火，心火得之，变化而赤，是之谓血。"正常情况下，胃约脾运，心血充盈，在宗气的推动下运行全身，若脾胃功能失职，化源不足，血不养心，必致心脉不利，从而出现惊悸、怔忡，以致胸痹、心痛等病证。

脾胃为气机升降的枢纽，脾脏清阳之气主升，脾气一升，则肝气随之而升发，肾水随之气化，脾气升而水谷精微转于肺脏而敷布周身；胃的浊阴之气主降，胃气降则糟粕得以下行，胃气降则肺气可以随之肃降，心火随之下潜，心肾得以相交。脾胃居于中央以运四旁。脾胃与心脏密切相关，脾胃经脉和心脏直接相联系，经脉上通于心。脾之支脉注心中，胃之大络出于左乳下，足阳明之经别上通于心，足太阴之经散于胸中，手太阳小肠经络抵胃属小肠，经络的连属是脾胃与心息息相关的基础。在此基础上脾胃转输水谷精微，化生气血，升清降浊，与心相联系。脾胃健，则心之气血充盛，心火下交，肾水上升，和乎调顺。脾脏居于中央，其升降功能是人体气机活动的枢纽，如肝之升发，肺之肃降，心火之下降，肾水之上升，无不需要脾胃的配合。脾胃又为后天之本，其他脏腑的功能活动，有赖于脾胃化生的水谷精微的营养，因此脾胃病变可影响其他脏腑而共同导致心悸的发生。

结合心悸患者的临床特点，脾胃失调除直接影响心脏之外，多是涉及肝、肾两脏。"木赖土而荣"，脾胃气机不利，可致肝之疏泄失职，加重影响气血紊乱，临床上多见于心悸的早期；"土能制水"，肾精又靠后天之精的不断补充，故脾胃不健，运化无权，久之可波及肾，不但加重了原来的病情，又可产生新的病变，临床上多见于心悸的后期。总之，在脾胃失调的基础上继发的脏腑功能失常，更加重了整体气血阴阳的失衡，均可直接或间接地对心悸造成影响。

2) 痰瘀相关

邓大师对数百例心悸患者调查发现，大多数患者都有心悸气短、胸闷、善太息、精神差、舌质胖嫩、舌边见齿印、脉弱或虚大等气虚的证候；或同时兼有舌苔浊腻、脉滑或弦及肢体困倦、胸膺痛或有压迫感等痰浊的外候。因此，邓大师认为广东人体质较之北方人略有不同，即岭南土卑地薄，气候潮湿，心悸者以气虚痰浊型多见。随着生活水平的提高，人们的膳食结构发生了很大的变化，膏粱厚味在食物中的比重不断增加，过嗜茶酒，肥甘无度之人随处可见。但是膏粱之品，消化不易；肥甘之物，助湿生痰；过嗜茶酒，则水湿停蕴，冷饮凉食，刺激肠胃，困遏脾阳，过嗜之极易导致中土失健，脾阳不运。然而"脾立信""食贵有节"，有节制、节律地进食，能使脾胃保持"更虚更实"的生理状态，饮食自倍或过度饥饿及餐次餐时无规律，都能损伤脾胃，使运化失司。

脾胃损伤，一方面使气血津液生化乏源，中气衰弱则心气亦因之不足，心气不足则无力推动血运，致脉道迟滞不畅，气虚不能自护则心悸动而不宁。气虚日久，可致心阳虚弱，阳虚则寒邪易乘；津血不足则不能上奉心脉，使心血虚少，久则脉络瘀阻。另一方面脾主运化，脾胃损伤则运化迟滞，蕴而生湿，湿浊弥漫，上蒙胸阳致胸阳不展，心悸、胸闷、气短乃作，湿浊凝聚为痰，痰浊上犯，阻滞胸阳，闭涩心脉则心悸胸痹疼痛乃生。患者多因恣食膏粱厚味，劳逸不当，忧思伤脾，使正气虚耗或年老体衰，脏气亏虚，致脾胃运化失司，聚湿成痰，形成气虚痰浊，可见"心痛者，脉不通"，不单是血瘀为患，而痰浊闭塞，也是其主要的病理机制。因此，邓大师提出"痰瘀相关"论，认为痰是瘀的初期阶段，瘀是痰的进一步发展。此外，邓大师还认为气滞可导致血瘀，气虚亦可致瘀。现代血流动力学认为血液的推动力对流速流量的影响是一个重要因素，与中医所说的气的作用很相似。这就从另一角度提示我们，治瘀可通过益气行血之法加以解决，寓通瘀于补气之中。

**（2）调脾护心、益气除痰**

炙甘草汤是治心悸祖方，其药物组成，后人概括为七分阳药，三分阴药，重点则放在心阳方面。清代叶天士、吴鞠通等把炙甘草汤中的参桂姜枣删去，加入白芍，或用生鳖甲汤煎药，一变而成纯养阴的方剂，补充了前人的不足。《金匮要略》有半夏麻黄丸治心下悸，心下悸是否即心悸，各注家有争论，因心下是胃的位置。但《金匮要略·痰饮咳嗽病脉证并治》有"卒呕吐，心下痞，膈间有水。眩悸者，小半夏加茯苓汤主之"的记载，所言应属心悸，故后世总结《伤寒论》《金匮要略》治心悸辨证有二：一曰虚，二曰饮。唐宋学者多从之。宋代《三因方》治惊悸分：①受惊在心胆经；②因事不从心致气郁涎聚，在心肺经；③因冒暑湿，塞闭诸经。并强调五饮停蓄使人惊悸。明代王肯堂《证治准绳》对悸证分为：心气虚、心血虚、阴精不足、相火妄动、郁火、水气凌心、痰，论治包括养阴、清热、除痰、降火、安神等。张景岳对任何病证都主张补肾，对心悸怔忡自不例外。

邓大师认为，心悸是标实而本虚之证，其内因是心阴心阳亏损内虚（为本），病理基础是痰与瘀，左右心悸的继续发展（为标）。一般来说心悸以气虚（阳虚）而兼痰浊者为多见，当疾病到了中后期或心肌梗死的患者，则以心阳（阴）虚兼血瘀或兼痰阻为多见。痰瘀相关是心悸的重要病因病机及辨证分型的依据。心悸的本虚，心虚为主，以全身之虚、五脏六腑功能不足和失调为背景。就心气虚而言，则与脾的关系甚大，心气虚，主要表现其主血脉的功能低下，而要提高其功能，则有赖于气与血对心的濡养。脾为后天之本，气血生化之源，脾主升运，能升腾清阳，从根本上起到益气养心之效，故邓大师强调补益心气重在健脾。此外，脾胃健运，则湿不聚，痰难成，亦为除痰打下基础。除痰法在治心悸的过程中是一种通法，是针对标实而设的，通过除痰可以通阳，有利于心阳的恢复，这又有寓补于通之意。补法与通法是治疗心悸不可分割的两大原则，临床使用先通后补或先补后通，通多补少或补多通少或一通一补，通补兼施，均应根据心悸的各个类型，视具体情况权衡而定。故在心悸的治疗上，邓大师强调治病求本，以心脾相关、痰瘀相关理论作指导，临床上运用调脾护心、补气除痰法。

**（3）按原发病论治**

1）冠心病心悸

症见心悸动，气短、胸闷、善太息、精神差、舌质胖嫩、舌边见齿印、脉弱或虚大；或同时兼有舌苔浊腻、脉滑或弦。治以益气安心、化痰行瘀，方用温胆汤加减。

【组成】橘红6 g，法半夏10 g，茯苓12 g，甘草5 g，枳壳6 g，竹茹10 g，党参24 g，丹参12 g，珍珠层粉10 g。

气虚甚者加黄芪、白术或人参；偏虚寒者，去竹茹加桂枝或桂心；兼瘀者加失笑散或三七末。若心阴虚兼痰者，以生脉散合温胆汤；兼瘀者，加红花或三七末之类；以上两类型兼有高血压者，选加草决明、钩藤、牛膝或川芎、代赭石、杜仲；兼高脂血症者，酌加草决明、山楂、何首乌；若心阴阳虚兼瘀或痰者，酌情合并使用上述方剂加减化裁；心肌梗死合并心律失常者，多属痰瘀闭阻而兼虚，当以治标为主，加养心安神之品随证加减。

2）风心病心悸

症见心悸动，体羸气短、面色黧黑，精神差，舌质胖嫩、舌边见齿印，脉弱或虚大或结代。治以双补气血、养心安神、化瘀通脉，方用炙甘草汤加减。

【组成】炙甘草12 g，党参15 g，干地黄30 g，桂枝9 g，阿胶6 g，麦冬10 g，亚麻子10 g，大枣5 g，珍珠层粉10 g，蒲黄10 g，五灵脂10 g。

## 2. 何任大师心悟："炙甘草汤"组方深义

何大师认为，心悸怔忡是一种伤心伤神的病证，多为心包血虚，相火扰迫。或以思虑劳神，或以郁怒动火。心悸怔忡而头晕汗出不寐者，宜养血益气、降火安神；心悸而心神浮越不安者，宜清镇宁心；心悸而烦倦者，宜补心，如用天王补心丸之类。

炙甘草汤专治气虚血少，脉间歇者。一般心阴心阳、气血不足的心悸怔忡，何大师喜用炙甘草汤辨证加减。炙甘草汤以炙甘草为君，可用10 g，按原方炙甘草4两，除生地黄以质重用16两外，其余药均较炙甘草为轻，且以炙甘草作汤名，尤见制方之深意。本方大枣用30枚，为经方中用大枣最多者。这些是使用本方应注意的，或谓"中医不传之秘在于用量"。

此外，因虚致悸者，何大师常用定心汤。

【组成】龙眼30 g，酸枣仁15 g，山茱萸15 g，炒柏子仁12 g，生龙骨12 g，生牡蛎12 g，生乳香3 g，生没药3 g；有老年慢性支气管炎、痰饮之心悸怔忡者用苓桂术甘汤；心悸不严重而脉促数，血压波动而无他症者可用苦参20 g，益母草22 g，炙甘草15 g。

## 3. 路志正大师心悟：中焦失调为主因，创立调理中焦五法

路大师认为中焦失调是导致心悸的主要原因，因此倡导治疗心悸之

法，临床疗效甚佳。

### （1）中焦失调为主因

路大师认为，心悸多与中焦相关。脾胃位居中焦，为后天之本，气血生化之源。若脾胃虚弱，化源不足，可使气血不足，心失所养，心神不宁，发为心悸；中焦运化失司，蕴湿成痰，痰湿阻滞经脉，或痰饮上凌于心，或痰浊蕴结，日久化火，痰火扰心，均可致心悸不宁；若情志不遂，郁怒伤肝，肝气横逆犯脾，气机逆乱影响及心，亦可导致心悸；路大师认为阳明郁热也是导致心悸的重要病因，足阳明之经别"散之脾，上通于心"，若素体阳盛，喜食膏粱厚味，日久生热，阳明郁热，扰动心神则悸动不安。

### （2）调理中焦五法

基于以上认识，路大师强调治疗心悸要从中焦着手，调理中焦治疗心悸可收到事半功倍的效果，提出"治疗心悸者必调中焦"的学术观点。路大师调理脾胃治疗心悸常用以下方法。

1）健脾益气、补血养心

症见心悸气短，神疲乏力，面色无华，失眠多梦，头晕健忘，腹胀便溏，舌淡苔薄白或腻，脉细弱。治以健脾益气、养血安神。方用归脾汤、炙甘草汤加减。

【组成】太子参、黄芪、炒白术、茯苓、黄精、丹参、炒柏子仁、炒酸枣仁、远志、石菖蒲、当归、白芍、炙甘草。加减：若气虚及阳，失于温煦，可伴见汗出肢冷，脉结代等，酌加桂枝、制附子、紫石英以温通心阳安神。若血虚日久，进一步损及心阴，伴见心烦不寐，五心烦热，口干舌燥，舌红少苔者，加南沙参、麦冬、五味子、石斛、生地黄等以养阴清热宁神。

2）健脾和胃、温胆宁心

症见心悸不安，心烦失眠，善惊易恐，胸闷气短，胁脘胀满，纳差，便溏，舌淡红，苔薄白或白腻，脉弦细。治以健脾和胃、温胆宁心。方用温胆汤加减。

【组成】炒枳实、竹茹、胆南星、半夏、茯苓、太子参、生白术、苦杏仁、薏苡仁、炒山药、生谷芽、生麦芽。因痰湿阻遏，胸阳不振，症见胸闷憋气，甚则胸中窒痛者，用宽胸涤痰，宣痹通阳之法，方取温胆汤合瓜蒌薤白半夏汤。若痰阻清窍，见头晕目眩，头重如裹，耳鸣耳聋等，则用温胆汤合半夏白术天麻汤加减，酌加半夏、白术、天麻、钩藤、石菖蒲、郁金等。

3）清热化痰、降浊清心

症见心慌心悸，胸闷不舒，夜寐不安，脘闷纳呆，恶心口苦，大便黏滞不爽，舌红苔黄腻，脉滑数。治以清热化痰、降浊宁心。方用蒿芩清胆汤加减。

【组成】黄芩、茵陈、青蒿、黄连、竹半夏、竹茹、苦杏仁、薏苡仁、茯苓等。加减：若热伤阴血，兼有阴血不足，症见心悸而烦，失眠健忘，口燥咽干，面色不华，手足心热者，加太子参、麦冬、五味子、当归、白芍、沙参、山茱萸、生地黄、炒柏子仁、炒酸枣仁、知母、丹参等。

4）疏肝解郁、化瘀通心

症见心悸怔忡，胁肋胀痛，情绪低落，睡眠多梦，舌暗红，苔白，脉弦等。治以疏肝解郁、化瘀宁心。方用柴胡疏肝散加减。

【组成】素馨花、郁金、远志、川楝子、玄明、生麦芽、生谷芽等。若木郁乘土，土虚不运，兼见胃脘胀满，纳食不馨或吐酸嘈杂者，伍以健脾和胃之法，方合六君子汤、逍遥散加减。如肝气郁久化火，上扰心神，症见心悸心烦，睡眠不安者，常加入凉肝泻火之品，如黄芩、黄连、栀子、青蒿等。

5）清泻阳明、和胃安心

症见心悸不宁，口干口臭，消谷善饥，舌红苔黄腻，脉滑数等。治以清泻阳明、和胃安心。方用黄连温胆汤加减。

【组成】黄连、黄芩、生石膏、知母、栀子、芦根、枇杷叶、竹茹、竹沥等。加减：若腑气不通，兼见脘腹胀满，大便干燥等，在上方基础上加入通腑泄热之品，如大黄、枳实等。

路大师认为，心悸之症，病因虽多，病机各异，但总与中焦脾胃功能失调有关。脾胃病变或脾胃虚弱，气血不足；或中焦失运，蕴湿成痰；或郁怒伤肝，肝气犯脾，气机逆乱；或阳明郁热内扰；或痰火扰心，均可导致心悸。临证路大师常以健脾益气养心法，和胃温胆宁心法，化痰降浊清心法，疏肝化瘀通心法，清泻阳明安心法，调理中州，畅达气机以养心、宁心、清心、通心、安心，达到消除心悸的目的。

## 参考文献

[1] 吴焕林，周文斌. 邓铁涛大师治疗心悸（心律失常）临床经验 [J]. 中医药信息，2005，22（5）：60-61
[2] 何任. 心脑病证诊治说略 [J]. 浙江中医学院学报，2003，27（5）：24-25
[3] 卢世秀，苏凤哲. 路志正教授从中焦论治心悸撷要 [J]. 世界中西医结合杂志，2009，4（12）：837-838

# 病毒性心肌炎

## 1. 朱良春大师心悟：正气亏虚，邪舍心包，生脉散为主方

此症的产生，系正气亏虚，病邪内舍心包使然。心虚则有心气虚、心阴虚两大类，假使在感邪之初，及早采用补心气或益心阴并加用解毒之品，将对心肌炎有预防作用。章次公先生盛赞人参败毒散用人参之妙：方中人参非徒扶正以资汗源，且寓有护心之深意。加减葳蕤汤用玉竹，其意亦然。由于热病易于伤津耗液，故心肌炎以心阴虚最为常见。

朱良春大师治此症而致的心律失常，常取生脉散为主方，加玉竹、柏子仁、功劳叶养阴通络；琥珀镇静解毒，板蓝根、连翘、白花蛇舌草、甘草清热解毒。近年来参用珠黄散内服，每次1支，每日2次，颇收佳效。热盛加苦参；胸痛加三七末、郁金；胸闷加婆罗子、合欢皮。随证变法，尚称应手。

## 2. 张琪大师心悟：心脏虚损，邪毒阻滞，气阴两虚，分期论治四法

### （1）心脏虚损，邪毒阻滞，气阴两虚

张大师认为外感之邪为本病的直接致病原因，外感病邪中又以柯萨奇病毒导致的上呼吸道感染为最多见，正所谓"温邪上受，首先犯肺，逆传心包"。本病主要病机为湿热毒邪入侵，正气虚弱，正邪交争，正不胜邪，邪毒直入于里，蕴集于心所致。其中由于邪气的性质、数量以及正气的盛衰情况决定了各种证候。起病首先是由于邪毒客心、正邪交争而发病，其次是邪毒与正虚并存，如果邪胜正衰则可以出现心阳虚衰，甚则亡阳，继而是邪去正虚（气虚、血虚、阴虚、阳虚）不能及时治愈则导致心脏虚损，气机不利，无力推血运行，导致血行不畅，五脏六腑失其所养，故变证百出。心脏虚损为本，邪毒阻滞为标，本虚标实。其中湿热毒邪最易化燥伤阴耗气，导致气阴两虚、心气虚损。

经过大量临床观察，气阴两虚往往贯穿于本病中后期，起病初期由于邪毒炽盛，正气受损往往不明显，中后期气阴两虚症状已经十分突出。另外，目前本病求治于中医的患者，多为西医常规治疗无效者，基本上急性

期已过，处于病程中后期，治疗本病以益气养阴法为主，同时配合大剂量清热解毒药物，使毒邪尽去，正气归来，实践证明效果理想。

### (2) 分期论治

1) 热毒侵心，兼袭表犯肺

病毒性心肌炎急性期，症见心悸、胸闷、咳嗽、气短、发热、咽痛、舌红、苔薄黄，脉数或促等证候。治以解毒清热、宣肺宁心。方用自拟解毒清心饮加减。

【组成】板蓝根20g，大青叶20g，金银花20g，连翘20g，薄荷15g，桔梗15g，竹叶15g，枇杷叶15g，牛蒡子15g，麦冬15g，柏子仁15g，甘草10g。咳重气憋者加苦杏仁，气虚乏力者加党参，心中烦者加豆豉、栀子。

2) 气阴两亏，瘀血阻络

病毒性心肌炎恢复期或迁延期，症见心悸、胸闷、气短、乏力、自汗、心前区隐痛或刺痛、舌质紫或暗红、或有瘀斑，舌苔薄白，脉细或涩，或结代等。治以益气养阴、活血通络。方用生脉饮合血府逐瘀汤加减。

【组成】当归20g，丹参20g，红参15g，麦冬15g，五味子15g，柴胡15g，生地黄15g，桃仁15g，枳壳15g，赤芍15g，桔梗15g，川芎15g，红花15g。若气阴虚较重可减行气药，胸闷重者加瓜蒌，胸痛甚者加三七、蒲黄。

3) 肝火痰热内扰，兼气阳不足

病毒性心肌炎恢复期、迁延期或慢性期，症见心中悸动不已，心烦口苦，胸闷，夜寐不安，舌质红，苔白干，脉弦或弦细无力等。治以疏肝泄热、益气通阳、潜镇宁心，方用柴胡加龙骨牡蛎汤加减。

【组成】龙骨30g，牡蛎30g，柴胡15g，黄芩15g，半夏15g，太子参15g，茯苓15g，丹参15g，大黄10g，甘草10g。

4) 心阳不振，痰瘀互阻

病毒性心肌炎迁延期或慢性期，症见胸闷气憋、心悸、气短、胸中时有刺痛、纳差，手足欠温，舌质暗红，苔薄白或白腻，脉沉迟或结代。治以温振心阳，化痰消瘀法。方用瓜蒌薤白半夏汤合血府逐瘀汤加减。

【组成】当归20g，丹参20g，瓜蒌15g，薤白15g，半夏15g，桂枝15g，桃仁15g，赤芍15g，枳壳15g，红参15g，制附子10g，甘草10g。若气虚加黄芪，心下有寒饮加茯苓、白术。

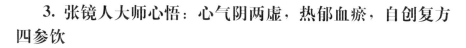
### 3. 张镜人大师心悟：心气阴两虚，热郁血瘀，自创复方四参饮

#### （1）心气阴虚，热郁血瘀

张大师认为，病毒性心肌炎起于外邪侵袭，然而风邪易散，但余邪、郁热难清。若素体心气不足则内舍于心，心神受扰遂导致惊悸怔忡。邪热久羁，心阴暗耗，犯及心脉，脉道失于宣畅则血流淤滞。因此除了极个别的外邪直中，来势凶猛，病情危笃外，多数患者的病机是心气心阴两虚，热郁血瘀，病情反复难愈。

本病是一个虚实夹杂之证，早期温邪病毒未清，可见郁热之象，后期可见血瘀、痰湿之证。对本病的辨证强调气阴不足的依据：①多数患者发病前素体常有气阴不足之象；②温热病毒最易耗气伤阴；③气阴两虚若迁延失治，阴损及阳，则变证丛生。

#### （2）自创复方四参饮

张大师主张采取益气养阴，清热活血，宁心安神的治则。拟订了由孩儿参、丹参、南沙参、苦参、水炙甘草、炒酸枣仁、水炙远志、郁金、莲子心等组成的复方四参饮。方中孩儿参益气生津，健脾和中，功同人参而力薄，是补气药中一味清补之品，气虚而兼阴分不足者尤宜。丹参素有"一味丹参散，功同四物汤"之说，故能祛瘀调营。南沙参滋润上焦，但不恋邪。苦参古人曾提到"专治心经之火，与黄连功用相近"，现代药理证实可以抗心律失常，对湿热郁火明显之心悸作用尤佳。甘草为"可上可下，可内可外，有和有缓，有补有泄"之品，此处取其缓急和中。酸枣仁养心安神，乃治疗虚烦惊悸不眠之良药。远志安神定志，散郁化痰。郁金辛开苦降，芳香宣达，是血中气药，直入心经活血通滞，可治瘀热所致的胸闷心悸。莲子心长于清心除烦。上药配合以孩儿参益心气，南沙参养心阴为君；丹参调心血，苦参清心热，甘草缓心脉，郁金通心滞为臣；酸枣仁宁心神，远志宁心悸为佐；莲子心除心烦为使。临床以此为基本方加减，取得较好疗效。

复方四参饮具有益气养阴，清热活血，养心安神之功效，符合病毒性心肌炎的基本病机。复方四参饮疗效显著，对症状的改善尤为明显。对于气阴两虚、阴虚、气虚等不同证型疗效无明显差别，表明复方四参饮对本病的治疗有较为广泛的适应性。同时，对病毒性心肌炎后心律失常的控制，复方四参饮也取得一定的疗效，苦参、郁金、酸枣仁等单味药都有一定的抗心律失常作用。

## 参考文献

[1] 朱良春. 心病证治点滴 [J]. 中医杂志，1985（2）：13 - 14

[2] 孙元莹，吴深涛，姜德友. 张琪诊治疑难心脏病四则 [J]. 中西医结合心脑血管病杂志，2006，4（5）：437 - 438

[3] 朱永志，张少林. 张琪治疗病毒性心肌炎四法 [J]. 四川中医，1994（6）：7 - 8

[4] 张镜人. 中国百年百名中医临床家丛书：张镜人 [M]. 北京：中国中医药出版社，2001

# 胸痹心痛

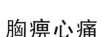

## 1. 何任大师心悟：通脉不伤正，补虚不碍邪；重症通补兼施，防脱防厥

何大师认为：心痛、胸痹之症，其本在于气、血、阴、阳之不足，其标在于痰、瘀、寒、气等之存在。若在时令夏秋见本症者，还往往有湿浊夹滞。故其治或补或通都须辨明，做到"祛实通脉不伤正，扶正补虚不碍邪"。

临床上一般胸痹心痛轻症，症见阳虚并素有痰饮者，何大师喜用苓桂术甘汤。较重者即"胸痹不得卧，心痛彻背，背痛彻心者"，总以通阳开痹。何大师常用多以瓜蒌薤白半夏汤（组成：瓜蒌、薤白、白酒、半夏）辛温行阳消痰浊或枳实薤白桂枝汤（组成：枳实、薤白、桂枝、厚朴、瓜蒌仁）通其痞结之气。亦用《千金方》之细辛散（组成：细辛、甘草、枳实、生姜、瓜蒌、干地黄、白术、肉桂心、茯苓、白酒），对胸痹之痛连背者颇能见效。

何大师每见心痛急迫严重者，必先以麝香苏合香丸（组成：麝香、安息香、苏合香、冰片等），每次 0.7 g，每日 2 次。此丸能温通宣痹、行气化浊，用于冠心病、胸闷、气憋、心绞痛以及气厥、心腹疼痛急症。重症即中医称"真心痛"，其痛位置在"歧骨处，胃脘上"。《灵枢·厥病》说："真心痛，手足青至节，心痛甚，旦发夕死，夕发旦死。"这是近似急性心肌梗死合并循环衰竭之重症。急宜芳香开窍、回阳救逆、活血化瘀。用苏合香丸合人参、附子、丹参等。如久病者，则常见虚证，则酌用人参汤（组成：人参、甘草、干姜、白术）以养复阳气除阴邪。总之，此症重在辨证用药，当通则通，当补则补，亦可通补兼施，防脱防厥，时令夏秋更宜防暑、渗湿，视病情可用活血通络，如丹参、川芎、桃仁、当归、赤芍等，做到"祛实通脉不伤正，扶正补虚不碍邪"。

## 2. 路志正大师心悟：胸痹，调理脾胃，调和营卫；肾心痛，滋肾阴；肝心痛，调和肝胆壮肾阳

### （1）辨治胸痹

1）善调脾胃

路大师注重对"后天之本"的调理，在理论和临床上博采众长，尤其

推崇李东垣和叶天士的学术思想。他将调理脾胃法运用于治疗胸痹中，辨证用药特点鲜明，给人启迪。

胸痹虽有虚实寒热之分、在气在血之异，然胸中阳气虚衰，邪气乘虚入侵阳位，痹阻气机则是其共同的发病机制。路大师指出：心肺虽居上焦，实赖脾胃之健运，若脾胃虚衰，则百脉失养，诸病丛生。或脾胃损伤，血亏无以灌注，血脉不充，脉道滞涩；或脾虚不运，湿浊中阻，则胸阳不展，阻滞血脉，痹塞不通；或中阳虚弱，寒自内生，与外寒相合，上犯心君，胸阳痹阻，心脉不通。发为本虚标实之胸痹。

在治疗上，路大师提倡治疗胸痹除从心肺着手外，还应追根溯源，从导致胸阳痹阻的根本——脾胃功能失调入手。气虚不运者，当健脾胃、补中气，中气盛则宗气自旺；血亏不荣者，当调脾胃、助运化，脾运健则营血自丰；湿蕴者，当芳香化浊，湿祛则胸阳自展；痰阻者，当健脾化痰，痰消则血脉自通；中焦虚寒者，当温中散寒，寒散则阳气自运，营血畅行。是以当分宗气不足、血不养心、湿浊蕴结、痰浊痹阻、寒气上逆五型，各有其不同主症、病机、治则、选方用药。

2）调和营卫

路大师指出：营气由中焦运化的水谷精微所化生，行于脉中，卫气根于肾中元气，由水谷精微不断滋养和补充，并借肺之宣发，行于脉外，输布于肌肤和周身，卫主气，营主血，卫属阳而营属阴。营气濡养心阴、脉络；卫气温煦心阳，防止外邪入侵。气血通过脉络运行周身而发挥营卫的作用。营行脉中受脉管之约束，卫行脉外受气血之调节，营可化血，血中有营，营血俱行于脉内，载气于其中；卫行于脉外主气，气行则血行，气血调畅则五脏安和。

胸中阳气虚衰，邪气乘虚入侵阳位，是以营卫失调，心阳痹阻。痹阻气机是胸痹共同的发病机制。胸中阳气即宗气，与营气、卫气体一而用三。如若卫气虚弱则腠理空虚，不能固外，致寒邪内侵，痹遏阳，则出现胸痹。若营气不足则血亦亏，营血亏虚则脉络失于充盈，血行滞涩，心失荣养亦可致胸痹。营卫失常则宗气不利，不能助心阳鼓动气血，致血行不利，脉络受损而出现心脉痹阻，也可致胸痹。

**（2）辨治肾心痛**

肾心痛相当于冠心病心绞痛兼有肾经证候。本病的发生与心肾阴阳虚衰、精血失于资生、手足少阴经脉失调、水火不能相济有关，其病位在心，病本在肾。路大师对治疗肾心痛有自己的独到见解。

路大师在辨治肾心痛时指出：因肾阴肾阳虚损，心阴心阳失于濡养温煦，而致心脉痹阻引起心痛者，方可称之为肾心痛。其症见心痛彻背，背痛彻心，胸背拘急，畏寒肢冷，腰膝酸软，佝偻不伸，足跗浮肿；或面色

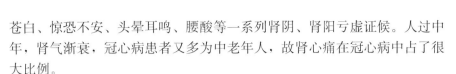

苍白、惊恐不安、头晕耳鸣、腰酸等一系列肾阴、肾阳亏虚证候。人过中年，肾气渐衰，冠心病患者又多为中老年人，故肾心痛在冠心病中占了很大比例。

路大师对肾心痛的发病机制做了精要的阐述：肾虚是致病的主要原因。肾阳虚，心君失于温煦，阳不胜阴，寒凝涩滞，心脉收引挛急，发为心痛；命门火衰致阳不化气，水气凌心，痰凝血瘀，心脉运行失畅，引起心痛；肾阳虚气化失职，不能上济心阴，心脉失于濡养，虚风妄动而心脏络脉痉挛故而可发生胸痹心痛；肾精亏虚，精不生髓，髓不生血，血脉失充，心脉失荣而发心痛。阳微阴弦则是其发病的主要病机，"阳微"是本虚，是发病的基础，"阴弦"是结果，是发病的机制。少阴经脉失调是心脉阻滞的关键所在，少阴经循经路线是肾心痛的临床表现部位，惊恐为发病的一大诱因。

路大师将肾心痛分为肾气虚心痛证、肾阴虚心痛证、肾阳虚心痛证、肾精虚心痛证、心肾不交心痛证、惊恐伤肾心痛证。在肾心痛的治疗上路大师指出：肾心痛可由肾虚及心或心病及肾，心肾同病；肾阴虚不能上济心阴，肾精虚不能化生心血，肾阳虚不能温煦心阳，水火失济，心肾不交；五脏损伤，终必及肾，其病位在心，病本在肾，本虚标实，虚实夹杂。治疗应以滋肾阴或壮肾阳为主，辅以活血化瘀或温化痰饮，或调理阴阳，交通心肾之法。抓住肾虚的本，兼顾心痛的标，心痛急性发作时治标，缓则补肾或心肾并调。要特别警惕有部分年老体虚、命门火衰的患者，其心病症状表现不明显，而病情却十分凶险。

### （3）辨治肝心痛

肝心痛为厥心痛分类证候之一，指因肝胆功能失调，肝气厥逆，损伤心脏所致的心痛。临床以心胸发作性疼痛，伴胸胁胀满，因情绪波动诱发或加重为特征，常见于现代医学中的冠心病心绞痛。随着其患病率上升，胸痹心痛的研究大量涌现，其中从心肝相关角度探讨本病随处可见。在胸痹心痛发病上，精神情志因素作为重要发病因素之一已成为共识。然而对本病的论治中，多数学者仅着眼于气滞血瘀、阴虚阳亢等证，使本病的研究缺乏系统性与完整性。路志正大师在《肝心痛证治》一文中对肝心痛的病因病机、临床表现、辨证思路、临床诊治做了深入的研究。路大师认为：人体是一个有机整体，心病病位虽在心，其他脏腑功能失调均可干犯心脏而发病。所以，调理脏腑气血，平调阴阳，使恒动的内环境达到协调平衡，对防治心系疾病有着重要的临床意义。

肝心痛临床常表现为发作性胸闷胁胀或隐痛，常伴有心悸、气短、烦躁易怒，善太息。甚则胸闷如窒，疼痛如绞，膻中及左胸部有压榨样绞痛，并向胁下、后背或上肢内侧放射疼痛，或见面色苍白，汗出如珠，烦躁惊恐等危重症状。其表现与心、肝经经络走行及生理功能有关。路大师还从传统医学和现代医学分别阐述了肝心痛的发病机制。

在辨治肝心痛的思路与方法上，路大师认为：辨肝心痛，当首辨病位、脏腑与气血。一般而言，以气机郁滞为主，胸憋心痛较著，病位多偏于心。痛而走窜者，病在气分，病偏于肝。痛有定处者，病在血分。次辨病性、虚实寒热、挟瘀挟痰等兼证。久病者多虚，新病者多实。隐痛为虚，刺痛或憋胀疼痛为实。舌暗而有瘀斑，脉结涩者多挟瘀血，舌淡暗苔厚腻，口中黏腻者多兼痰阻。即肝胆失调为肝心痛起病之因，心脉不畅，胸痹心痛乃为其果。路大师将肝心痛分为肝气郁结、肝气横逆、肝火上炎、肝火挟痰、肝风内动、肝肾阴虚、气滞血瘀、肝胃不和等 12 种证型，分别针对每一证型辨证论治，可谓效如桴鼓。

路大师认为：胸痹之病因，唯血与气，心脏受损，气血失调，如气虚则帅血无力，血行迟滞，血虚则气亦不足，而气血与营卫息息相关。营卫之病，重在调和，选方首当和营卫方之桂枝汤。桂枝辛甘温，善温通阳气，辛温助阳以实卫；芍药酸苦微寒，善益阴和营，酸甘敛阴以助营。两药等量用之，一散一收，阴阳相济，气血相和。芍药、甘草酸甘化阴，敛阴安营；姜、大枣、甘草相配则是调理脾胃之最佳组合，脾胃位居中焦，乃后天之本，气血生化之根源，斡旋气机之枢纽，有胃气则生，无胃气则死，此百病之大纲。此方调和阴阳、斡旋中焦就是从根本上调和营卫。营卫和谐，则宗气旺盛，胸阳振奋，血脉贯通，自无胸痹之患。

### 3. 唐祖宣大师心悟：虚不受外，实不受攻；有阳则生，无阳则死

唐大师据证凭脉，认为此类疾病都具"虚不受外，实不受攻"的共同点，强调"有阳则生，无阳则死"。"心脏疾患病至后期其共同病机为心、肺、脾、肾阳气不足，命门火衰为本，邪气有余为标，形成本虚标实之疾，温阳祛邪，方可收功。"

唐大师对于冠心病常用通阳化浊法，多用瓜蒌薤白半夏汤加味；风心病多用温阳化饮、补虚散寒法，多用木防己汤加减治之；肺心病用宣上运中，导水下行，前后分消法，多用己椒苈黄丸治之；冠心病伴心绞痛乃虚中夹实之证，用温阳益气、活血化瘀法，多用茯苓四逆汤加味治之。以上四方中必加用附子温肾助阳。如出现四肢厥冷，大汗淋漓，面白唇淡，呼吸微弱，声音低微，舌淡苔白，脉微欲绝之危证，必回阳救逆。此时宜用茯苓30 g，桂枝30 g，炮附片（另煎频服）15 g，人参（另煎频服）15 g，干姜12 g，炙甘草12 g。此方中炮附片为温肾阳之主药，桂枝为通心阳之佳品，两药合用，一温一通，每能收效。心悸者重用桂枝、茯苓、炙甘

草；脉迟酌加麻黄、细辛；脉细微者重用人参、炮附片，酌加五味子、麦冬；脉结代者重用炙甘草。

## 参考文献

[1] 何任．略论心脑疾病的临床治疗 [J]．浙江中医学院学报，2000，24（6）：21-22

[2] 王振涛，杨凤鸣．路志正辨治胸痹心痛经验 [J]．河南中医，2011，31（6）：589-590

[3] 许保华，唐文生，唐丽，等．唐祖宣运用温阳法经验 [J]．世界中西医结合杂志，2008，3（2）：72-73

# 冠心病

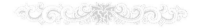

## 1. 陈可冀大师心悟：祛痰浊、利水湿与活血化瘀并重，自拟愈梗通瘀汤

### （1）祛痰浊、利水湿与活血化瘀并重

陈大师对中国传统医学文献中有关瘀血和活血化瘀的理论及方药潜心钻研，在临证治疗冠心病时，他特别强调瘀血的发生贯穿其发病的全过程，活血化瘀法是治疗冠心病的通则，但又不能忽视痰浊湿阻，往往要祛痰浊利水湿与活血化瘀并重。陈大师云，湿（痰）浊不除，阳气（胸阳）难复，望舌（舌诊）对于冠心病患者十分重要，冠心病患者舌象的变化，特别是舌苔薄与腻的变化，对其预后的反应是值得深入研究的。此外，急性冠脉综合征为冠心病的急危重症，由于疾病本身的复杂性，尤其是近年来冠状动脉粥样硬化急性并发症病理生理基础概念和临床认识观念都有新的改变，对急性冠脉综合征有必要进行重新再认识。中医药治疗冠心病，采用祛痰浊、利水湿与活血化瘀并重的方法，理论上应该具有稳定斑块的作用。

### （2）自拟愈梗通瘀汤

心肌梗死实为心脉痹阻病证，属内科急重症。临床常表现为气虚气滞，血瘀浊阻，气阴两虚，心阳不振，气滞血瘀浊阻，其证情凶险而错综复杂。故立法处方应采用标本并治、通补兼施为宜。因此，要选用扶正益气生肌、行气活血定痛、化瘀抗栓通脉及化浊祛湿、通腑降逆之方药。陈大师的这种学术观点，在其自拟的经验方愈梗通瘀汤中得到了充分的体现，具有益气活血、清瘀抗栓、利湿化浊之功效，用于心肌梗死急性期及恢复期患者，能够促进梗死组织愈合，保证心功能，改善生存质量，延长寿命。

【组成】人参10～15 g，生黄芪15 g，紫丹参15 g，全当归10 g，延胡索10 g，川芎10 g，广藿香12～18 g，佩兰10～15 g，陈皮10 g，半夏10 g，生大黄6～10 g。

方中人参、黄芪并用，具扶正益气生肌之功。因为心肌梗死发病时，心之气血骤然受阻，需立即应用益气行气、活血通瘀、抗栓生肌之品；当归、丹参并用，具调气养血之力，使气血各有所归，即所谓"归所当归"

者；延胡索、川芎并用，进一步增强理气定痛、化瘀抗栓通脉之效。藿香、佩兰、陈皮、半夏、大黄合用，是该方标本并治、通补兼施的体现，藿香辛微温无毒，芳香辟秽，化湿祛浊，且具醒脾和胃之功；佩兰苦辛温无毒，有化湿祛浊而定痛之效；配以陈皮理气和中，治疗浊阻尤好；至于方中半夏之用，取其降逆止呕之力，方中大黄之用，既可以通瘀化浊阻又可推陈致新，即取其"祛瘀生新"之效。纵观全方，选药精当，配伍合理，诸药合用，共奏扶正益气生肌、行气活血定痛、化瘀抗栓通脉、化浊祛湿、通腑降逆之功。

临证加减运用更要辨证精当，遣方灵活，低血压状态甚而休克阳脱者，可同时服用生脉四逆汤加肉桂；舌红口干五心烦热者，可加石斛30 g，玄参15 g，麦冬12 g，沙参10 g，生地黄10 g；汗出较多者可加山茱萸12 g，五味子10 g，黄芪加至30 g；七情不畅、胸闷胁胀者，可以四逆散、柴胡疏肝散进退应用；心痛剧时，可含服苏合香丸，或于方中加细辛3～6 g，三七粉（冲服）3 g；大便不畅或干结者，可加桃仁泥10 g，火麻仁10 g；已通畅者，可改用番泻叶10 g泡当茶饮；舌暗瘀血重者，可加莪术10 g，水蛭12 g，赤芍12 g；脉结代者，可与复脉汤或保元汤进退；心功能不全者，可温阳利水，加北五加皮3～6 g；卧不安者，可加酸枣仁30 g，夜交藤30 g。

陈大师对于冠心病、心绞痛、心肌梗死之为病颇有临床心得，充分体现了辨证施治规律性与灵活性有机结合的特点。他注重气血辨证，善用活血化瘀法则，特别是在辨治冠心病时，他强调湿阻痰浊为病，不可忽视心主一身之阳气的功用。

## 2. 李士懋大师心悟：以脉统证，治遵经方

### （1）以脉统证

冠心病有虚有实，实证可见痰饮、气滞、火热、血瘀、寒凝等，虚证可见心气虚、心阳虚、心血虚、心阴虚等。虚实夹杂更为多见，如阳虚兼痰饮、寒凝和血瘀等。临床表现有胸闷、胸痛、胸痛掣背、背痛掣心、短气等。患者症状各异，皆依脉之不同加以辨析。在整个治疗过程中，李大师始终以脉为基准，脉变则方变，即使患者自觉症状消失，仍要以脉是否正常来确定是否继续服药。

1）以脉定虚实

脉沉取有力为实证，脉沉取无力为虚证。虚则补之，实则泻之，因证施药，是治疗冠心病的关键。

2）以脉定证型

如脉滑数有力，虽伴心慌、气短，仍治以清化痰热，选用小陷胸汤或

导痰汤；脉弦实属气滞者，以四逆散疏肝理气，甚则选用血府逐瘀汤；脉沉细无力属血虚者，予当归四逆汤；脉沉弦细、弦缓属饮证者，予苓桂术甘汤、小青龙汤等加减温阳化饮；脉弦细数无力或结代、舌红少苔者属心气阴两虚，予炙甘草汤益气养阴复脉；脉弦大而空，阴不制阳者，常用三甲复脉汤加减滋阴潜阳。寸滑则化痰，寸沉无力则补气升阳。

3）以三关定脏腑

脉沉无力，然寸沉尤甚者，此心气大虚之征，加用生黄芪；在关部和尺部有异常变化者，要考虑因他脏而病及于心。例如虽病位在心，但关脉滑数而有力者，需清化阳明之痰热；尺脉沉不足，肾阳虚而致心阳虚，重用炮附子；脉弦细数或尺脉细数，肝肾阴虚而致心阴虚者，加用山茱萸；尺沉紧涩者，用麻黄、附子、细辛类温散少阴之寒邪；又有脉弦虚，证属肝阳虚者以乌梅丸温肝。脉见寸沉微、尺弦者或弦紧无力者或脉沉迟无力者，常以温补心肾，兼以活血利水治疗。

**（2）治遵经方**

李大师治疗多从仲景经方，如痰浊痹阻胸阳用瓜蒌薤白半夏汤、胸痹心中痞用枳实薤白桂枝汤；以饮为主用茯苓杏仁甘草汤、橘枳姜汤、桂枝生姜枳实汤；心阳虚胸痛用薏苡附子散，阳虚寒凝用乌头赤石脂丸。附子常用炮附子，用量为8～10 g，逐渐加量，甚则至25～30 g。乌头用量为5～10 g。在散寒通阳时患者有的出现药后水样便，胸痛渐得缓解。对于外寒内饮痹阻胸阳者，则用小青龙汤，寒饮散而胸闷胸痛好转。其他如桂枝甘草汤、桂枝甘草龙骨牡蛎汤；肾阳虚水泛之干姜附子汤、茯苓四逆汤、真武汤、附子汤等均为李大师常用方剂。又如心气阴两虚，伴心动悸、脉结代，用炙甘草汤；肾阴虚心火旺，用黄连阿胶汤；心中痛热，脉虚弦，用乌梅丸，辨证准确则效如桴鼓。另外，因痰浊者常合五子涤痰汤（组成：葶苈子、紫苏子、白芥子、炒莱菔子、皂角子）。因瘀血痹阻者，加桃仁、红花、生蒲黄、赤芍、丹参、泽兰；痹阻重疼痛甚者，加虫药通络，如蜈蚣、地龙、水蛭、炮穿山甲、炙鳖甲、全蝎等。

## 3. 阮士怡大师心悟：五脏并重，脾肾为本，痰瘀互结、"积"于脉中；益肾健脾与软坚散结并重，调和气血，调畅情志

### （1）五脏并重，脾肾为本

阮大师认为，该病以脏腑亏虚为主，其根本在于脾肾虚损。五脏六腑为一个有机整体，生理状态下相互滋养、制约，维持动态平衡；病理状态下相互影响，交相为害，终致多脏受累。

阮大师在治疗心血管疾病时提倡治心不拘于心，五脏并重，治病求本。并在此基础上，结合临床经验，提出肾气不足则精不能化气，气不能化精，脏腑功能紊乱可产生血瘀、痰结等致病因素，形成痰瘀互结之证，为心血管疾病的主要病机。经过多年深入研究，胸痹证候表现多为阳虚，肾内寄元阳，肾阳为一身阳气之源，心阳本于肾阳，心阳非此不能生，非此不能发。肾阳气不足，不能温煦心阳，则胸阳失运，必致气滞，气为血帅，气虚不能帅血，则出现血瘀，故阮大师云温补肾阳在治疗心血管疾病中的作用尤为重要。常在辨证论治的前提下，酌情加入补骨脂、肉苁蓉、鹿角霜、紫石英等温补肾阳之品。肾为先天之本、性命之根，脾为后天之本、百骸之母，所以此两脏虚损则使人气血俱衰而构成胸痹之证。脾主运化其水谷之精微可以营养全身，脾脏损伤则运化迟滞，势必导致湿浊弥漫，上蒙胸阳致胸阳不展，湿浊凝聚即为痰，痰浊上犯，阻痹胸阳，阻塞脉络。所以气滞、血瘀及痰浊内结，使心之脉络不通，而发胸痹之证。因此可以认为胸痹之证属本虚标实，肾脾两脏之虚为本，因其虚所产生的气滞、血瘀、痰凝是标。

### （2）痰瘀互结，"积"于脉中

阮大师认为，现代社会人们生活节奏加快，工作应酬繁忙，劳逸失度，饮食西化，进食高热量、高脂肪、低维生素食物过多，平日运动量少等原因，导致了冠心病的主要形成原因也发生相应的改变——痰瘀致病。从中医角度讲，由于以上不合理生活习惯使得人体内易生湿浊，长久所致脾胃虚弱，湿浊变生痰浊，临床观察证明，冠心病多为肥胖痰湿偏重之人，痰浊阻于脉络，致气血运行失畅，血液瘀滞，痰瘀互结成"积"致心脉不畅，发为"胸痹"。阮大师认为冠脉管腔中的斑块类同于中医的积证，只是形成的所在部位不同，此积块在脉壁，触之不及。各种原因导致的痰浊瘀血痹阻血脉，积块形成，不通则痛，发为胸痹之证。

### （3）益肾健脾与软坚散结并重，调畅气机与滋阴养血同行，重视调畅情志

根据阮大师多年的经验，认为冠心病多见于老年前期及老年期患者，脏腑阴阳气血均发生不同程度的衰退和紊乱，尤其是脾肾两虚，痰瘀互结，"积"于脉壁，痹阻心脉。治疗胸痹的大法是益肾健脾以治本，软坚散结以治标。益肾健脾，以提高人体的正气，保护血管内皮细胞的抵抗力不受或少受血脂侵入；软坚散结，使已有病理变化的血管停止发展，早期血管内膜的病理变化是可以逆转的。益肾健脾法可以提高人体的正气，正气充沛，对血管内皮细胞有保护和抗损伤的作用，软坚散结之药可以缓解血管生理性退化进程。

阮大师认为冠心病的病理因素对于中医理论而言，无外乎气滞、血瘀、痰浊等，而肝之疏泄、脾之运化功能在调畅气机、祛除血瘀及痰浊等病理产物的过程中发挥至关重要的作用。通过长期临床观察，情志因素已成为心绞痛、心肌梗死发作的重要诱因。因此，对于急性冠脉综合征的治疗，阮大师多以调畅气机为先。气为血帅，气滞气虚均可使血停于脉中。"气血冲和，百病不生，一有怫郁，诸病生焉。"说明人体唯以气血流通为贵，故阮大师在调畅气机的同时注重气血并调，调气勿忘养血。尤其是冠心病以老年人居多，其多气血不足，故应"通心气，调营卫"，主张养血通脉，而忌破血伤气。临床阮大师常用丹参、麦冬滋阴养血；鸡血藤养血活血；党参益气活血；郁金理气活血而不伤正。酌加焦三仙（焦麦芽、焦山楂、焦神曲）以顾护脾胃，此寓意为"先安未受邪之地"。

另外，阮大师认为在当今社会环境中，心血管疾病患者发病的主要原因已经发生了改变，情志因素不可忽视。心理因素可以影响机体正常的生理功能，使患者或仅有胸闷憋气、胸痛、气短等心血管疾病的症状，或兼有脏器的病理改变。阮大师还倡导心主神明，心血管疾病同时也会影响患者的心理，产生焦虑、抑郁等心理疾病。调整情志在治疗心血管疾病中不可或缺，故常使用宽胸解郁之品如郁金、石菖蒲，安神定惊之类如生龙齿、煅牡蛎、酸枣仁等药。

## 参考文献

[1] 马晓昌. 陈可冀大师治疗冠心病临床经验介绍——祛浊利湿与活血化瘀并重 [J]. 中西医结合心脑血管病杂志，2005，3（5）：441-442

[2] 张再康. 李士懋治疗冠心病经验 [J]. 中医杂志，2005，46（7）：499-500

[3] 倪淑芳，张军平. 阮士怡大师基于整体观辨治心血管疾病临床经验撷萃 [J]. 天津中医药，2010，27（5）：356-357

# 眩晕（高血压）

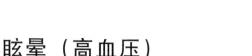

## 1. 邓铁涛大师心悟：注重调肝，妙用黄芪；分型论治，自订四方

### （1）"升"者平之：妙用黄芪降压

邓大师治疗气虚痰浊型之高血压者，则重用黄芪合温胆汤以治之。据《中药研究文献摘要》所载日本寺田文次郎等报告："与其他6种可以注射的降血压制剂比较，证明黄芪的作用强大。虽然有的药剂可使血压有持续性下降的作用，但此种药剂大量使用后，可使动物衰弱。"这一结论从药理研究角度支持了重用黄芪可以降压。邓大师认为血压之所以升高，是身体自我调节的一个信息，是内脏阴阳失调的结果而不是原因。近年有些学者，从辨证论治的角度，认为血压升高的原始动因是血流供求的不平衡，其中尤以心脑肾为重要，这三个器官血流需求量很大，当心脑肾血流供求不平衡，发生血压升高，升高血压对维持上述器官的血液供求量方面起着特别重要的作用，而血压长期升高的严重后果，也主要表现在这三个重要器官血流供求矛盾的严重脱节。既然血压升高的深一层本质是血流供求的不平衡，而血压升高的本身，又是体内为克服此种不平衡的代偿反应的努力还不尽善和不成功，于是才有导致血压升高的血管反应持续存在。血压升高并不纯粹是消极的病因病理破坏，不应当是治疗压制的对象，应被看成是治疗的服务对象和依靠对象。治疗若从帮助改善血流供求关系，帮助血压升高所要去实现的调节反应，因势利导，促其成功，则不需要再有高血压反应的持续激起。这一论点正道出了治气虚型高血压重用黄芪，就在于调节脏腑阴阳的平衡，改变"重要器官血流供求矛盾的严重脱节"的局面，促使"血压升高的血管反应"缓解而达到降压的效果。这就是重用黄芪以降压的机制所在。

邓大师的体会是：黄芪轻用则升压，重用则降压。药理研究为何只得一个降压的结果，因为动物实验都是大剂量用药进行研究的。邓大师治疗低血压症，喜用补中益气汤，方中黄芪的分量不超过15 g。治疗气虚痰浊型高血压，邓大师喜用黄芪合温胆汤，黄芪分量必用30 g以上。诚然，论方剂补中益气汤除了黄芪之外还有柴胡与升麻，可使升提之力倍增。在重用黄芪降血压时亦可加潜阳镇坠之品，效果更好，不加镇坠药亦有降压作用，这是可以肯定的。虽说黄芪重用可以降压，但黄芪仍然是益气升阳之药，这一点不可不加以注意。如辨证为肝阳上亢或有内热之高血压亦想用几两黄芪以降压，则犯"实实之诫"。

**（2）分型论治：自订四方**

邓大师认为，治疗高血压，治肝是重要的一环，但疾病变化多端，不能执一，应辨证论治。根据辨证，其常用之治法和方药如下。

1）肝阳上亢，宜平肝潜阳

高血压病早期，症见头痛，头晕，易怒，夜睡不宁，口苦或干，舌边尖红（或如常），苔白或黄，脉弦有力。治以平肝潜阳，方用石决牡蛎汤（自订方）。

**【组成】**石决明（先煎）30 g，生牡蛎（先煎）30 g，白芍15 g，牛膝15 g，钩藤15 g，莲子心6 g，莲须10 g。如苔黄、脉数有力加黄芩；若兼阳明实热便秘者，可加大黄之类泄其实热；苔厚腻去莲须加茯苓、泽泻；头痛甚属热者加菊花或龙胆草；头晕甚加明天麻；失眠加夜交藤或酸枣仁。

2）肝肾阴虚，宜滋肾养肝

久患高血压病者，症见眩晕，精神不振，记忆力减退，耳鸣，失眠，心悸，腰膝无力或盗汗，舌质红嫩，苔少，脉弦细或细数。治以滋肾养肝，方用莲椹汤（自订方）。

**【组成】**莲须12 g，桑椹子12 g，女贞子12 g，墨旱莲12 g，山药15 g，龟板（先煎）30 g，牛膝15 g。气虚加太子参；舌光无苔加麦冬、生地黄；失眠心悸加酸枣仁、柏子仁。

3）阴阳两虚，宜肝肾双补

高血压病中期，症见头晕，眼花，耳鸣，腰酸，腰痛，阳痿，遗精，夜尿或自汗盗汗，舌淡嫩或嫩红，苔白厚或薄白，脉虚弦或紧，或沉细尺弱。治以肝肾双补，方用肝肾双补汤（自订方）。

**【组成】**桑寄生30 g，何首乌24 g，川芎9 g，淫羊藿9 g，玉米须30 g，杜仲9 g，磁石（先煎）30 g，生龙骨（先煎）30 g。若兼气虚加黄芪30 g，若以肾阳虚为主者，用附桂十味汤（组成：肉桂3 g，熟附子10 g，黄精20 g，桑椹10 g，牡丹皮9 g，云苓10 g，泽泻10 g，莲须12 g，玉米须30 g，牛膝9 g）；若肾阳虚甚兼浮肿者，用真武汤加黄芪30 g，杜仲12 g。

4）气虚痰浊，宜健脾益气

高血压病后期，症见眩晕，头脑欠清醒，胸闷，食少，怠倦乏力，恶心，吐痰，舌胖嫩，舌边齿印，苔白厚油浊，脉弦滑或虚大而滑。治以健脾益气，方用赭决九味汤（自订方）。

**【组成】**黄芪30 g，党参15 g，陈皮6 g，法半夏12 g，云苓15 g，代赭石（先煎）30 g，草决明24 g，白术9 g，甘草2 g。若兼肝肾阴虚者加何首乌、桑椹、女贞子之属，若兼肾阳虚者加肉桂心、仙茅、淫羊藿之属，若兼血瘀者加川芎、丹参之属。

## 2. 周仲瑛大师心悟：久病必阴伤及阳；甘温补脾与温养肾气

### （1）久病必阴伤及阳

周大师认为，一部分患者病至后期，肝肾阴虚进一步发展，可阴伤及阳，表现阳虚的变证，此时血压虽高，但是全身症状却是一派阳虚的征象，阳虚型高血压的病机有其特殊性，归纳起来不外乎如下几个方面：素体阳虚，肝肾不足；过用寒凉，阴寒内生；久病及肾，元阳受戕。此时治疗上若仍拘泥于苦寒清火或滋阴潜阳之法，则易抑遏或伤害阳气，反使病情加重，当以温阳为大法。

"阳虚则阴盛"，若素体阳气不足，或年高阳气亏虚，或热病过用寒凉，克伐阳气，或久病阴损及阳，则可致阳气匮乏。阳气一虚，阴寒内生，一则寒性凝滞，则气血运行不畅，滞涩脉中；二则寒性收引，血管挛缩，脉络绌急，亦即血管呈现一种高收缩状态。现代医学研究证明，老年高血压特点是半数以上以收缩压升高为主，其血流动力学特点为外周血管和阻力增高，而心排血量正常或降低，多属于低肾素型高血压。临床表现为头痛头晕，肢体凉麻，尚可见有恶寒怕冷、溲清便溏等全身症状。

"阳主煦之"，阳气式微，命火不足，失其温煦之职，心脉鼓动无力。在内则无以温养心气，推动气化；在外则无以温煦四末。

由于肝肾同源，精血互生，肝肾虚损即可表现为精血不足的见症，另一方面肝肾阴阳之间的关系极密切，两者息息相通，相互制约，协调平衡，既可出现水不涵木的阴虚阳亢之证，也可见肝失温养的虚寒证候，虚风内动发为眩晕，此型患者以老年及绝经期妇女居多。

### （2）甘温补脾与温养肾气

1）脾虚型

症见气短懒言，倦怠无力，头目昏眩，呕恶痰多，食后不运，大便不实，舌质嫩、苔白腻、脉细软等症。治以甘温补脾，方用六君子汤加减。

**【组成】**党参、黄芪、茯苓、白术等。饮象明显，畏寒、心悸、呕吐痰涎、下肢浮肿者，则当合苓桂术甘汤温阳化裁，这类证候多见于高血压病已累及心脏，出现心力衰竭的患者。

2）肾虚型

症见头昏眼花，视物模糊，面白无华，间有烘热，神疲气短，腰酸腿软，肢清足冷，夜尿频数，舌质嫩而胖，脉沉细。男子阳痿、女子月经不调。治以阴阳并补，方用金匮肾气丸加减。

**【组成】** 熟地黄、附子、桂枝、山药、山茱萸等。妇人因肝肾不足而冲任不调、月经失常者，可用二仙汤加杜仲、肉苁蓉、桑寄生、茺蔚子之类，尤其适用于更年期高血压而见肾阳虚患者。

上述温阳法，即叶桂之温养肝肾法。周大师认为，此法应用于高血压病，只要辨证准确，可取得较好的疗效，部分病例血压甚至获得较大幅度下降，但使用时当注意去刚用柔，避免过于燥烈。治疗时还当注意在用大队补阳滋阴药时少佐知母、黄柏等苦寒泄降之品，以制约温药刚燥之性，避免助阳太过，反致伤阴，同时有利于诱导虚阳的潜降。知母、黄柏泻肝火，还寓有从治之意。

## 3. 刘志明大师心悟：从肝肾论治八法

### (1) 肝气郁结当疏肝解郁、清利头目

气机郁滞，则脏腑功能失调而发生多种病变。头目为清空之窍，忧思郁结，气机不疏，气血不调，久则化热，热伏于内不得发泄，可出现烦躁失眠，胸胁胀满，善太息等，甚者影响神明，导致头晕目眩。临床多见于中青年女性，表现为头晕目眩，郁郁寡欢，胁肋胀满，频频叹息，舌淡，脉弦。治疗当以疏肝解郁、清利头目为大法，方选逍遥汤加蔓荆子、荷叶、蝉蜕。刘大师认为逍遥汤中柴胡重用主治寒热往来，轻用则疏肝解郁；薄荷重用解表发汗，轻用则清肝达郁。因此使用本方的关键在于柴胡、薄荷二药的剂量宜小不宜大，量大则药过病所，不能为功。

### (2) 肝阳上亢当平肝熄风、潜阳降逆

刘大师认为薄厥实乃眩晕昏仆之病。情志不遂，阳升风动，肝阳上亢，扰乱脑中气血，故眩晕昏仆。临床常见于素体阳盛之人，表现为头晕目眩，耳鸣，甚则头痛而胀，心烦易怒，面红目赤，口苦，失眠多梦，舌红苔黄，脉弦数。治疗当以平肝熄风、潜阳降逆为大法，方选天麻钩藤饮加杭菊花、白芍、桑椹、醋鳖甲等。刘大师认为此型眩晕治疗重点是平肝潜阳，但不可忽视以下三点：其一，肝为刚脏，内寄相火，平肝之中兼可清肝，清肝必用寒凉之品，此时谨防戕伤胃气；其二，肝以阴为体，以阳为用，补肝阴可平肝阳；其三，乙癸同源，滋补肾阴亦可制肝阳，但补肾阴切忌呆补、蛮补，而要滋而不腻，补而不滞。临证时刘大师常选用杭菊花清肝，大剂白芍柔肝养阴，桑椹、醋鳖甲滋补肾阴。

### (3) 肝火炽盛宜清肝泻火、疏肝养阴

或因郁怒，或因忧思不解，而致肝气郁结。郁而化火，正所谓"五志

过极，皆从火化"。如患者素体阳盛，盛极化火，肝火上炎，扰乱脑窍，故头晕耳鸣，甚者昏仆强直。临床常见于青壮年阳盛火旺之体，表现为口干口苦，面红目赤，舌质红，苔黄，脉弦数。阳盛化火，肝火内炽，上炎为害，治宜清肝泻火。刘大师据"热者寒之""木郁达之，火郁发之"之旨，认为治疗肝火炽盛之眩晕，清肝泻火实属必需，但一味清肝泻火并非上策，适当配伍疏肝养阴之品方为良法。临床予以自拟泻肝汤治疗。

**【组成】**龙胆草6 g，栀子9 g，黄芩10 g，青黛（冲服）3 g，全当归6 g，生地黄12 g，白芍12 g，醋柴胡6 g，同时配合升麻、桑叶、薄荷等清轻宣散之品。

### （4）肝血亏虚宜补血养血、柔肝止眩

肝血不足，血失濡养，血虚生风，风扰清空，眩晕乃作。刘大师根据多年临床观察，认为肝血亏虚之眩晕的主要特点在于眩晕不甚，但病程较长，可见血失濡养之征象。临床表现为头晕目眩，眼睛干涩，视物模糊，唇淡面白，爪甲不华，手足麻木，发色不泽，心悸少寐，女性可见月经量少，甚则闭经，舌质淡，苔薄白或少苔，脉沉细弱。治疗当取补血养血、柔肝止眩之法。以八珍汤合当归补血汤或归脾汤加鸡血藤、阿胶等补血养血之品治之。临证时刘大师强调补血乃治疗肝血亏虚眩晕之正法，然单用补血之法，手段过于单一，疗效不佳。"有形之血不能速生，无形之气宜当速补"，补气乃治疗血虚之速法。用药宜气血并补，动静结合。

### （5）肝阳虚馁之眩晕应温阳暖肝、降逆和胃

肝为厥阴之脏，易寒易热。如肝阳不足，则阴寒内盛，清阳之气不得温运于上，故眩晕耳鸣。肝为木脏，胃属阳土，肝寒犯胃，胃浊上逆，故愦愦欲吐，胃脘部有冷感。临床常见于素体阳虚而致肝阳渐衰或寒邪直中肝脉之人。表现为头晕目眩，四肢不温，巅顶空痛而晕，呕吐清涎，纳少腹胀，男子精冷、阳痿，女子月经不调，舌暗淡，苔薄白，脉弦迟无力。治疗宜用温阳暖肝、降逆和胃之法。方选吴茱萸汤加炒三仙、陈皮等。刘大师指出肝阳虚馁之眩晕虽不多见，但亦不可忽视，对于辨证确属肝阳虚馁眩晕可大胆使用吴茱萸汤，在使用吴茱萸汤时，刘大师的个人经验是吴茱萸汤药味较少，药量可适当偏大，对于胃寒较甚者，生姜用量须加大至20～30 g。

### （6）水不涵木应育阴潜阳、熄风定眩

水不涵木乃肝肾阴虚液亏，风阳易升，其变动在肝，根源在肾。刘大师发现在阴虚阳亢证发展过程中，阴虚与阳亢轻重不同，或以阳亢为主，或以阴虚为主，当以平肝之法治其标，滋肾养肝之法治其本。在平肝的同时，着眼于养肝之体，最后同调肝肾二脏以善其后。素体阳盛，或长期郁

怒、熬夜工作，阴血暗耗，肝阳上亢，风阳升动，眩晕乃作。此为水不涵木、风阳上扰之机。临床表现为头晕目眩，心烦不得卧，筋脉拘急，肢体震颤，手足蠕动，舌绛少苔，脉细数。治疗以育阴潜阳、熄风定眩为大法，方选张锡纯之镇肝熄风汤化裁。刘大师认为应用镇肝熄风汤时须注意三点：其一，怀牛膝用量须大，用量可至30～45 g，重用怀牛膝以引血下行，直折亢阳，此乃平肝熄风定眩之又一蹊径；其二，运用金石之药（如代赭石、龙骨、牡蛎）平肝潜阳实属必要，但不能久用，见好收工，否则易伤胃气，得不偿失；其三，兼顾肝脏生理与病理两方面，平肝、镇肝的同时须注意疏肝、柔肝。

### （7）肾精不足应补肾填精、养髓止眩

肾为先天之本，藏精生髓。若先天不足，肾精不足或老年肾亏，或久病伤肾或房劳过度，导致肾精亏耗，不能生髓，脑为髓海，上下俱虚，发为眩晕。临床表现为头晕日久，精神委靡，耳鸣健忘，头重脚轻，腰膝酸软，遗精阳痿，舌质淡红，脉象沉细。刘大师采用补肾填精、养髓止眩法，予以自拟补肾生髓汤。

**【组成】**熟地黄15 g，当归12 g，白芍9 g，阿胶（烊化）12 g，川续断12 g，桑寄生12 g，桑椹15 g，党参12 g，珍珠母 24 g，酸枣仁9 g，茯苓12 g，甘草6 g。

### （8）阴阳两虚之眩晕应平补阴阳、养脑定眩

刘大师认为阴阳俱虚之眩晕的根本在肾，而肾为阴阳水火之宅，故主张以阴阳为纲论述眩晕的病因病机，以阴阳互生互长之论确定治疗大法。阴阳两虚之眩晕临床常表现为头晕空痛，精神委靡，少寐多梦，健忘耳鸣，腰酸遗精，齿摇发落。偏阴虚者，颧红咽干，烦热形瘦，舌嫩红，少苔，脉细数；偏阳虚者，四肢不温，舌质淡，脉沉细无力等。刘大师根据"虚者补之，损者益之"之旨，治疗上采取平补阴阳、养脑定眩之法，选用自拟补虚益损定眩汤。

**【组成】**地黄15 g，山药10 g，枸杞子12 g，山茱萸12 g，菟丝子9 g，牛膝24 g，杜仲10 g，川续断9 g。偏于阳虚者加鹿角胶、肉桂，偏于阴虚者加龟板、猪脊髓、炒三仙（炒麦芽、炒山楂、炒神曲）。刘大师在使用温肾药时，多用平和之剂，鲜用燥烈之品。取"少火生气，壮火食气"之意。补阴之药喜好使用猪脊髓，意在以髓补髓，同时虑及阴阳两虚之眩晕患者多为年老体弱者，常加炒三仙以助运化。

### 参考文献

[1] 邓铁涛 . 邓铁涛临床经验辑要 ［M］. 北京：中国医药科技出版社，1997

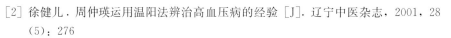
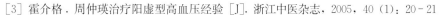

［2］徐健儿．周仲瑛运用温阳法辨治高血压病的经验［J］.辽宁中医杂志，2001，28
　　（5）：276

［3］霍介格．周仲瑛治疗阳虚型高血压经验［J］.浙江中医杂志，2005，40（1）：20-21

［4］刘如秀，周小明，展慧慧．刘志明从肝肾论治眩晕八法［J］.江苏中医药，2009，
　　41（2）：18-19

# 心力衰竭（充血性心力衰竭）

**陈可冀大师心悟：以"虚""瘀""水"统领病机；病证结合，理效结合，常变有度**

### （1）以"虚""瘀""水"统领病机

充血性心力衰竭病程往往较长，早期到终末期，症状、证候演变多，在阴阳、脏腑、气血、津液等多个层次产生很多复杂的盛衰虚实变化。但大多数心力衰竭患者的病机演变有较强规律性，应执简驭繁加以总结。充血性心力衰竭的最根本中医病机为内虚，早期主要为心气心阳亏虚，可兼肺气亏虚，随病情发展及病机变化，心气心阳亏虚致运血无力，瘀血内停；中期脾阳受损，脾虚失运，复加肺气亏虚，水道失其通调，水湿内停；后期肾阳虚衰，膀胱气化不利，水饮泛滥。因此，充血性心力衰竭的病机可用"虚""瘀""水"三者概括。分析中医病证病机时，应遵循简明扼要原则，有益于中医疾病的病机规范化研究。但在理解与运用病机进行分析及遣方用药时，又不能孤立而机械地理解，应运用动态和有机联系的观点去探讨与分析。这样可使治疗前后衔接，总体完整，从而获得最好疗效。

### （2）病证结合，方中寓法，法中有方，治疗时常中达变

陈大师认为，心力衰竭辨证固然应以中医理论为指导，以望、闻、问、切四诊取得患者的综合信息为基础，但应结合中医病证的规范化研究成果及现代医学对心力衰竭病理生理认识进展，即运用病证结合的方法，可使其辨证更趋于合理，体现中西医优势互补。治疗上施以紧扣中医病机的理法方药，结合现代中药药理学的研究成果，做到病证结合、理效结合、常变有度。

1）气虚血瘀，加味保元汤

本型主症为气短心慌，活动时及劳累后突出，可伴胸闷胸痛，头晕乏力，失眠多梦，两颧暗红，舌质暗或见瘀斑瘀点，苔薄白，脉细涩而数。临证在此主症下据舌脉、心力衰竭原发病、其他伴随症状，可化分为心气虚兼血瘀、心阳虚兼血瘀、肺肾气虚兼血瘀、气阴两虚兼血瘀4种亚型。此型患者多见于心力衰竭早期，纽约心脏病协会（NYHA）心功能分级为Ⅰ级、Ⅱ级，病位主要在心、肺。充血性心力衰竭从其病理生理来看，

未必都存在心排血量的降低。实际上，心室灌注压升高而心排血量尚正常时，心力衰竭诊断便可确定。此类患者临床症状，除运动能力有所下降外，往往不很明显，结合引起心力衰竭的原发病及运用超声心动图等其他检查，这些心功能处于所谓代偿期的患者应尽早发现并治疗。另外，其他如慢性肺源性心脏病、缺血性心肌病、扩张性心肌病、风湿性心脏瓣膜病引起的心力衰竭，在血流动力学基本稳定的情况下，以劳力型气促为突出表现者多归属本型。

保元汤出自明代魏桂岩所著的《博爱心鉴》，此方只人参、黄芪、甘草、肉桂四味，是临床常用补气方剂之一。该方剂主在温阳，温而不燥，补而不滞，但其活血之力稍弱。治疗气虚血瘀型心力衰竭在原方基础上添加丹参、川芎、赤芍，名为加味保元汤，再结合引起心力衰竭之原发病的不同及兼症之区别加减应用。形寒肢冷，并发劳力型心绞痛，尤其是寒冷诱发者，加瓜蒌、薤白、干姜，重用肉桂或桂心；肺心病心力衰竭伴随轻度肺瘀血，肺通气及弥散功能障碍，气短显著者加葶苈子，蛤蚧尾研末冲服；口干渴，盗汗明显者加玉竹、地骨皮，另服生脉饮；高血压性心脏病左室肥厚加红花、地龙，三七粉冲服。

2）中阳亏虚，水饮内停，苓桂术甘汤加味

本型主症为心悸气短，形寒肢冷，食欲不振或兼呕恶，小便短少，肝脾大，水肿，舌淡、苔白滑，脉沉细。此型多见于心力衰竭发展至中期或以右心功能不全为主者。NYHA心功能分级为Ⅱ～Ⅲ级，病位主要在心、肺、脾。心力衰竭由左心功能不全之肺瘀血（如风湿性心瓣膜病二尖瓣狭窄）进展到右心功能不全致体循环瘀血时，所引起一系列症状体征时多归为此证，此型心力衰竭由气虚血瘀型心力衰竭进展而来，由较单纯的心气（阳）虚兼血瘀演变为心脾阳虚兼水饮，心功能由Ⅰ～Ⅱ级进展到Ⅱ～Ⅲ级。而苓桂术甘汤其组方既无参芪之补气要药，又无麻附等温阳之品，如何能治疗阳虚水停型心力衰竭，陈大师说："此处切不可以药测证而机械理解，充血性心力衰竭病至此期，心气虚已进展为心阳、脾阳虚，无形或轻症之瘀已变化为有形之痰饮水气夹瘀，如不阻断则会迅速质变为阳虚水泛甚至阳脱证，故处于此阶段的心力衰竭患者，本虚标实并存。"

苓桂术甘汤源自《伤寒论》，具温阳健脾利水降逆之功，是脾虚兼水饮的主治方剂。取此方之意一是突出脾虚湿盛在病机演变中的重要性；二是强调温补而不留邪，化饮活血而不伤正，即张仲景治疗痰饮以"温药和之"的思想。临证当在判断正邪消长的基础上灵活变通。基本方：茯苓、桂枝、白术、炙甘草、丹参、桃仁。动则气喘或合并心绞痛者加人参、生黄芪；肺瘀血显著或伴肺水肿者加葶苈子、紫苏子；胃肠道瘀血心下痞塞，干呕或呕吐明显者加姜半夏、砂仁、陈皮、佩兰；肝脾大者加鳖甲、三棱、莪术；水肿明显者加猪苓、泽泻、冬瓜皮。

3）肾阳虚衰，水饮泛滥，真武汤化裁

本型主症为心悸怔忡，气短喘息，甚至端坐呼吸，或咳粉红色泡沫样痰，形寒肢厥，面色苍白，下肢水肿或重度水肿，尿少或无尿，唇舌紫暗，脉微细欲绝。本型本虚标实皆甚，属危急重症，抢救不力可迅致死亡。心力衰竭进一步发展至重度心力衰，NYHA 心功能分级为IV级或终末期心力衰竭多属此证，相当于重度全心衰或心源性休克阶段，病变脏腑波及心、脾、肾、肺，形成数脏同病，气血水交互为患。

真武汤亦出自《伤寒论》，是温阳利水方剂，其心动悸，四肢沉重，身瞤动，小便不利及水肿等症状与右心衰或全心衰，NYHA 心功能分级III～IV级者非常吻合。然而，与苓桂术甘汤应用同理，陈大师认为应用真武汤亦必须悉心分析心力衰竭发生发展至此阶段的心脾肾阳虚程度与痰瘀水饮互结之间的消长变化。此型心力衰竭，陈大师主用基本方为：茯苓、芍药、生姜、白术、附子、丹参、桃仁。少尿或无尿，加猪苓、车前子、冬瓜子、冬瓜皮、泽泻；腹水甚者，并用牵牛子末（吞服）；肺瘀血、肺水肿咳血者，加旋覆花、紫苏子、大蓟、小蓟、侧柏叶，并三七粉冲服；胸腔积液或心包积液显著者加己椒苈黄汤；心悸甚合并快速性心律失常如房颤、房速、频发室性早搏者，加琥珀末冲服、珍珠母、苦参；过缓性心律失常如病态窦房结综合征时，加用红参另煎兑入；长期大量利尿剂应用引起代谢性碱中毒，出现口烦渴、舌光红无苔、烦躁者，加生地黄、玄参、石斛、芦根；合并感染长期应用广谱抗生素引起假膜性肠炎，患者腹泻频繁难止，是脱证之兆，应并用保元汤加罂粟壳；厥脱既成，心源性休克时静脉应用参附注射液或合生脉注射液。

**参考文献**

李立志．陈可冀治疗充血性心力衰竭经验［J］．中西医结合心脑血管病杂志，2006，4（2）：136-138

# 第三章

## 脾胃病证

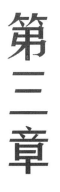

# 胃 痛

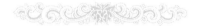

## 1. 刘祖贻大师心悟：脏腑相关，脾胃为枢；运脾和胃，旨在升降；顾护脾胃，重在气阴

### （1）脏腑相关，脾胃为枢

刘大师认为，脾胃是人体气血生化之源，脏腑相互联系的中心环节。脏腑的特性和功能反映在运动上，不外乎升降出入，而脾升胃降是气机升降出入运动的枢纽。清阳之升在于脾，浊阴之降在于胃，脾胃同居中焦，脾升胃降，相反相成，相互协调，才能使水谷精微输布全身，饮食糟粕排泄体外。脾胃不仅转输水谷精微，亦是脏腑气机之枢纽，胃气降浊，使饮食转变为机体可利用的精微物质并储存之；脾阳升清，把精微物质运化至四肢百骸并促进人体吸收与转化，脾升胃降才能阴阳交泰。而阳气的下降必含阴气以降，阳在化生阴的过程中下降；阴气的上升必寓阳气乃升，阴在化生阳的过程中上升。脾胃的枢纽作用不仅仅反映在人体生理上，中医临床治疗中同样重视脾胃所起的作用。

### （2）运脾和胃，旨在升降

李东垣创脾胃学说，以《脾胃论》著称。叶天士独具慧眼，倡言胃阴，强调脾胃分治，从而发展了脾胃学说，认为人身先天之阴藏之于肾，后天之阴本之于胃。叶天士在分析了脾与胃的不同生理特性之后，提出了养胃阴和脾胃分治的观点。刘大师对其推崇备至，认为治脾重在运脾升清，治胃重在养胃和降。

1）治脾重在运脾升清

运者，有行、转、旋、动之义，皆动而不息之意。运与化，是脾的功能。运者运其精微，化者化其水谷。故欲健脾者，旨在运脾。

脾阳宜温运：对于脾阳衰弱，患者有能食不运、腹满便溏、形寒怯冷、肢凉腹痛、脉象沉细等，宜用白术、茯苓、草芨、益智仁、肉豆蔻、炮姜等温运脾阳，以驱阴寒之气。对胀甚者加厚朴、陈皮；肢凉脉细者加淡附片；湿盛苔腻者加草果；虚甚者加人参。千变万化，总不离"温运"二字。

脾阴宜濡润：对于脾阴不足，有津液枯耗、大便秘结、胸脘嘈杂等症者，刘大师常用亚麻子、火麻仁、柏子仁、苦杏仁、当归、白芍、蜂蜜之类以濡润脾阴。就脾阴而言，其虚以气阴两虚为特征，临床以纳呆食少或食后腹胀、倦怠乏力、形瘦烦满、手足心热、口干不欲饮、舌淡红、苔薄白或少苔、脉濡而微数为主要特点，制方当以"补土生金，燥润合宜，两不相凝"为原则，取芳香甘平之品，培补中元，以人参、山药、扁豆、茯苓、白芍扶脾之气阴，肉豆蔻、化橘红、甘草等顾及胃中之阳，佩兰、荷叶芳香醒脾，剂量宜少许，燥润合宜，芳香轻灵。

湿困脾土宜运脾化湿：湿为阴邪，非温燥之品不化，湿浊化，脾运复，则脾健矣。湿邪内侵，首先困脾，脾失健运，清浊不分，混杂而下乃成泄泻，故健脾与祛湿为止泻之要法，可用党参、白术、砂仁、草豆蔻、炒麦芽、鸡内金、山楂等健脾以助运。刘大师崇李东垣"必用升阳风药"，使下陷的清阳之气上升。常配伍一两味风药如升麻、柴胡之类，取其升浮之性，以鼓舞脾胃清阳之气上升，促进浊阴之气下降，达到止泻的目的。

伤食积滞宜运脾和胃、消食化积：对于肠胃气滞，出现腹胀便秘者，可用陈皮、木香、枳壳、槟榔、丁香等香味运行之品理气导滞，开郁助运。

2）治胃重在养胃和降

叶天士认为胃痛病位在胃不在脾，无论阳虚、阴虚、气虚，以补要活泼、补而通降为定则。刘大师继承并发扬了叶天士的学术思想，对于胃脘痛，根据"胃以通降为顺"的理论，认为治疗以和、降为关键，提出和胃五法。

解郁和胃法：对于肝气犯胃证，症见胃脘胀痛或牵引两胁，嗳气后减轻，情志不畅时加重，纳食减少，大便不爽；舌苔薄白，脉弦。常用自拟解郁和胃汤加减。

【组成】柴胡、酒白芍、八月札、青木香、乌药、酒制川楝子、薏苡仁、炒麦芽、甘草。泛吐酸水者，加乌贼骨或瓦楞子；胃脘灼热者，加蒲公英。

降逆和胃法：对于肝胃气逆证，症见胃脘胀痛，恶心呃逆，嗳气泛酸，纳食减少，大便干结；舌质淡红、苔薄白，脉弦。常用自拟降逆和胃汤加减。

【组成】旋覆花、代赭石、八月札、法半夏、竹茹、石见穿、鸡内金、炒麦芽、甘草。胃痛较甚者，加延胡索、九香虫；痞胀明显者，加大腹皮、乌药；泛吐酸水者，加乌贼骨；胃中灼热者，加蒲公英。

化痰和胃法：对于肝郁痰滞证，症见胃脘痞满胀痛，嗳气频繁，进食后尤甚，时有泛酸，大便不畅；舌质淡红，苔腻，脉弦滑。常用自拟化痰和胃汤加减。

【组成】柴胡、酒白芍、炒枳壳、法半夏、陈皮、竹茹、酒制川楝子、炙甘草。痞胀明显者，加乌药、莱菔子；痰气上逆者，加旋覆花；痰郁化热者，加蒲公英；痛处固定、舌质偏暗者，加丹参、延胡索；纳食减少者，加鸡内金、麦芽；失眠多梦者，加酸枣仁、夜交藤。

养阴和胃法：对于阴虚气滞证，症见胃脘隐痛或灼痛，口干咽燥，知饥不欲食，大便偏干；舌质红、苔少，脉细数。方用自拟养阴和胃汤加减。

【组成】生地黄、麦冬、沙参、石斛、蒲公英、酒制川楝子、佛手、炙甘草。痞胀明显者，加枳壳、大腹皮；纳少者，加砂仁、生谷芽、生麦芽；大便干结者，加玄参、火麻仁；泛酸者，加瓦楞子。

温中和胃法：对于脾虚寒滞证，症见胃脘隐痛或冷痛，腹胀不适，口干不欲饮，大便偏溏，舌质淡、苔白，脉细弦无力。常用自拟温中和胃汤加减。

【组成】黄芪、党参、八月札、乌药、高良姜、薏苡仁、鸡内金、炒麦芽、甘草。泛吐酸水者，加乌贼骨或瓦楞子；痛处固定者，加延胡索、生蒲黄、五灵脂；腹中冷者，加肉桂。

### (3) 顾护脾胃，重在气阴

刘大师健脾补气喜用太子参、黄芪、焦白术、山药、茯苓、薏苡仁，健胃消食擅用焦三仙、鸡内金。遣方用药一是要防药物对胃的不良刺激，二是助治疗药物发挥最大效能，三是保胃气的存旺。他认为消食之品，也有助于药物的消化吸收。诸脏有恙，必配健脾之品，方能万全。一则可保脏腑有气血生化之源，二则助其他脏腑发挥正常功能，三则携其他药物升降迁旋，直达病所。

1）用药顺应脾胃的生理特性

脾宜升宜运，胃宜降宜和，故用药要顺应脾胃的生理特性。

补以甘酸：甘味药有主入脾经，补脾、养胃的功效。甘味药又因偏温偏寒的不同，作用各异。甘温者有补气助阳的作用，用于脾胃气虚及脾胃的虚证，如人参、党参、太子参、黄芪、甘草、白术、山药等。其中对阳虚者又需加辛热之品以温阳，如干姜、附子、桂枝、肉桂等。甘味药：具有养阴生津的作用，主要用于胃阴虚证，如石斛、麦冬、沙参等。酸味药：从五味所入而言，酸入肝，但是酸味药与甘味药合用，又具有"酸甘化阴"的作用，用于脾胃病，可以养阴益胃。酸味药有促进胃酸分泌、帮助消化的作用，所以酸甘之剂常用于中虚胃病，嘈杂、纳少、胃酸缺乏之证，如乌梅、白芍配甘草、饴糖、大枣、延胡索等。

泻以苦辛：脾为阴土，喜燥恶湿，对湿困脾胃者宜用苦燥化湿之品，如苍术、厚朴、草果等。苦而性寒者，则以泻火清热为主，兼有燥湿作用，多用于胃热、胃火之证；或脾胃湿热、湿暑伤中之证，如黄连、大黄、茵陈等。对湿热、暑湿困于中焦者，又宜选用芳香化湿药，如藿香、佩兰、苍术、石菖蒲、砂仁、白豆蔻等。对一切湿困脾胃者，除用苦燥化湿之法外，还需配用淡渗利湿之品。盖湿性下趋，以渗利之品引热利导。

辛味药：有辛开行气的作用，主要用于中焦气滞证。诸如一切湿浊、食滞、痰饮，影响脾胃的纳运而脾失健运，胃失通降，出现胀满痞塞、疼痛、吐泻诸症者。除针对病因用化湿、消导、化饮之外，均需配用辛味理气之品，如陈皮、枳壳、枳实、木香、砂仁、白豆蔻、香橼、佛手、紫苏梗等。

2）用药轻灵，不过用苦寒辛燥

温运脾阳多用甘温，少用辛热以防伤阴；清泄胃热，多用甘寒，少用苦寒，以防败胃，刘大师温脾多用六君代理中，清胃热以知母、蒲公英易苓连，意在药性平和，就是用干姜或黄连等大寒大热之品，用量也很轻，脾阳虚所生的内寒，应甘温建中阳，脾阳气来复，阴霾自散，仅用小量干姜（或吴茱萸）配大量甘温之品以温脾散寒，伍小量黄连清降胆胃，用量虽小，而配伍精当，有"四两拨千斤"之妙。脾以健运阳升为用，胆以舒展条达为贵，胃气宜通降和顺，故遣方用药力求清润不腻，寓流动之性；甘补不壅，具展舒之用，才能达到脾健、胆舒、胃降之目的，而味厚甘腻、辛温燥烈等有碍胃气之品皆非所宜，在临床上刘大师温脾多用香砂六君，既可温脾益气，又能理气化湿，温而不燥，补而不壅；清胃用丹参、败酱草、蒲公英等味，既能清胃中之热，又能化血中之滞，寒不败胃，清不留瘀，轻灵活泼，无不体现了这一原则。

3）运脾调中，重在顾护脾胃气阴

刘大师认为，肿瘤患者多为瘀毒内结，术后多正气受损，治当顾护正气。若术后出现脘腹胀满、纳呆、便溏、完谷不化、嗳气、矢气等脾胃气虚、食阻痰滞之表现，治疗当以调补中气为主，消食、顺气为辅。

【组成】北黄芪、炒白术、茯苓、砂仁、半夏、大枣、麦芽、鸡内金、山楂、赤灵芝、炙莱菔子、佛手、陈皮、仙鹤草等。

放射治疗后出现口干咽燥，口苦，欲饮凉水，神疲乏力，纳差，声音嘶哑，舌暗红少苔，脉细数等毒伤气阴证候时，治当益气养阴解毒，方用沙参麦冬汤加味。

【组成】沙参、麦冬、西洋参、石斛、山药、扁豆、黄精、大枣、莲子、枸杞子、墨旱莲、臭牡丹、白花蛇舌草、山楂、麦芽等。

脾胃为病多虚中夹实。临证中当分清虚实，从于主症。若伤食呆滞者宜合山楂、神曲、鸡内金之属；若湿浊遏阻者宜加藿香、厚朴、白豆蔻、薏苡仁、荷叶之品，芳香化浊，疏理中州；若见呕血、便血，或胃镜检查示胃黏膜有出血点、出血斑或少许出血点者，当活血化瘀，瘀血不去，新血不生，宜健脾方中加蒲黄、丹参、三七、牡丹皮等祛瘀生新。

## 2. 颜德馨大师心悟：从气论治五法；脾统四脏，以滋化源，从脾论治九法；苍白二术调治脾胃

颜大师分析病机注重脏腑之间的相互影响，认为治疗胃脘痛，对于肝、心、脾、肾以及大肠等脏腑的病机变化尤应注意。

颜大师详辨病在气分血分，认为胃痛者虽有属虚属实之异，或寒或热之别，在起病之初总属气机阻滞，久之气病及血，血因气瘀，于是络道不利，气血俱病，故十分注意病在气分血分之瘀。凡病入血络者，常见胃痛如刺，久发不愈，按之尤剧，或曾呕血，或曾便黑。颜大师认为瘀积不消，难拔其根。治疗方法或用失笑散加桃仁、赤芍、花蕊石、制香附活血化瘀，通瘀止痛；或以苏木、归尾、三棱、莪术破积通瘀，推陈致新；挟热者加红藤、牡丹皮、夏枯草或大黄；挟寒者加炮姜、川椒、桂枝；中焦虚寒者配以理中汤，去党参，改干姜，加入大枣与蒲公英，其中炮姜与蒲公英合用，寒热相济，既温经又柔络。气为血帅，气行血行，故诸如木香、广郁金、娑罗子等理气消胀止痛之品均酌情选用。衡法以"气为百病之长，血为百病之胎"为纲，辨治各种病证或从气治，或从血治，或气血双治，处方用药多从"通"字着眼，以调畅气血而安脏腑为治疗原则。若病邪阻遏气血属实证者，则用疏通法；若因脏腑虚弱致使气血不通者，则用通补法。通过调畅气血，以达到"疏其血气，令其条达而致和平"的治疗目的。

### （1）从气论治的五大治法

1）疏畅气机法

历代有调气、舒气、理气、利气、行气等名称，其含义均为疏畅气机，此法是针对郁证的一种治疗方法，郁证是指情志怫郁，气机不畅所致的一类疾病总称。肝主疏泄，斡旋周身阴阳气血，使人的精神活动、水谷运化、气血输布、三焦气化、水液代谢皆宣通条达，一旦肝失常度，则阴阳失调，气血乖逆，于是气滞、血瘀、痰生、火起、风动，诸疾丛生。治郁先理气，气行郁自畅，通过疏畅气机，不仅能疏肝解郁，而且可借以根治多脏腑病变，故临床辨证用药，不论是补剂、攻剂，包括化痰、利湿、活血等方中，均配以疏畅气机之法，如取小茴香、乌药配泽泻治水肿，檀香配生麦芽治食滞，生紫菀配火麻仁治便秘。对气郁甚者则取芳香开窍之品，借取辛香走窜之性，以畅气开郁，如用苏合香丸治顽固性胸脘胁痛，以麝香治厥逆、神经性呕吐、呃逆、耳聋等，每能药到病除。

临床所及，气机郁滞以肝、肺、胃病变最为多见，因肝气易郁结，肺气易壅逆，胃气易阻滞，每用逍遥散化裁统治，以疏畅气机，使气血平

和，循环无阻，达到五脏六腑协调，邪祛正安目的，如取逍遥散加黛蛤散等治疗支气管扩张咳血，加山羊角、石决明等治疗高血压病，加生蒲黄、葛根等治疗冠心病心绞痛，加平地木、仙人对坐草治疗乙型肝炎，合四逆散治疗慢性胃炎，合痛泻要方治疗结肠炎，合化瘀赞育汤治疗不孕不育等。若气郁化火，兼有痰热者，则取柴胡加龙骨牡蛎汤加减，此方以小柴胡汤之半去甘草加桂枝，意在疏畅肝气，加茯苓、大黄清泄痰热，佐以龙骨、牡蛎重镇邪热所扰之魂魄，加铅丹之重坠者，以驱膈上之痰，因其有毒，且对胃肠有刺激等副作用，常用代赭石替代之。临床对脑动脉硬化、震颤麻痹、顽固性失眠、癫痫等难治病，凡属肝胆郁热，痰浊内扰者，取此方加减治之，多可取效。

2）升降气机法

此法适用于气机升降失常之证，气机升降出入是维持人体内外环境动态平衡的保证，六淫七情可使脏气偏盛偏衰，偏盛则气机升降太过，偏衰则气机升降不及，气机升降不顺其常，当升反降，应降反升，导致脏腑之间升降紊乱，从而呈现症状错综复杂，病理虚实夹杂、清浊相干的状态，治疗当用升降气机法。

脾胃为气机升降枢纽，脾主升清，胃主通降，为生化之本，若脾气失健而不升，胃气失和而不降，气机升降失常，湿、痰、瘀诸邪内生，则心下痞满、脘胁胀痛、形体日瘦等症迭起。苍术气香而性燥，统治三焦湿浊，质重而味厚，以导胃气下降，配以升麻质轻而味薄，引脾气上腾，二味相配，脾清气得以升发，浊气得以下泄，临床辨证加入诸方中，用于治疗慢性胃炎、胃下垂、胃肠功能紊乱、慢性肝炎、胆囊炎、胰腺炎等，颇多效验。

临床推崇"脾统四脏"之说，脾胃健旺，五脏六腑的气机升降就有动力来源，因此常用升降气机法治疗全身多种疾病，如枳壳配桔梗升降气机治心病，柴胡配青皮宽胸畅中治肝胆疾病，升麻配乌药、茯苓提壶揭盖治泌尿系统疾病，葛根配枳实升清降浊治结肠炎等。

肝以升发为顺，肺以宣降为常，由于肝藏血，肺主气，故肝肺的升降实质上也是气血的升降，若肝气横逆，肺失宣降，则一身气血皆滞，肝肺升降失常的调理是一个重要方面，因肺失宣降则木受金刑，致肝气不得升发，正如王孟英所说："清肃之令不行，升降之机亦窒。"治疗疑难病证常用"轻可去实"之法，以质地轻扬，气味轻薄之品，性能宣透通达，归经入肺，有助于恢复肺的宣降本性，使气机升降有度。如取辛夷花、苍耳子宣通肺窍治过敏性鼻炎；石楠叶、苦丁茶苦泄降气治神经性头痛；紫菀启上开下治二便不利；桑叶、桑白皮引药入肺治面部色素沉着等，往往一举中的。

3）降气平逆法

此法能使上逆之气得以平顺，所以又称平气、顺气法，多用于肺气上逆、肝气上逆等症。因呼吸系统的疑难病证多由肺失宣肃而起，对咳呛频繁、喘促胸满、痰多气涌、头胀目眩等肺气上逆证，论治用药每参以葶苈子、紫苏子、旋覆花、枇杷叶等肃肺之品，以冀上逆之肺气得以肃降。葶苈子能疗肺壅上气咳嗽，止喘促，除胸中痰饮，集降气、消痰、平喘诸作用于一身，凡宜肃降肺气者，不必见痰壅热盛，即可投之。如咽痒咳喘，痰黏难出等热证，则取麻杏石甘汤加葶苈子等清热肃肺；痰多白沫，形寒神怯属寒证者，则用小青龙汤、麻黄附子细辛汤加葶苈子等温经肃肺，先发制人，一鼓而下，往往立竿见影。

根据《内经》"怒则气上"之说，认为精神系统的疑难病证与肝气上逆相关，对精神分裂症、癫痫、老年性痴呆、神经衰弱等难治病，习用金石药与蚧类药以重镇降气。如对狂躁为主症者，选用生铁落合桃核承气汤以平逆泻火；若见健忘失眠、幻听幻觉者，则首选磁石配石菖蒲、蒲黄、丹参等降逆活血开窍；兼有盗汗、遗精者，则用龙骨、牡蛎以收敛肝气；伴有头晕目眩、两耳作鸣者，则重用山羊角、生石决明，并配以通天草、海藻、钩藤等平肝潜阳。气有余便是火，气降即火降，降气法除具有平顺上逆之气外，尚有降火作用。气火逆乱，则脉络不宁，血溢脉外而导致出血，故降气平逆法是治疗血证的主要疗法之一。颜大师综合缪希雍"宜降气不宜降火"之法，首选降香折其逆气，既能降气以降火，又可止血而不留瘀，用于血证，有一举两得之妙。此外，颜大师在治疗出血重症时，还配合应用外治法，以平逆降气，如取附子粉、姜汁调敷两足涌泉穴，或用生大黄、鸡子清调敷两太阳穴等，临床屡用屡验。

4）补气升阳法

此法是李东垣治疗脾胃内伤病证的一重要大法，李东垣认为"脾胃内伤，百病由生"，病理关键在于脾胃虚弱，阳气不升，故在治疗上强调补脾胃之气，升阳明之气，使脾胃健运旺，升降协，元气充，则诸病可愈。如湿浊等邪久羁不去，用人参、黄芪等甘药补气，配升麻、柴胡、葛根等辛药升发脾阳以胜湿，临床每取李东垣清暑益气汤化裁，治冠心病、心肌梗死、心肌疾病、胃病、肝胆病以及肾炎、尿毒症等属中气本虚，又感湿热之邪的病证，颇有效验。颜大师在临床上特别重视升麻的功效，升麻体轻上升，味辛升散，最能疏引脾胃之气上升。

补气升阳法还具有引血上行的作用，清阳之气出上窍，实四肢，发腠理，血液上升于脑，亦全赖清阳之气的升发，人体随着年龄的增长，清阳之气日渐衰弱，以致气血上奉渐至减少，血气不升，脑络失养，则头痛，眩晕，健忘及清窍失聪，诸如高血压病、脑动脉硬化、老年性痴呆等病丛生。每以补气升阳为基础，而辅以散风之类，如蔓荆子、葛根、细辛、白芷等，再加入川芎、赤芍、桃仁、红花等活血化瘀之品以调整气血升降，引血上行，对眩晕绵绵，遇劳更甚，少气懒言，脉细，舌淡紫，苔薄等气虚兼有清窍失聪者为佳。

5）通补阳气法

由于外邪侵袭，或情志、饮食失常，影响脏腑经络，而使阳气痹阻，或致阳气衰惫，不能输布津液，运行血液，引起水液内停，血气成瘀，发展到慢性阶段时，阳气亏虚和痹阻表现更为突出。治此着眼于温补和宣通阳气，阳气旺盛，运行通畅，不仅能激发脏腑恢复正常的生理功能，而且阳气一旦振奋，即可迅速动员全身的抗病能力与病邪相争，促使病邪消散，经络骤通，诸窍豁然，疾病得以改善。"怪病多瘀"与"怪病多痰"互相影响，用药必须兼顾，脉舌互参，辨证施治。若患者形体肥胖，舌苔浊腻而垢，口甜而黏，脉沉弦细滑，治宜化痰为主，方用黄连温胆汤、瓜蒌薤白汤化裁。

### （2）脾统四脏，论治九法

1）脾统四脏，以滋化源

脾胃为水谷之海，气血生化之源，人体脏腑组织功能活动皆依赖脾胃。脾胃是机体的枢纽，脾健则四脏皆健，脾衰则四脏亦衰。因此，他脏病变，可从脾论治，寓有治本之义。

痰饮水湿为患，上至巅顶，下至涌泉，随气行走，无处不至。五脏六腑皆到，周身内外俱有。随其浸淫部位不一，有多种多样的临床表现，凡咳、喘、呕、恶、悸、眩、胀、痛、满、癫、瘿、麻木、偏瘫、痹痛、腹泻、不孕、不育等五脏六腑之病，皆可因痰饮水湿而引起。近人何廉臣将痰湿分为痰晕、痰厥、痰胀、痰结、痰喘、痰哮、痰燥、痰串、痰泣、痰膈十类，亦提示其发病之广泛性。因此，通过调运脾胃，祛除痰饮水湿，从而达到治疗他脏疾病，是"脾统四脏"理论在临床应用上的一个重要方面。

2）从脾论治九大治法

脾统四脏，说明了脏腑之间的密切关系。脾病波及四脏，四脏有病，亦波及脾，故临床有心脾、肺脾、肝脾、脾肾同病等病证。从脾论治，灵活化裁，确具疗效。

健脾益气法：适用于脾虚气弱所致病证，如胃肠功能减退，消化不良及各种慢性消耗性疾病，宜用香砂六君子汤、四君子汤。

升提中气法：适用于脾虚气陷所致病证，如内脏下垂、子宫脱垂、脱肛、重症肌无力等，用补中益气汤。

温中健脾法：适用于阳气虚损，脾失健运所致病证，如慢性肾炎、小儿单纯性泄泻、疳积等，宜用实脾饮、附子理中汤。

补益心脾法：适用于心脾两虚，气血不足所致病证，如神经衰弱、贫血、月经过多、便血及血小板减少性紫癜等，宜用归脾汤。

温补脾肾法：适用于脾肾两虚所致病证，如五更泻、慢性肠炎、肠结核等，宜用右归丸、四神丸。

燥湿健脾法：适用于脾虚湿阻所致病证，如慢性胃炎、妇人带下及慢性湿疹等，宜用平胃散加味。

健脾化痰法：适用于脾虚有痰所致病证，如慢性支气管炎、迁延性肝炎、小儿癫痫等，宜用二陈合四君子汤。

清热和胃法：适用于肝郁化火所致病证，如胃炎、肝炎、牙痛、糖尿病、小儿暑热症等，宜用左金丸、竹叶石膏汤。

消食导滞法：适用于食积内停所致病证，如慢性胃炎、消化不良、泄泻等，宜用保和丸。

### （3）苍白二术调治脾胃

一般治脾胃病常用苍白二术，燥湿健脾，湿去脾自健，脾健湿自化，作用广而用法多。如湿热并重，伤及胃阴者，可与石斛、麦冬、玄参同用。肝阳挟湿，目糊便燥者，可与黑芝麻同用。气虚挟湿者，可与黄芪同用，白术配茯苓治耳源性眩晕，苍术治耳疾、夜盲症多效，去垢腻苔尤佳，湿温口甜用苍术煎汤代茶饮之，单味白术煎汤治咳血、肺痈、小儿疳积、久痢均验，据冬病夏治之义，还以苍术、白术或苓桂术甘汤防治哮喘。临床上治疗再生障碍性贫血，在双补气血之红参、紫河车、龟鹿二仙胶等方中加入苍白二术，利用药物吸收，促进生化之源，有利病情缓解。故应用苍白二术调治脾胃，不仅能治疗本脏的病变，还能治疗他脏病变，确有临床指导意义。

## 3. 颜正华大师心悟：辨虚实，审寒热，明气血；分七型论治；兼调肝脾；临证勿忘化痰，辨别寒热，适时补益

### （1）辨虚实，寒热，气血

颜大师临证精于辨证，认为胃痛的治疗首当辨虚实，审寒热，明气血。

1）辨虚实

拒按多实，喜按多虚；饱则痛甚多实，饥则痛甚多虚；痛剧而坚，位置不移者多实，痛缓不得其处者多虚；舌胖嫩多虚，舌苍老多实；脉无力者多虚，脉有力者多实；补而无效多实，攻而加剧多虚。

2）辨寒热

要从病者寒热喜好、舌脉分：喜暖者多寒，喜凉者多热；苔白多寒，

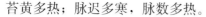

苔黄多热；脉迟多寒，脉数多热。

3）辨气血

要从痛的性质及舌脉分：脘腹胀痛，痛无定处，时作时止者多属气滞；刺痛有定处，持续不减，舌质紫暗或有瘀斑，脉弦或涩者多属瘀血。

颜大师把以上辨证的方法概括为："喜按拒按以辨虚实，喜寒喜热以分寒热，胀痛刺痛以明气血。"当然遇到寒热夹杂，虚实互见之证，还需灵活对待。

### （2）分七型论治

颜大师临证时常把胃痛分为以下 7 个证型进行施治。

1）气滞胃痛

症见胃脘胀满，攻窜作痛，脘痛连胁，胸闷嗳气，喜长叹息，大便不畅，得嗳气、矢气则舒，遇烦恼郁怒则痛作或痛甚，苔薄白，脉弦。治以疏肝和胃，方用香苏散或柴胡疏肝散。加减：可酌加川楝子，延胡索以行气止痛，加煅瓦楞子或乌贼骨以制酸止痛。

2）瘀血胃痛

症见胃脘作痛如刺，痛有定处，食后痛甚，舌质紫暗或有瘀斑，脉弦或涩。治以行瘀止痛，方用失笑散配加延胡索、丹参等活血止痛药。

3）寒邪客胃

症见胃脘冷痛，喜暖畏寒，舌苔薄白，脉沉细或迟。治以温胃散寒，方用良附丸配加肉桂、干姜、丁香、草豆蔻等。

4）郁火胃痛

症见脘痛灼热，舌红苔黄，脉数。治以清火舒郁止痛，方用左金丸合金铃子散。

5）食滞胃痛

症见胃脘胀满，嗳腐吞酸，大便中有不消化的食物，苔厚腻，脉滑。治以消积导滞止痛，方用保和丸加减。

6）虚寒胃痛

症见喜暖畏寒，饥时作痛，得食则减。治以补中散寒止痛，方用黄芪建中汤加减。

7）阴虚胃痛

症见胃脘热痛，似嘈似饥，口舌干燥，舌红少苔，脉象细数。治以养阴止痛，方用一贯煎加减。

### （3）兼调肝脾

颜大师在治疗胃痛时非常重视兼调肝脾。认为胃痛的病位虽在胃，但与肝脾的关系甚为密切。胃与脾以膜相连，胃纳运化，脾升胃降，才能完成食物的受纳、腐熟、运化、转输。肝胆又有疏泄脾胃的作用。在病理上肝胆疏泄功能失常，便会影响脾胃的升降功能而见胃痛、嗳气腹胀、脘痞纳呆等一系列肝胃不和的证候，这便是"木不疏土"，所以治疗胃痛时常常酌情加茯苓、焦三仙等以健脾益胃；加川楝子、延胡索等疏肝理气之药。

**（4）临证勿忘化痰，辨别寒热，适时补益**

1）肝郁犯胃，疏调勿忘化痰降胃气

颜大师认为，胃脘胀痛连胁，嗳气频作，每因情志不遂而发作。大便不畅，脉弦此乃肝郁犯胃之候。其中以脘胁胀痛为辨证要点。颜大师认为，此类胃脘痛的治疗应以疏肝理气为主，佐以降逆化痰。主要病因是肝木失于疏泄，横逆犯胃，气机不通，则见胃痛。故以疏理肝气为治疗关键。药用佛手、香橼、香附、枳壳、金铃子、玫瑰花等；胃主降，即以降为顺，胃家有病，多属失于"和降"的病理，故治疗胃脘痞满、疼痛，佐以和降胃气之品，每收理想疗效。药物宜选旋覆花、代赭石、法半夏等；肝郁胃痛，时发时止，不独与情志有关，亦与痰饮内伏有联系。朱丹溪说："百病中多有兼痰者，世所不知也。"肝郁之人，气失调畅，津液输布障碍而凝聚为痰，痰伏胃中，每为情志所诱发，痰气相搏，遂致胃痛。若唯理气而不化痰，痰邪不去，胃痛虽暂缓解而仍复发，故临床施治尚需兼用化散痰饮之品，以杜痰源。用温胆汤、二陈汤每每见效。

2）寒热错杂，温清宜辨孰主孰次

颜大师认为，胃脘疼痛，遇冷易发，胃中有灼热感，嘈杂呕吐，心烦，大便溏稀，脉弦滑或弦数，此乃中焦阴阳失和，寒热互结之候。属于仲景泻心汤类证。治当寒热并调，辛开苦降，用左金丸辄效。病证寒热互见者，则因体质不同，境遇之异，往往有偏寒、偏热之别，故其论治亦须分辨温中或清泄之主次。若见舌红，脉弦而有力或脉数，证偏热者，用正佐金丸平中见奇，每收捷效。若见舌胖脉缓，证偏寒者，用"倒佐金"（正佐金：黄连6份，吴茱萸1份；倒佐金：黄连用量减至1/3）多能收功。"邪之所凑，其气必虚"，寒热互结于中焦，与中气虚馁有关，故治宜兼培补中土，用四君子、六君子之辈。纳差、苔厚加谷芽消食醒胃，大便干结加全瓜蒌润肠通便，导热下行。泛酸水加煅瓦楞子，以制酸止痛，颇多效验。

3）中气不足，补益当佐发表之品

颜大师认为，胃痛隐隐，泛吐清水，按则舒，得温则减，纳差，神疲乏力，大便溏，舌淡，脉弱者，乃中气不足之候。治宜六君子、香砂六君子之属，阳虚明显者，可用黄芪建中汤治之。胃虚得补，胃络得温，气机得行，则胃痛自止。因脾胃为营卫之源，源流相通，为顺也。若感受外邪，营卫有病者，调营卫仲景明训："禁生冷、黏滑肉"等物，意为不壅塞营卫之源，有益于营卫调和。而今中焦既虚，营卫之源有病者，补益之中佐发表、调营卫之品，则有助于脾胃调和，即疏流则源清，柯韵伯说："补中之剂，得发表之品而中自安。"亦即此意。常与补中益气剂相须使用的发表药有紫苏、藿香、柴胡、葛根等。其中，生姜、大枣合用有调营卫、和脾胃之功能，用治中焦病，每收良效，不可小视。

## 参考文献

[1] 卜献春，周慎，刘芳，等. 刘祖贻学术思想及临证经验集萃（二）——脾胃观探微 [J]. 湖南中医杂志，2013，29（7）：23-26

[2] 吕立言. 颜德馨教授治疗胃脘痛经验简介 [J]. 中华中医药学刊，2008，26（3）：475-476

[3] 柳红芳. 胃痛的中医治疗：介绍颜正华教授辨证施治的经验 [J]. 解放军医学情报，1994（6）：20-21

[4] 高云艳. 颜正华教授治疗胃脘痛的经验 [J]. 辽宁中医杂志，1994（8）：349-351

# 呕　吐

## 1. 李士懋大师心悟：擅用"连苏饮"治疗湿热或胃热呕吐

李大师擅长运用中医药治疗急症、心脑血管病及内科疑难杂症。连苏饮出自薛生白《湿热病篇》，薛生白只列药物，未出方名，李大师称其为连苏饮，亦有医家称之为苏连饮。李大师以此方治疗湿热或胃热呕吐，疗效确切而迅速，且临证用之甚多。

李大师认为，"肺胃不和，胃热移肺，肺不受邪"欲领悟此中机制，必须了解薛生白所提出的湿热证的正局与变局的传变规律。薛生白所说的正局，是以脾胃为重心的湿热证；所谓变局，是湿热蕴久化为壮火，外达少阳三焦，内窜厥阴风木。

胃中湿热化火，郁火欲解，必由里达其表乃得透解。何谓胃之表？胸乃清旷之野，为肺所居。肺外合皮毛，上达于鼻，与外界相通。肺主气居于胸，胃热透达，必假道于胸而解，所以胃热移肺。然肺气不宣，外达之路不通，故火热之邪仍返还于胃，胃热不得透达，于是胃气上逆而呕吐不止。连苏饮，乃辛开苦降之方，辛以开郁，苦以降上逆之火。

方中黄连，苦寒，入心、肝、胃、大肠经，功能泻火、燥湿、解毒。紫苏叶，辛温，入肺、脾经，功能发表散寒，行气宽中。连苏饮所治呕吐，乃胃中郁火，胃气上逆所致。黄连苦寒，清热泻火为君；紫苏叶辛温而芳香，开胸膈之结气，行气宽中，使气机畅达，郁火得以透达为臣。紫苏叶之辛散与黄连之苦降，共同组成辛开苦降之方。

李大师强调，此呕吐乃胃中郁热所致。据病机推断，当具有胸痞脘满、口苦咽干、烦躁不寐、舌红、苔黄、脉沉而数等症。有热故当脉数、舌红、苔黄；热扰心神则烦躁不寐；热灼津伤而口苦咽干；肺胃气机窒塞，故见胸脘痞满、脉沉。若夹湿浊，则苔当黄腻，脉沉数而濡，伴头沉身困等症。临床见呕吐而兼此等舌脉象者，即可断为胃中郁热，而以连苏饮主之。明了连苏饮治呕之机制，便可举一反三，广泛应用，灵活加减。

连苏饮治疗呕吐，外感所致肺胃不和而吐者，此方可用；内伤气郁化火所致肺胃不和而吐者，当辛开苦降，此方可用；胎热上攻，胃气上逆所致妊娠呕吐，此方可用。若不吐，而见胸脘满闷、嗳气吞酸、烦躁不眠等诸症，属胃中郁热、肺胃不和者，皆可予连苏饮治之。

连苏饮药味少，药量轻，服用时将药捣碎，开水冲泡代茶饮即可，服用方便。李大师强调，采用开水冲泡之法，乃取"治上焦如羽，非轻不举"之意。所谓"轻"者，有三层含义：一是药量需轻，二是药之性味轻，三是不能久煎。

## 2. 徐景藩大师心悟：多属痰饮中阻，常用小半夏汤及茯苓泽泻汤

胃病患者常伴有呕吐症状，其中属于痰饮中阻者，因饮停于胃，胃气不和，上逆为呕。这类患者常自觉胃脘部痞胀不适，畏寒喜暖，胃中漉漉有声，头目昏眩，吐出多量液体，兼有未消化的食物，轻则数日一呕，重者每日呕吐。徐大师认为此由中焦阳气不振，水谷不归正化，水反为湿，湿停成饮。加以胃中津液与饮食之物俱合，不易顺利排入十二指肠，至一定容量即随胃气上逆而呕出。不少患者小溲渐少，形体逐渐消瘦，气血亦随之而不足。此症常见于胃、十二指肠壶腹部溃疡而伴有幽门不完全性梗阻。凡有胃下垂者，尤易并发此疾。徐大师根据张仲景《金匮要略》所述："诸呕吐，谷不得下者，小半夏汤主之。""胃反而渴欲饮水者，茯苓泽泻汤主之"等方论，把小半夏汤作为诸种呕吐的通用方。茯苓泽泻汤由茯苓、泽泻、白术、桂枝、甘草、生姜组成，包含苓桂术甘汤，又是五苓汤的类似方，功用为祛饮止呕而利小便，也是常用之方。临床表明，运用上述两方为主，治疗溃疡病合并幽门不完全梗阻而呕吐的病例，颇有效果。其中茯苓和泽泻各用20～30 g，配加通草增强通利之功，加蛪螂祛瘀通络，或再加红花活血以助其药力。一般服药数剂后，呕吐止而小溲增多，诸症亦随之而改善。

### 参考文献

[1] 吕淑静，王四平，吴中秋，等. 李士懋应用连苏饮治疗呕吐经验简介 [J]. 新中医，2010，42 (6)：126 - 127
[2] 刘沈林. 徐景藩治疗胃病痰饮中阻引起呕吐的经验 [J]. 江苏中医，1994 (7)：5 - 6

# 噎膈（胃食管反流病）

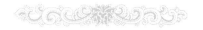

## 1. 徐景藩大师心悟：病在食管与胃，涉及肝木；初在气分，病久脾虚，后延及血；四型证治

### （1）病在食管与胃，涉及肝木

食管自胃至咽，和胃关系密切，为胃气所主。在生理上具有柔、空的特点，柔指柔软，食管要得到津液的滋润，才能柔软，才能使食物正常通降，而津伤血燥，食管失于濡养则可以导致吞咽困难，因此要保持空的特性，不能有梗阻，噎膈等病皆"由食管窄隘使然"。胃为阳土，喜燥恶湿，主收纳腐熟水谷，其气宜降则和，若饮食不节，过食生冷、偏嗜肥甘、喜好辛辣之品，或暴饮暴食，戕伤脾胃，胃不能腐熟水谷，谷浊之气不得下行而上逆，常出现嗳腐吞酸，甚则呕吐。土壅木郁，还可引起肝气失调。肝为刚脏，性喜条达而恶抑郁，主疏泄，有调畅全身气机功能，与胃是木土乘克关系。若恼怒忧思，气郁伤肝，肝失疏泄，横逆犯胃，胃气失和，气逆于上，也可以出现嗳气、泛酸、反胃等症状，若气郁津凝，痰浊内生，则可出现胸闷脘痞，咳吐黏痰，咽中如有炙脔的梅核气表现；若气郁化火，肝火犯胃，则可出现嘈杂、反酸、烧心感。

### （2）初在气分，病久脾虚，后延及血

脾居中焦，与胃相合，体阴用阳，主运化水谷，输布精微，其气升则健，饮食伤胃，病久多可及脾，导致脾气亏虚，脾虚运化无权，脾无以升，胃无以降，气机逆乱，胃之浊气又可上逆食管。同时由于脾虚土不疏木，可形成脾虚肝郁之证，肝郁不能调畅脾胃气机，导致脾胃气机紊乱，脾气更加亏虚，形成恶性循环。本病初起，多在气分，属肝胃气滞，痰气交阻，肝胃郁热，病久脾气亏虚，可由于气虚推动无力，痰湿阻滞，气机不畅，气滞血瘀，而病延及血，络脉瘀阻，出现胸骨后刺痛，痛处固定，吞咽困难，舌紫暗，脉涩等血瘀症状，表现为本虚标实之证。

### （3）四型论治

胃食管反流病大概可分为 4 种证型，初期多见肝胃不和，肝胃郁热证；病久多见脾虚气滞，气虚血瘀证。

1）肝胃不和证

症见每因情绪不畅而致胃脘胀满，两胁疼痛，胸骨后疼痛，嗳气频繁，泛酸呃逆，食欲不振，大便不畅，苔薄白，脉弦。治以疏肝理气、和胃降逆，方用柴胡疏肝散合解郁合欢汤加减。

【组成】柴胡 6 g，白芍 15 g，枳壳 10 g，陈皮 6 g，制香附 10 g，合欢皮 10 g，薄荷 4 g（后下），郁金 10 g，法半夏 6 g。若泛吐酸水者加乌贼骨 10 g，煅瓦楞 20 g；嗳气频繁加刀豆壳 15 g，柿蒂 10 g；胸脘胀闷，咽中如堵，咳吐黏痰加厚朴 10 g，茯苓 10 g，紫苏梗 10 g；胸骨后有烧灼感加栀子 6 g，浙贝母 10 g。

2）肝胃郁热证

症见剑突下或胸骨后有烧灼样疼痛，反酸嗳气，甚则发生呕吐，性情急躁易怒，胁肋隐痛，口干苦喜饮，大便干结，舌红苔黄腻，脉弦数。治以疏肝清热、理气和胃，方用化肝煎合左金丸加减。

【组成】青皮 5 g，陈皮 6 g，牡丹皮 10 g，白芍 15 g，栀子 6 g，泽泻 15 g，浙贝母 10 g，黄连 3 g，吴茱萸 2 g。若泛吐酸水者加乌贼骨 10 g，煅瓦楞 20 g；嗳气频繁加竹茹 10 g，枇杷叶 10 g；胃热偏盛，大便干结加生大黄 5 g；疼痛较著加延胡索 10 g，川楝子 6 g。

3）脾虚气滞证

症见胃脘和胸骨后隐痛，泛吐酸水，嗳气，纳少，神疲乏力，面色萎黄，大便时干时溏，舌淡红、苔薄白，脉细弦。治以健脾理气、和胃降逆，方用香砂六君子汤加减。

【组成】太子参 15 g，白术 10 g，茯苓 10 g，陈皮 6 g，法半夏 6 g，木香 6 g，砂仁 3 g（后下），紫苏梗 10 g，香附 10 g。嘈杂，反酸加黄连 3 g，吴茱萸 2 g，乌贼骨 15 g，煅瓦楞 20 g；嗳气频繁加刀豆壳 10 g，柿蒂 10 g；胸膈满闷加薤白 5 g，瓜蒌皮 10 g，厚朴 10 g；脘腹胀满，喜温喜按，大便溏泻加干姜 5 g，吴茱萸 3 g。

4）气虚血瘀证

症见胸骨后持续疼痛，吞咽困难，形体消瘦，神疲乏力，食欲不振，舌质紫暗，苔薄白，脉细涩。治以健脾益气、化瘀散结，方用六君子汤合启膈散加减。

【组成】太子参 5 g，白术 10 g，茯苓 10 g，陈皮 6 g，法半夏 6 g，丹参 15 g，浙贝母 10 g，荷叶蒂 10 g，砂仁 3 g（后下），郁金 10 g，当归 10 g，刀豆壳 15 g。若口干，津伤明显加北沙参 15 g，麦冬 10 g；吞咽困难，胸骨后疼痛加急性子 10 g，鹅管石 5 g，娑罗子 10 g；反酸、嘈杂加黄连 2 g，吴茱萸 2 g，乌贼骨 15 g；大便干结加生大黄 5 g（后下）。

## 2. 颜正华大师心悟：噎膈宜疏肝和胃，通腑降胃，活血治胃

### （1）疏肝和胃法

胃脘、胸骨后烧灼样疼痛、胀闷不适，常见诱因为情志不遂，肝气郁结，气逆犯胃。肝主疏泄，以条达为顺，胃主受纳，以通降为和，脾升胃降，肝气条畅，乃相因相用。肝胃一荣俱荣，一伤俱伤，生理上互相促进，病理则互相影响。颜大师临床将肝胃失和归纳为3种原因：一是先有精神刺激，脘腹不适随即出现，即情志不遂致肝失疏泄，肝气郁结致脾胃升降失调，出现"木不疏土"。症见脘腹胀痛、烧心、纳差、呃逆。二是肝气横逆，脾胃失和，浊气上逆，即"木横克土"。症见脘腹胀痛窜及胁肋、反酸、呕逆、嗳腐。三是饮食失节，脾胃失健，升降失枢致肝失条达，即"土壅木郁"或"土虚木贼"。症见食少纳呆、胃脘隐痛、胀闷、泛酸、呕恶。此反流性胃炎-食管炎主要病机不外肝胃失和，治疗关键是肝胃同治，各有所重。

颜大师擅用理气疏肝、通降和胃，肝胃同调法。选择药物忌刚宜柔、升降相因，药性以轻灵、流通见长。方用柴胡疏肝散加减。常用柴胡、香附、川楝子、佛手、香橼疏肝解郁、条达肝木；以陈皮、木香、赭石、旋覆花、甘松、绿萼梅、谷芽、麦芽、枳壳降胃逆、通腑气、调脾胃；重用白芍15～30 g配甘草，缓肝急，柔胃阴，与理气药相辅相成，缓解肝胃上冲之逆气。此外，可据症调整左金丸之黄连、吴茱萸比例，有效抑止反流。如肝郁化火用黄连、吴茱萸6∶1，寒邪盛则1∶6，寒热不明显3∶3。或以黄连炒吴茱萸，也可用海螵蛸、煅瓦楞以加强制酸效果。

### （2）通腑降胃法

腑气相通，以降为和，通肠腑降胃气，事半功倍。颜大师认为反流现象是胃气夹肝胆浊气上逆所致。胃乃六腑之一，胃气上逆不仅与肝郁密切相关，与腑中浊气不降亦相关。治宜舒畅肝气，通降腑气。腑气通则胃气降，胃浊降则脾气升，中焦枢转得利，肝胃协调，诸症则消。反之，则影响脾脏升清，且横窜致肝失疏泄。凡肝胃不和、脾胃不和或胆胃不和，均应在疏肝调气中辅以通腑降浊，使中焦气机顺畅，还胃受纳之功。颜大师治疗伴便秘者，常用瓜蒌、决明子、当归、郁李仁、枳实、槟榔、大黄等，不囿于攻下或润下，辨证灵活用药，驱浊外出。

### （3）活血治胃法

颜大师临证善于观察患者气血，他认为反流性胃炎-食管炎疗效与气血运行通畅与否直接相关，只注重理气而失察脉络血行，则会延缓病情恢

复。反流性胃炎患者病程日久，久病入络，气血失和，瘀血阻滞；又因肝气郁结，气滞血停，血瘀胃络，气血相因相果，使病症加重难愈。临床常见患者胃脘痛持久、顽固，入夜尤甚，均为气滞血瘀所致。理气勿忘活血，治胃勿忘活血。常配川芎、赤芍、白芍、丹参、延胡索、五灵脂、蒲黄、当归、大黄、乳香、没药等，根据瘀血的轻重选用药物。

## 3. 李玉奇大师心悟：大补元气，健中和胃，宜碱宜温

李大师认为该病主要病因是中气亏虚，脾不能为胃行其津液，胃内压力降低，胆汁等碱性物质反流损坏胃黏膜屏障所致。治疗宜大补元气，健中和胃，药性宜碱宜温，忌酸忌凉。

【组成】党参30 g，黄芪30 g，山药24 g，砂仁6 g，白豆蔻6 g，葛根10 g，柴胡12 g，小茴香5 g，炮姜6 g，苦参10 g，川楝子15 g，橘核15 g，黄连4 g。方中党参、黄芪、山药大补元气、健脾；砂仁、白豆蔻化湿温中，行气止痛；葛根、柴胡升清；小茴香、炮姜散寒止痛；苦参、川楝子、橘核疏肝利胆，行气止痛；佐黄连清热和胃。诸药配伍，共取益气温胃、健脾化瘀之效。

### 参考文献

[1] 叶柏，陈静. 胃食管反流性疾病证治刍议［J］. 中医杂志，2005（11）：812-813

[2] 张冰，孟庆雷，高承奇，等. 颜正华大师治疗反流性胃炎-食管炎经验介绍[J]. 新中医，2004（12）：7-8

[3] 刘华珍，徐子亮. 李玉奇大师辨治慢性胃病经验［J］. 实用中医内科杂志，2004（4）：295

# 胃　炎

## 1. 徐经世大师心悟：运用"调节内环法"调理肝胆，健脾益胃

徐大师认为，幽门螺杆菌（HP）一直存在于自然界当中，易于通过"病从口入"的方式进入人体消化系统，打破人体内环境的平衡，从而产生相应的症状。从病因上分析，幽门螺杆菌可归属于"六淫"中湿热之邪，且多具"毒"的性质。其病机是邪毒内侵，正邪相争，致正虚邪实、虚实夹杂而发病。正虚是脾胃虚弱，邪实为湿热蕴毒，瘀阻血络。在治疗上，现代医学使用"三联"、"四联"杀菌疗法，虽然在一定时间内可以使幽门螺杆菌被杀灭，但其所生存的内环境并不能得到彻底改变，所以易于复发。徐大师据"正气内存，邪不可干"之旨，提出治疗幽门螺杆菌感染所致的胃病须从"调理肝胆，健脾益胃"入手，扶正以祛邪，只有恢复"脾升胃降"的正常功能，再建消化系统平衡与协调的内部环境，增强脾胃运化能力，才能使邪毒得除，不复侵染，徐大师将其称为"调节内环法"，具体运用又应当注重肝胆脾胃的相互关联。下面列举验案一则。

徐大师曾治疗一位辨证为木乘土位，湿热中蕴的 68 岁女性患者，治以扶土抑木、化浊畅中，予以自拟方。

【组成】姜竹茹 7 g，枳壳 8 g，陈皮 7 g，姜半夏 5 g，绿萼梅 7 g，川黄连（炒）9 g，蒲公英 7 g，川厚朴花 7 g 等，患者诸症悉减。

## 2. 邓铁涛大师心悟：脾阳亏胃阴虚，血瘀痰湿虚火；治疗应培中气，救阴津，祛瘀热

### （1）脾阳亏胃阴虚，血瘀痰湿虚火

本病的病因病机，多由烦劳紧张，思虑过度，暗耗阳气，损伤阴液而引起；亦可因长期饮食失节，缺少调养，致使后天损伤而发病；还可因先天不足，后天失养，大病失调所致。从中医辨证角度，邓大师认为本病是本虚夹标实的病。其虚，主要为脾胃亏虚。脾亏虚于阳气，胃亏虚于阴液，此为发病的前提和本质。本病之实，多为虚损之后所继发。如脾气亏虚，血失鼓动，血滞成瘀阻络，此为一；脾失健运，湿浊不化，痰湿停聚，此为二；瘀阻湿郁，加之阴液亏损，则易引起虚火妄动，此为三。脾

阳亏虚，故见身倦乏力，脘腹胀闷，纳呆，体重下降，面色淡白，舌胖淡嫩，齿印，脉虚弱；胃阴亏损，则见胃部隐痛，甚则烧灼痛，舌嫩苔少或光剥，脉细数；血瘀阻络，则胃脘疼痛明显，上腹及背部夹脊压痛明显，唇暗，舌暗，舌边见瘀点、瘀斑；痰湿凝聚，则脘腹胀闷，恶心，嗳气，甚至呕吐；阴虚内热则见低热，五心烦热，急躁易怒，烧灼感，大便干燥等。

"相火为元气之贼"所讨论的是"病机"问题，虽然后世议论较多，但验之于临床，有指导作用。脾胃气虚，不但可见阳气不足之证，亦每兼有虚火之证，若只顾补其脾气则虚火更甚，反伤脾胃之气，故李东垣一再强调"火与元气不两立"，此火乃病理过程中产生的"阴火"。相火为元气之贼说，虽然受张景岳批评，但指导临证往往有效。其实此说亦源于张仲景之半夏泻心汤、生姜泻心汤等方而上升为理论者。凡胃痛属脾虚而有灼热感，或脉弦数者，邓大师喜用四君子汤加黄连、吴茱萸。黄连与吴茱萸药量比例，因虚火程度而有所偏重，灼热甚者可更加黑栀子、黄芩之属。

**（2）治疗大法：培中气，救阴津，祛瘀热**

对于本病的治疗，在治法上补脾气、养胃阴为大法，是治疗的根本。但标实不除，不能很好地固本，所以活络祛瘀，除湿化痰，清退虚热，亦不可忽略。邓大师自创基本方。

**【组成】**太子参30 g，茯苓12 g，山药12 g，石斛12 g，小环钗9 g，麦芽30 g，甘草5 g，丹参12 g，鳖甲30 g（先煎）。方用太子参、茯苓、山药、麦芽、甘草以培补脾胃，健运其气；用石斛、小环钗、山药急救已伤之胃阴，用丹参、鳖甲益阴活络，通脉祛瘀兼清虚热。本证以亏虚为本，瘀热为标，故遣方用药以培中气，救阴津为主，祛瘀热为辅，方与证合，故能建功。

慢性胃炎是伤于后天，其本既虚，脾胃消化吸收功能甚差，故培补不能急功求成，骤投大温大补之厚剂。如按此法，只能滞其胃气，灼其胃阴。同时，救护胃阴亦不宜用过于滋腻之品，以免壅阻脾脏阳气的恢复。此外，活络祛瘀要防破血太过，清退虚热要防伤阳，亦同上理。邓大师认为，治疗本病培元时，宜用太子参、山药、茯苓、炙甘草等，虽补气之力不及党参、黄芪，但不会滞气助火；再反佐以麦芽使之易于受纳，这对于消化吸收功能甚差、胃阴已伤的患者，是恰如其分的。至于救胃阴，石斛、小环钗、山药最为适宜。活络通瘀、清降虚热，丹参配鳖甲较为妥帖。至于化湿浊，宜选用扁豆、茯苓、鸡蛋花、薏苡仁等药性较平和的药物，切忌用温燥之品，因为易伤元气与胃阴，胃阴不足，病机不转，则犯虚虚之弊。

本病乃慢性疾病，病程较长，日久穷必及肾。脾胃属土，肝属木，脾虚往往使肝气乘之，故治疗时不能忽视与肝肾的关系，同时亦应注意肺脾的关系，故应先抓主要矛盾，于适当之时选加调养肺、肝、肾之品。

脾胃气虚较甚者加黄芪、白术或参须另炖；湿浊偏重者加扁豆、鸡蛋花、薏苡仁等；肝气郁结者加素馨花、合欢皮、郁金等；疼痛明显者加木香、延胡索、佛手等；嗳气频作者加代赭石、旋覆花等；大便干结者加火麻仁、郁李仁等。

### 3. 徐景藩大师心悟：阴虚夹湿治以祛湿养阴，用药以甘凉为主，佐以甘平酸；化湿以微辛微苦，参以甘淡

#### （1）慢性胃炎多阴虚夹湿

临床上遇到慢性胃炎患者舌红而苔白腻，胃阴虚而又夹湿，治疗用药颇为棘手。徐大师认为这类患者的症状不一，但上述舌象在诊断上颇具特征意义。既是阴虚，又有湿浊，其机制可能有三：一是整体属阴虚，也包括胃阴亏虚、局部脏腑有湿浊，一般源于脾胃；二是由于肝胃气滞而生郁热、久则耗伤阴液，气滞津凝而成湿浊；三是由于药物所损，如辛燥过度，或某些化学药品尤其如"制酸"太过等因素，导致阴虚，而原有部分湿浊尚未尽化所致。

#### （2）祛湿养阴

关于治则，徐大师认为若素体阴虚而脾胃有湿者，可考虑先祛其湿，湿去后重在养阴。如属气郁化热伤阴夹湿者，可行气泄热，佐以化湿。待热清湿祛而胃阴未复者，再予养阴。药物所致阴虚而有余湿者，停服原来药品，先复其阴，阴液渐充，再化其湿。临证还当根据具体情况，灵活掌握。胃阴虚，需养阴，有湿浊，应化湿。

#### （3）用药心得

徐大师提出用药必须注意的几点意见，如养阴勿过于滋腻，以防滞气而助湿浊的蔓生，化湿勿过于辛燥，以防进一步耗损阴津。养阴以甘凉为主，如麦冬、北沙参、芦根等，佐以甘平、甘酸如山药、白芍、甘草等品。鲜石斛（如鲜铁皮石斛或鲜金石斛）甘凉微寒，生津益胃之效著而又不碍于化湿，枫石斛亦擅生津养阴，实在无上述品种，只好暂用川石斛，但养阴之力甚微。如湿渐祛而胃阴未复者，也可据证参用玉竹、乌梅、百合等。

化湿以微辛微苦为主，如陈皮（或橘皮、橘白）（炒）、半夏、川厚朴花、佩兰等为一般常用之品，参以甘淡的薏苡仁、茯苓、川通草、芦根之类。湿浊难化者，可配用石菖蒲宣窍化湿。此外，如藿香芳香化浊，鼓舞脾胃，益智仁、砂仁（或蔻仁）温化其湿。汤剂以外，也可配用"代茶

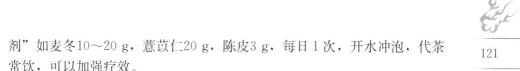

剂"如麦冬10～20 g，薏苡仁20 g，陈皮3 g，每日1次，开水冲泡，代茶常饮，可以加强疗效。

徐大师认为，慢性胃炎的症状不一，应根据患者病情配用理气（勿过于辛燥）、清热（勿过于苦寒）、消导、行瘀等方药。胃病舌质干红而舌苔白厚，经治疗少效，舌象依然，症状不见改善，进食日少者，提示预后严重，应及时复查，以便及时发现不良转归。

## 4. 裘沛然大师心悟：寒热互结，升降失司，宜辛散苦泄；脾胃虚弱，宜甘缓酸收

脾虚会影响到胃的通降功能，最终形成脾胃皆病，虚实互见。肝胆与脾胃同属木土相克关系，肝胆主疏泄条达，与脾胃的升降功能密切相关。若肝气横逆，则木旺乘土；木郁不达，则中土壅滞；肝火亢炽，则迫灼胃阴；肝血不足，则胃失滋荣。胆与胃皆主降，《内经》有"邪在胆，逆在胃"之说，是指胆有邪可影响及胃。某些胆汁反流性胃炎会出现口苦、呕逆、泛酸诸症，大多因胆有郁热，胃气上逆而致。胃炎的发作或证情的进退，常与情志变动有关，其病机离不开气机郁结，肝胆失于疏泄，进而殃及脾胃的升降功能。胃炎的病机特点为虚实夹杂，寒热交错。虚，重在脾胃气阴虚亏；实，主要是气滞、血瘀、湿邪等；寒，多因饮食生冷，积冷成寒，或脾胃阳气虚弱，寒从内生；热，缘因嗜食辛辣，湿热内蓄或脾胃阴分不足，阴虚而生内热等。故治疗慢性胃炎崇尚辛散苦泄，甘缓和中或加酸收之法。

### （1）寒热互结，升降失司：辛散苦泄法

辛散苦泄法针对胃炎出现寒热互结，升降失司而设。本法以苦辛合用，寒热兼施，一阴一阳，一升一降，有开泄痞塞，解散寒热，调节升降，疏利脾胃气机的作用。选用的辛药有半夏、干姜、高良姜、桂枝、厚朴等，大凡气得寒而凝滞，得热则散行，故用辛药有开结散痞、温中散寒、通阳运滞之功，临证时根据证情轻重酌情选用。苦药常用黄芩、黄连、龙胆草等。有人认为"苦寒败胃"，似不宜于胃炎。其实，苦寒药不仅可降上逆之胃气，泄胃中之蓄热，且有健胃之功。以龙胆草为例，一般将其作为清泄肝胆之火药应用，常忽视其健胃有良效。《医学衷中参西录》说："龙胆草，味苦微酸，为胃家正药。其苦能降胃气、坚胃质；其酸也，能补益胃中酸汁、消化饮食。凡胃热气逆，胃汁短少，不能食者，服之可开胃进食。"胃为六腑之一，有"传化物而不藏"的生理功能，以通为补，苦以降逆，正顺应了胃的生理特征。再者，与辛药配伍，又有相反相成作用。若再稍佐柴胡、木香、茴香、香附等疏理肝胆、调畅气机之品，则其功益彰。

**（2）脾胃虚弱：甘缓酸收法**

甘缓酸收法专为胃炎久病、脾胃虚弱者而立。其中脾胃气虚者，用甘缓以建中，药用党参、黄芪、白术、茯苓、甘草、大枣等；胃阴不足者，用甘缓以化阴，药用乌梅、诃子、党参、玉竹、麦冬、甘草等。尤其要说明的是，对慢性胃炎出现心下痞胀一症，一般受"甘令人中满"说的束缚，而不敢用甘药治痞。裘大师破后世偏见，辄用甘草、党参、大枣等甘药，甘草一般用量 15～30 g，与辛散苦泄的半夏、干姜、黄芩、黄连并用，使痞消结散，胃脘畅然，其他症状也明显改善。

## 5. 颜正华大师心悟：胃炎治以疏肝理气，化湿健脾，养阴益胃，消食制酸；理气须防香燥；养阴慎用凝滞；重视脾胃，消补并用

颜大师重视研究胃的生理功能、病理变化。生理上以降为顺，病理上因滞而病。突出的特点就是胃"更虚更满"的正常生理状态发生紊乱，从而导致胃气不得通降，失去受纳腐熟水谷及与脾纳运相协、升降相因的功能。饮食不节、脾胃虚弱等病因导致中焦气机阻滞、升降失常而形成的一种病证。慢性胃炎多从肝论治，颜大师说："病位虽在胃，但多累及肝而成肝、胃、脾三脏俱病。"若肝失疏泄，气机郁滞则中焦运化失司，或浊阴在上，或清阳下陷。

**（1）治以疏肝理气，化湿健脾，养阴益胃，消食制酸**

颜大师常用的疏肝理气药有柴胡、白蒺藜、香附、佛手、青皮、厚朴、枳壳、紫苏梗之类。湿浊中阻者注重化湿健脾，颜大师亦予化湿辟浊，选用佩兰、藿香、薏苡仁、苍术、厚朴之类。中气虚弱者健脾益胃为本，颜大师在治疗中将脾胃虚弱大致分为脾胃气虚、脾胃阳虚、脾虚湿阻 3 类，分别予以健脾益气、温中健脾、健脾化湿而选用四君子汤、理中汤、参苓白术散加减化裁。胃阴不足者当养阴益胃，颜大师多用一贯煎或益胃汤加减化裁。若痛甚多加香橼、佛手；若脘腹灼痛，嘈杂泛酸多加左金丸。食滞不化者佐以消食导滞，颜大师常于主方中加入一些消食导滞之品，一是病在中焦，脾失健运，运化无力，每多兼有宿食不化而见胃脘满闷，嗳气吞酸；二是即使未见明显宿食之象，但患者脾胃运化之功减退，则必兼食欲不振，食后饱胀。颜大师喜用炒谷芽治疗食积不消或脾胃虚弱，不饥食少之证。若食积较重或宿食不化，则再加炒麦芽，或再加炒神曲，或用鸡内金健运脾胃，消化水谷，治食积不消，脘腹胀痛，肉食积滞。颜大师一般不用山楂，因其味酸，恐引起胃酸加重。呕逆恶心反酸者佐以降逆和酸，颜大师多在辨证施治的基础上佐以降胃气、和胃酸之品。

恶心、呕吐、嗳气乃胃气上逆，多选用生姜、旋覆花；寒重加高良姜；若舌苔白腻则用半夏降逆燥湿；舌苔黄腻为内有湿热或痰热，选用竹茹清热化痰、止呕；若呕恶、呃逆，因于中焦虚寒，则于方中加入砂仁、丁香；反酸则和胃制酸。

### （2）用药

1）理气须防香燥

理气须防香燥。理气是治疗慢性胃炎的常用方法，气顺则湿化，气降火亦消，但选用理气药时须防其过于香窜燥烈，以防伤阴之弊。特别是病情经久不愈之体羸阴虚者，尤须注意。如疏肝和胃宜选用佛手、香橼之类；清热理气宜选用枳壳、川楝子之类；和胃降逆宜选用旋覆花、厚朴、陈皮之类；饱胀甚、嗳气频选用木香、砂仁、白豆蔻之类，但只宜小剂量。

2）养阴慎用凝滞

养阴慎用凝滞。颜大师认为，在使用养阴药时切忌投以重浊滋腻之品，慎用生地黄、熟地黄、阿胶之类，以免伤胃助湿腻膈，宜选用北沙参、麦冬、芦根、山药、天花粉、石斛之类。若胃酸缺乏者，宜取甘酸化阴之意，选用乌梅、木瓜、白芍、甘草之类。

### （3）重视脾胃，消补并用

清热切忌寒凉太过，补气勿使壅滞，重视脾胃，消补并用，颜大师始终将调护脾胃贯穿治疗始终。寒热错杂，宜寒温合用，刚柔合用。疏肝行气不伤阴，故颜大师每在养阴药中酌加酸甘化阴、缓急止痛之芍药、甘草，每获良效。

## 6. 李玉奇大师心悟：以痈论治，法以扶正补脾，去腐生新；注重癌前病变

### （1）以痈论治

李大师通过临床病例总结，提出萎缩性胃炎应以痈论治，认为萎缩性胃炎的成因是由郁变瘀，由瘀变腐，由腐而成痈。在治疗上主张以痈论治，采用扶正补脾、去腐生新之法，予自拟方。

【组成】黄芪20 g，党参20 g，薏苡仁20 g，甘草6 g，白蔹15 g，羊角屑15 g，蚕沙15 g，黄连5 g，桃仁10 g，丹参15 g，莪术10 g。方中黄芪、党参、薏苡仁、甘草以扶正健脾；白蔹、羊角屑、蚕沙、黄连清热解毒化腐；桃仁、丹参、莪术祛瘀生新，全方共奏扶正补脾、去腐生新之功。用之临床，屡用屡效。

结合胃镜检查，萎缩性胃炎在胃镜下可见：胃黏膜充血水肿，糜烂和

溃疡，大量炎细胞浸润，腺体减少，呈不同程度萎缩，有的胃黏膜呈局灶性隆起，疣状增生，肠化生等。各种表现与痛的病理表现极为相似。

### （2）辨识癌前病变

在众多萎缩性胃炎临床观察中，李大师凭借中医四诊总结出发现胃癌前期病变的三大指征：①脉来弦实有力；②望诊可见肿瘤面容，舌面萎缩无神无根；③体重急剧下降，胃脘胀满，全无食欲。如在临床遇有脾胃病患者，面色灰垢无华，形体消瘦，舌体萎缩，舌面少津，无神无根，口干渴而不欲饮，胃脘胀满而无痛楚，体重急剧下降，特别是脉来弦实有力，多为癌前病变。按病久当虚，脉应无力，今反弦实有力，乃因正邪交争，正气被病邪所夺，阴阳离决，故脉反大于外，并非正常，乃病使然。舌面无神无根，胃津匮乏，证明胃气衰败而离决；口干渴不欲饮水，乃病在血分不在气分；体重急剧下降，乃胃阳欲脱，脾阴匮乏，患者险境，多为癌前病变指征。对这样的患者，李大师主张暂停施方用药，俟胃内镜、病理（需钳取活检病理4～6块）为准，定性后再立治疗方案。通过本程序经治病例，几乎没有漏诊或误诊。

## 7. 徐景藩大师心悟：升降得宜；润燥相宜

### （1）升降得宜

升降相宜胃降则和，脾升则健，故治疗胃病应十分注意升降问题，升降得宜则气机调畅。

1）补气理气寓升降

脾胃气虚而兼气滞者，徐大师主张"脾贵在运而不在补"，用药以党参、黄芪补气而主升，配以木香、陈皮、枳壳主降而理气；中虚气陷而兼气滞者，加升麻、沉香以达脾升胃降之功。理气行瘀有升降，肝郁气滞，横逆犯胃，久则血瘀，治当理气行瘀，但常须加枳壳、桔梗以调升降，同时具有疏肝开肺之功。

2）胃阴不足用升降

胃阴不足证，治宜滋阴养胃，徐大师常谓"胃体阳而用阴，不可一味滋养"。沙参、麦冬、当归、生地黄，守而不行，必须配用升降气机之品，如木蝴蝶能升与佛手之降相伍，或配苦杏仁与青皮，或配竹茹与瓜蒌，亦有升降之功。

3）芳化湿浊宜升降

胃中有湿，一般常用芳化之品。藿香、佩兰与陈皮、半夏即有升降之性。对久病湿浊不化，舌苔白黏、灰腻者，徐大师常将薤白、石菖蒲与厚朴、苍术同用，宣通机窍而调升降，或配砂仁、草豆蔻等理气化湿以调升降。

叶天士《临证指南·卷二·脾胃篇》中提出："太阴湿土，得阳始运，阳明阳土，得阴自安，以脾喜刚燥，胃喜柔润也。"如片面地强调"脾喜刚燥，胃喜柔润"则不利于治病。须知临床应以证候为依据，胃病有喜润、喜燥，而润燥得宜，刚柔相济，才能提高疗效。

中虚气滞者常用山药，微温而不燥，清补而不滋，既能益气，又有养胃之功，与参芪相伍，亦属刚柔、润燥得宜。痰热互结者，黄连、半夏消痞和胃，燥湿泄热，配以瓜蒌之润，仿小陷胸汤之意而去痰浊，亦属润燥兼顾之例。脾胃虚寒者，用桂枝以温胃阳，或用甘松、高良姜等温胃散寒，应配白芍，则润燥相当而具有建中之功。胃阴不足者，在滋阴养胃方中配用佛手片、橘皮或橘络，理气而不过于辛燥，亦属润燥相伍。

## 8. 周仲瑛大师心悟：灵活运用酸甘化阴法，结合凉润、柔润、温润等法

周大师认为，"酸甘化阴"是治疗慢性萎缩性胃炎的大法，并且根据不同的临床证候，灵活运用"酸甘化阴"法，常结合凉润、柔润、温润等法治疗慢性萎缩性胃炎，取得了颇为满意的疗效。

### （1）酸甘凉润

药物组合将酸味药与甘寒滋阴重剂合用，使两阴相济，以资助胃液和肝阴。

常用药物：酸味药如白芍、乌梅、山楂等，能敛阴生津，且敛肝和胃，甘寒药如鲜生地黄、鲜石斛、天冬、麦冬、天花粉、知母等，能滋阴润燥，且柔肝养胃。

适应病证：胃阴耗伤之重证。症见脘中灼热隐痛，或嘈杂如饥而不欲食，甚则厌食不饥，咽燥，口干，口渴，大便干燥，舌质光红而干，苔少或无苔。

注意事项：肾亏肝旺耗伤胃液者，当重用滋养肝肾之品，胃热内盛，火盛伤津者，可在大队酸甘凉润滋阴药中，酌情少佐黄芩、黄连、栀子等品，胃燥阴伤，虚火内灼者，必须采取滋阴制火，以润胜燥的原则，苦寒清火之品当少用、慎用。

### （2）酸甘柔润

药物组合将酸味药与甘平养阴轻剂合用，化阴生津，调养肝胃。

常用药物：酸味药如白芍、乌梅等养肝、敛肝，制其横逆，甘平药如沙参、玉竹、干石斛、扁豆、莲子、谷芽等薄味濡柔之品，养胃生津又

荣肝。

适应病证：胃阴不足的轻证。症见脘部痞胀隐痛，食不甘味，纳少，口微干，大便虽干不燥，苔薄欠润等。

注意事项：胃阴不足，伴有肝胃不和，经投疏肝和胃理气药不效者，当在酸甘柔润的基础上佐以调气，不宜取辛香燥烈之品，以免耗劫肝胃阴液；肝胃两伤，阴虚尚不明显者，可取酸甘合化法，用乌梅、白芍合甘草、大枣等以开胃缓肝，不宜过于滋柔。

### （3）酸甘温润

药物组合在酸甘柔润法的基础上，配合甘温补气药以益气养阴。

常用药物：酸甘柔润药如白芍、乌梅、石斛、麦冬等化阴生津，调养肝胃；甘温补气药如党参、太子参、黄芪、白术等，使酸与甘温相合，通过补气以化阴生津，对元气虚而导致的津亏尤为重要。

适应病证：气阴两虚证，凡津亏不能化气，或气虚不能生津，而致胃之津气俱伤，或肝阴与胃气变亏，即有阴津不足的症状同时又见神疲、气短、音低、头昏、肢软、口淡、大便不畅或欠实，舌质光淡，脉虚细涩等气虚诸候。

注意事项：气阴两虚证当少用或不用酸甘凉润的纯阴厚腻药，因这类情况一般多未致胃爆阴伤，虚火内灼的严重程度，加之又有气虚的一面，故养阴当取酸甘柔润之法，单纯胃阴虚证，用酸甘柔润法而阴不复者，只要没有虚火现象，亦可根据"阳生阴长"之义，参甘温补气之品。

总之，酸甘化阴，即将酸味与甘寒药复合配伍，以达到养阴生津的目的。常用此法治疗久患胃病，胃阴虚耗，不能濡养胃腑融化水谷，而致胃受纳腐熟水谷功能失常的胃阴亏虚证，故为治疗慢性萎缩性胃炎的常法。临床应用，注意有无兼证，胃阴不足常兼有虚火、气虚、脾阴不足等，还当注意肝与胃的相互影响及同病。从药义分析来看，酸与甘合的药理作用主要有3个方面：①加强养阴作用，酸能敛阴生津，甘能益胃滋阴，酸甘配伍，一敛一滋，则两济其阴。②化阴生津酸相互作用，能促进脾胃化阴液的功能。故吴鞠通谓"酸甘化阴"。尤在泾则认为"酸得甘助而生阴"，如伍以甘温为补气以化阴生津。③以养脾胃津液补肝阴为特长。某些酸味药功能，补肝和开胃。酸味药入肝而能补肝敛肝，补肝体以制肝用，另一方面又能开胃气，少用之每能健胃开食，某些甘味药功能，补益脾胃和缓肝。甘味药入脾而能补益脾胃，有甘缓养胃之功，另一方面又能调肝以缓急。酸甘复合法的配伍要点：常用于治疗胃痛的酸味药，如乌梅、山楂、木瓜、白芍等，甘味药须根据病理表现分别复合甘寒、甘平及甘温之品，如麦冬、生地黄、石斛、天花粉、党参、太子参、白术、黄芪等，适当佐入理气而不辛燥的药物，如玫瑰花、佛手花、川楝子、金橘饼、竹茹、谷芽、麦芽等。

## 9. 朱良春大师心悟：益气活血，化瘀生新，自创"胃安散"

朱大师多以黄芪配莪术为主治慢性胃炎。慢性萎缩性胃炎是一种慢性消耗性疾病。胃为五脏六腑之海，气血生化之源，胃病既久，化源匮乏，气衰无力，血必因之瘀阻，因此常呈胃气虚衰、瘀阻作痛之候。朱大师认为此病证应选益气活血，化瘀生新之品，方能奏养正消瘀止痛之功。朱大师自创"胃安散"。

【组成】生黄芪90～120 g，莪术30 g，党参90 g，山药90 g，鸡内金60 g，炙刺猬皮60 g，生蒲黄60 g，五灵脂60 g，徐长卿60 g，炮山甲45 g，玉蝴蝶45 g，凤凰衣45 g，甘草30 g，共研细末，每服3 g，每日3次，食前半小时开水冲服。

方中黄芪、莪术为主药，朱大师指出："黄芪能补五脏之虚，莪术善于行气、破瘀、消积。莪术与黄芪同用，可奏益气化瘀之功，病变往往可以消弭于无形。因为黄芪得莪术流通之性，补气不壅中；莪术得黄芪之气旺，攻破而不伤正。两药相伍，行中有补，补中有行，相得益彰。"方中党参、山药助黄芪益气养胃，健脾助运。鸡内金、刺猬皮、炮山甲、蒲黄、五灵脂助莪术活血行瘀，软坚散结，对慢性萎缩性胃炎的病理改变，胃黏膜腺体萎缩、黏膜变薄，甚至肠上皮增生或黏膜非典型增生等症有明显的治疗作用，能改善微循环，调节代谢失调，调节神经血管营养，促使增生性病变的转化和吸收。鸡内金还有健脾开胃，消化食积之功，现代药理研究表明，口服鸡内金后，胃液分泌量、酸度及消化力三者均见增高。徐长卿善于行气消胀，缓急止痛。凤凰衣、玉蝴蝶二药素有养阴清肺之功，除善治久咳、咽痛、音哑外，还有补虚宽中、保护胃黏膜及促进食欲之功。全方益气消瘀，和胃止痛，此为基本方，随证加减。

如偏阴虚者加北沙参60 g，麦冬60 g，生白芍90 g；偏阳虚者加高良姜60 g，炒白术60 g，荜茇30 g。随证制宜，临床使用屡屡获效，胃痛多趋缓解、消失，食欲显著增加，病理变化随之改善或恢复正常。《本经》首言生黄芪善医痈疽久败，能排脓止痛；次言大风癞疾，五痔鼠瘘，皆可用之。性虽温补，而能疏调血脉，通行经络，驱风运毒，生肌长肉，以其伍蓬莪术，恒收祛瘀生新之功。故临床运用可使器质性病变之病理性变化获得逆转。如朱大师还用之治消化性溃疡、肝脾大、肝或胰癌肿，颇能改善病灶的血液循环和新陈代谢，以使某些溃疡、炎性病灶消失，肝脾缩小，甚至使癌症患者病情好转，延长存活期。具体运用此两味药时，往往根据辨证施治原则，灵活掌握其剂量、配伍，如以益气为主，黄芪可用30～60 g，再佐以潞党参或太子参；如以化瘀为主，莪术可用至15 g，亦可加入当归、桃仁、红花、地鳖虫等；解毒消癥常伍参三七、虎杖、蛇舌草、蜈蚣等。

## 10. 徐景藩大师心悟：气血不足，术后血瘀，邪实内阻，胆胃同病为病机；补气血益脾胃，行气化瘀泄热，疏肝利胆和胃，化湿消食除胀为治法

### （1）病机四大特点

残胃炎发生于胃次全切除术后，由于失去正常的幽门功能，胆汁容易反流入残胃腔内，破坏胃黏膜的屏障作用而引起发炎或使原有的炎症病损加重，因反流液呈碱性，故曾有"胃手术后碱性反流性胃炎"之称，简称"残胃炎"，是胃手术后常见的临床并发症。徐大师认为，该病当属中医"胃脘痛""胃痞"等范畴。其发病机制有以下四大特点。

1）气血不足

胃次全切除术后，残胃容量小，腐熟运化水谷精微功能减弱，气血化源不足，具有气血两虚甚至阴虚阳虚之病理基础，一般气血不足，尤气虚为多见。凡术前胃气已虚者，术后气愈虚，气虚日甚又易导致阳虚。原来胃阴不足者，术后每易气阴俱亏。故临床常见有残胃处隐痛绵绵、纳差、瘦弱、乏力、面色少华等气血不足见证。

2）术后血瘀

由于手术剖伤，残胃的组织脉络难免留血为瘀，且因原有胃病，多因反复迁延不愈，久病入络，或合并上消化道出血以后方行手术治疗，术前有瘀，术后生瘀，导致瘀血内结，不易骤化。临床上常见残胃手术后疤痕处牵痛、痛处固定，舌质有不同程度的紫色甚至瘀斑。

3）邪实内阻

由于残胃炎具有气血不足、脾胃虚损的病理特点，在功能不足的情况下仍当进食，导致负荷加重，使胃中之气易滞，磨谷无力，运化迟滞，水易成湿，谷易为滞，而致气、血、湿、食交阻为患。若素体偏于阴虚阳盛，或过食辛辣香燥食物或药物，易使邪从热化，郁热内生；若素体偏阳虚阴盛或过食生冷或过服寒凉药物又易致邪从寒化，导致寒湿内生。而临床单纯一种病理因素致病少见，常兼夹为患。

4）胆胃同病

徐大师认为，胃次全切除术后，特别是毕氏Ⅱ型胃大部切除术，胃的七门被切除一门，导致幽门缺失而洞开。加之术后脾胃亏损，易致肝气乘土，肝气犯胃，肝之余气。胆汁不循常道而反流入胃，夹胃气上逆，导致胆胃同病，正如《灵枢》所说："邪在胆，逆在胃"。临床上常见该病具有

脘腹疼痛痞胀易及于胁下，时有恶心呕吐少量苦水胆汁，嗳气频频，脉见弦象等肝胆气逆，胃失和降之征象。同时肝旺脾虚，易致肝木乘脾，脾失健运，水谷精微布化无权而下泄，或津液亏少肠失濡润，临床常兼见腹胀纳差，大便溏泻或干结等肝强脾虚之征。

### （2）四大治法

徐大师根据多年辨治残胃炎的经验，将该病大致分为中虚气滞、胆胃失和、瘀热滞胃、湿食阻胃 4 个证型，治以补气血益脾胃、行气化瘀泄热、疏肝利胆和胃、化湿消食除胀等法。自拟残胃饮治之。

【组成】醋柴胡、炒白术、炒枳实、炒白芍、制香附、五灵脂、石见穿、刀豆壳、柿蒂等。方中柴胡主升提中气和香附并有行气疏利肝胆之功，配以枳实、刀豆壳、柿蒂下气行滞、和胃降逆，并辅以苦酸之白芍和甘苦之白术同用，在补益脾胃、养血柔肝、缓急止痛的同时，也能制以上升降药物的燥性，而枳实与白术同用乃枳术丸之意，寓通于补，通补兼顾，并佐以善通血络的五灵脂散瘀定痛，石见穿清郁热而行瘀醒胃。

临证时尚可随证化裁，若偏于中虚气血不足者，加太子参、山药；气虚甚而腹胀不显党参易太子参，并加黄芪；若偏胃阴虚者加麦冬、石斛；偏于郁热滞胃加黄连、吴茱萸、蒲公英；偏肝胃气滞加木香、佛手、绿萼梅；偏瘀血滞胃加紫丹参、三棱、莪术，另可吞服云南白药；中焦湿阻者加藿香、佩兰、川厚朴，若偏湿热加炒黄芩、败酱草，偏寒湿加炮姜、炒薏苡仁；食滞不消加焦三仙、炙鸡内金；恶心呕吐加竹茹、橘皮；胃镜检查见有胆汁反流可加丁香。徐大师认为丁香与柿蒂相伍，有助于改善反流。

## 参考文献

[1] 张国梁，李艳，李永攀．徐经世"调节内环法"治疗 Hp 相关性胃炎思路初探[J]．中医药临床杂志，2012，24（10）：925 - 927

[2] 郭海英．慢性胃炎的中医特色疗法［M］．上海：上海中医药大学出版社，2004：189 - 198

[3] 徐丹华．徐景藩大师治脾胃病临证经验［J］．南京中医药大学学报，2006（3）：186 - 187

[4] 战文翔，孙雪萍，李红．裘沛然大师治疗慢性胃炎的经验［J］．中华中医药学刊，2007（4）：662 - 663

[5] 邓娟，张颖，高承琪．颜正华大师治疗慢性胃炎临床经验［J］．中国中医药现代远程教育，2006，4（8）：26 - 28

[6] 刘华珍，徐子亮．李玉奇教授辨治慢性胃病经验［J］．实用中医内科杂志，2004（4）：295

[7] 张会永．从《脾胃论》发挥到萎缩性胃炎以痈论治学说：解读李玉奇教授脾胃病

临床经验［J］. 中华中医药学刊，2007（2）：208－212

［8］许宝才，李春婷. 徐景藩大师治疗慢性萎缩性胃炎临证经验拾萃［J］. 甘肃中医学院学报，2010（2）：5－7

［9］周少林. 周仲瑛教授治疗慢性萎缩性胃炎撷英［J］. 辽宁中医杂志，1995（7）：302

［10］梁启明. 名老中医徐景藩辨治残胃炎经验拾萃［J］. 新中医，1994（11）：1－2

# 泄泻（慢性腹泻）

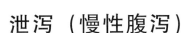

## 1. 何任大师心悟：分暴泻久泻，总宜健脾化湿；暴泻自创苍薏汤，久泻自制健运汤

### （1）湿多成五泄，总宜健脾化湿

泄泻，其治疗总在健脾化湿。大致应作暴泻与久泻分辨。暴泻之湿甚者，化湿为主，视其证情再佐以祛寒或解热。由外邪所起，兼表者疏表，兼暑者清暑，伤食者消导。久泻以脾虚为主者，当健运脾土。由肝气乘脾者，宜抑肝扶脾。久泄不止，可以固涩。五更泻者，泻前常有肠鸣腹痛，清晨痛泄即肾泄也，宜健脾与益肾同治。

### （2）暴泻自创苍薏汤

一般夏秋季常见的暴泻，多由湿浊所致。患者常无其他不适。余即以自制之苍薏汤（苍术10 g，薏苡仁20 g）予煎服，往往2剂即愈。至于通常以藿香正气散加减治暴泻（对急性胃肠炎和非特异性肠炎）疗效也明显；对于肝气乘脾的暴泻则可用《丹溪心法》中的白术芍药散（组成：白术、芍药、陈皮、防风，即《景岳全书》之痛泻要方或谓刘草窗录自《医方考》）以散肝疏脾，对大便泄泻、泻时腹痛、舌苔薄白、脉弦而缓的，最为有效。近时报道谓本方用于不同原因引起的腹泻，尤其适宜于急慢性肠炎、精神神经性腹泻，都有显效。

### （3）久泻自制健运汤

何大师治久泻，掌握健运脾土这一原则，用自制经验方健运汤（组成：党参、茯苓、白术、甘草、干姜、白芍、淡附片、黄连、广木香），视证情加减，疗效明显。何大师治五更泻，则于健运汤中酌加五味子、补骨脂、肉豆蔻温肾暖脾，亦能得桴鼓之效。

脾胃之病不仅辨治要确当，更宜多加预防。如泄泻之症，治则为运脾化湿，而久泻健脾尤为主要。另外，肠癌患者手术之后，有较长时间的大便泄泻，每日3～10次，手术前并无此症。其治不宜作暴泻论，而应重在扶正，亦不可不知。

## 2. 李玉奇大师心悟:"脾虚泄泻"证治自制验方化裁

脾虚泄泻多由嗜食生冷或职业性不能定时就餐等原因，伤及脾气，致使脾气虚或伴肾气弱而来。临床多见便溏，甚则如稀水样便，每多晨起或餐后数次，伴或不伴腹痛。方药予以山药20 g，莲子20 g，苍术15 g，砂仁20 g，白芍20 g，莱菔子15 g。值得注意的是，如大便中夹有脓血，泄泻达数月以上，应做结肠镜确诊，排除占位性病变。本病肠镜常见提示有：溃疡性结肠炎、结核性结肠炎、直肠炎、直肠息肉等。治疗宜随症加减用药：如便脓血者，加白头翁、秦皮；腹痛者，重用白芍，甚则加入米壳；肠鸣者，加防风；泄泻严重时，可酌情加入芡实、石榴皮等，但不可过早收涩，以免关门留寇，反生呕吐等。此外，如无典型肾泻症状外，禁用肉豆蔻、吴茱萸等大辛大热之品，以免加重病情。

### 参考文献

[1] 何任. 脾胃病证诊治说略 [J]. 浙江中医学院学报，2003 (3)：28 - 29

[2] 张会永. 从《脾胃论》发挥到萎缩性胃炎以痈论治学说：解读李玉奇大师脾胃病临床经验 [J]. 中华中医药学刊，2007 (2)：208 - 212

# 痢疾（溃疡性结肠炎）

## 1. 朱良春大师心悟：泄木制肝补脾土，仙桔汤方轻灵图；肠炎便血湿热犯，缠绵顽疾要守方

### （1）泄木制肝补脾土，仙桔汤方轻灵图

朱大师早年制订的"仙桔汤"，用治慢性结肠炎屡试不爽。

【组成】仙鹤草30 g，桔梗 8 g，乌梅炭5 g，白槿花9 g（即木槿花），炒白术9 g，广木香5 g，炒白芍9 g，秦艽10 g，炒槟榔 2 g，甘草5 g。如肝郁脾滞，湿热蕴结之候加柴胡5 g以疏肝解郁；有失禁不固者加诃子肉12 g，或石榴皮10 g；腹痛甚者倍白芍；气虚甚者加白参、黄芪、升麻。无木槿花，可代以藿香6 g，紫苏6 g，地锦草20 g。

本方选仙鹤草为主药乃因仙鹤草涩中有补，轻灵止泻，止中寓通，强壮强心，补脾健胃，对慢性泻痢虚实夹杂者有标本同治之功，亦以其味辛而涩，微温无毒。伍桔梗辛苦甘平，以其辛制其肝，开其肺，以其涩去其脱，除其滑。盖肺气开则腑气通，故能治腹痛、下痢、久泻。朱大师妙伍少量槟榔，一升一降，清升浊降则枢机运转如常，深得王孟英调正气化枢机之旨。久泻或久痢多清气下流，清浊相混，运转失常，槟榔本为散结破滞，下泄杀虫之药，但槟榔多服则泻至高之气，较枳壳、青皮尤甚，故朱大师用量为 2 g，有久病用小方，以少胜多，事半功倍之效，对久泻久痢腹痛较甚者亦有著效。白槿花轻清滑利，能升能降，拨动气机，上清肺热，下利水道，消积导滞，凉血和营，消肿排脓，止泻止痢，对清化下焦湿热颇有速效，故有消炎、退热、抗菌、通淋、止泻、止痢等功。白术、木香健脾调气，白芍、乌梅、甘草酸甘敛阴，且泄木制肝，缓急止痛，固脱止滑。秦艽有抗菌、消炎、镇痛和类激素的作用，能斡旋脾胃，拨动气机，助桔梗升提，大有喻嘉言"逆流挽舟"之意，乃与败毒散用防风、羌活、独活等异曲同工耳。且能祛风、通络、理湿、清热、利尿，宣通诸府，引导湿热，直走二阴而出。一药多功，颇合慢性肠炎脾虚湿热型之病机，诸药共奏升清降浊，通塞互用，气营兼调，补脾敛阴，清化止泻之功。既无参芪之峻补，亦无芩连之苦降，更无硝黄之攻伐，对久病正虚，攻不胜攻，清不耐清，补不能补之久泻，便溏，夹有黏冻，纳呆肠鸣，腹胀乏力，舌尖红，白腻苔，脉濡细之慢性结肠炎，过敏性结肠炎及慢性痢

疾，疗效确切。但朱大师指出："对久泻久痢证属脾肾阳虚或肾阳不振者，或大寒凝内多年不愈者仙桔汤不适用。"

朱大师告诫后辈不要死抱"仙桔汤"一成不变地用于临床，再好的方子也未必能符合千变万化的病情。故朱大师谱"仙桔汤"方的临证加减歌诀。歌曰：各种肠炎仙桔汤，南通朱氏良春方；仙桔白槿方必用，白术白芍乌梅炒；木香槟榔行积滞，消补通涩黏冻康；诃子榴皮滑脱放，须知加减化裁方；肝强脾弱湿下注，痛泻要方共套方；寒痛须配良附丸，热痛宜加金铃散；过敏长卿或地龙，瘀痛莪术失笑散；溃疡加用护膜法，重症可配灌肠方；寒湿久困见便溏，四神掺入力增强；湿热互结宜清利，热重须加白头汤；湿盛白槿量宜重，酌加燥湿力尤彰；湿毒羁留难清利，芳化淡渗法优良；病久中虚见气滞，扶正调气逆流挽；便血蕊石云白药，故子诃槐芪淮山；上述诸法皆罔效，大寒凝内巴豆炭；阿米巴痢鸦胆子，次吞 5 粒套胶囊。

朱大师临证除注重详察明辨外，并根据患者体质、嗜好、宿疾兼夹以及饮食居住情况等，结合病程远暂、症情轻重，强调因人制宜。且抓住辨证要点：素体丰腴者，多见气弱湿滞，须注重气机的疏畅；形体瘦削者，常伴阴液暗耗，当顾及气阴的生化；凡久泻者，不可概以脾虚湿热或脾肾虚寒论治，临证中因虚致泻的还有情志不遂，肝木乘土的泄泻；水土不合，肠胃功能紊乱的泄泻；食物或药物异体蛋白过敏的泄泻等，均不能忽视。朱大师曾治一例水土不合泄泻 4 个月，诸中西药治疗无效，投四君子加徐长卿、炙乌梅肉、木瓜、广木香、紫苏 4 剂即瘥。

**（2）肠炎便血湿热犯，缠绵顽疾要守方**

治久泻误热为寒，或用温补固涩以治脾虚湿热，所谓南辕北辙，导致坏症，屡见不鲜。慢性结肠炎因误治导致便血是为重症，虚、瘀、热夹杂，病较顽固缠绵，治疗较为棘手。朱大师用药，思路广博，缓中有奇，法拟益气和血止涩，兼顾湿热伤络，疗效满意。症见便血，呈血丝状，色鲜红与暗红杂见，大便中夹黏液，刻下神疲乏力，面色苍白，纳少泄泻，服前医中药后即唇肿腹痛，舌胖大有齿痕，脉细弦，证属脾虚湿热误治，伤及肠络出血，治以益气和血，佐以运脾固摄。

【组成】仙鹤草30 g，煅花蕊石20 g，白槿花12 g，徐长卿15 g，地榆炭10 g，血余炭10 g，诃子10 g，炒白术10 g，山药30 g，甘草6 g。终守"仙桔汤"加减化裁，以健脾止血、益气和营、兼顾湿热，调正气化枢机之法贯彻前后，关键时刻妙以外治灌肠方配合，终收治愈痼疾顽症之功，常法新用，有常有变，且执简驭繁，守法守方，灵活加减，如效不守方，心无定见，朝方暮改，寒热杂投，漫无边际，否认专方，效方和法外之法，定不能达到治愈痼疾难症之目的。

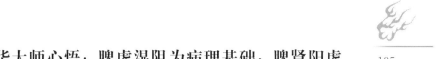

## 2. 李振华大师心悟：脾虚湿阻为病理基础，脾肾阳虚为病机转归，健脾利湿、温肾止泻为基本治疗思路

### （1）脾虚湿阻是溃疡性结肠炎的首要病理基础

溃疡性结肠炎的病变发展是以脾虚为先，再有水湿停滞，或有湿郁化热、湿热蕴结，或气滞血瘀。认为脾失健运和升清，主要责之于脾气虚及脾阳虚。

脾虚则脾失健运，水谷不化；湿滞气郁则中满腹胀、肠鸣。脾虚清阳不升则中气下陷，而疲乏无力、倦怠、腹泻或便溏；湿阻郁热伤及阴络肠膜则会有黏液血便。故脾虚为本，湿阻湿热互结，气滞血瘀是脾虚继发的病理变化。

"脾虚"病理上有3个层次：脾虚、生湿、化热。脾虚为本，湿热为标，重视湿热互结。治疗先祛湿热，故在急性期可用三黄解毒汤、茵陈、虎杖等苦寒清热燥湿，要中病即止，多则伤脾。湿盛热清则改用五苓散。五苓散为化气利水治脾阳虚水湿气化不利之方，用辛温之桂枝助脾阳，助膀胱气化。李大师集多年临床经验，用药之道遵《金匮要略》言"祛湿当以温药和之"，"祛湿不利小便，非其治也"的治疗原则。湿热缠绵，病理是阴阳寒热矛盾交错，治湿当以温药和之，助脾运以化湿。清热宜苦寒燥湿清热，但寒凉不宜太过而伤脾阳。因脾虚才产生湿，湿郁阻滞气机又可化热，故湿热蕴结证，湿为阴邪，热为阳邪，病理矛盾交错，复杂难治，病难速已。治疗上祛湿当宜温药，清热宜用苦寒，用清热药宜中病即止，过则苦寒损伤脾气脾阳，热减则及时加入健脾利湿之品，以治其本。同时佐以疏肝理气，气行则湿化，湿去则热无所存。

### （2）脾肾阳虚是溃疡性结肠炎的主要病理转归

脾胃的阳气与肾阳有密切关系。"脾阳根于肾阳"，肾阳（即命门之火）能助脾胃腐熟运化水谷，但肾阳又需脾阳运化水谷之精微以作其旺盛之源。二者互相促进，相辅相成。如泄泻日久，脾胃阳虚，水谷精微输布失常，必波及肾阳不足，火不生土，则纳化力弱，谷气下流，泄泻复作。肾阳亏虚，反促使脾胃之阳更虚。脾肾阳虚，命门火衰，阴寒则盛，故于每天黎明之际，阳气未复，阴气盛极之时，即令人肠鸣。这种泄泻，其病理和肾有关，故古人亦称"肾泄"。因其黎明即泄，泄有定时，亦称"五更泻""鸡鸣泄"。

情志失调如愤怒这一精神因素，也是引起溃疡性结肠炎的另一种病理。多因脾胃素虚，如一时过于愤怒，怒则伤肝，肝气失其疏泄条达，则横逆乘脾犯胃，虚者愈虚，腐熟运化功能失常，随时即发生泄泻。临床除脾虚症状外，伴见嗳气、痛则欲便、泻后痛减、口苦脉弦的症状。失于及时治疗，故每遇愤怒，泄泻即作。张景岳在分析这种泄泻病理时说："凡遇愤怒即发生泄泻者……此肝脾二脏之病也，盖以肝木克土，脾气受伤而然。"可见精神因素与泄泻的发生和加重有一定关系。综上所述，溃疡性结肠炎时溏时泄、反复发作、经久不愈者，腹泻、黏液脓血便、腹痛和里急后重，其病理主要为脾胃虚弱、脾虚湿阻，脾肾阳虚，肝气乘脾3个方面，亦即临床辨证治疗的内在病理依据。

### （3）健脾温肾法是溃疡性结肠炎治疗的基本思路

李大师治疗溃疡性结肠炎的基本思路是健脾利湿，温肾止泻法。常用五苓散和平胃散（胃苓汤）、理中汤、四神丸、香连丸等合方，与病机环环相扣，根据病情发展的阶段各有所侧重。

五苓散：《古今名医方论》认为五苓散一方，为逐内外水饮之首剂，方用白术以培土，土旺而阴水有制也；茯苓以益金，金清而通调水道也；桂枝性味辛热，通达下焦，味辛则能化气，性热专主流通，州都温暖，寒水自行；再以泽泻、猪苓之淡渗者佐之，禹功可奏也。由津液运行失常而致者，用五苓散通阳化气，从而津液运行复常，膀胱气化功能正常与否，其义有二：首先膀胱所藏之津液，在气化作用下，复归津液运行之轨道，其浊者，排出体外，反此为病；再者，膀胱所藏津液，其来源有小肠泌别清浊，而渗入膀胱，饮入于胃，由脾上输于肺，由肺而通调水道下输膀胱。肾为水脏，对膀胱有供养和促进作用。源流若是，而膀胱能藏与否，亦赖其气化功能。溃疡性结肠炎脾虚水湿停滞，病情迁延，日久脾病及肾，或素体肾阳虚，肠镜所见：黏膜有多发性浅溃疡伴充血、水肿，病变大多从直肠开始，且呈弥漫性分布。五苓散通阳化气，利小便而减轻肠道水肿，达到"利小便而实大便"的疗效。

平胃散：《古今名医方论》认为平胃散治湿淫于内，脾胃不能克制，有积饮痞膈中满者。

四神丸合附子理中丸：温补脾肾之阳，脾主固摄，肾主收藏，加强脾肾的功能。

香连丸：清热燥湿止泻。

李大师经验：健脾化湿用白术，再温燥一些用苍术，辛温大热药用干姜、丁香，更热则要用大辛大温之附子，附子温脾肾之阳，防止过腻。攻而不过，补而不腻，热而不燥。干姜先用5～6 g，药对症后再渐加量，腹泻收敛而不过涩，诃子不过10 g，寒而不过苦，黄连不过5～6 g。治疗过程中一定要注意药物本身不能损伤脾胃。有黏液脓血便者，常加黑地榆、干姜、海螵蛸，收敛止血，化黏液。

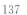
## 参考文献

[1] 邱志济，朱建平，马璇卿. 朱良春治疗慢性结肠炎临床经验和特色：著名老中医学家朱良春临床经验系列之十九 [J]. 辽宁中医杂志，2001（7）：399 - 400

[2] 华荣，罗湛滨，李郑生. 李振华大师健脾温肾法治疗溃疡性结肠炎经验 [J]. 河南中医，2006（8）：17 - 18

# 便　秘

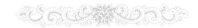

## 1. 朱良春大师心悟：自拟皂角牵牛丸和平肝和胃散

朱大师常用塞因塞用之法，即用补法治疗顽固性便秘，或选仲景理中丸（汤）加味，或选局方四君子汤加味治疗脾胃虚弱，不任攻伐，气机逆乱，运化失权，脾不升清，胃不降浊之证每收佳效。朱大师治疗此证，取《金匮》皂荚丸合危亦林皂角丸之意，自拟"皂角牵牛丸"，药用炙皂荚子、炒枳壳、砂仁、广木香、牵牛子、莱菔子等份为末，炼蜜为丸，每丸约重3 g，早、晚饭前枣汤或米饮送吞1丸，每治肥人风秘、痰秘、气秘，取效甚速，久用无副作用。木气之体多便秘，平肝和胃多效验，自拟"平肝和胃散"。

【组成】生大黄10 g，生甘草30 g，茯苓60 g，陈皮30 g，制半夏10 g，麦冬100 g，共研粉末，为8岁小儿1个月量，每次服3～5 g，每日2次，随年龄和大便燥溏增减，蜜水调服。

## 2. 路志正大师心悟：调理脾胃法；宣肃清润肺法；通腑之法

### （1）调理脾胃法

便秘之证，原因虽有很多，总由肠道传导失常所致。肠道的功能正常与否，关键取决于脾胃的升降。对于脾虚肠道津亏者，则予当归、火麻仁、郁李仁、黑芝麻、桃仁、松子仁等润肠之品同用，以健脾助运通便；脾肾阳虚者，予肉苁蓉、巴戟天、川牛膝等温肾润肠之品同用，或佐半硫丸，以温肾助运；脾虚食滞者，与莱菔子、炒谷芽、炒麦芽同用，以消食导滞；肝郁脾虚者，与娑罗子、佛手、八月札同用，以疏肝解郁，健脾宽中。"降中有通、通中寓降"，脾宜升则健，胃宜降则和，胃失和降，腑气不通，大便不行。降胃气则浊气下行，大便自通。路大师常用姜半夏、刀豆、旋覆花、槟榔、厚朴花、广木香等和胃降逆，导浊下行。胃寒气滞者，配伍乌药、干姜、九香虫、沉香、枳实等温胃散寒，行气导滞；胃中积热者，与大黄、黄连、黄芩同用，以泄积热。

### （2）宣肃清润肺法

肺与大肠相表里，大肠的传导有赖于肺气的肃降，故路大师治疗便秘常加宣肺、肃肺、清肺、润肺之品，表里同治，则相得益彰。药用苦杏仁、瓜蒌、紫菀、百部、炒莱菔子等降肺气，则秘自通。

### （3）通降之法

通降之法非只用硝黄之类攻下，针对不同的病因病机，或以补为通，或以润为通，或以疏导为通，或祛湿导浊为通，或活血化瘀为通。临证应参酌病机，灵活运用。如气血不足者予西洋参、生黄芪、生白术、当归、白芍以补为通；阴津不足者，以何首乌、生地黄、女贞子、火麻仁、玄参、沙参、玉竹等滋阴润通；阳虚者以肉苁蓉、补骨脂、升麻、核桃仁补阳温通；气滞者予香附、青皮、沉香、佛手等理气通滞；血瘀者以桃仁、泽兰、姜黄、水红花子等活血祛瘀；湿热者以虎杖、土大黄、土茯苓、茵陈、晚蚕沙、六一散等清利湿热；湿浊者以藿香、藿梗、荷叶、荷梗、紫苏梗、苍术、佩兰、炙酥皂角子、晚蚕沙等芳化湿浊。

## 3. 王琦大师心悟：辨体质；疏利三焦，健脾助运，行气通腑

### （1）辨体质

辨体质是中医学对疾病诊断、治疗的特色之一。不同的体质对疾病的形成、发展和治疗都会产生不同的影响。不同性质便秘的形成与其人的体质特征有着密切关系，而不同的体质特征对便秘的治疗、辨证用药也产生重要的影响，对便秘的论治，首先应辨别其人的素体，如其人素体阳盛，加之恣饮酒浆，喜食辛辣厚味，则易形成胃肠积热、燥热内结，对此则应治以清热通便，常用麻子仁丸加减；若其人素体阳虚，则易阴寒内生，凝阴固结，阳气不通，肠道传导不利，则应治以温阳散寒通便，方用济川煎加减；若其人素体痰湿壅盛，加之喜食肥甘厚味，痰湿内生，阻滞气机，胃气不调，脾阳不振，致大肠传导失常，则应健脾化痰，祛湿通便，其本在脾肾，其标在痰湿阻滞，常用涤痰汤加减。不同性别、不同年龄段的人，其体质状况不同，其人便秘之成、便秘之治亦不同。如年老之人，其便秘之成多以虚为主，多因脾肾阳虚，津液不足，运化乏力，故其治则多以滋肾健脾、补气养血、润肠通便。王大师临床喜重用肉苁蓉补肾阳、益精血，润肠通便。小儿为纯阳之体，由于现今饮食结构的变化，如过食高热量、高脂肪食物，使得目前临床小儿便秘的形成具有明显的特征，即多有热积、脾胃燥热，对此王大师喜用芦荟丸加减，以泄其脾热，通其燥结。妇人体质特征多柔弱，加之经孕产乳的生理特性，易致气血津液不足。故妇人便秘之治则多以补气生血、滋阴润燥通便为主。

### （2）疏利三焦，健脾助运，行气通腑

辨证论治，不可一俟有大便难，便予承气之类。热郁胸胁，肝胆不

疏，三焦气机不利，所以胁下痞满，肺与大肠相表里，上焦肺气不得宣通，津液不下则下焦大肠传导失常，故不大便。中焦胃失和降而呕，此正是小柴胡汤清解疏利方可治。小柴胡汤清解表里，疏利三焦。疏上焦则肺气宣通，疏中焦则胃气和降，中上得通，津液得下而下焦得利，便难自解。对大便难的论治，注意辨体与辨证相结合是非常必要和有临床价值的。对小柴胡治疗大便难应立足于临床具体证候情况和体质特征，对那些燥结症状不明显、白虎汤证未成、热郁胸胁所致的大便难即可用小柴胡汤清解疏利。小柴胡汤的临床使用范围非常广泛，对于其使用，王大师主张不应囿于少阳证，更不能将小柴胡汤与少阳证等同。

便秘虽属大肠传导功能异常，但与脾胃功能密切相关，尤其是一些习惯性便秘的患者，有些人可数日甚至1周不排便而并无明显不适症状，这些人多因其脾胃功能虚弱，传送乏力，而机体似乎也适应了这种延迟。对于素体脾胃虚弱，运化传输功能弱的患者，王大师临床喜用《脾胃论》之枳术丸（枳实、白术、荷叶）为基础方，且常加大白术用量，可用至20～30 g。王大师言白术微辛，苦而不烈，其力补多于散，有较好的健脾和胃之功，脾健胃和，脾升胃降则运化功能正常。且白术主要成分含挥发油亦有利于大便排泄。临证时常视患者体质及辨证情况加减化裁。气血亏虚者加肉苁蓉、当归、火麻仁等。对老年患者，王大师则喜用肉苁蓉，用量可在30～40 g；对有明显燥热内结者，喜用枳术丸合增液承气汤治疗；对有明显的脾胃虚弱，中气不足者（如胃下垂），则用枳术丸合补中益气汤治疗，取其塞因塞用之意。

便秘较重，且病情严重者，患者不仅痛苦异常，而且还会引发其他疾病，甚至导致死亡。王大师对一些肠蠕动功能差而致腹胀、便秘者，则多在辨证、辨体论治的基础上，加用槟榔、枳壳以除气行滞。现代药理研究亦证实其有良好的健胃、促进消化液分泌和胃肠蠕动的功能。有助于减轻肠内异常发酵和促进炎性渗出物排出。对消化不良、脘腹胀满、大便不利者有较好疗效。相当于西药的胃肠动力药。对麻痹性肠梗阻，王大师则用张锡纯的莱菔子汤，煎汤一大杯，顿服之；对症状较重者加蜣螂。

### 参考文献

[1] 邱志济，朱建平，马璇卿. 朱良春治疗顽固便秘的廉验特色选析：著名老中医学家朱良春教授临床经验（47）[J]. 辽宁中医杂志，2003（11）：867-686

[2] 苏凤哲，李福海. 路志正大师从脾胃论治便秘临床经验 [J]. 世界中西医结合杂志，2009（11）：761-764

[3] 骆斌. 王琦大师治疗便秘的思路和经验 [J]. 北京中医药大学学报，2000（1）：55-57

# 痞 满

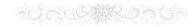

## 1. 何任大师心悟：分虚实论治；辨证使用三泻心汤

### （1）首先分虚实论治

大抵初病多实，久病多虚。虚证之中气虚亏、精微不化、升降失调者，常以补中益气汤加黄芩、黄连，以补其中气。取柴、升之升清，芩、连之降浊，能得显效。至于脾虚失运，痞而食少，则以和补脾元、行气散满。何大师自制经验方。

【组成】太子参、白术、茯苓、炙甘草、姜半夏、陈皮、藿香、黄芩、砂仁、制香附、干姜，随症加减。遇实证，则是食消食，是痰化痰，是湿阻则化湿而治。

### （2）辨证使用三泻心汤

《伤寒论·辨太阳病脉证篇》中之半夏泻心汤加生姜名生姜泻心汤，去参名甘草泻心汤，而半夏泻心汤原为治伤寒误下成心下痞者。不仅伤寒误下成痞，即便不由误下而寒热中阻成痞以及湿热留恋、脾胃虚弱、升降失调之痞满，大便不调等，何大师常辨证应用以上泻心汤，亦多显效。

## 2. 周仲瑛大师心悟：寒热并用，温清互济；虚实合治，通补兼施；兼证兼施，复合配药

### （1）寒热并用，温清互济

1）脾寒胃热

症见心下痞胀有阻塞感，纳呆，脘中有灼热感，局部畏冷喜温，口干，热饮为舒，或呕吐黄浊苦水，肠鸣，便溏，舌苔白罩黄，舌质淡、边尖露红，脉弦。治以清热散寒、和胃消痞、温脾阳而泄胃热、寒热并用，方用半夏泻心汤。

【组成】黄连、黄芩、半夏、干姜、砂仁、枳壳、陈皮。寒甚加肉桂、附片，去半夏；热重加栀子、蒲公英，并适当调配干姜、黄连用量比例；肠鸣、便溏加生姜；气虚神疲加党参。

2）湿阻热郁

症见脘腹满闷，口苦口黏，恶心，大便溏或秘，舌边尖红，苔黄腻，

脉濡数。治以当清热化湿，开结除痞，苦温化湿以理气，苦寒清中以泄热，方用连朴饮。

【组成】黄连、黄芩、厚朴、苍术、白蔻仁、半夏、橘皮、竹茹等。湿浊重，口舌黏腻加晚蚕沙、草果；热重心烦，舌红苔黄加栀子。

3）肝胃不和，气滞火郁

症见痞胀连及两胁，噫气不畅，干呕，胃中灼热，嘈杂，吐酸，口干、口苦，质红，舌苔薄黄，脉弦或弦数。治以清中泄热、理气开痞、辛通以散郁、苦降以泄热，方用清中蠲痛饮、左金丸。

【组成】黄连、栀子、紫苏梗、香附、吴茱萸、川楝子、白芍、厚朴花、绿萼梅等。吐酸加煅瓦楞子、海螵蛸；气火伤阴，酌加麦冬、石斛、沙参、天花粉、芦根。

**（2）虚实合治，通补兼施**

1）脾虚胃弱，运纳不健，中虚气滞

症见脘闷如堵，空腹较著，少食小安，多食胀窒，恶进生冷，神疲倦怠，便溏，舌质淡或胖，苔薄白，脉细弱。治以运脾健胃、理气和中、补中寓通、以冀补而不滞、通而不破，方用异功散。

【组成】党参、白术、茯苓、炙甘草、陈皮、山药、玫瑰花。气不化湿，口甘，苔腻，脉濡加苍术、厚朴；气虚及阳，胃冷喜暖，遇冷加重，口渗清水，舌质淡嫩，边有齿印，脉沉迟加干姜、附片、花椒壳。

2）气滞化火，或热郁阴伤，胃阴不能濡润，胃气失于通降

症见脘痞似饥而不欲食，脘中灼热，口干舌燥，舌质红苔少，脉细数。治以当甘寒濡润、复以酸味、酸甘化阴、养中寓通、滋而不壅，方用一贯煎、连梅汤。

【组成】北沙参、麦冬、石斛、生地黄、白芍、乌梅，参入玫瑰花、佛手花、川楝子、麦芽等理气而不辛燥之品，或少佐黄连以清郁热。如津亏因气虚者，可配太子参、白术、山药、炙甘草。

3）兼证兼施，复合配药

由于胃痞的基本病机为胃气壅滞。故治疗当以通降为原则，辨其寒热虚实，予温清通补。但临证所见，常有夹食、夹湿、夹痰、夹饮、夹郁、夹瘀等兼证，因此，还当兼治并顾、随证配药。

脾胃运纳不健，食反为滞，嗳腐吞酸，舌苔厚腻，大便不畅者，酌加焦山楂、莱菔子、槟榔、焦麦芽；若食积为湿，脘胀如阻，口黏，舌苔白腻，舌质暗紫，酌加草豆蔻、白豆蔻、藿香、佩兰；湿积生痰，呕恶痰涎，咽中如物梗阻，酌加半夏、紫苏梗、厚朴、茯苓；夹饮，胃有坠胀感，食后加重，胃中有振水音，苔白质淡，酌加桂枝、白术、枳实、川椒壳；肝郁胸闷，脘胀连胁，噫气不畅，舌苔薄白，酌加柴胡、佛手、香

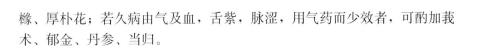

橼、厚朴花；若久病由气及血，舌紫，脉涩，用气药而少效者，可酌加莪术、郁金、丹参、当归。

## 参考文献

[1] 何任 . 脾胃病证诊治说略 [J]. 浙江中医学院学报，2003（3）：28 - 29

[2] 李七一，唐蜀华，周仲瑛 . 周仲瑛论温清通补治胃痞 [J]. 江苏中医，1993（11）：3 - 5

[3] 叶放，霍介格，周仲瑛 . 周仲瑛大师辨治脾胃病验案探析 [J]. 南京中医药大学学报，2005（3）：180 - 181

# 胃肠道肿瘤

## 1. 徐经世大师心悟：扶正培本，重在辨证；扶正补土，重在后天；扶正祛邪，各有侧重

### （1）扶正培本，重在辨证

肿瘤的生长、发展主要是正气虚损所致，扶正培本是治疗肿瘤的根本大法之一。所谓"扶正"即扶助正气，所谓"培本"即培植本元，其实质是调节人体阴阳平衡，保持气血、脏腑、经络功能平衡稳定，以增强机体抗病能力，达到强壮身体、驱除病邪的目的。徐大师非常强调中医理论体系中的整体观念，从整体观出发，癌是全身性疾病，而肿块只是局部表现。肿瘤与人体之间是对立统一的辨证关系，肿瘤缩小可改善全身状况，反之全身状况的好转又能增强机体的抗病能力，控制肿瘤的发展。治疗时如果只见局部、不见整体，一味滥用攻法，不顾正气，不但达不到治疗肿瘤的目的，反而因药物副作用造成机体正气的进一步损伤，加速疾病的发展。徐大师临证重视辨证施治，对消化道恶性肿瘤患者常用以"六腑以通为用"的原则，制定相应治疗方法。徐大师不仅注重对传统医学的继承与发扬，而且注意吸收和应用现代医学技术，提倡中西医结合，对不同的病变部位、病变性质、病理类型和病期选择相应治疗。

### （2）扶正补土，重在后天

徐大师认为消化道肿瘤多见脾气虚诸症，如脘腹胀满，食后尤甚，纳谷不香，神疲肢软，少气懒言，大便溏薄，或浮肿，或消瘦，舌淡苔白，脉缓弱等。针对脾胃生理特性而确立法则，因为脾恶湿，胃恶燥，健脾太过易碍胃，养胃不慎将困脾。徐大师在调理脾胃时，既以药偏调病偏，又谨防药偏太过，矫枉过正。以脾升胃降，阴阳平衡，转归正常。遂法以和平，施取轻巧，决不滥用。临证处处注意顾护脾胃，避免用药过于滋腻、苦寒，以防滋腻碍胃，以免苦寒败胃。徐大师说："心灵手敏，见机生情，不执方，亦不离方。不执方者，灵活运用；不离方者，不离乎方之法也。"

### （3）扶正祛邪，各有侧重

肿瘤的发生、发展、变化是错综复杂的，但不外乎是致病因素作用于人体，及人体抗病能力相互作用的结果，即正邪相搏的结果。徐大师认为肿瘤早期是"邪气盛"，但正气相对于邪气尚未虚。人体正气有能力祛邪，但不能祛邪完全外出，能够耐受祛邪药物的作用，这时治疗重用祛邪之法而使邪气外出。中期虚实夹杂，其主要是"邪气盛，正气渐虚"。人体正气相对于邪气渐虚、而邪气仍盛，机体尚能耐受祛邪药物的作用，这时处方需扶正与祛邪并用，扶助人体正气，以祛邪外出。肿瘤晚期主要是"正虚、邪实"。人体正气虚衰，邪气盛实，机体不能耐受祛邪药物的作用，则需以扶正为主，兼以祛邪。消化道恶性肿瘤至晚期，以枯瘦、厌食、食不得下，或臌胀或浮肿等病症为主。徐大师常以扶正之法，慎药之性，顾护脾胃，权衡利弊而用药，虽不能起死回生，却使病症稳定时日，缓病者疾痛，然此者，亦不易矣。

## 2. 徐景藩大师心悟：中虚气滞，痰瘀交阻，热毒蕴结为病机；辨明病位、病性、症状、舌脉和兼证；治宜益气养阴，健脾扶正；理气化痰，散瘀解毒；重视胃气，注意运脾；减毒增效，综合疗法

### （1）病机：中虚气滞，痰瘀交阻，热毒蕴结

脾胃为后天之本、水谷之海，为气血生化之源，是人体正气的重要组成部分。脾为阴土，胃为阳土，脾宜升，胃宜降，脾喜燥恶湿，胃喜润恶燥。徐大师提出"胃主磨"的新观点，发展了脾胃学说，为全国学术界所认可。徐大师认为胃的生理功能和特点有：①主纳，能磨谷物；②体阳用阴，多气多血；③上清下浊，主降宜和。一旦这种生理机制和平衡被打破，则疾病由生。

徐大师根据前人理论，结合自己的研究认为，胃肠道肿瘤的发生是在内外不良因素，包括不良环境、饮食失节、情志失调、脾胃损伤及慢性胃肠疾病等长期刺激和作用下，阴阳失衡，气血失调，升降失常，气结痰凝，瘀滞毒聚，邪胜正虚，最后发展形成肿瘤。根据脾胃的生理病理特点和肿瘤的发生机制，肿瘤形成后，在脾易伤气（阳），在胃易伤阴（血），后期可渐至气血两亏和脾肾阳虚，故病机主要是气阴两虚，气结痰凝，湿热蕴郁，瘀滞内阻，癌毒内聚。虽病在胃（肠），实际与脾密切相关，故病位在脾胃，并与肝肾密切联系，属本虚标实、气阴两虚、血瘀贯穿疾病全过程。其中，中虚气滞、痰瘀交阻、热毒蕴结是病机关键。

### （2）辨证：辨病位、病性、症状、舌脉和兼证

胃肠道肿瘤的辨证既要以辨证论治为主导，又应结合辨病论治。要根据消化道肿瘤的特点，既重视全身正气，即脏腑和气血阴阳的虚损，又重

视局部痰、瘀、湿、毒、热的轻重缓急；既重视中医症状、证候的辨证，又借鉴现代科学各种检查和实验的结果，扬长避短，互为补充。

1）辨脏腑病位

根据主症明确病位所在：以胃脘疼痛为主，或兼呕吐，则病位在胃脘；以肢体乏力、便溏为主，则病位在脾；若两胁肋疼痛，牵及后背，或兼见尿黄、黄疸，则病位在肝胆；若腹痛，或兼脓血便，则病位在肠。

2）辨病性之寒热虚实，在气在血

脾胃为仓廪之官，脾主运，胃主磨，互为表里，升降相因，易受饮食、环境、情志等因素影响。特别是在肿瘤发展过程中易出现邪正相争、寒热错杂、虚实互见、阴阳交损的局面，且在疾病发展不同阶段表现侧重有所不同。故应详辨其阴阳虚实及寒热错杂程度，初病在气，久病入血。早期以邪实为主，兼正虚，病机变化在气分，表现为肝胃不和、气滞痰凝等；病情进展则气滞血瘀，热毒内聚；晚期以虚为主，兼邪实，气阴（血）双亏或脾肾阳虚或阴竭。临床上除全身辨证外，徐大师尤重视腹诊，强调腹诊分部的重要意义。如上脘压痛属胃，多为气滞，以实证为主；中脘附近疼痛属胃或肠，有虚有实，多虚实夹杂；下脘压痛多属肠，如固定局限，多为血瘀。此法既辨证又辨病。

3）辨症状和舌脉

辨恶心呕吐：呕吐物秽臭，为毒聚，腑气不通，当降逆通腑；呕吐物酸腐，乃饮食不化；恶心频频，舌苔花剥，乃胃阴已伤。

辨胃脘痛：胃脘胀痛，时轻时重，为气滞；疼痛固定，伴呕血、黑便，为血瘀；胃痛隐隐，喜温喜按，乃脾胃虚寒。

辨舌脉：舌淡白，为气血不足；舌淡胖有齿痕，为脾气虚，水湿停滞；舌红或绛，为内有郁热毒火；舌暗或紫，舌面有瘀斑、瘀点，或舌下静脉迂曲紫暗，为夹有瘀血；舌苔白，为有湿或寒；苔腻，为湿热；灰黑水滑苔，属阳虚；苔花剥或光红无苔，为阴虚。脉濡缓，为脾虚；若脉弦大，为邪实病进；脉滑数，为热毒内蕴；脉细弱，为气血大虚。

4）辨湿、热、食滞、痰饮等兼证

舌苔白腻，伴口黏或干，脘腹痞胀，不思饮食，困乏或便溏、泄泻者，为兼有湿困脾胃；胃脘灼痛、嘈杂，大便黑，舌红，脉数为热毒内盛；若胃脘漉漉有声，局部喜暖畏寒，或呕吐涎沫、清水，或头眩，多兼痰饮；若饮食不节，胃脘痞胀或疼痛，不思饮食，脘腹拒按，舌苔厚腻，多兼夹食滞。

**（3）益气养阴，理气化痰，散瘀解毒，重视胃气，减毒增效，综合疗法**

胃肠道肿瘤既然是本虚标实之证，就应标本兼顾。因为气阴亏虚是矛盾的内因和主要方面，所以益气养阴、健脾扶正是根本大法。同时要根据肿瘤不同阶段和证候表现以及邪正双方态势：早期以祛邪为主，佐以扶正；中期祛邪扶正并重；晚期则扶正固本为主，兼顾祛邪。并应结合西医科技成果综合治疗，获取最大疗效，提高患者生存质量。

1）益气养阴，健脾扶正治本虚

胃为阳土，体阳用阴，多气多血，性喜润恶燥，主降，故湿热癌毒易伤其气阴；脾胃相表里，胃肠病必损及脾，脾为阴土，体阴用阳，喜燥恶湿，主升，故易伤及气（阳）。故治当脾胃兼顾，益气养阴，健脾扶正。益气健脾用黄芪、党参、太子参、白术、茯苓、炙甘草，养阴用玉竹、石斛、麦冬、北沙参、白芍、山药、黄精等，主要用于胃肠道肿瘤各期，作为基础药物。其中黄芪益气升阳、托毒生肌、生血行滞，玉竹养阴润燥生津，为所拟芪竹方之主药，作为主方。血虚明显可加熟地黄、当归、阿胶、枸杞子、何首乌、鸡血藤等，中焦虚寒或兼气血亏虚可加太子参、薏苡仁、桂枝、白芍、饴糖、炙甘草、白术、当归、黄芪、莪术等（组成另一主方——参芪建中汤），脾肾阳虚加干姜、桂枝、附子、补骨脂等。

2）理气化痰，散瘀解毒抗癌治标实

脏腑阴阳、气血失调，正气不足，邪气盘踞，导致痰浊、瘀血、湿热、瘀毒积滞搏结，而成标实之候，反过来又导致气血阴阳和正气的进一步耗伤，故祛除标实为肿瘤治疗的重要方法。徐大师常用柴胡（炒）、枳壳、郁金、佛手疏肝理气，半夏、浙贝母、瓜蒌等化痰浊，黄连、黄芩、秦皮清热燥湿，三棱、莪术、丹参、桃仁、五灵脂、蒲黄化瘀，山慈姑、夏枯草、海藻、海浮石等软坚散结，红藤、败酱草、龙葵、白花蛇舌草、半枝莲、石见穿、藤梨根、薏苡仁等清热解毒抗癌。但忌用大苦大寒药。以上两法应根据邪正的多寡结合应用。

3）益气养阴和活血化瘀组方抗肿瘤

徐大师及其学术团队通过重点围绕 COX-2（环氧化酶）与胃肠道肿瘤发生关系的实验研究，发现益气养阴和活血化瘀药组方对 COX-2 的抑制作用较强，可抑制肿瘤细胞的浸淫和转移。例如，黄芪配莪术有明显增效作用，对细胞的抑制作用明显，对 COX-2 及其上下游的基因都有明显调控作用。推测其抗肿瘤作用可能是对肿瘤基因多靶点作用的结果，也符合中医对本病的认识，因而形成了运用益气养阴健脾、活血化瘀解毒为主治疗胃肠道肿瘤的特色，效果显著。

4）重视胃气，注意运脾

胃肠道肿瘤脾胃本虚，且抗癌中西药多易伤脾胃，故治疗时常须顾及胃气，即"有胃气则生，无胃气则死"。常于主方中辅以炒谷芽、炒麦芽、鸡内金、焦山楂、焦神曲、焦麦芽、佛手等和胃健脾。若胃气（腑气）不畅或上逆，必降逆或通腑，用姜半夏、姜竹茹、代赭石、大黄、枳实等。此外，长期服用益气养阴药容易滋腻碍脾，且健脾尤当运脾，除适当运用和胃药外，尚可宗参苓白术散之义，用太子参、白术、山药、薏苡仁、扁豆、仙鹤草等甘平微温之药健运中气，中气旺而邪自却。

5）减毒增效

重视克服手术、放射治疗和化学治疗的不良反应，用中药减毒增效，手术大伤元气，放疗易伤阴，化疗易伤气血，故应注意避免。用中药治疗可起到较好的减毒增效作用。如放疗期间配入生地黄、玄参、麦冬等，化疗期间配入党参、黄芪、何首乌、当归、枸杞子、黄精、阿胶、女贞子、鸡血藤，手术后配入冬虫夏草、人参、黄芪、当归、白芍等，祛邪而不伤正。

## 参考文献

［1］李崇慧．徐经世老中医治疗恶性消化道肿瘤经验［J］.中国中医急症，2008（6）：800－832

［2］庄鹰．徐景藩教授辨治胃肠道肿瘤学术思想探析［J］.吉林中医药，2010（1）：12－14

# 第四章

## 肝胆系病证

# 胁　痛

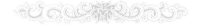

## 1. 李振华大师心悟：区别肝脾发病先后，分型论治

### （1）区别肝脾发病先后

李大师认为是情志抑郁伤肝，或饥饱劳倦伤脾，以致机体抵抗力弱，邪毒入侵而发病。本病部位在肝脏，其病理起于肝脾，但病理机制在于肝脾肾三脏功能的相互失调。而根据起病的症状，又可区别肝脾的发病先后，如本病开始以食少腹胀、肢体困倦等为主症，系先为脾虚。脾虚不运，水湿阻滞气机，久则可导致"土壅木郁"，使肝气失其疏泄条达，气不行则胸胁胀痛。气滞日久，可形成血瘀，则出现肝脾大。本病开始如以胸胁胀痛为主症，其病理系先为肝郁。肝气郁滞，既可引起血瘀使肝脾大，久则"木郁克土"，又可导致脾虚，出现食少腹胀等症状。肝气郁滞，气郁可以化热，耗伤肾脏之阴，肾阴不足，又可导致肝火愈盛，故头晕、心烦急躁、易于疲劳，劳则胁痛加剧，甚至失眠、多梦，脉弦细，舌质红等肝肾阴虚的症状先后出现。

### （2）分型辨证论治

肝脾失调系肝脾二脏失其平衡，呈现肝失疏泄条达，脾失运化，肝脏局部症状和消化系统症状较明显。但肝脾二脏的病理程度有偏于肝气郁滞的，也有偏于脾虚为主的。

1）肝气郁滞证

症见胸胁胀痛，游窜不定，口干口苦，恶食油腻，腹胀嗳气，矢气较多，食欲不振，头晕烦躁。舌苔薄黄，质边红，脉弦。治以疏肝理气、健脾和胃，方用加减逍遥散化裁。

【组成】当归9 g，白芍15 g，白术9 g，云苓15 g，柴胡6 g，香附9 g，郁金9 g，青皮9 g，川楝子12 g，龙胆草9 g，甘草3 g。如食少胃满者，加山楂15 g，神曲15 g，麦芽15 g；如午后腹胀较甚者，加莱菔子30 g或大腹皮15 g；如口干口苦较甚，心烦急躁，舌苔黄，舌质红，脉弦数者，系肝郁化热之象，加牡丹皮9 g，栀子9 g，茵陈15 g。

2）脾虚肝郁证

症见胸脘闷胀，干呕恶心，食欲不振，食后腹胀，午后较甚，两胁胀痛，肢体困倦，行走手胀腿沉，甚至面及四肢浮肿，大便溏。舌苔白腻，质淡，舌体肥大边有齿痕，脉象弦滑。治以健脾利湿、疏肝理气，方用健脾疏肝汤加减。

【组成】白术9 g，云苓15 g，泽泻12 g，郁金9 g，青皮9 g，川楝子12 g，厚朴9 g，砂仁6 g，广木香6 g，神曲15 g，麦芽15 g，甘草3 g。如面色萎黄、浮肿明显、舌苔白腻而厚者，证系脾虚较甚，加桂枝9 g，藿香9 g，以通阳利水、温化湿浊；如舌苔黄腻，舌质偏红，脉象滑数者，证系湿阻气机，气郁化热，可去厚朴、砂仁，加龙胆草9 g，栀子9 g，茵陈12 g等苦寒燥湿清热之药物。

3）肝肾阴虚证

肝郁气滞日久、化热耗伤肝肾之阴，或素体阴虚肾亏、病后呈现肝肾阴虚，临床以慢性肝炎为多见。症见胁肋疼痛，以右胁为主，平时隐痛，疲劳后疼痛加剧，头晕目眩，心烦急躁，失眠多梦，口干咽干，腰膝无力，甚则五心烦热。舌苔薄白，舌质红，脉象弦细。治以疏肝养阴、理气清热，方用疏肝养阴汤加减。

【组成】当归9 g，白芍15 g，蒸何首乌18 g，枸杞子15 g，五味子9 g，柴胡6 g，山药24 g，云苓12 g，郁金9 g，川楝子12 g，牡丹皮9 g，栀子9 g，甘草3 g。如午后腹胀者，可加理气而不香燥伤阴的莱菔子30 g；如胀甚者，可去栀子、五味子；如脾脏大者，去五味子、栀子、枸杞子，加鳖甲21 g，炮山甲9 g，玄明粉9 g，桃仁9 g，以软坚活瘀；如失眠重者，可易蒸何首乌为夜交藤30 g；如牙龈出血者，加生地黄15 g。

4）肝脾血瘀证

症见肝脾大，胁肋刺痛，痛处固定，皮肤有出血点、蜘蛛痣、齿衄或鼻衄，手掌紫红（肝掌），面色青黄，形体消瘦。舌苔薄白，舌质紫暗或有紫块，脉沉弦而涩。治以疏肝理气、活血化瘀，方用疏肝化瘀汤加减。

【组成】当归9 g，川芎9 g，赤芍15 g，柴胡6 g，白术9 g，云苓15 g，郁金9 g，川楝子12 g，青皮9 g，玄明9 g，炮山甲9 g，丹参21 g，桃仁9 g，甘草3 g。同时配服鳖甲煎丸，以消癥化块（消脾脏大疗效较好），每次6 g，每日2～3次。

## 2. 路志正大师心悟：湿热胁痛宜调理脾胃，清化湿热；肝虚血瘀癥瘕宜攻补兼施，理气化痰

### （1）湿热阻络胁痛，治宜调理脾胃，清化湿热

胁痛虽由于肝气郁结、瘀血、痰火、肝阴不足等引起，但肝胆湿热者临床亦不少见。

脾恶湿，湿邪之侵，不仅与气候潮湿、涉水冒雨或久居卑湿之地有

关，并与恣食生冷、瓜果、油腻、肥甘之品，以致影响脾胃运化功能亦密切相连。若脾胃积热或阴虚火旺之体，感受湿邪易从热化，成中焦湿热证；湿热互结，瘀阻肝胆，肝络壅塞不通，引起胁痛。治疗上除疏肝通络外，调理脾胃、清化湿热至关重要。

**（2）肝虚血瘀癥瘕，治宜攻补兼施，理气化痰**

究其所因，或由七情郁滞，气机郁结，甚则瘀血内停；或由饮食内伤，脾胃受损，痰瘀互结；或寒温失调，脏腑失和，正虚瘀凝所致，与肝脾两脏关系最为密切。盖肝为藏血之脏，性喜调畅，若疏泄失常，气机不利，则血流不畅，致肝之脉络郁结；另一方面，肝郁不舒则横逆乘脾犯胃，脾胃受累，运化失常，水湿停留，聚湿生痰，与瘀蕴结，日久不化，痞塞中焦，胶着难解；或饮食不节，嗜酒无度，滋生湿热，损伤脾胃，脾虚则运化失职，酒湿之浊气蕴滞不行，清阳不升，浊阴不降，清浊混淆，壅于中焦，脾土壅滞则肝失条达，气血郁滞则瘀阻不行，肝脾相互影响，形成恶性循环，气血痰湿互相裹结，而成气滞血瘀，痰湿内阻之证。此类疾病，新起多实，久则多虚或虚中夹实。初期正气尚强，邪气尚浅，可攻逐之；中期邪气较深，正气较弱，宜攻补并施；后期正气消残，邪气较盛，宜补而勿滞，少佐消伐之品，治疗时初宜行气和血，继则攻补兼施，后以健脾扶正、理气化瘀为大法。

## 3. 颜正华大师心悟：重视疏肝调气，兼顾活血扶正；治以疏肝解郁

### （1）重视疏肝调气，兼顾活血扶正

1）重视疏肝，肝调则和

颜大师认为肝主疏泄的生理特点即是通畅调达。生理上肝气调达则气机升降出入有序，水津输布排泄无阻；肝的疏泄不仅关系到气血津液代谢，而且对维持其他脏腑正常的生理功能也至关重要。如主血之心气有赖于肝的疏泄，肺气的宣降有赖于肝的调畅，肝气调则脾升胃降，清阳上升，浊阴下降，腑气下行。可见肝气调达是脏腑气血津液进行正常功能活动的重要条件之一。病理上，肝气与气血津液及其他脏腑之间更是相互联系、相互影响。一方面，肝失疏泄、气机郁滞可致气失调达、升降逆乱、血行不畅、津液代谢障碍、心血瘀阻、肺失宣降、脾气不升、胃气不降；另一方面，体内气血津液代谢障碍、心肺脾胃等脏腑气机升降失常反过来又可能妨碍肝的疏泄功能。所以肝失疏泄不仅见于肝胆系疾病，还广泛存在于其他脏腑如心、肺、脾、胃、肾等病变中。因此颜大师非常重视肝气调畅对于其他脏腑生理功能的作用，除对有明显肝气郁结的病证积极使用

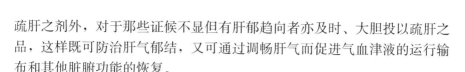

疏肝之剂外，对于那些证候不显但有肝郁趋向者亦及时、大胆投以疏肝之品，这样既可防治肝气郁结，又可通过调畅肝气而促进气血津液的运行输布和其他脏腑功能的恢复。

2）调畅肝气，莫忘扶正

肝失疏泄若以虚实而论则实证居多，但颜大师疏肝时常于主方中加补气养血扶正之品。因肝失疏泄气郁不畅可犯脾土，乃木乘土，治须健脾益气，使脾气实，不为肝乘，方能截断传变，此即所谓"见肝之病，知肝传脾，当先实脾"。另一方面，疏肝解郁之品用之不当又可耗气破气，导致或加重气虚，因此治疗肝气郁结之证可酌加党参、白术、茯苓之类。当然，肝病不仅传脾，还可向其他脏腑传变，亦可导致阴血不足，因为肝藏血有赖于肝主疏泄功能的调节，肝气疏泄、气郁不畅可影响血液的藏与布，甚或郁而化火，耗伤阴血。故颜大师亦于疏肝方中加入白芍、枸杞子、制何首乌等药，以滋养阴血，柔肝平肝。

3）疏肝解郁，助以活血

血虽为心所主，但心主血脉尤其是心气对心血的推动作用有赖肝气的疏泄；且肝为藏血之脏，并与冲任二脉关系密切，所以只有肝气调达、心气推动正常有力，才能血脉通畅。诚如《血证论》说："以肝属木，木气冲和调达，不致遏郁，则血脉流畅。"病理上肝失疏泄，肝气郁结易致血液运行不畅，甚或郁滞不行，则或心脉痹阻，或痛经经闭，或癥瘕痞块。因此颜大师常于疏肝方中助以活血之品。如当归、川芎、赤芍、丹参等，一方面可以防治肝失疏泄导致血脉运行不畅，另一方面因血能载气，两者相互为用，通过改善血行可促进肝气的疏泄。

4）调肝为主，兼顾他脏

人体是一个有机整体，体内各脏腑气机运行必然存在着相互影响、相互促进作用。如肝之疏泄有利于肺气宣降、脾气上升、胃气下降，而肺气宣降正常、脾胃升降有序亦有助于肝气的调畅。因此，治疗肝失疏泄之证，颜大师并不仅局限于肝，还视具体情况加入一些调理其他脏腑气机的药物，如宣降肺气的苦杏仁、桔梗、紫苏子，调理脾胃的陈皮、枳壳、砂仁。这样既可防治肝气郁结累及其他脏腑，又可通过调理脏腑的气机而促进肝气的调达。

**（2）据证选药以疏肝解郁**

疏肝解郁，颜大师较常应用的药物有蒺藜、柴胡、香附、薄荷、青皮、郁金、佛手、香橼、川楝子、绿萼梅等。这些药物皆入肝经，解肝郁、理肝气，然其性能、功效、应用却同中有异。疏肝解郁，颜大师一般不用柴胡，谓其性偏凉，且疏肝之力较猛，若用之不当易耗气伤气。只有肝气郁结较重较久或肝郁有化热之象时才选用。古人又有柴胡能劫阴之说，故有阴伤之征如舌红少苔时，多避而不用或少量并合以养阴之品。对于一般肝气郁结之证，颜大师喜用蒺藜，以其辛散苦泄，理气疏肝较柴胡缓慢温和，无耗气伤阴之弊，又无升阳之害，因此适应证较柴胡广泛，凡肝气郁结热象不显或兼有寒象者多用之。青皮疏肝破气作用迅猛，肝郁气滞、胸胁胀痛较甚或气滞血瘀肝脾大者用之，因其辛苦温，故肝郁兼寒者用之甚当，如治寒滞肝脉之寒疝，多以其配荔枝核、橘核、小茴香。然因其性峻烈、沉降下行，虽能疏肝胆破气滞，亦多不常用。香附性平，味辛能散、微苦能降、微甘能和、芳香走窜，是疏肝理气之良药，故凡肝郁气滞所引起的胸胁胀痛、月经不调、经行腹痛诸病，多用香附。一般疏肝多用制香附，若肝气郁结兼有表证则用生香附，因其既能疏肝又能透表。薄荷辛凉入肺肝二经，能疏通肝经气滞、疏散上焦风热，故颜大师多用治肝气郁结兼有头痛目赤或咽喉肿痛者。佛手、香橼性味相近，功效相似，皆为芳香辛散之品，长于疏肝和胃、行气止痛，用于肝郁气滞、肝胃不和所致胁肋胀痛、脘腹痞闷、呕吐食少等症。两药或合用或单用，但颜老常用佛手代香橼。绿萼梅芳香性平，力缓而无伤阴耗气之弊，颜老多用于肝胃不和之证。

## 参考文献

[1] 李振华. 常见病辨证治疗 [M]. 郑州：河南人民出版社，1979：41-45

[2] 路志正. 路志正医林集腋 [M]. 北京：人民卫生出版社，2009：209-212

[3] 徐刚，张冰. 颜正华教授疏肝法经验介绍 [J]. 新中医，1997（12）：7-8

# 慢性肝炎

## 1. 李士懋大师心悟："肝郁"为主；治宜温煦升发少阳

### （1）"肝郁"为主

慢性肝炎往往以"肝郁"为主要表现。肝所以成郁，必有其致郁之因，当求其所因而治之，其郁自解。究其原因固多，治法亦纷呈，或疏或泄、或补或柔，已有很多著述和报道论及，兹不赘述。但以温煦升发少阳之气的方法治疗慢性肝炎者，尚少涉猎。

人体气机的这种升降出入的功能，皆赖肝胆春升之气的升发条达，才能生生不已，推陈致新。脾得木而化生，心得木而畅达，肺得木而舒启，肾得木而蛰藏。肝木能条达疏泄，必须具备两个条件：一是阳气的温煦；二是阴血的涵养。若木无阳气之温煦，则失其敷和之性，亦郁而不达，致升降息、出入废，制化失常，诸症丛生。肝木能条达疏泄，补肝之体固属重要，然温煦升发亦不可忽。温煦升发少阳之气，实为治疗慢性肝炎的一个重要法则。

### （2）治宜温煦升发少阳

温煦升发少阳之法，适用于肝气虚、肝阳不足而表现为肝用不足者。余临症常掌握如下使用指征：①脉弦，或弦数，或弦滑，或弦缓，或弦大、弦细等，必沉取无力。沉而无力者以虚论。若浮取不见，而沉取方得，见沉弦无力或沉细无力等，则未必定虚，或因湿阻，或因气滞，或因血癖等皆可见之，当结合其他表现以定虚实。②舌胖淡有痕，或淡暗，或淡红。即使不淡，亦不能红绛干敛。苔白滑、白腻或腻而浮黄，此黄须浮而无根，此种黄苔不以热看，仍须温煦升发。③面色㿠白，或晦滞，或萎黄。④症见头晕倦怠，精神不振，四肢酸困，脘腹胀满，嗳逆恶心，食欲不振，胁肋胀痛，大便或溏，或不爽等。上述见症，皆肝失温煦，清阳不升，疏泄不及所致。当以温煦升发少阳之法治之，以益肝之用。临症之时，上述症状未必全具，只要脉沉取无力，舌质较淡，又兼有头晕无力，脘满胁胀等二三症，即可用之。

【组成】炮附子、桂枝、巴戟天、淫羊藿、黄芪、党参、茯苓、白术、柴胡、升麻、当归、川芎等。用附子其意有四：①附子辛热，补命门、壮心阳，通行十二经，走而不守。肝胆少阳之气，得心肾阳气之助，则能敷和舒发、疏泄条达。②附子味辛，辛者可行可散，从风木之性，"肝欲散，急食辛以散之，以辛补之"。故以附子之辛，助肝木条达之性。③清阳不升，浊阴不降，阴霾上蔽，反侮清阳。以附子之热，温补心肾之阳，化其阴浊寒凝，离照当空，阴霾自散，阳气可伸，复其升降之序。④补火以生土，土旺可以制寒水之上侮，可斡旋转物，胃能纳，脾能化，散精于五脏六腑，肝得其荫而自强。故附子为一味重要的药。若寒象已显者，自可放胆使用6～9 g，甚至可用至15～30 g。若寒象不著时，可佐以栀子。用桂枝，温阳启肝阳，辛以扬肝气，且桂枝色赤入肝，而能行血分之滞，疏通血脉，令肝条达。巴戟天、淫羊霍，填精益髓壮肾阳，温而不燥，补而不腻，益精强阴而不寒，为温助少阳之佳品。以参芪苓术培土健脾，培土意在荣木。木郁可以导致土郁，但中虚土郁，失其斡旋之力，亦可导致木郁。土旺自可助少阳之气；令肝木条达。当归、川芎皆血中气药，能补肝之体，行血之滞，温血之寒，补而不腻。柴胡、升麻助少阳升发之性。

如有兼证者，随症加减，如兼有摄浊者，佐以二陈、紫苏梗、藿香梗、砂仁、豆蔻等；兼有血瘀者，佐以赤芍、桃仁、红花等；兼有气滞者，佐以佛手、木香、玫瑰花、代代花等。总之，以温阳升发为治。此种肝郁，若用寒凉，则伐其始生之阳；若用开破，则耗其生生之气；若用阴柔，则扼其升发之性，皆非所宜。临床因忽略肝禀少阳春生之气而违其敷和之性，致久治不效者，并不罕见，令人扼腕，故表而出之。如治一赵某男性患者，头晕无力，食欲不振，脘腹胀满，午后为甚，口苦黏腻，口渴咽干，右胁胀痛，劳则加剧。精神负担较重，忧郁寡欢，面色萎黄，脉弦滑沉取濡软，舌质正常，苔白薄腻，中心微黄。肝肋下 5 cm，脾肋下 0 cm。GPT850 U，TTT（＋＋＋），ZnTT（＋＋），HBsAg 阳性。属于肝阳不足，清阳不升，脾郁湿困，予僵蚕 8 g，柴胡6 g，升麻 4 g，炮附子 7 g，生黄芪9 g，党参 8 g，茯苓9 g，苍术 7 g，陈皮 8 g，紫苏梗10 g，淫羊霍 8 g，生麦芽15 g。12 剂后，头晕、腹胀、胁痛均减。复查肝功：GPT300 U，TTT（＋），ZnTT（＋）。原方加减，35 剂后，症状基本消失，唯劳累后右胁尚觉胀痛，无力。予逍遥丸调理 2 个月，恢复正常工作。至今已 8 年，情况良好。

## 2. 邓铁涛大师心悟：病不单在肝，脾虚为本；宜健脾补气，扶土抑木

### （1）病不单在肝，脾虚为本

各型肝炎的基本病变特征为弥漫性肝细胞变性、坏死、再生、炎性细胞浸润和间质增生。急性肝炎时，肝细胞坏死呈局灶性，慢性迁延性肝炎病变与急性肝炎相似，但程度较轻，慢性活动性肝炎病变则较急性肝炎为

重，可形成桥状坏死，并可发展为肝硬化。有人囿于西医的病理认识，辨证时多着眼于肝，治疗亦以调肝为主，或清肝热，或清肝利湿，或疏肝解郁，或养肝阴，总不离乎肝脏。邓大师则认为不应只着眼于肝位，而应全面辨证地对待。若患者湿热邪气外袭，内蕴于脾胃与肝胆，则发为急性肝炎；若患者脾气本虚，或邪郁日久伤脾，或肝郁日久横逆乘脾，或于治疗急性肝炎的过程中寒凉清利太过伤及中阳，均可导致脾气虚亏，而转变为慢性肝炎；此时矛盾的主要方面已由邪实（湿与热）转化为脾虚（正虚），故而慢性肝炎之本乃为脾虚。

### （2）健脾补气，扶土抑木为总则

在疾病发展过程中，由于脾虚不运，可致湿浊内生，湿郁日久则可化热；或气血运行失畅，而致瘀血内留；或气血生化之源不足，阳损及阴，而致肝阴不足；或脾虚及肾，而致脾肾两虚。临床上则可出现各种相应的兼夹证候。但脾气虚这一基本证候，始终作为共性而在绝大多数的慢性肝炎患者身上表现出来。从论治的角度来看，治肝炎应注意"实脾"，故提出健脾补气，扶土抑木为治疗慢性肝炎的总原则，方以慢肝六味饮为要。

## 3. 徐景藩大师心悟：湿热为主，脾失健运为先；辨肝脾气血；重安正祛邪，立调肝八法；女性尤当察月经

### （1）湿热为主因，脾运不健是关键

慢性肝炎大都有急性肝炎失治或迁延、反复之病史，中医认为多属湿热未净，迁延不愈所致。湿热困遏脾胃，损伤肝体，脾失健运之职，肝失疏泄之能，可表现为湿热气滞之证。病程经久，或未经适当休息或未积极治疗，湿热两伤肝脾，脾虚则气血生化乏源，肝体既损，复失所养，则可造成肝脾两虚。若进一步发展，则脾土衰败，瘀血内著，可导致癥积、臌胀之变。若患者素体阳气不足，或湿重于热，耗伤阳气，可进一步造成脾肾阳虚。若患者素体阴分不足，或胃热素盛，则湿从热化，灼伤肝肾之阴，可导致肝阴虚，甚至肝虚血热之证。

综上所述，慢性肝炎以湿热、气滞、血瘀为主要病理因素，其中又以湿热为先。故自《内经》始，历代医家对慢性肝炎（黄疸）均一致认为乃脾经湿热所致。若平素饮食不节，长期嗜酒，或劳倦太过，或有其他疾病，损伤脾胃，脾失健运，水津不布，湿从内生，此时尤易感受湿热。因此，慢性肝炎病程中，既有外来湿热之邪，又有内生湿热之病机，湿热既是慢性肝炎的病因，又是其病理产物。总之，徐大师认为，临床所见慢性肝炎以脾胃证候为主，病机乃脾胃功能不足，土虚则肝木乘侮，故常先有脾胃湿阻证候。主要病理因素以湿热为先，兼气滞、血瘀。

### (2) 辨在肝脾，分气血虚实

徐大师强调，慢性肝炎的辨证，应从整体出发，将脏腑气血和湿热肝火等病理因素与虚实的病理属性全面综合考虑，分清其先后主次，才能恰当地施治。

1）辨在肝在脾

凡病史久，素体脾阳不足，病起因劳累饮食不调，自觉全身无力，倦怠，食后腹胀，有黄疸或轻度浮肿，舌苔薄白或白腻，舌质较淡，脉象濡小者，多应归之于脾经病变。虽在病程中出现胁痛，还应从脾虚木侮去考虑。素性抑郁或急躁，自觉症状一开始即以胁痛为主，且脘痞嗳气，胁痛由一侧而引及两侧或胸乳脊背，脉弦，舌苔不腻者，可以认为主病在肝。前者应以健脾为主，后者当以疏肝理气为要。如属脾虚肝郁，肝脾同病，则两者兼而治之，唯主次必须分清。

2）辨气血虚实

胁痛在本病颇为常见，如钝痛隐痛或仅有不适感，或疼痛由右胁下转至左胁下，或痛引乳部脊背者多属肝气郁滞或窜络。如痛位固定，或呈刺痛，经久不已，用一般气分药物效果不著，兼有明显的肝脾大，符合中医癥积之体征者，多属血瘀。面色灰滞无华，舌质紫，有肝掌、蜘蛛痣等体征，更可作为血瘀的诊断。

如以腹胀为主症者，一般都不离气病。须分虚实，虚者由脾土中虚，阳气不运，所谓"气不收摄"而胀。这种虚胀的特点是：午后入夜尤甚，进食油腻后腹胀辄加重，或兼有下肢浮肿。大便次数虽多而腹胀依然，且多数伴有便溏。食量虽不甚减，但全身无力，面色㿠白，久而易现血虚的证候。舌质淡红，舌苔薄白，脉多濡细或弦细。实胀系气滞不化所致，延续时间较短，影响食欲食量，腹胀部位以脘腹为主，可以引及两胁，大便秘结时其胀尤甚，大便通调或次数增多时腹胀减轻，多伴有嗳气、矢气。

慢性肝炎为慢性疾患，病程既久，气血功能有不足的一面，特别是本病多数具有脾虚的证候。但必须详细辨证，具体审察患者是因虚而致病，还是因病而致虚。徐大师认为，有不少患者常有湿或湿热的证候表现，是由湿邪困遏，经久而致脾虚。亦有因肝气郁结而乘侮脾土，或由于肝郁日久而化生肝火，产生胁痛头昏欠寐，面赤生火，情绪急躁，或兼龈齿衄、鼻衄、脉象弦、舌尖红等症。少数患者由于脾湿不化，酿成痰浊，阻于络脉，胁痛引背，舌苔白腻。这些病理因素就其性质而论都属实邪。至于血瘀内留，结成癥积，亦同样属于实证的范畴。

### (3) 调肝八法

徐大师论治肝病必顺其体用之性，重视安正祛邪，归纳出治疗慢性肝炎八法。

1) 化湿运脾法

慢性肝炎患者常因湿困脾土而致运化失职，出现脘腹闷胀不适，食后胀甚，食欲不振，肢体困倦，神疲无力，大便溏泻，舌苔白腻或厚腻，脉濡等，日久则机体日趋衰弱。徐大师认为，此时当务之急应想方设法启脾进食，使消化吸收功能尽早得以恢复。但治病必求其本，脾湿不化，便无从达此目的，故宜先投用化湿运脾法。临床运用之时，尚需注意清温之分，湿兼热者当用清化，湿兼寒者宜投温化，至于有虚实夹杂之象者，又当酌情兼顾。主方选茵陈平胃散、四苓散等。

【组成】茵陈、藿香、苍术、厚朴、陈皮、半夏、猪苓、泽泻、薏苡仁、车前子等。若湿热重，苔见黄厚腻者，加黄连、豆蔻仁；苔见灰厚腻者，则黄连与草果仁同用；兼有湿浊，厌油纳差者，加佩兰、冬瓜子、炒山楂、炒神曲、生麦芽；湿阻气滞，腹胀甚者，加大腹皮、槟榔、木香等；脾虚明显，知饥食少，纳后不运，苔薄白者，加党参、干姜、炙甘草，苍术换白术；脾阳虚而病久不已，舌质淡，可加附子、干姜等温运化湿之剂。

2) 疏肝运脾法

王旭高《西溪书屋夜话录》说："肝气自郁于本经，两胁气胀或痛者，宜疏肝。"徐大师认为，慢性肝炎患者，往往由于疾病缠身，久治不愈而有情绪低落，心情抑郁，肝区或两胁下隐痛作胀，口苦等肝失条达、肝郁气滞的表现。肝郁失疏，则易乘侮脾土，故临床除有肝郁之证外，又可伴脘腹痞满，纳谷不香，四肢乏力，大便易溏等脾失健运的表现。此时治疗，徐大师强调应重在疏肝，肝气得舒，则脾运可复，且疏肝之法是中医药最具优势特色的疗法。然脾运受制经久，每可兼有湿邪，因此运脾化湿之品也常须参用，更有病久而入络者，则又当兼通血络。主方有逍遥散、四逆散、四君子汤、六君子汤等方。

【组成】柴胡、白芍、枳壳、郁金、香附、延胡索、党参、白术、茯苓、炙甘草等。若便溏苔腻者，加苍术、厚朴、炒山楂、炒神曲；腹胀纳差者，加木香、砂仁；肝区疼痛明显者，加路路通、橘络、当归、红花、丝瓜络、王不留行等通络止痛之品。

3) 柔肝健脾法

慢性肝炎患者常有情绪不畅，肝郁日久，肝阴暗耗，则肝失所养。此时如用疏肝行气之法治疗，由于疏肝理气大多为辛燥之品，易伤肝阴，反致愈疏愈甚，故当用柔养肝阴之法，方可复其条达之性。但柔养肝阴之药，性多滑润，对于脾虚者，殊非相宜，且肝郁易于乘脾，而脾虚又易受肝制，所谓"土虚木贼"是也。因此，健运脾气益显重要，而运脾药中也有不少辛香燥热之品，因肝之阴血已伤，也当审慎用之。由于既不能过凉，也不可过温，所以处方遣药也往往灵活多变。温凉兼顾之方，徐大师认为归芍六君汤最为适宜。

**【组成】** 当归、白芍、人参、茯苓、甘草、陈皮、半夏。盖当归味甘、辛温而润，补血和血，润燥止痛，为血中气药，长于动而活血，辛香性开，走而不守。白芍苦酸微寒，养血柔肝，缓中止痛，敛肝之气，为血中阴药，善于静而敛阴，酸收性合，守而不走。当归、白芍二药合用，辛而不过散，酸而不过收，一开一合，动静相宜，配合六君子汤，养血柔肝，收敛肝气，健脾益气，对慢性肝炎肝阴不足，脾气亏虚之证尤为适宜。

若气虚明显者，可加炙黄芪；肝阴血虚明显者，加炒熟地黄、枸杞子等；食欲不振、便溏次多者，去当归，加焦山楂、焦神曲、炮姜、炒谷芽、炒麦芽；齿衄、鼻衄者，加牡丹皮、白茅根、水牛角、茜草、墨旱莲等。运用本法，尚需求助于炮制得法。如当归、熟地黄用炒，何首乌用制等，皆可助其入脾。

4）养阴柔肝法

肝居膈下，藏血而主疏泄。肝既藏血，又蓄津含液。血与津液皆为有形物质，属阴，充于肝体之中，故有肝阴之称。徐大师强调："肝阴宜充，而唯恐不足。"盖阴血充足，方能化气为用，职司疏泄之权。而阴虚则火旺，火旺则液亏，正不御邪，病难痊愈。

一般慢性肝炎常有湿热邪毒久羁致病。热为阳邪，阳盛每易伤阴，湿郁经久生热，亦必伤津耗液，况慢性肝炎多由急性转变而来，病之早期，或过用苦寒，或多用辛燥，亦常可导致伤阴，也有素体阴虚之人，初感湿邪亦易从热化。故慢性肝炎表现为阴虚证型者也每常多见。当此之时，徐大师强调，肝阴宜养，法在柔润，取药宜甘。盖阴主内，生静，喜柔。柔者缓也，柔能制刚，润可生津，津液足则血有源，甘能补能守，其性和缓，能缓肝之急，助肝之用，益肝之体。选药之时，徐大师尤推崇石斛一味，石斛性寒味甘，乃润养肺胃之品，然五脏相关，如滋水可以涵木，养肺也能养肝。徐老认为，石斛用于慢性肝炎阴虚患者，不仅有养肝作用，尚能行瘀活血通络，预防肝硬化。运用此法，如见虚火偏炽者，每可酌配清泄之品，但总以柔养为其大旨。因苦寒太过，亦难免有伤阴之弊。

此外，徐大师认为，慢性肝炎多呈阴虚邪恋之候，阴虚则病长，阴足则病退。肝为刚脏，慢性肝炎患者即使无明显阴虚之象，临床用药也当兼顾肝阴，若肝阴一亏，一则说明患者可能久病，另则说明病情较深，所谓"阴虚难复"。主方可选一贯煎、调营敛肝饮、滋水清肝饮等加减。

**【组成】** 炒生地黄、当归、白芍、石斛、北沙参、麦冬、何首乌、枸杞子、墨旱莲、女贞子等。若夜间汗出多者，加穞豆衣（或野料豆）、浮小麦、煅牡蛎、煅龙骨等；失眠甚者，加合欢皮花、百合、酸枣仁、五味子等；头晕目眩者，加白蒺藜、明天麻、桑叶等；肝火亢盛、面热颧红者，加黑栀子、牡丹皮、水牛角等。

5）双补脾肾法

此法属脾肾同治，多用于慢性肝炎迁延日久或体质素弱，脾肾两亏者。症见面色萎黄或苍白，肢面轻度浮肿，神倦便溏，食欲不振，腰膝酸软，间或滑泄阳痿，苔薄白，舌淡胖或有紫气，边有齿印，脉小弦细软。脾为后天之本，肾为先天之本，久病累及根本，其病多已深重。徐大师认为，久病不复为之损，久损不复为劳，脾肾已亏，病已到虚劳，治疗甚为棘手，也难以恢复。此时，治之之法，当遵"治病必求其本"之旨，抓住要害，径从脾肾入手。当然，临床具体运用此法治疗时，又当细分阴阳，偏脾偏肾，兼气兼血等不同，悉心体会，务使妥帖。主方宜右归丸加减。晨起腹泻或便溏次多者，去牛膝、熟地黄，加煨肉豆蔻、补骨脂；气虚甚者，加黄芪、紫河车；肝区痛甚者，加木瓜、九香虫；面肢浮肿较著者，加胡芦巴、淫羊霍、玉米须等。

6）清金制木法

通过清养肺阴来达到平泻肝火目的的治疗方法。由于重点在肺，药宜轻柔，多以润肺生津之品为主，故与填补肝肾之法不同。主方宜沙参麦冬汤加减。伴经常低热者，加青蒿、白薇、银柴胡、地骨皮；有盗汗者，加浮小麦、大枣、煅牡蛎；口干甚者，加川石斛、冬瓜子、天花粉；溲赤者，加生地黄、木通、竹叶。

7）行气活血法

慢性肝炎常有情志不畅，肝郁气滞，病情反复、迁延，病程较长，久病入络，久病多瘀，终成气滞血瘀之证。症见肝区隐痛，或如针刺，痛有定处，胁下癥积，有血痣或血瘘，面色晦滞无华，时有齿衄，舌质紫或有紫瘀点，脉弦小或细涩等。徐大师认为，此病若经久不愈，则多有瘀血内阻之候，此时应考虑采用活血化瘀之法，或在辨证基础上佐以活血化瘀。瘀血有轻重之分，轻者通络即可，重者每需攻逐，然攻逐之品易伤正气，其间又当权衡患者体质之强弱，不可猛浪草率。

留瘀坚着，体质强实者，攻之，可望短期收效并控制病情进展。若体质亏虚者，必不耐攻伐之品，如勉强为之，则正气更伤，反易生他变。故使用时，一则掌握中病即止的原则，二则配伍扶正之品，或健脾益气，或养阴和营等，临床当灵活处理，如遇有出血倾向者，则又须酌配行瘀止血之品。又"气为血帅"，气行则血行，气滞则血瘀益甚，故运用活血化瘀，当配伍疏肝行气之品，以助气血流通。主方选当归活血散、复元活血汤、血癥丸、桃红四物汤等方加减。气虚者，加党参、黄芪、白术；肝区痛甚者，加九香虫、炙乳香、炙没药、地鳖虫，或配合活血止痛药外敷，常可收到较好疗效。如积瘀经久难化，可加用炮山甲、水蛭、地鳖虫、水红花子、泽兰等。出血明显者，去三棱、莪术、地鳖虫，加茜草、藕节炭等。

8）清热利湿法

慢性肝炎大都有急性肝炎的病史，而急性肝炎的发病，其病理因素总以湿热为主，湿热之邪既可从外感受，也可由饮食不洁，经口而入。若急性肝炎失治或迁延反复，则渐转变成慢性肝炎，也有相当一部分患者急性时症状隐匿，未能及时诊治，待发现之时，病情已趋慢性化。但综观病因，多属肝经湿热未净，迁延不愈所致。湿热是该病的基本病因病理，可贯穿于病之始终，即使是肝肾亏损阶段，也属因实致虚，湿热残留。尤其是慢性肝炎再发活动阶段，不论有无黄疸，一般多有湿热内蕴，故应佐以清肝利湿法，随证配合健脾、疏肝、行瘀、养阴等。若活动期热毒较重者，常配用清热解毒的蒲公英、凤尾草、紫草、夏枯草、石见穿、半枝莲、败酱草等。根据病情，选用三四味，并兼有降酶作用。临证之时，尚需辨别湿热轻重，腻苔白多黄少者偏于湿重，黄多白少者偏于热重，对临床用药选择有指导作用。热重者，茵陈蒿汤、栀子柏皮汤；湿重者，茵陈胃苓汤。若湿重于热，胃气不和，胃气上逆，见恶心欲吐者，宜加藿香、豆蔻仁、半夏、生姜等，芳化、和中、止呕；若热盛心烦懊侬者，加黄连清心除烦；如见目赤头痛、龈血、舌尖红、脉弦、溲赤等，兼有肝胆热候者，治宜清泄肝胆，如龙胆泻肝汤、夏枯草汤等。

### （4）女性尤当察月经

治疗女性慢性肝炎患者需结合妇女月经生理等方面的特点，如经行期间经量正常，此时不宜用祛瘀活血药。月经涩少不畅，虽有脾虚气陷的证候，也不宜多用升麻。月经过多有血虚见证者应佐以养血之剂。如月经衍期，经来腹痛而确系瘀血所致者，祛瘀活血药可以结合运用。最好在经至前旬日左右投以祛瘀通经药物。平时可于一般治肝剂中加入茺蔚子、天仙藤。凡情志不畅，症状波动与精神情绪有关的患者，应着重予以疏肝解郁。上列疏肝理气方药中适当选加合欢皮或合欢花、香附、百合或甘麦大枣等甘缓之剂，颇有裨益。

## 4. 朱良春大师心悟：扶正祛邪，疏肝养肝，活血通络，随症选药

### （1）扶正祛邪，疏肝养肝

1）扶正祛邪

慢性肝炎多由急性肝炎演变而来，而湿热、疫毒又是导致急性肝炎的

主因，所以祛邪仍是慢性肝炎治疗中的重要环节。但不可把祛邪机械地理解为清热解毒，一味追求降低肝功指标则是片面的。按照中医学的观点，"邪之所凑，其气必虚"，"至虚之处，便是容邪之所"，可见慢性肝炎的病理变化，离不开邪正之纷争。治疗也必须正确地运用扶正祛邪，或在祛邪中不忘扶正的指导思想。慢性肝炎多属虚实夹杂，正虚多由实邪留连日久而来。只有肝气得疏，脾胃才能健运；瘀血得去，新血才能化生，故应攻补兼施，权衡适度，始收佳效。

慢性肝炎用补法，必须在明确病位的基础上，区别其为阴虚，或为阳虚，方能对症下药。凡阴虚者，宜补而兼清；阳虚者，宜补而兼温，病由肝而起，传脾而盛，传肾更剧。从肝、脾、肾损伤的程度，可以测知病情的轻重。

2）疏肝养肝

肝为藏血之脏，其体柔，主疏泄，性喜条达。对人体气机的运行有着重要的调节作用。但其为病则显露出刚强之性，故古人说"木曰曲直"。朱大师认为疏肝与养肝是治疗肝脏自病的基本大法，是以肝脏的生理功能为理论基础的。"直"者宜之。养肝法是濡养肝"体"的一种方法，凡肝脏"直"而不"曲"者宜之，"疏"与"养"是中医治疗学动静观的体现。

朱大师认为养肝需参益肾，方能提高疗效，常取高鼓峰疏肝益肾汤化裁。此方是六味地黄汤加柴胡、白芍而成。既可养肝益肾，又能达肝郁、泄湿热；唯方中山茱萸有温助肝阳之弊，不妨删去，加女贞子、墨旱莲清滋之品。若阴虚不耐柴胡升疏者，可用川楝子、生麦芽、白蒺藜代之。乌鸡白凤丸移治肝肾两亏之慢性肝炎而肝功能异常者，可降低转氨酶及麝浊，升高清蛋白。

慢性肝炎进一步发展，还会出现肝肾经血亏损，癥块癖积的见证。患者面色晦暗，肌肤甲错，胁肋刺痛，肝脾大，质较坚硬，伴见肝掌、蜘蛛痣，舌见紫色或瘀斑，脉细弦。妇女则月经量少或闭经。检查肝功能可见白蛋白、球蛋白倒置，TTT、TFT、ZnTT阳性，免疫功能低下。此时，单纯使用扶正或攻坚破积一法，都不能吻合病机。多年来，朱大师使用自拟之"复肝丸"尚称应手。

## （2）活血通络

慢性肝炎以肝脾虚损为本，血瘀为标。其血瘀之表现，主要有气虚血瘀和阴虚血瘀之不同。朱大师对气虚血瘀，喜用黄芪配莪术，山药配鸡内金两个药对。

对于久病则入络，临床见肝区疼痛，牵及背部，舌质有紫色，苔薄腻，脉弦涩，肝功能长期不正常者。方用《金匮》旋覆花汤，取茜草代新绛。

【组成】旋覆花、茜草、丹参、泽兰、柏子仁、紫草、菝葜、路路通、参三七等。不效，需参用虫类药。朱大师选用九香虫、全蝎、参三七各等份，研细末，装胶囊。每服5粒，每日3次，收效甚佳。虫类药对慢性肝炎的治疗，大有前途，值得进一步研究与应用。

### （3）随症选药

HBsAg转阴：肝炎的病理变化，与湿热、疫毒、肝郁、脾虚、血瘀均有密切关系，除应坚守"辨证审因""因病论治"的原则外，下方可供参用。

生黄芪20 g，鸡骨草30 g，白花蛇舌草30 g，虎杖30 g，丹参30 g，夏枯草10 g，贯众10 g，甘草10 g，每日1剂，水煎服，多数可以阴转。

降低转氨酶：除应坚守辨证论治原则外，单味药和经验方亦可参考。用五味子粉或五味子制剂，颇有佳效，但常有三分之一的患者出现反跳现象，若继续使用，仍然有效。朱大师认为，凡苔腻、胀、纳呆者，暂不宜使用，或先服健脾渗湿之品。待脾健湿化后，再服为宜。夏枯草、虎杖、垂盆草、龙胆草等用于湿热偏盛者为宜。或于辨治方中加入生白芍、生山楂，对转氨酶持续不降者也有佳效。

长期黄疸不退：对慢性肝炎黄疸长期不退者（胆汁郁积型），朱大师常用大黄、丹参、豨莶草（需用30～45 g）为主，随症加味，奏效较佳。

### 参考文献

[1] 田淑霄，李士懋. 温煦升发少阳治疗慢性肝炎 [J]. 北京中医，1985（4）：17 -18
[2] 邓铁涛. 中国百年百名中医临床家丛书：邓铁涛 [M]. 北京：中国中医药出版社，2011：53 - 55
[3] 陆为民，徐丹华. 徐景藩诊治慢性肝炎经验 [J]. 中医杂志，2008，49（6）：495 -496
[4] 吴大真. 现代名中医内科绝技 [M]. 北京：科学技术文献出版社，2004：184 -190

# 病毒性肝炎

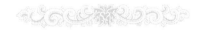

## 1. 任继学大师心悟：慎用香燥，攻伐；法宜柔润，调肝

任大师认为，病毒性肝炎现今流行颇广，痊愈者鲜矣，一般皆为临床治愈，故易复发，或者经治一段，病邪内潜，待而再发。究其所因，多由于久服疏肝行气之药，或长期服用清热解毒之品，伤阴损液耗血，致使肝体不荣，肝用失常使然。

盖人体五脏，唯肝为风木之脏，又为将军之官，其性急而动，故为刚脏。相火内寄，体阴用阳，喜条达，主藏血、调血，得肾水以涵濡，则动而不亢，得肺金以制，用而不燥，则疏泄之机而畅茂，何病之有？故津血伤，精内亏，则肝乏少阳之生气，降低将军防御之机，疫毒得以内潜肝体，损伤肝之体与用，疏泄之机必滞，气机内痹，血液濇而流缓，其性横逆脾胃气机受抑，健运失常，升降功能呆滞，清者难升，浊者难降，而生腹胁胀满、嗳气、矢气、善怒、恶心纳呆、夜寐多梦之候。经曰："肝欲散，急食辛以散，用辛补之，酸泻之。"故慢性肝疫之疾慎用香燥之药，攻伐之品，法宜柔润、调肝为主，方用养肝调达汤（自制）。

【组成】桑椹子、枸杞子、黄精为君之甘润，滋阴养肝之体，柔肝之用，其气不燥；佐用羌活、防风之辛润以顺肝性，开达气机，以升降脾胃之力；臣以生麦芽、蜜升麻、虎杖、牛蒡子，活络清热，以涤余邪，伍羚羊角、土茯苓以分清浊而除伏热，以舒肝体也。

## 2. 颜德馨大师心悟：不可滥用苦寒，应从辨治五法

颜大师强调其病因是外感疫毒，病理变化是邪与正的斗争过程，因此其病机包括邪实与正虚两个方面。急性期以邪实为主，迁延不愈则呈虚实错杂之态，一方面是正气耗伤，另一方面仍有湿热毒邪的存在。故而其治则也不外乎祛邪与扶正两途。颜大师常用的祛邪方法包括清热利湿法、凉血化瘀法，常用的扶正方法包括运脾益气法、滋补肝肾法和温补阳气法。

颜大师指出，病毒性肝炎之所以迁延不愈，主要因素在于正气虚弱，免疫功能低下，既不能抵御病毒侵袭，又难以清除肝炎病毒和免疫复合物，致使肝炎病毒在肝细胞不断遭到破坏；病邪羁留日久，湿热深伏，痰瘀内停，病毒反复迁延，又进一步损伤正气。因此，病毒性肝炎辨治的难

点在于慢性阶段。在治疗上要正确地运用扶正祛邪法则，或在扶正中兼顾祛邪，或在祛邪中不忘扶正。既要清除湿热毒邪，又要针对阴阳、气血、脏腑的寒热虚实，灵活机变，邪去则正安，正胜则邪却。在各种治疗方法中，尤强调"四季脾旺不受邪"和"肝病传脾"的观点，要辨证理解邪正关系，不可因"炎"而滥用苦寒之剂。

### （1）清热利湿法

病毒性肝炎中急性黄疸型肝炎、重型肝炎以及部分慢性肝炎表现湿热内蕴征象，此因湿从热化，肝热则郁而化火，故治应清热利湿解毒为主。在临床中还应细辨湿重于热，还是热重于湿。若黄疸鲜明，身热口渴，大便秘结，小便短少黄赤，为热重于湿，常用茵陈蒿汤加虎杖、平地木、仙人对坐草等品；若黄疸不甚鲜明，兼头重身困、胸腹痞闷、大便溏薄不爽，为湿重于热，常用茵陈五苓散加车前草、平地木、仙人对坐草、薏苡仁。

### （2）凉血化瘀法

凉血化瘀法适用于一些慢性肝炎顽固病例。这是由于初病气结在经，久则血伤入络，湿热毒邪久恋不去，浸淫血分，煎熬血液成瘀，临床见面色晦暗，烦躁易怒，五心烦热，舌质紫暗，舌苔黄腻，脉弦，蜘蛛痣，出血点和肝脾大等瘀热证候，其红细胞压积、全血黏度、纤维蛋白原指数有所增加，故血液流变性呈浓黏聚状态。颜大师自拟"犀泽汤"，从凉血化瘀法论治慢性肝炎，有良好效果。

【组成】广犀角（现用水牛角代）、泽兰、苍术、仙人对坐草、平地木、土茯苓、败酱草。本方以犀角、泽兰入血分，清热解毒、凉血化瘀为君药；臣以土茯苓、仙人对坐草、平地木疏肝泄热、利湿化浊；苍术为佐，辟秽、运脾，既清湿热，又杜湿热之源；败酱草凉营活血为使。诸药配伍，共奏凉血解毒、清热利湿、疏郁祛瘀之效。临床观察表明本方除能改善慢性肝炎患者血液流变性外，还能抑制病毒活动，调节免疫功能，降酶退黄，抑制肝纤维化。

### （3）运脾益气法

运脾益气法是病毒性肝炎治疗中最重要的扶正方法。脾虚导致湿热毒邪的侵袭，又致湿热毒邪缠绵难解，因此此句阐明正气存在、邪不可干之至理。所以颜大师用运脾益气法既有"先安未受邪之地"之意，又有鼓舞正气以扭转邪正对峙局面之意。事实上，病毒性肝炎慢性阶段大部分患者均有纳差、腹胀、四肢乏力、大便异常等一系列脾虚症状。而脾虚肝郁，气机失常，还可影响血运，导致瘀血内停。因此，颜大师倡用运脾益气法（即实脾法）治疗慢性肝炎，使脾气旺盛、正气充沛。常用方是柴芍六君子汤，参入苍术一味。本方取四君子汤补脾气健脾运以"实脾"；并用柴胡、白芍、陈皮、半夏解郁柔肝、行气化湿；尤倚仗苍术运脾燥湿、解郁辟秽。

#### （4）滋补肝肾法

肝为藏血之脏，血为阴物，肝郁日久必然导致阴虚，久则累及于肾，而肝肾同源，肾之阴精不足，则不能养肝，故病毒性肝炎后期慢性阶段常表现出肝肾阴亏的症状。常见胁痛、口干、耳鸣、腰酸、足软、舌暗红、苔薄白或薄黄，治当滋养肝阴，选用一贯煎合六味地黄汤加减。如果热毒未清，可以与前述的"犀泽汤"合方治疗。颜大师在近年的肝炎防治中还观察到，滋养肾阴柔润肝体是防止慢性肝炎向肝硬化发展非常重要的一环。

#### （5）温补阳气法

大凡医之论治病毒性肝炎，多重视其邪气有余而忽视其正气不足，尤对肝气虚、肝阳虚之论述更少。临床上，或由于素体虚寒，或因治疗损伤肝脾之阳，或病久阴损及阳等种种原因出现肝气虚、肝阳虚的证候并非少见，并常与脾气虚、脾阳虚同见。因肝内寄相火，寓一阳生生之气；肝肾同源，而肾中真阳亦与肝关系密切。故一旦肝气不足，则机体生化之功能减弱，犹晨曦无光，必然寒气四起。治疗当以温阳解凝为先，不必畏忌附桂之类，应辨证用药。常用方为桂枝加附子汤加减，以桂枝温疏肝木，白芍柔肝养血，二药相配能调和肝之营卫气血；加苍术辟秽、运脾、解郁，乳香、没药、红花、桃仁辛润通络。肝气虚者加黄芪、党参；肝阳虚者去桂枝，加肉桂、鹿角；兼肝血虚者加当归、制何首乌；兼肝阴虚者加枸杞子、山茱萸。

### 3. 张镜人大师心悟：以湿热疫毒内盛为主线；辨证六法；以症状指标为参考

#### （1）湿热疫毒为主因

病毒性肝炎的病因，概括地说，是湿与热合，疫毒内盛。薛生白说："湿热之邪，从表伤者，十之一二，由口鼻而入者，十之八九。阴阳为水谷之海，太阴为湿土之脏，故多阳明太阴受病。"盖湿土之气，同类相召。所以湿邪火热，始虽收受，终归脾胃，脾胃湿热蕴结，必然会熏蒸肝胆，胆热液泄，与胃之浊气共存，侵染巩膜及肌肤，遂发为黄疸。无黄疸型肝炎尽管无黄疸表现，但亦常见胁痛，食欲减退，腹胀，神疲肢怠等湿热阻滞，肝脾同病的证候。湿留热郁，迁延日久，累及肝阴，血瘀脉络，肝功能明显损害，进而导致肝硬化，产生颜面黧黑，胁下癥瘕，臌胀等症状。

**（2）分六型辨证论治**

1）肝气失疏，脾运少健证

症见胁肋胀痛，纳减，腹满，肢软疲倦，大便时溏，脉细弦，舌苔薄，质淡红。治以疏肝理气、健脾化湿，方用柴胡疏肝散加减。

【组成】柴胡5 g，川芎5 g，白术10 g，白芍10 g，薏苡仁10 g，香附10 g，枳壳5 g，炒黄芩10 g，茯苓10 g，炙甘草3 g。

2）湿郁化热，热扰肝经证

症见胸胁掣痛，胸闷不舒，随情志变化而增减，心烦失眠，小溲黄赤，脉弦数，舌苔薄黄，尖红。治以柔肝解郁、清热泄热，方用丹栀逍遥散加减。

【组成】柴胡5 g，当归10 g，白芍10 g，白术10 g，茯苓10 g，炙甘草3 g，牡丹皮10 g，栀子10 g，广郁金10 g，合欢皮15 g。

3）肝脾两虚，气血不足证

症见胁痛隐隐，时作时已，面色萎黄，头晕目眩，心悸少寐，脉细软，舌苔薄，质淡。治以益气健脾、养血调肝，方用归芍六君煎加减。

【组成】党参10 g，白术10 g，当归10 g，白芍10 g，茯苓10 g，枸杞子10 g，半夏5 g，陈皮5 g，远志3 g，酸枣仁10 g。

4）肾阴下耗，水不涵木证

症见右胁灼热疼痛，目糊耳鸣，夜寐盗汗，腰脊酸楚，下肢乏力，脉细弦数，舌呈花剥或光红。治以滋水育阴、泄肝清热，方用一贯煎加减。

【组成】生地黄15 g，北沙参10 g，麦冬10 g，枸杞子10 g，山茱萸10 g，赤芍10 g，川续断10 g，厚杜仲10 g，小青皮5 g，甘菊花10 g，桑寄生10 g，川楝子10 g。

5）气滞血瘀，肝脾癥积证

症见两胁扪及癥积，胀痛或刺痛，肤色晦暗，面部与颈、胸部出现红缕赤痕，形体消瘦，腹满膨隆，脉细涩，舌质紫绛而有瘀斑。治以活血化瘀、软坚消积，方用桃红四物汤加减。

【组成】当归10 g，桃仁5 g，红花3 g，川芎5 g，赤芍10 g，牡丹皮10 g，石见穿10 g，八月札15 g，生牡蛎（先煎）15 g，生地黄10 g，炙鳖甲15 g，香附10 g，大腹皮10 g，陈葫芦30 g。

6）脾土衰败，肝肾亏损证

症见面色黧黑，肌肤晦黄，胁下癥积刺痛，固定不移，胸脘痞闷，形瘦肉削，纳呆便溏，神疲乏力，脉沉迟，舌质淡紫，苔少。治以温运脾阳、补益肝肾，方用茵陈附子干姜汤加减。

药用：茵陈10 g，附子10 g，干姜5 g，白术10 g，广陈皮5 g，制半夏5 g，肉桂3 g，菟丝子10 g，巴戟天10 g，枳实5 g。

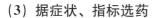

### （3）据症状、指标选药

1）根据症状加减用药

黄疸：黄疸是病毒性肝炎的主要症状，可见于多种肝炎，但慢性期的黄疸较浅，或仅从实验室检查发现黄疸指数与胆红素偏高，巩膜与皮肤黄染不明显，栀子、大黄的苦泄，已非所宜，应选加萱草花和茵陈同用。黄疸的消长和湿热的进退相关。萱草花性凉味甘，虽利湿而不伤正。对慢性肝炎的黄疸，最称合辙。

胁痛：当着眼于肝，但尤须明辨气血。病在气分，疼痛常伴胀满，或攻撑走窜，应疏肝理气，选加川楝子10 g，延胡索10 g，绿萼梅5 g。病在血分，痛如针刺，固定不移，应活血通络，选加当归须5 g或全瓜蒌10 g，红花3 g。然气为血帅，血随气行，气血之间保持着相互依存又相互独立的生理关系，临床不容拘执。《医宗金鉴·杂病心法要诀》中用颠倒木金散疗胸痛，并称"颠倒木金散，即木香，郁金也。属气郁痛者，以倍木香君之。属血郁痛者，以倍郁金君之"，气血双调，有所侧重，提供了很好的启发。此外，肝虚胁痛，多系肝亏血燥，络脉失濡，特征为痛处喜按，遇劳则甚。应选加枸杞子10 g，制何首乌10 g，以补血养阴，柔肝和络。

低热：病毒性肝炎迁延日久会出现低热，多属于正虚而湿热逗留，如低热伴烦躁失眠，应选加银柴胡6 g，胡黄连3 g，当归9 g，川芎5 g。《本草求真》谓银柴胡"功用等于石斛，皆能入胃而除虚热，但石斛则兼入肾，涩气固筋骨，此则入肾凉血之为异耳。故《太平惠民和剂局方》用此治上下诸血，及于虚劳方中参入同治，如肝痨之必用此为主"。《药品化义》谓胡黄连"独入血分而清热，丹溪云，骨蒸发热，皆积所成，此能凉血养阴，其功独胜，若夜则发热，昼则明了，是热在血分，以此佐芎归为二连汤除热神妙"。如早凉暮热，兼手足心热，盗汗，舌质红，应选加青蒿10 g，鳖甲15 g，知母10 g，牡丹皮10 g。

癥积：《难经》五十六难："肝之积名曰肥气，在左胁下，如覆杯。""脾之积名曰痞气，在胃脘，覆大如盘。"慢性肝炎引起肝脾大，则两胁下发生癥积，法当活血化瘀，软坚消积，切忌攻逐峻剂，应选加桃仁10 g，红花3 g，生牡蛎（先煎）30 g，八月札15 g，或鳖甲煎丸10 g，分2次，早、晚药汁送服。

臌胀：湿热互结，土壅木郁，邪气侵凌，正气消残，血瘀成积，三焦决渎失司，则渐成臌胀。《医门法律》胀病论："凡有癥瘕，积块，痞块，即是胀病之根，日积月累，腹大如箕瓮，是名单腹胀。"应选加川椒目3 g，陈葫芦30 g，《长沙药解》说："椒目，泄水消满，〈金匮〉己椒苈黄丸用之治肠间有水气腹满者，以其泄水而消胀也。"《本草纲目》说："陈葫芦，消胀杀虫。"

2）根据实验室指标异常用药

谷丙转氨酶高：病毒性肝炎，由于湿热的影响，损害肝功能，因此血清中谷丙转氨酶含量增多，应注重清热解毒，选加连翘30 g，半枝莲15 g，白花蛇舌草30 g。《本草经百种录》说："连翘气芳烈而性情凉。故凡气分之郁热，皆能已之。又味兼苦辛，故有能治肝家留滞之邪毒也。"半枝莲、白花蛇舌草性味苦寒，用于降低谷丙转氨酶含量，屡试屡验。

絮浊试验阳性：肝炎进入慢性期，絮浊试验常持续阳性，辨证则多属肝肾阴虚。应选加菟丝子10 g，制何首乌10 g。《本草求真》说："菟丝子为补肝肾脾气要剂。"《本草正义》说："何首乌专入肝肾，补养真阴，且味固甚厚，稍兼苦涩，性则温和，皆与下焦封藏之理符合，故能填益精气，具有阴阳平秘作用。"

## 4. 周仲瑛大师心悟：湿热瘀毒，耗伤正气为特征；明确病位，调理脏腑

### （1）湿热瘀毒，耗伤正气为特征

深入分析无症状乙肝的病因病机特点，有助于掌握辨证论治的一般规律。周大师认为，导致肝炎的病邪类同湿热，但它除具有一般湿热的特征之外，尚具有"疫毒"的一些特点，即具有一定的传染性和以损害肝脏为主的特殊性。这种特殊的湿热疫毒之邪，又有偏热偏湿和疫性强弱的不同。湿热火毒炽盛、疫毒之性强烈者，可以感而即发，表现为起病急剧，病情严重，传染性强，甚者直损肝肾，蒙蔽心神；湿浊偏盛，疫毒之性较弱者，则感邪之后，并不随即发病，其邪气深伏脏腑脉络，暗耗阴精气血，表现为起病隐袭，症状不著，病程缠绵，难以速愈。无症状乙肝的病因多属于后者。

乙肝的主要病理因素是湿热瘀毒。其湿热毒邪不仅在气，而且深入血分。阻滞血液的运行，形成瘀血。瘀血夹杂湿热毒邪深入蔓延到脏腑脉络，使病情深痼难祛。病位主要在肝脾两脏，表现为热毒瘀结在肝。湿热蕴遏脾胃的肝热脾湿证；病久及肾，可导致肝肾阴血不足或脾肾阳气亏虚。

无症状乙肝患者虽无明显的肝炎症状，但大多有较长的病史。根据其临床表现可分为两类，一类具有面色少华、苔白厚腻、脉沉无力或弦缓濡弱等表现，病机特点是正虚毒郁。所谓正虚，主要是脾肾气弱；所谓毒郁，主要是湿热瘀毒未尽，以正虚为主。另一类体质不弱，面色如常，舌质红或暗，苔黄薄或腻，脉弦滑有力，其主要病机为湿热癥毒侵入脏腑，暗耗气血，以邪实为主。总之，湿热瘀毒蕴结，耗伤气血阴阳是无症状乙

肝的病机特点。

### （2）两大基本证型论治

#### 1）正虚毒郁证

平素体质较弱，常易感冒，不耐疲劳，或食欲欠佳，全身乏力，偶有腹胀或倦怠表现，面色萎黄暗滞，口苦而黏，大便时溏，小便时黄，舌苔薄腻，质淡红，或有瘀斑，脉细弦或濡软。病机为正虚邪恋，虚实夹杂，正气虚弱，邪毒内伏，病势迁延。治以扶正解毒。通过调养肝脾，匡正以祛邪；通过清化湿热瘀毒，祛邪以扶正。扶正解毒两法复合使用，相反相成。

**【组成】**黄芪12 g、太子参12 g、焦白术10 g、茯苓10 g、枸杞子10 g、黄精10 g、虎杖15 g、土茯苓20 g、半枝莲15 g、丹参10 g。黄芪、太子参、白术、茯苓补气健脾渗湿；辅以枸杞子、黄精平补肝肾；佐以虎杖、土茯苓、半枝莲凉血解毒利湿；取丹参为使凉血活血。平素阳虚自汗，气短懒言，易于外感，酌加防风、五味子、生牡蛎、浮小麦；脾虚便溏，酌加党参、莲子、龙眼、山药；偶有肝区隐痛，腰酸，或有失眠多梦等，或无不适而见阴血亏虚体质，酌加当归、白芍、女贞子、墨旱莲、炒酸枣仁、牡丹皮、桑椹子、五味子、制何首乌；阴虚有热，酌加生地黄、金钗石斛；肾阳不足，加淫羊藿、菟丝子；肝郁气滞，加柴胡、香附；热盛化火，加栀子、牡丹皮；血瘀，加桃仁、穿山甲；湿困，加苍术、厚朴；热蕴，加茵陈、蒲公英。

#### 2）湿热瘀毒证

对于湿热疫毒侵入体内，气病及血，致使瘀热内生，但邪实正亦不虚，正能与邪抗争，但尚未达炽烈程度，临床见体质尚好，或阳热有余，或无明显不适，或见面色潮红，有赤丝血缕，口干苦而黏，大便秘结或溏垢，小便时黄，舌苔黄腻，质暗红或有瘀斑，脉弦滑或数。治以清化湿热瘀毒。

**【组成】**虎杖15～20 g、平地木15～20 g、半枝莲15～20 g、土茯苓15～20 g、垂盆草30 g、田基黄15 g、败酱草15 g、贯众10 g、片姜黄10 g。瘀热之征明显，选加牡丹皮、赤芍、丹参、紫草、茜草根、生地黄、红花、三七粉等；湿热中阻，加炒黄芩、厚朴；肠腑湿热，加凤尾草；湿热在下，加炒苍术、黄柏；湿热发黄，加茵陈、栀子；湿浊偏重，加煨草果、晚蚕沙；血分瘀热，加白花蛇舌草、制大黄；肝郁血瘀，加䗪虫、马鞭草；食欲不振，加鸡内金、炒谷芽、陈皮、白豆蔻。

### （3）明确病位，调理脏腑

病毒性肝炎是特异性的湿热疫毒之邪导致的疾病。从中医学对其病证的认识来看，就脏腑而言，其引起的病理变化和对机体造成的伤害，涉及机体多个脏腑组织，治疗时应综合分析，权衡正邪两方面的因素，明确病位。

1) 湿热侵害，首犯脾胃，治宜健脾清胃

湿热疫毒之邪伤人，脾胃为湿热病变的中心，无论外感抑或内伤，湿热侵害，均首犯中焦，且湿阻太阴困脾，热伏阳明伤胃，因此健脾清胃乃治疗病毒性肝炎湿热证的第一要旨。肝炎初发和慢性肝炎，湿热的病理演变均贯穿于整个病程，治疗应使湿热得除，余证（症）自可减轻或消失。健脾清胃，一方面可使湿热得以缓解或清除，另一方面还可避免运用大苦大寒之剂对机体造成的伤害。

2) 湿热熏蒸，肝胆失疏，治宜疏肝利胆

湿热疫毒侵害，蕴于脾胃，进而熏蒸肝胆，致肝胆失于疏泄，湿热壅遏，外不得疏解，内不能通泄，使胆汁不循常道，浸渍面目，溢于肌肤，发生黄疸。肝胆疏泄失司，还可影响脾胃功能，出现木不疏土的证候和临床表现。因此，湿热熏蒸肝胆，治疗重在疏肝利胆，清利湿热，兼以调和肝脾或肝胃同治。

3) 邪毒内蕴，耗伤阴血，治宜滋养肝肾

慢性病毒性肝炎，湿热疫毒之邪耗伤肝阴，或邪从火化，阴精（津）被灼，或脾运被遏，阴血化生无源，导致肝之阴血亏虚，久则累及肾阴亦虚。邪毒内蕴，壅遏脾胃，热郁亦可灼伤胃津，脾胃之阴亦虚。重型肝炎，火热动血，肝肾之阴被劫，则常有动风等危象。尤其痞积、臌胀患者，肝肾本已不足，若并发出血或过用清利，常导致阴血愈亏，病情沉痼难解。邪毒内蕴，伤阴伤血者居多，肝肾阴伤最为多见，但滋补肝肾之阴时，不可一味填补，以免壅补助邪，仍当以调养为上，使补不助邪。但病毒性肝炎无纯虚证候，在运用滋养之剂时，除避免助邪外，尤应注意祛邪时大辛大温或苦寒清利之品常可耗伤阴血，用之宜审慎；阴虚者，多伴火旺之证候表现，常有出血或出血征兆，临证时应兼顾，防止出血后阴液耗竭，变生他证；慢性病毒性肝炎一般病程较长，阴虚常与其他病理因素同时并见，治疗亦应考虑。

4) 慢肝久病，阳气受损，治宜补益脾肾

慢性病毒性肝炎，湿热疫毒稽留中焦，往往耗伤脾气，或湿从寒化，阳气受损，中焦运化失司，进而累及肾之阳气受损。病在脾肾者，治宜温化；脾虚中阳不运者，当健脾化湿、温阳益气；肾阳不振，温煦失职，当温肾益气，通阳化湿；脾肾阳虚，则宜兼顾。在病毒性肝炎病程中，始终有湿热疫毒之邪作祟，故补益脾肾时，宜与清化湿热瘀毒并行，否则有助邪之弊；补益脾肾，应避免选用辛热燥烈之品，以免湿热疫毒得其势后，

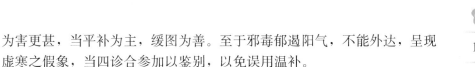

为害更甚，当平补为主，缓图为善。至于邪毒郁遏阳气，不能外达，呈现虚寒之假象，当四诊合参加以鉴别，以免误用温补。

5）邪壅阳明，腑实热结，治宜通腑泄热

重型肝炎在气分阶段，湿热疫毒蕴结，壅结阳明，或火毒炽盛，燔灼阳明，腑实热结，邪毒壅滞，成为气热传营入血的重要病理环节，常表现为湿热夹滞、腑实燥结、瘀热里结阳明等证候，治当通腑泄热。泻下通腑寓有下积滞、下热毒、下瘀热等多种作用。湿热夹滞者，当用轻剂频下；腑实燥结者，当以苦寒下夺；瘀热里结阳明者，又须驱逐瘀热，通腑下结；若兼肝胆疏泄失司，腑气传导不利者，则应通腑泄热与疏泄肝胆并施。通腑泄热具有荡涤热毒、祛湿退黄、减少肠道有毒物质的吸收、保肝护肝、防止邪毒内陷、扭转危急之功，在重型肝炎的治疗中具有重要意义。

## 参考文献

[1] 任继学. 悬壶漫录：国医大师任继学医论医案集 [M]. 北京：北京科学技术出版社，2014：342

[2] 韩天雄，邢斌，施红. 颜德馨教授治疗传染性肝炎的思路与方法 [J]. 中国中医急症，2007（8）：959 - 960

[3] 张镜人. 中华中医治病囊秘：张镜人卷 [M]. 上海：文汇出版社，1998：60 -65

[4] 周仲瑛. 周仲瑛临床经验辑要 [M]. 北京：中国医药科技出版社，1998：93 -99

[5] 陶夏平，周仲瑛，姚乃礼. 补法在肝炎中的运用 [J]. 中医杂志，2003（6）：413 -414

[6] 陶夏平，周仲瑛，王飞. 清热祛湿法在肝炎治疗中的运用 [J]. 中医杂志，2004（5）：325 - 328

# 黄　疸

## 1. 邓铁涛大师心悟：退黄须辨证

邓大师认为治疗黄疸不应只重视辨病而忽视辨证。黄疸指数较高，便重用茵陈、栀子、大黄、虎杖等。诚然，急重症肝炎引发的黄疸，往往需要大剂清热解毒才能解决，但不能只看化验单而忽视辨证论治。在会诊中，就有这样的情况，有一患者，体质素差，有胃病史，黄疸已月余，住院期间服用大剂茵陈蒿汤加味（茵陈60 g，栀子15 g等），但黄疸指数还在120 U左右。会诊时，诊其面色黄而欠光亮，消瘦，皮肤痒甚，胃纳差，大便条状，色略黑，不黄亦不白，舌嫩苔润，脉弦不任按，是邪未退而脾胃已伤。处方以四君子汤以扶其脾胃，选用味带芳香之土茵陈15 g及兼能散瘀消肿之田基黄15 g以退黄，佐郁金以利肝胆，服后纳增痒减。后因输液反应及饮食不当而呕吐，继而消化道出血，医院为之输血并邀再诊，急予西洋参炖服12 g（血脱益气之法），仍予健脾为主，退黄为辅，并加止血之药以治之。守方加减，黄疸消退而病愈。

## 2. 李振华大师心悟：退黄三法

酒食不节，恣食肥甘，误食腐败的食物，或饥饱劳倦，或素体脾胃虚弱复感饮食所伤，或感外湿致使脾之健运失职。导致湿滞中焦，阻滞肝气化热，湿热蕴结中焦，土壅木郁影响胆液不循常道而发病。胆液为湿所阻，浸入血液，达于肌肉，溢于皮肤，发为黄色。故饮食等为发病之因，湿邪为本病发病之机，湿邪阻滞中焦，胆液流行失常为发病机制。发病后，随着患者年龄、机体盛衰、平素脾阳的强弱以及用药之失宜，湿邪可以随之而变化。

如机体强或脾阳盛或用药较热，湿邪化热既快又盛，即为"阳黄"，这一病理类型中又分为"热盛于湿"和"湿盛于热"两种；如机体虚弱、脾阳不足，或用药过凉，湿邪可以不从热化而寒化，变成寒湿之病理，即为"阴黄"。"阳黄"日久，机体阳虚，亦可转为"阴黄"。热邪过盛（热盛即是火盛）酝酿成毒，出现发病迅速、高热、烦渴、黄疸加重、衄血、便血，热入清窍可出现神昏、谵语以至昏迷者，称之曰"急黄"。

本病临床上总的治疗原则：祛湿利小便。但针对不同的证型，又有不同的治法：阳黄——清热利湿；阴黄——温中健脾化湿；急黄——清热解毒。

**（1）阳黄**

1）热盛于湿

症见身目色黄如橘柚，发热口渴，小便黄赤，便秘腹胀，恶食油腻，恶心欲吐，心中懊恼。舌苔黄腻、质红，脉象滑数。治以清热利湿、佐以泄下，方用加味茵陈蒿汤。

【组成】茵陈30 g，栀子9 g，大黄12 g，竹茹12 g，滑石 18 g，郁金9 g，川楝子12 g。

2）湿盛于热

症见身目色黄较暗，头重身困，胸脘痞满，恶心欲吐，食欲减退，腹胀便溏。舌苔微黄而腻、质淡红、体肥，脉象濡缓。治以健脾利湿、疏肝利胆，方用加味茵陈五苓散。

【组成】白术9 g，云苓15 g，猪苓9 g，泽泻9 g，桂枝6 g，茵陈15 g，藿香9 g，豆蔻6 g，川楝子12 g，郁金9 g，青皮9 g，生薏苡仁30 g，甘草3 g。

3）阳黄初起兼有表证

症见恶寒发热、头痛无汗、脉象浮数者，证系时邪外袭，郁而不达，湿热郁结中焦，既不能通过小便而排泄，又不能通过汗液解散，湿热熏蒸肝胆，胆液外泄，溢而发黄。治以解表清热、祛湿利胆，方用加味麻黄连翘赤小豆汤。

【组成】麻黄9 g，连翘15 g，赤小豆30 g，苦杏仁9 g，生桑白皮12 g，茵陈15 g，郁金9 g，甘草6 g，生姜9 g，大枣 3 枚。

4）表证已解，中焦湿热

症见表证已解，黄疸未退系中焦湿热未解。治以燥湿清热、疏肝利胆，方用燥湿利胆汤。

【组成】栀子9 g，黄柏9 g，茵陈 18 g，郁金9 g，川楝子12 g，滑石18 g，甘草3 g。

**（2）急黄**

症见发热急骤，身目呈红黄色，高热烦渴，肌肤出现斑疹，衄血，便血，神昏谵语，甚至神志昏迷。舌苔黄燥、质红绛，脉象洪数或弦滑而数。治以凉血解毒、清热透窍，方用加减犀角散。

【组成】犀角9 g，黄连9 g，金银花15 g，板蓝根30 g，栀子9 g，茵陈30 g，牡丹皮9 g，玄参15 g，郁金9 g，甘草3 g。

**（3）阴黄**

症见面色晦暗，纳少脘闷，或见腹胀，大便不实，神疲畏寒，小便色黄，舌苔白腻、质淡，脉象弦缓。治以健脾温中、疏肝利胆，方用加味茵陈术附汤。

【组成】白术9g，附子9g，干姜9g，茵陈15g，砂仁6g，厚朴9g，泽泻9g，郁金9g，青皮9g，甘草3g。

此外在辨证治疗上，需掌握以下三点：①阳黄多实证，阴黄多虚证，并多由阳黄转化而来。②阳黄发病快，黄色鲜明如橘柚。阴黄发病慢，黄色晦暗如烟熏。急黄发病迅速，色深黄带红，高热，多伴有营血症状，如衄血、昏迷。③本病宜早发现早治疗。

## 3. 徐景藩大师心悟：黄疸诊治八言五十六字诀

徐大师将黄疸诊治总结为8句话56个字。具体如下：疸必有湿寒热分，瘀滞肝胆清化行；识别轻重安脾胃，祛邪之际要扶正。茵鲜秦连黄山苦，龙蛇鸡垂夏凤英；丹栀桑酱牛角升，巧用附子与二金。

### （1）黄疸辨证——疸必有湿寒热分

疸必有湿，无湿不成疸。提出黄疸与"湿""热"有关。其湿可从热化，亦可从寒化，但多寒热夹杂。

### （2）黄疸论治

1）瘀滞肝胆清化行

肝胆是密不可分的，清肝时必须利胆，清肝时必须清胆，其治法的种类很多。

2）识别轻重安脾胃

肝胆部属消化系统，脾胃又是后天之本，肝病的形成及演变预后与脾胃的功能有关系，脾胃强了，肝胆疾病亦少了，相反则得病多，预后亦差。很多肝病论述都重视调理脾胃，已形成治疗黄疸重视脾胃的共识，也是中医药肝病治法的一大特色。治疗时照顾脾胃，用药时更要顾及脾胃，药毒亦可损伤肝胆，饮酒所伤，则更要照顾脾胃。

3）祛邪之际应扶正

扶正主要指健脾、养肝、益肾。但湿热未祛时，应防过于甘温或滋腻之品，以免敛邪。

### （3）退黄用药

1）茵鲜秦连黄山苦

常用之方为茵陈蒿汤，其中主药为茵陈。茵陈不仅用于黄疸，脾胃肝胆有湿热均可用。利胆是首选药，不用茵陈利胆，造成胆汁郁结，其后果常可加重黄疸，影响预后。白鲜皮祛皮肤之风而退黄，治黄疸作为第二个主药，其治黄疸作用是偶然发现的，因黄疸深重的患者常伴皮肤瘙痒，治疗时加用白鲜皮，用之以后发现黄疸亦消退较快，困此可将其作为治黄疸要药。秦艽有类似肾上腺皮质激素作用，在药理上、用药依据上具有祛风胜湿作用，而"疸必夹湿"，故用于治黄。古代用秦艽治黄疸用牛乳煎服，可惜现代未予研究。黄连、大黄、山豆根（含苦参碱）、苦参（亦含苦参碱）对病毒有抑制作用。但苦参影响心率，使心跳减慢，有一定的副作用，用药时应注意。现用苦黄合剂及注射液（主要成分为苦参、大黄）已作为退黄的常用药。

2）龙蛇鸡垂夏凤英

此类药物均以清肝解毒为主要功效，龙胆草泻肝胆实火，为龙胆泻肝汤的主药，广泛用于肝胆实热证，白花蛇舌草、鸡骨草、夏枯草、垂盆草、凤尾草、蒲公英除上述功能外，还兼利湿作用，白花蛇舌草、鸡骨草更兼活血之功，临证中常常配合选用1～3味，数药配伍既能疏利肝胆湿热，又能分利，使邪有去路。

3）丹栀桑酱牛角升

丹栀通治肝经郁火。清肝饮、丹栀逍遥散均为治肝胆郁火的常用方，桑白皮与白鲜皮相似，肺主皮毛，清金以制肝木，是朱丹溪提出之法。为肝病的治疗提供了一条治疗途径，开拓了思路。如现在治疗肝性胸水（悬饮）即可配用此法。犀角，古方多用，现因货源少，用水牛角代用，犀角散（犀角、黄连、升麻、栀子），犀牛黄（是牛胆的结石、胆红素结石）比较松散，成分为鹅去氧胆酸、熊去氧胆酸，以胆利胆且能化石。现用人工合成的牛黄，急黄时亦可用之清热解毒，犀黄解毒在外科、喉科中不失为一味上品。水牛角经药理学研究表明，基本上可取代犀角。犀黄用量一般为每次0.1～0.3 g，每日2次，直接吞服或装胶囊吞服均可，运用得当，确有奇效，如以往的牛黄醒消丸。升麻是清热解毒药，配合补中益气则升阳，升麻的适应证很广泛，重症肝炎中亦用。

4）巧用附子与二金

附子用于阴黄，附子温通十二经，肝胆病中热象不显或确有寒象者，巧用附子，其效颇佳。二金即鸡内金、海金沙为二金汤主药，对黄疸而腹胀者，常可用之。此外，如蚕沙性寒，调整免疫功能是好的，对肝病反复发作（信号常有腿酸）有控制作用。调整免疫最好的是黄芪，但临证时，辨证上不适合使用时，可用蚕沙。其次为羚羊角，羚羊角清肺清肝，羚角钩藤汤用于高血压。其实急性热病，高热不退、咳嗽痰喘、身有出血疹、皮疹等，羚羊角亦是常用药，羚羊角、芦根清肺，"羚羊清乎肺肝"，肝病中有些时候用羚羊角，不一定等到肝性脑病风动才用。另外，"肝开窍于目"，因此眼科有些药物肝病亦可用，如石斛夜光丸含石斛、羚羊角等治眼病，也能治肝病；决明子、密蒙花、青葙子等清肝明目药也可酌治肝病。

除上述分析体会外，"继承发扬，求实创新，拓宽思路，防止偏倾"。用药时需注意以下四点：①目前用药上苦寒药越用越多，一是浪费，二是苦寒太过有损胃气。②不要过分滋腻。③注意解醒法的运用，酒黄疸致因是酒毒，醒即酒中之毒，可用葛花等解醒。如药毒或化学毒也可考虑参用。④注意治血，治黄必治血，治黄必治湿，血行黄自退，水牛角、牡丹皮均是凉血药，凉血、活血、养血为治血三法，相机随证运用，即便是无黄疸重症肝炎也可触类旁通，相应运用。

## 4. 张学文大师心悟：善用苦参退黄

关于苦参的药性特点，张大师认为，苦参是一味甚苦、甚寒之品，它的清热燥湿利湿作用很强，但应以湿热实证为主要适应证。临床遇到正虚久病、脾胃虚弱的患者必须慎用。另外，苦参味苦气浊，与黄连虽大同而小异，前人所谓"补中"，实则取其"苦以燥脾""小苦以健脾"之意。所谓"补肾"实质乃"泻火存阴"之意，如同黄柏、黄芩之"坚阴"，本身无补益之性。

利用苦寒清热泻火、利湿燥湿的作用，治疗湿热阳黄，既降泄湿热，又可使湿热从小便排出而退黄。常用苦参10 g配入茵陈蒿汤中，或再加虎杖、重楼、郁金、赤芍、白芍、丹参等，临床应用，效果满意。

## 5. 李振华大师心悟：病变涉多脏；分型辨治

### （1）病变涉多脏

李大师认为胆囊炎其病变在胆，但其病理形成与肝、脾、胃关系密切。忧思恼怒、肝胆气滞，可导致湿热壅阻中焦；饮食不节、虫积结石，湿热壅阻中焦，亦可导致肝胆气滞。二者病理可以同时出现，但其病理机制，临床表现则有所侧重。有以肝胆气滞为主，有以湿热阻滞中焦为主。

如忧思恼怒长期不解，肝气郁结、气机不畅，则胆汁必失其通降下行而壅塞，且肝郁气滞，气不行，则血不行，气血不畅、热自内生、湿热相结、壅阻胆道，则发本病。同时肝气郁结，易横逆脾胃，脾主运化水谷、脾失健运、胃失和降，则湿停中焦。

如嗜酒肥甘、过食油腻、暴饮暴食，均可损伤脾胃，脾失健运、水湿不化、湿阻气机、气郁化热，胆为"中清之腑"，湿热壅阻中焦，侵犯肝胆，肝气不疏，胆汁排泄不畅，而发本病。

李大师认为湿和热是两种本质不同的病理。湿与热结、湿热交蒸，湿可因热而盛，热可因湿阻而益炽。但二者毕竟不能相等，常有偏盛。

如热盛于湿，热则病进，发病迅速，多出现急性胆囊炎的症状。湿热壅盛，胆汁不循常道，下降排泄，渗入血液，溢于肌肤，可出现黄疸，此谓"阳黄"。如火热极盛则谓之毒，热毒内炽，则病情发展迅速。右胁下绞痛，黄疸明显，寒战高热，同时火热炎上，热入清窍，又可出现神昏谵语等症状。此外热毒内伏，热积不散，血败肉腐而化脓，亦可成为化脓性胆囊炎，甚至胆囊坏疽、穿孔等症。

急性胆囊炎，如失于治疗，病程迁延，久病体虚，脾胃阳衰，或用药过于寒凉，形成热去湿留，湿从寒化，亦可转为"阴黄"证。同时气滞日久则血瘀，气血瘀滞，不仅胁下刺痛部位固定，又可触及肿块而成胆囊肿大。

此外虫积和胆管结石常是造成急性胆囊炎的另一方面原因。在虫积方面常见的多为蛔虫，肠胃有虫积，可以助长湿热；"湿热生虫"，即中焦湿热有利于蛔虫的寄生和繁殖。且蛔虫性喜钻窜，窜入胆道，影响胆汁疏泄，气血壅滞，使湿热加重而发本病。如胆管结石，阻塞胆道，既可引起阻塞性黄疸，又可因胆汁滞留，壅阻气血，化生湿热而发本病。

慢性胆囊炎，常为急性胆囊炎的转化，亦有发现时即为慢性。其病理多为肝胆气滞和湿热壅阻不盛，常因精神因素和饮食不当以及疲劳过度而诱发。

### （2）分型辨治

1）肝胆气滞证

症见右胁下隐痛，胃脘胀满，嗳气则舒，胸闷气短，反复发作，口干口苦，食欲减退，不喜油腻食物，心烦易怒。舌苔薄腻微黄、质边红，脉弦。治以疏肝理气、清热利胆，方用疏肝利胆汤加减。

【组成】当归9g，白芍12g，白术9g，云苓15g，柴胡9g，黄芩9g，香附9g，郁金12g，川楝子12g，龙胆草9g，茵陈15g，牡丹皮9g，莪术9g，甘草3g。如症见右胁下持续刺痛、固定不移、舌质暗红、脉象弦涩者，证系气滞日久、导致血瘀，上方可去龙胆草、黄芩，以免过于因寒血凝，加玄明粉9g，五灵脂9g以活血化瘀。

2）湿热壅阻证

症见右胁下疼痛较甚，常放射至右肩胛下区，甚至出现绞痛。恶寒发热，恶心呕吐，胃部胀满，厌闻油腻，口苦口干，渴不多饮，大便秘结，小便黄赤，或出现黄疸。舌苔黄腻、质边红，脉滑数。治以疏肝利胆、燥湿清热，方用大柴胡汤与茵陈蒿汤化裁。

【组成】柴胡9g，黄芩9g，郁金12g，川楝子12g，青皮9g，枳实9g，大黄9g，茵陈21g，栀子9g。如大便结甚、体壮脉证俱实者，上方可加芒硝12g（另冲），以助大黄荡涤热结之力。

## 6. 任继学大师心悟：病涉散膏；辨明虚实

### （1）病涉散膏

任大师认为，本病的临床病象有二：一是先病其经者多为突然发病，症见寒热往来，口干咽干，右上腹胀痛，多拒按，伴有恶心呕吐，吐甚则呕胆汁为主；二是后病其腑者，症见腹胀，右上腹及胁内绵痛不止，或时作时止，多牵及右肩胛下酸楚，也有波及腰酸者，嗳气，矢气，胃中灼热，大便时干时溏。就其病位来说，以胆腑为病之本，肝、脾及散膏为病之标，它的病性是病经为实，病程短；病腑者，虽有实证，但多虚中夹实或寒热并见，其病程长，多为复作之患，但也有胆汁为热邪所灼或寒邪所凝集而成黄疸者，因此本病诊断要确切，治疗要得当，才能不遗留后患，留后患者医之过也。

本病的发生和形成，有其急性病变之时，也有演变慢性病理之期。所谓急性，病理形成因素有三：

一为内在脏腑本气自病，由经络连属，气、水津相用，相互渗透而生。其本气自病者，有先病脾胰胃之，而脾胃受邪，则脾失斡旋上升之力，胃气受伤，则胃失腐熟下降之机，引起中焦水湿不运不化而为湿，湿阻则中阳不宣，堆积而生热，湿热交炽则土壅，壅则土气反抑于木，木为肝胆之气，气受抑则胆失通降之功，促使胆汁内结造成经络不畅而成本病。故《医学入门》说："胃移热于胆则病矣。"散膏者，胰之古称，胰之功借中气之温运而生化津汁，以裨助胃气化水谷之能，入小肠以助济泌别汁之用，病则失去温运之功，阻滞脾升胃降之能，使其津汁不能左升右降反而横溢于中土，侵犯于胆，则失通降之力而生本疾。亦有"肝前受病移于胆"，在病理形成"表清里浊"，引起肝乏疏泄之机，胆失通降之用，促使胆汁内蓄，日久不除而生胆胀之病。

二为体外六淫之邪为患。但六淫之邪为"有形之物"，来源于自然界气候变迁，然多以风寒、风热、湿热之邪为多，其侵入途径，一是外在卫气不固，由皮毛、肌腠而入。二是由呼吸道或借助饮食内犯，直趋中道，潜入募原，蕴结成毒，横犯肝胆，造成肝失条达之性，胆失少阳升发之能，从而引起胆汁流行不畅，瘀结于内而成胆胀。亦有病蛔之疾，造成邪气内淫，伤及少阳生发之地，导致胆失通降之功，经络瘀滞而成。

三为情志失调，怒勃不解，或恐惧不除，久则损伤胆体，促少阳升发之气内乏，经络不利，胆汁瘀结而生此病。

其病理转归，可发生两种病理状态：一为失治误治，造成胆气大伤，胆体受损，不能托邪外出，邪气久留少阳，横伏募原，待机而作，则成为慢性之疾；二为邪气内留，瘀血内阻，胆体肿胀，营气陷入腠理，化毒成脓。

### （2）辨明虚实

胆胀辨识之难，关键在于察虚实，定病位，析病性、病程之长短，以决其预后，而定其脏腑表里，病之寒热虚实。今就本病之类证分候而明之。

1）实证类

特点：发病急，病程短，症见微恶风热，或渐渐恶寒，腹中气满而胀痛，呕吐，甚则吐胆汁，头痛，口苦，甚则寒热往来，或热而不寒为主。

经热证：初似感冒之表证，待1~2日则呈寒热往来，口苦咽干，右腹胁疼痛，胀满心烦喜呕，甚则呕胆汁，食欲不振，或口渴，日晡潮热，面红润，舌红，苔白而薄，但中根部偏厚，脉多浮弦或弦数之象。

热结腑实证：寒热往来，但多潮热，胃脘偏右部拘急胀痛拒按，甚则汗出而热不衰，心下痞硬或痞塞而微烦，口苦溺赤，便结，面红赤如妆，舌赤、苔黄而干，脉多沉弦而滑。

湿热蕴结证：头重如蒙，口苦干呕而黏腻，胸闷身重，发热，午后热甚，胸胁苦满而胀痛，口渴不欲饮，黄疸，尿赤如茶，面红如垢，舌红苔黄腻，脉多濡数，或沉濡之象。

气滞血瘀证：病证反复而作，脘腹胀满，胁下刺痛，嗳气矢气，善太息，口苦食少厌油腻，颜面红黄，两目暗黑，或午夜身微热，舌赤有瘀斑，苔白滑而厚，脉多沉弦或弦紧。

2）虚证类

特点：多由实证失治或治疗失误而转成本证，病情长，而且病情反复发作，症见腹痛不剧，胁满胀时减，减后而作，口苦不渴不饮，胁肋绵绵而痛，按之则减，身倦乏力，失眠，心顿，常善太息。

寒热错杂证：晨起口苦，身倦乏力，胁腹痛引肩胛酸楚，心中痛热，饥不欲食，得食则甚，但胁痛时作时止，肢冷，甚则肢厥，心烦不安，口渴纳呆，腹满胁胀，大便时溏，小便色白，舌淡红，苔多黄白相兼，脉多沉弦而弱。

阳虚寒结证：夜半口苦，腹胁满痛，喜暖喜揉，喜热，喜身常卧，善太息，纳呆厌油腻，舌本燥，欲呕不呕，呕则吐清水而苦，舌淡红，苔薄白而润，脉多弦迟。

## 参考文献

[1] 邓铁涛．中国百年百名中医临床家丛书：邓铁涛［M］．北京：中国中医药出版社，2011：161-162

[2] 李振华．常见病辨证治疗［M］．郑州：河南人民出版社，1979：35-41

［3］邵铭.徐景藩大师论黄疸诊治［J］.南京中医药大学学报（自然科学版），2000（2）：107-108

［4］邵文彬，朱丽红.张学文大师临床用药经验拾萃［J］.中医药学刊，2005（11）：21

［5］李振华.常见病辨证治疗［M］.郑州：河南人民出版社，1979：174-180

［6］任继学.悬壶漫录［M］.北京：北京科学技术出版社，2014：304-309

# 急性、重症肝炎

## 1. 路志正大师心悟：脏腑气机升降出入失衡，治以平衡阴阳

急性肝炎为常见病、多发病之一，多属湿热蕴结脾胃、郁阻肝胆而成。近年来医者以"炎"字由两个火字组成，其治多以苦寒清利、凉血解毒为常法。有些患者非但无效，药后病情反而日重，究其因，医者只看到火热为患的一面，过用苦寒清利，而忽视了脏腑气机的升降出入和阴阳平衡。《素问·六微旨大论》说："升降出入，无器不有""非出入则无以生长壮老已；非升降则无以生长化收藏"，人体气机始终处于升降平衡的状态之中，如果这种平衡被打乱，则发生疾病。肝、胆、脾、胃在人体气机的升降中起着至关重要的作用，肝脾之气升发，则一身之清气皆升，胆胃之气通降，则一身之浊气皆降。所以在治疗上应注意这个特点，使欲升者能升，当降者得降；不升者助之使升，不降者调之使降。对肝脏尤其注意，肝属木，主少阳春升之气，其性升发，苦寒之药虽可清热利胆，但用之过度就会郁遏肝脏的升发之气，致使升发无权，疏泄无力，同时又能伤脾胃之阳，使纳化呆滞，运化不及，而出现升降乖戾、气机逆乱之候。这叫辨之虽有理而施之太过，其治亦无功。

抓住主症，扣住枢机，处方遣药以适为度，既防药力不足贻误病机，又防其太过克伐无辜，出现不良后果，这就需要在辨证论治、组方配伍，特别在用量上狠下功夫，才能运用自如，恰到好处。

## 2. 徐景藩大师心悟：病症错杂兼见，病机邪盛正衰；治疗重在祛邪

### （1）病症错杂兼见

根据重症肝炎的临床表现，属于中医学黄疸——急黄、臌胀、血证等范围，并与温病和后期严重阶段出现的关格、喘、水肿等病有联系。其特点常是错杂兼病，如急黄兼血证、急黄兼臌胀，甚至三四种病症同时兼见。

黄疸急黄：本病黄疸起病急、黄疸深、全身症状显著，预后极为不良，具有传染的特性。

臌胀：患者先出现黄疸——急黄，在伴有无力、神怠、恶心、食欲不振、恶食油腻等症状的同时，常诉腹胀。初时以气胀为主，自觉胀满而腹形无明显膨大，往往朝轻暮重，食后胀甚。随病情的进展而每见腹形逐渐膨大，脐周及中、下脘部位，叩之空空然，显以气胀为先，气胀为主。继而出现水胀，因胀妨食，饮食日减而腹大日甚。由于短期内胀势随黄疸等其他病症加重而增长，故腹皮多急，不若慢性疾病单腹胀之腹形隆起，如囊裹水之状。这是重症肝炎腹胀的特点。

血证：本病出血之处不一。有以鼻衄、肌衄为先，继见吐血、便血；有以反复便血为主，垂危时出现呕血。早期患者，如见静脉输液穿刺周围肌肤大片瘀斑，数日不见消退，或见下肢胫部踝周出现点状红色或暗红色肌衄，均应警惕随时有内脏出血的可能。热灼营血的实证，可与脾虚气不摄血的虚证同时兼见；上窍出血与下窍出血先后或同时并存；内脏出血与肌肤出血均现；亦预示其预后极为严重。

在病程中往往兼感温热病邪，身热汗出不多，神烦口渴，却常因腹胀而不欲多饮，阴液易耗，传变较速。经治疗而病邪势衰，又可因余烬复燃或重复感邪而再次出现严重征象，如热入心营邪势深入，可致昏迷痉厥，甚则邪闭正虚，可致厥脱。

病情严重之时，饮食不进、腹胀殊甚、食入则吐、欲尿而无溲液，欲便而无粪汁，关格不通，病至危殆。或兼见喘促、肢肿。总之，诸种严重病症，往往错杂兼见。

### （2）病机邪盛正衰

重症肝炎的病邪主要是湿，湿与热合，热毒炽盛。一则及于脾胃，食欲不振、恶心、脘痞腹胀；一则胆热液泄，不循常道，身面俱黄，黄色深重。湿热毒邪内盛而疏泄失常，以致开合功能不全，小溲不利。小便少则湿无下泄之机。这是本病病机的基本特点。

邪热势盛，充斥三焦，及于营血，则身热时起，有汗不解。兼夹湿热病邪者，容易入于心营。邪热灼络，络伤则导致血溢。

由于病邪势盛，病重而耗伤气阴。湿伤气分，热伤阴津。络损出血，血去营亏。所以正虚的矛盾几乎从病程一开始即存在。病邪越盛则正虚亦盛。

平素脾胃功能不足者，易感外湿，往往内外合邪，形成湿邪困脾。故本病的轻重程度和预后转归常与原来脾胃功能有一定的关系。此外，有些慢性肝炎，反复活动，脾胃运化不力，肝经湿热不清，肝脾相互影响，每常互为因果。当正虚而湿热毒邪炽盛之际，发展成为重症肝炎。由于脾土已衰，即患重症肝炎之后，常迅速导致土败木贼，水湿内留，脾不制水。加之开阖不利，所以腹胀较甚，很快出现水胀，甚则水湿泛溢而为肿，水气凌心犯肺而为惊厥、喘促。

体素阴虚之人，湿热邪毒致病，热邪尤易伤阴。热灼营络，更易导致出血，往往多处或反复出血，不易自止。出血不止，阴血耗伤。阴虚易生里热，肺胃与肝之阴津均被耗损，真水不足，邪水为患，水从火溢，亦可产生腹部水胀，临床上出现阴虚与水湿并存的矛盾，给治疗带来一定困难。此类患者，如在病程中复感温邪，也容易犯心入营，故预后也颇为严重。

总之，本病病机的特点为邪盛正衰，在急剧加重的病程中邪正矛盾始终交织一起，互为因果。多数患者由于正不敌邪而恶化致危。认识这些特点，有助于指导预防治疗和判断预后。

### (3) 治疗重在祛邪

由于本病病因是湿热毒邪，所以祛邪之法当为治本之法。

祛邪的要点，一在于"抓早"，二在于"务尽"。"抓早"贵在早期诊断和早期治疗，识别湿热病邪的征象，权衡湿热病邪的轻重、主次，警惕兼感温邪的可能，把复感之温邪祛除在早期阶段，截断其快速传化的途径。"务尽"贵在不留余邪，把清热化湿解毒之法基本上贯彻于病程的始终。在一定意义上，致力于祛邪，也就是保存了正气。

祛邪之法，重在清化。当本病一经确诊，知其邪在肝胆，当以清泄肝胆。湿犯脾上，兼以运化。知其湿留，重在分利，使病邪有下泄之机。胆为腑，宜通降，疏导腑气，调畅肝气，消其胃中积滞。这些治法亦均属祛邪范围。

祛邪之法必须重视治气——理气（或行气）。因病邪在肝胆，肝之疏泄失常，故在清化湿热的同时，必佐理气之品，脾肝脏气机调畅，有利于湿热毒邪的祛除。胆热蕴结，胆液外溢，欲导热下行，亦应佐以理气。腑行得畅，胀满得消。湿热内盛，治湿必利小便，欲利小便，必须调节或增强膀胱气化功能，亦常需佐用行气之品。另外，本病病位在肝胆，气滞稍久，极易影响血行，导致气滞血瘀，亦可通过行气以降其火，防止上窍出血。至于热盛及血，形成瘀热，使黄疸深重，治用化瘀清热之品，亦宜适当地酌配理气药物，促使瘀热消除，病势得以转机。

运用祛邪之法，尚需注意两点，一是用药刚柔相济，二是注意勿损脾胃。

祛邪化湿，常需苦温（如苍术、厚朴等）微辛微温（如陈皮、半夏等）之品。辛燥之味，喻之为"刚"。鉴于本病病位在肝，肝体属阴，因药偏"刚"，易耗肝阴。化湿用温，与清热之剂相伍，苦味亦可伤阴。故宜"刚"中添"柔"，刚柔相济，既能达到祛邪目的，又可避免耗阴之弊。"柔"而不滋，不致恋湿碍邪。

祛邪清热，必用苦寒，苦寒药量过大，用日较多，必然会不同程度地影响脾胃运化功能。为了达到祛邪目的，又不致有损脾胃，应注意酌配和胃理脾之品。或根据热邪盛衰，随时调整苦寒、甘寒、咸寒之药物种类及药量，使不致在短期内损伤脾胃。否则，脾胃一败，食入或吐或泄，气血生化无源，以致不可救治。此类病例不少，应引起临床医家注意。

清热之法，除清泻肝胆，清心凉营，清胃泄热以外，还当随证运用清肺之法。"清金制木"早为前人所创用。重症肝炎患者，肝经邪热炽盛，横逆莫制，每见犯肺刑金之征象。此时宜早期诊断，及时采用清肺之法，借制肝木，或以清肝与清肺相伍，以冀相得益彰。

上述重在祛邪，并非忽视扶正。扶正之法，当随病情进展而辨证运用健脾、养阴、益气和营之品。然究其疾病的转机关键，每在于早期掌握祛邪治法，注意刚柔相济，勿使过损脾胃，尚有得救可能。若失去祛邪时机，发展至正虚已甚，即使重用扶正，存活者亦极寡。当然，正确掌握邪正盛衰，及时采用祛邪与扶正合法，其重要性自不待言。

### （4）用药经验

#### 1）清热早清营，清热需解毒

重症肝炎发病急，进展快。若复感温邪，易入营及血。故清热必须早配清营之品，不必等待营血症状毕露时才用。临床常用犀角，亦可用水牛角片代之，每日 30～60 g，煎汤代水，有良好作用。早期运用犀黄或神犀丹（组成：牛黄、犀角、石菖蒲、黄芩、生地黄、金银花等）亦有清热解毒之功。清热解毒如一般选用的黄连、黄芩、大黄、栀子、蒲公英等以外，也可以同时服用六神丸。它如羚羊角善清肝经之热，不待肝风内动，即应早期用之。

#### 2）祛湿消疸胀，祛湿宜宣泄

本病黄疸深重，茵陈一般常用。若佐秦艽可以加强退黄之效。按秦艽功擅祛风以胜湿，自孙思邈以后，历代用治黄疸重症者甚多。黄疸而兼腹胀，是重症肝炎的常见主症。吴鞠通《温病条辨》中焦篇所载："由黄疸而肿胀者，苦辛淡泄，二金汤主之。"该方由鸡内金、海金沙、厚朴、大腹皮、猪苓、通草组成。临床可加马鞭草、茵陈、虎杖等品，既能消黄疸又能除胀满。鸡内金必须重用（一般 12～18 g）。

重症肝炎湿证表现每较突出。由于湿滞较深，药治宜注意用宣泄。如上中二焦湿盛，可据证运用藿香、佩兰、炒苍术、厚朴、陈皮等药，并可佐以豆蔻、桔梗、石菖蒲，或再加苦杏仁，以宣通气机，使湿浊得祛。湿在下焦，膀胱气化不利、小溲甚少者，在据证运用四苓散、车前草、滑石、通草等方中，亦可佐用石菖蒲、苦杏仁，或加紫菀、前胡，宣透上焦，肺气得利，小便可增。

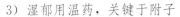

3）湿郁用温药，关键于附子

重症肝炎一般不用附子。但有以下情况者，却需用附子：患者湿盛兼热，湿邪不祛，热亦交炽不解，黄疸深重，舌苔白而质微红，白中有腻，脉象濡弱。虽非阴黄之证，却因湿邪深重，脾阳不足。阳证阴脉，腹中胀满，小溲黄而量少。由慢性活动性肝炎发展至重症肝炎，原系湿热互结之证，但病程较久，正虚邪盛，病情突又转重，整体虽属阳黄之证，但黄色较晦，脉象细或沉细，提示脾肾阳气不振，阳黄有向阴黄转化之征象。有上述情况时，方中应佐用温药，而关键在于正确运用附子——制附子，剂量必须适当，宜小而不宜大；个人常用每剂 3～8 g，一般用5 g。因附子辛温而善行，温通十二经。湿邪得温而化，得通而泄。治黄方中参入少量附子，有热者附子与芩连同用，亦属反佐之法。

4）化瘀有四法，投药善变通

凉血化瘀：阳络受灼而出血，兼有血瘀。或黄疸深重，瘀热相搏。常用药如牡丹皮、赤芍、水牛角片、败酱草、青蒿、丹参等。

止血化瘀：血瘀不祛，出血不止。常用药如参三七、云南白药、白及、小蓟、茜草、茅花、茅根等。

养阴化瘀：适用于瘀热在里，发热，癥结，阴分已虚，舌质红，脉象细数。常用药如生地黄、鳖甲、白薇、女贞子等。

行水化瘀：适用于本病湿瘀互阻，水液不泄，腹胀浮肿。常用药如马鞭草、泽兰、王不留行、水红花子等。

5）扶正宜清养，正邪当兼顾

清养扶正，首推西洋参，其次如麦冬、太子参、山药等品，补而不滋，清而不凉，对重症肝炎湿热邪盛而见正虚者，较为适宜。具体用时，还当权衡邪正盛衰之主次、缓急，用清养之法与祛邪相伍。西洋参可以煎水代茶时时饮服，或加入药汁之中。一般用量为每日6 g。

## 3. 周仲瑛大师心悟：瘀热相搏为重要病机，治宜凉血化瘀为主，兼清热祛湿、解毒开闭、通泄逐水

### (1) 瘀热相搏为重要发病机制

周大师通过长期临床实践，认为瘀热相搏的主要病理变化具有以下特点：①外感瘀热相搏。一是攻窜散漫，随血流行，无处不到，往往多症杂陈；二是聚结壅塞，热毒燔灼气血，经络凝塞不通，易于损伤脏腑功能，出现定位病变；三是热毒腐败破坏，气血凝滞，络脉损伤，导致脏腑的实质性损害。②内伤瘀热相搏。一是多属素体阴虚火旺，津亏血涩，热郁血瘀，标本虚实往往互见；二是久病入络，络热血瘀，瘀热胶结，病多迁延难已；三是病涉多脏，脏腑体用皆有损害，甚至出现不可逆的局面。无论

外感、内伤之瘀热相搏，均对脏腑经络具有广泛性损伤。

外感和内伤因素所致的瘀热相搏证，在形成途径和发展演变转归等方面有一定的差异，其各自临床特征为：①外感瘀热相搏证主因为外感温热疫毒，内蕴营血，搏血为瘀所致；起病多急骤，病势较猛，传变较快；原发病变多有卫气营血传变规律；多发生于中医温病热入营血阶段；可见于现代医学急性传染性、感染性疾病或发热性疾病的危重阶段。②内伤瘀热相搏证主因为脏腑内伤，火热内生，因热致瘀或瘀郁化热所致，多兼夹湿热痰浊；病程较长或久病急变，病情复杂易反复；多发生于中医内伤杂病热郁血分，久病入络阶段；可见于现代医学慢性传染性、感染性疾病，自身免疫性、肿瘤性疾病，心脑血管及血栓性疾病。

瘀热相搏，深蕴营血，充斥三焦，往往涉及肝、脾、肾、心、脑、胃、肠等，病变部位广泛，且多脏互为传变，对脏腑经络的损伤具有广泛性。热蕴营血，煎熬熏蒸，可致血液稠浊，血涩不畅，加重血瘀；血瘀又可蕴积化热，而致血热愈炽，两者互为因果，促使病势不断演变。

瘀热郁于血分，常易促使黄疸进一步加深，持续难退，病程超过 10 日至 2 周者，标志着病情的恶化、难治。正如张仲景所说："黄疸之病，当以十八日为期，治之十日以上瘥，反剧为难治。"由此可知瘀热发黄与一般单纯的湿热发黄轻重差异极大。

瘀热动血，具有血热与血瘀并见的特点，表现多个部位的出血，量多势急，血色暗红、深紫，或夹有血块，质浓而稠，或肌肤瘀斑成片。因此，吐血、便血的患者极易出现血脱危候。

若瘀热壅阻下焦，肾和膀胱气化不利，瘀阻水停，可见尿少赤涩，腹胀尿闭等"瘀热水结"证候。与现代医学所言的并发急性肾衰竭、肝肾综合征类似。

瘀热阻窍，扰乱神明者，则多与瘀热里结阳明，腑热上冲，热毒内陷心包有关，可见烦躁、谵妄、嗜睡、神昏、痉厥等危候。热瘀营血，必然耗血伤阴；热炽阴伤，可致肝风内动；血瘀热炽，耗气伤阴，血液稠黏涩滞，阻遏脏腑气机，阴阳之气不相顺接，又可发生厥脱；湿热瘀毒互结，熏蒸肝胆，可见急黄、癥积等症。

周大师认为，湿热疫毒之邪深入营血，导致瘀热相搏，是重型肝炎的重要发病机制，重型肝炎的临床表现兼具外感和内伤瘀热相搏的临床特点。急性重型肝炎，由于湿热疫毒之邪性质暴戾，致病力强，往往起病急骤，病势较猛，患者在短期（2 周）内黄疸急剧加深，极度乏力，消化道症状明显，迅速出现Ⅱ度以上的肝性脑病症状，诸如神志方面的改变，有的患者还伴有出血或严重的出血倾向，甚至尚未出现黄疸，即有上述表现，这些均符合外感瘀热相搏的临床特点。而亚急性和慢性重型肝炎，多在患有病毒型肝炎的基础上，病情呈进行性加重，出现重度乏力，消化道症状，黄疸较深（≥正常值 10 倍），甚至伴有Ⅱ度以上肝性脑病，或明显腹水、出血倾向，严重的还可出现重度并发症，如肝肾综合征、消化道大出血、严重感染、难以纠正的电解质紊乱、Ⅱ度以上肝性脑病、脑水肿、凝血机制障碍等，与内伤瘀热相搏的临床特征较为一致。由此可见，瘀热相搏是重型肝炎发生发展过程中肝细胞变性、坏死及功能障碍和产生严重并发症的重要病理基础。

一般而言，急性重型肝炎和部分亚急性重型肝炎通常以急性黄疸型肝炎起病，湿热疫毒之邪深入营血，瘀热相搏，病情急剧变化，以火热炽盛表现为主，出现黄疸迅速加深，肝脏萎缩，肝臭，极度乏力、纳差、厌油、恶心呕吐等严重的消化道症状；同时还可伴有发热或身热夜甚、烘热、烦热、面部红赤、手掌殷红、烦躁不宁、舌质暗红或红绛、脉细数或沉实等火热之象。在此基础上病情迅速传变，瘀热迫血妄行或血不循经，可伴有吐血、便血等出血或严重的出血倾向；瘀热阻窍或内陷心包，可见烦躁、谵妄、嗜睡、神昏等肝性脑病症状；热极生风或阴虚风动，可发生痉厥、抽搐、震颤；瘀热里结阳明，可见肠鼓等腑实症状或腑热上冲，内陷心包；瘀热窒阻下焦，可见尿少赤涩、腹胀尿闭、腹水等肾衰竭、肝肾综合征表现。

慢性重型肝炎和部分亚急性重型肝炎，多在原有病毒性肝炎的基础上病情逐渐加重或发生急性变化，脏腑内伤，火热内生，因热致瘀或瘀郁化热所致，临床所见，除有上述急性重型肝炎的症状和火热疼痛拒按、扪及结块、小腹硬满、面部及唇紫黑、颧部或胸背部有赤丝血缕、肌肤甲错、甲床青紫、舌质暗紫或伴有瘀点、瘀斑、舌下青筋显露、脉涩或伴结代等瘀血征象。相对急性重型肝炎而言，慢性重型肝炎病程较长，在脏腑损伤的过程中还可产生较多的病理产物，如痰浊、水饮等病理因素，与瘀热胶结为患，使病情更为复杂或反复波动，预后不良。

### （2）凉血化瘀为基本大法

凉血化瘀是治疗重型肝炎瘀热相搏证的基本大法，临床宜在辨证的基础上选用具有凉血和化瘀两类功效和（或）双重作用的药物组合配方，以清血分之热、散血中之瘀、解血分之毒、止妄行之血，从而达到退黄、止血、利尿、醒神的目的。在具体运用凉血化瘀法时，虽然重型肝炎的病因病机和组织病理学改变基本一致，但就不同患者而言，其体质差异、病理演变过程（阶段）、临床表现等均有差别，故所表现出的瘀和热的轻重有别，辨明瘀与热证候的主次、详察外感、内伤及兼（变）证，选用相应的药物是临床治疗取效的关键。热重于瘀者，当以凉血为主，化瘀为辅，伍以清热泻火之品；瘀重于热者，则以行血活血为主，参以清热凉血，必要时尚需下其瘀热。血热炽盛，灼伤阴液，须配合养阴增液；血热妄行，或瘀阻脉络，血不循经，须伍以凉血止血或化瘀止血；热极生风，或阴虚风动，须参入凉肝熄风或养阴熄风；瘀热阻窍，内闭心包，神机不用，须兼以开窍醒神；瘀阻下焦，须兼以泻下通瘀利水；厥脱之变，当益气养阴，扶正固脱；有痰浊、水饮等病理因素存在，尚需兼顾。

### （3）运用具体六法的心得体会

1）清热祛湿，治有主次

湿热成疸，湿热蕴结是肝炎的始动病理因素，且贯穿于本病的全过程，涉及各种类型及多种证候。不仅是黄疸型，无黄疸型亦概莫能外。即使阴黄寒湿证，起始亦可有湿热过程。湿热所在病位，首犯中焦，湿盛则困脾，热重则犯胃，故尤在泾说："胃热与脾湿，乃黄病之源也。"湿热交蒸，由脾胃而熏蒸肝胆，肝胆疏泄失司，胆液不循常道，则外溢肌肤而发黄。由于湿与热的主次消长变化，临床必须辨清热偏重、湿偏重、湿热并重三类倾向。一般而言，辨别湿与热的轻重，多以黄疸色泽为主要依据，临证不仅要辨湿热阳黄与寒湿阴黄之异，还要辨阳黄湿与热的主次。阳黄热重于湿者，黄色鲜明如橘色，若呈金黄色，则为疫毒炽盛之急黄重症；湿重于热者，黄色暗浊而不光亮，但又有别于阴黄之晦暗如烟熏。必须指出，如仅凭黄疸色泽辨病理性质，不从症、征、舌、脉综合判断，又可能出现以偏概全之误。

就重症肝炎而言，一般多为阳黄之重症，但仍有热重、湿重之异。热重于湿者，主在阳明胃，症见发热，口渴欲饮，心烦懊恼，腹满痛，大便干结，舌苔黄厚少津，脉弦滑而数；湿重于热者，主在太阴脾，症见身热不扬，渴不多饮，口黏腻，胸闷腹胀，呕恶，大便溏不爽，舌苔腻、底白罩黄，脉缓滑或濡数；湿热并重者，多为湿遏热伏，相互郁蒸，胶结不化，故其病情重急，病势缠绵，不易速解，黄色深重，胸闷烦躁，身热，困倦，嗜睡，大便黏滞不爽，舌苔黄腻，脉滑数。治疗原则当以清热祛湿为主。清热药性多苦寒，其特点是寒可清热，苦能燥湿，但毕竟以清热为长。祛湿的具体治法涉及多个方面，湿在上焦而有卫表症状者，当芳香化湿（浊）；湿在中焦，困遏脾运者，当苦温燥湿；湿蕴下焦，小便不利者，当淡渗利湿。当前对黄疸肝炎的治疗均倡化湿邪、利小便为基本大法，但化湿仅属祛湿法之一。湿与热的交互郁蒸，是发病的基本要素，仅持"无湿不成疸"之说，尚难体现重症肝炎的病理特点，因本病总以湿热为多见。而湿从寒化者实属少数。为此，清热与祛湿必须兼顾，湿去则热孤，热清则湿化。针对湿与热的主次及动态转化，选药组方。热重于湿者，当用茵陈蒿汤、黄连解毒汤合方；湿重于热者，可用茵陈胃苓汤、加减藿香正气散合方；湿热并重者，则用甘露消毒丹、茵陈蒿汤合方。

【组成】茵陈、栀子、黄柏、黄芩、田基黄、鸡骨草、蒲公英、垂盆草、连翘、苦参、郁金等。热重加大黄、黄连、龙胆草、板蓝根等；湿重，郁遏卫表，寒热，身楚疲困，胸闷，苔白罩黄加秦艽、豆卷、藿香、佩兰疏表祛湿、芳香化浊；湿困中焦，胸闷脘痞，恶心呕吐，腹胀、大便溏垢，口中黏腻加苍术、厚朴、法半夏、陈皮、白豆蔻等苦温燥湿；舌苔厚浊，腹胀满者，配草果、槟榔疏利宣泄；湿在下焦，小便黄赤热涩，量少不利，加茯苓、猪苓、泽泻、通草、车前草、碧玉散等淡渗利湿。

总之，湿热是黄疸肝炎的病理基础，无论何类证候，均当以清热祛湿为其基本治法。根据湿与热的主次变化，从药味多少、药量轻重两方面加以调配。必须注意苦寒太过常易损伤脾胃，即使偏于热重，在病势获得顿挫后，亦应酌情减轻药量，不宜大剂持续滥用。

2）清热解毒，当分气血

由于重症肝炎的病理特点，在于湿热夹时行疫毒伤人，这是与一般肝炎湿热证的不同之处。临床虽以热毒为多见，但具体而言，在起始阶段，常见湿热酿毒，弥漫三焦。而湿毒、热毒主次有别，进而热毒化火，从气入血，又见火毒、血毒之候，并有在气、在血的主次动态变化，及气营（血）两燔之异。在气以黄疸、发热为主要表现，在血以出血、昏迷为主要表现，气血两燔则不仅以上各症并见，且症情更重，多脏受累，变症迭起，出现痉厥动风、烦躁谵妄等危重表现。由此可知，热毒炽盛是疫黄重症的主要病机病症，清热解毒是其重要治则。但因毒邪性质多端，毒力强弱亦有转变，故解毒的具体内涵，还有清热、祛湿、泻火、凉血之分。同时由于本病发展快速，邪在气分历时较短，很快涉及营分，波及血分，故还有清气分热毒为主、清血分热毒为主、气血两清的不同。

在气分阶段，每见热极化火。火毒炽盛，燔灼阳明，腑实热结，若能及时采用泻火解毒、通腑泄热治法，力争阻断病势，免其侵入营血，可望提高存活率。可用栀子金花汤、龙胆泻肝汤、当归龙荟丸、五味消毒饮等方化裁。

【组成】黄连、黄芩、栀子、龙胆、大黄、大青叶、茵陈等。热毒深入营血，热壅血瘀，则全身症状迅速急剧加重，疸色深黄如金，口秽喷人，随时有动血、出血，邪毒内陷，厥闭、动风之变。治当清营凉血以解毒，凉血活血以散瘀，可用千金犀角散。药用水牛角片、玄参、紫草、牡丹皮、赤芍、生地黄、升麻等。同时，由于热毒从气入血，多具有气血两燔之证，故又应清热凉血、泻火解毒，参照清瘟败毒饮方意，合凉血解毒与泻火解毒诸药于一炉，审其气与血的主次轻重组方。

3）腑实热结，主以通泄

由于重症肝炎"疫黄"的始动因素，与酒食甘肥不节（洁）密切相关，多为湿热疫毒内蕴中焦，由脾胃而熏蒸肝胆。脾湿胃热相互郁蒸，壅结阳明，腑实热结，邪毒壅滞，不得外泄，是气热传营入血的重要病理环节。腑实热结的具体病理特点约而言之有三：一为湿热与肠中糟粕互结，表现"湿热夹滞"之候，症见便溏黏滞不爽，粪色如酱，脘痞呕恶腹满，身热不扬，舌苔黄厚腻，脉濡滑数；二为湿热化燥，"腑实燥结"，症见便秘或干结如栗，腹满胀痛、拒按，烦躁谵语，午后热甚，舌苔黄燥，脉滑数；三为热与血结，瘀热里结阳明，症见便秘或便色如漆，腹部硬满急痛，身热夜甚，神志或清或乱，口干而不多饮，舌质暗紫、苔焦黄，脉沉实。

泻下通腑是中医历来公认治疗阳黄、急黄行之有效的重要治法，而以大黄为首选。古人治疸诸方中用大黄者约占 1/3，常用的茵陈蒿汤堪称为治疗湿热发黄的基础方，方中即以大黄为重要的主药，其性苦寒，能清热泻火、通下退黄、凉血解毒、化瘀止血。可作用于重症肝炎的多个病理环节，故其应用指征不仅在于有无腑实便秘，举凡湿、热、火、瘀诸类邪毒壅盛者皆可用之，即使寒湿瘀结亦可与温化药配伍并用。临床可根据病情斟酌用量。一般多用生大黄，每日10～20 g，或从常规量递增，如服药困难，可用大黄30 g煎取 100 mL，保留灌肠，每日 2 次，以畅利为度。大便溏烂，可用制大黄，每日 6～10 g，连续数日后，有时大便稀溏反见好转。至于大黄的辨证配伍应用，尤为中医临床的特色，仅就腑实热结与泻下通腑而言，即寓有下积滞、下热毒、下瘀热等多种作用。湿热夹滞治当清热化湿，导滞缓泻，用大黄合枳实、厚朴，轻剂频下；腑实燥结则当大黄与枳实、芒硝并用，苦寒下夺，以泄实热；瘀热里结阳明，又须大黄与芒硝、桃仁、牡丹皮合用，驱逐瘀热，通腑下结。若属肝胆湿热，疏泄失司，腑气传导不利，则应苦寒下夺与疏泄肝胆并施，再配柴胡、黄芩、赤芍、法半夏等。

总之，在急黄的全过程中，大黄应用极为广泛，具有通腑退黄、荡涤热毒，减少肠道有毒物质的吸收，保肝护肝，防止邪毒内陷，扭转危急之功。

4）瘀热相搏，凉血化瘀

重症肝炎在湿热疫毒深入营血的极期，由于热毒化火，火热炽盛，热蕴营血，煎熬熏蒸，热与血搏，而致血液稠浊，血涩不畅。形成瘀血，血瘀又可郁酿化热，而致血热愈炽，血热与血瘀互为因果，表现为瘀热相搏的一系列证候，如瘀热发黄、瘀热血溢、瘀热水结、瘀热阻窍等症。瘀热郁于血分，易促使黄疸迅速进一步加深，持续难退，病程超过 10 日至 2 周无缓解者，标志着病情的恶化难治，因此瘀热发黄与一般单纯的湿热发黄轻重差异极大。瘀热动血，具有血热与血瘀并见的特点，表现为多个部位的出血，量多势急，血色暗红、深紫，或夹有血块，质浓而稠，或肌肤瘀斑成片。对吐血、黑便的患者要特别警惕出现血脱危候。瘀热水结，乃因瘀热壅阻下焦，肾和膀胱气化不利，瘀阻水停，可见尿少赤涩、腹胀尿闭等证候，与现今所说的并发急性肾衰竭、肝肾综合征同义。至于瘀热阻窍，扰乱神明者，则多与瘀热里结阳明，腑热上冲，热毒内陷心包相互有关，可见烦躁、谵妄、嗜睡、神昏、痉厥等危候。

血热和血瘀两种病理因素的共同参与，是构成重症肝炎瘀热相搏的病理基础，从而为应用凉血化瘀治法提供了理论依据。具体言之，就是将凉血与化瘀两类功效或双重作用的药物组合配方，辨证治疗瘀热所致的一系列证候。凉血与化瘀联合应用治疗重症肝炎的主要药效作用如下：退黄：凉血可以清解血分热毒，毒解黄易除，化瘀可以阻止瘀郁生热，脉通血畅，有利于改善肝胆疏泄功能，加速黄疸的消退。止血：血得热则行，血凉自可循经，瘀阻则血涩，瘀化则脉道通利，血自畅行，从而控制因瘀热动血所致的出血、发斑。利尿：清血分之热，可免搏血为瘀，防止瘀热壅阻下焦，影响肾和膀胱的气化；化瘀能使脉络通畅，水津得以布散。不致血瘀水停，从而达到化瘀利水的目的。醒神：瘀热闭滞窍络，神机失用者，凉血与化瘀合用，可使瘀热分消，营热透而窍络通。

凉血化瘀方，当首推《千金要方》之犀角地黄汤，该方具有凉血止血、散瘀解毒之功，为临床公认的凉血散瘀基础方，并可酌加紫草、栀子、大黄、玄参等。若黄疸深重，可合茵陈蒿汤加鸡骨草、田基黄等；出血量多加大黄、栀子、紫珠草、白茅根；若消化道出血蓄瘀，可用大黄煎汁高位灌肠，凉血祛瘀止血；尿少便秘可仿《温疫论》中桃仁承气汤意，配大黄、桃仁、芒硝、枳实、猪苓、白茅根、怀牛膝等下瘀热、利小便；瘀阻神机，配合清心开窍通络之丹参、连翘、郁金、鲜石菖蒲等，同时可用神犀丹凉血解毒。

5）利水逐水，缓急有别

利小便是祛湿退黄的又一重要法门，《金匮要略》说："诸病黄家，但当利其小便。"亦即所谓"治湿不利小便，便非其治也"之理，因湿去则热孤，不致郁遏化热。具体治法则当以淡渗利湿为主，方如茵陈四苓汤，并可选加通草、车前草、碧玉散、玉米须、地肤子、半边莲、金钱草、陈葫芦瓢等。淡渗利水一法，不仅适用于黄疸一端，当"黄变肿胀"（《类证治裁》），难于攻补者尤为重要，因攻则伤正，补则壅邪，唯有加大淡渗利水之力，配合宽中化湿行气之品以助水行，如苍术、厚朴、青皮、大腹皮、砂仁、枳实、莱菔子等消胀行水之品，缓图取效，以免大剂攻逐祛水伤正。另一方面，由于急黄所致之臌胀，病起暴急，多因湿热毒瘀互结，肝失疏泄，脾失转输，气滞湿阻，经隧不通，复加肾失开合，三焦壅塞，决渎无权，以致水湿潴留，停而为鼓，以邪实标急为主，故在必要时，逐水缓急亦须权衡用之。可在淡渗利水的基础上，合入《金匮要略》已椒苈黄丸，并加马鞭草、水红花子活血行水；水气壅实，腹满胀急，二便闭塞者，可加商陆根、煨甘遂，或另用牵牛子1 g，沉香、蟋蟀、琥珀各0.6 g研粉和匀顿服，每日1～2次，前后分消。总之，淡渗利水是基础，配合攻下逐水虽可缓其急迫，但宜"衰其大半而止"，然后继予淡渗利湿缓图收效，不可猛浪攻伐太过。

　　6）热毒内陷，开闭防脱

　　湿热疫毒深入营血，内陷心肝，病势尤为重险，热陷心包，心神失主，可见神昏谵妄，热动肝风，可见痉厥、抽搐、震颤，甚至变证迭起。但其病理表现总以邪毒内闭、邪正激烈交争为主要特点，且多与腑热上冲、瘀热阻窍等错杂并见。治疗当予清热解毒，凉血开窍，方选清营汤加减。

　　【组成】水牛角、黄连、生地黄、牡丹皮、丹参、玄参、栀子、茵陈、板蓝根、郁金、石菖蒲等，并用安宫牛黄丸清心开闭醒神，醒脑静、清开灵亦可选用。兼有腑热上冲者，可通下与开窍并进，用牛黄承气汤；瘀热阻窍，应凉血化瘀，加桃仁、大黄、赤芍。如痰浊内闭、神昏嗜睡、舌苔厚浊，又当化浊开窍，药用远志、石菖蒲、郁金、胆南星、天竺黄之类，并用至宝丹辛香开闭，豁痰醒神。风动抽搐，加钩藤、生石决明，另服羚羊角粉熄风止痉，紫雪丹清热镇痉。若邪实窍闭不苏，既可见厥闭而亡，亦可因热毒化火耗伤阴血，肝肾衰竭，阴气耗损，发展至内闭外脱。为此，既应祛邪以存正，防其脱变，亦须适当扶正固脱，参合生脉散意。药用西洋参、太子参、麦冬、五味子、龙骨、牡蛎。阴虚风动加鳖甲、阿胶、白芍等。

　　从上可知，祛邪开闭是防脱的主要手段，内闭外脱则当在开闭的基础上固脱，若邪毒不祛，正气溃败，由闭转脱，气阴耗竭，纵投大剂扶正之剂，亦难以逆转。此外，病情获得扭转后，还应加强恢复期的调治，疏肝养肝、运脾健胃、兼清湿热余邪，佐以和血通络，以防复燃和发生后遗症。而生活起居、饮食宜忌、情志调摄尤应重视。

## 参考文献

[1] 路志正. 路志正医林集腋 [M]. 北京：人民卫生出版社，2009：44‑46
[2] 徐景藩. 重症肝炎的病机证治体会 [J]. 南京中医学院学报，1985 (4)：1‑4
[3] 陶夏平，周仲瑛，姚乃礼. 重型肝炎瘀热相搏证治探讨 [J]. 中国中医基础医学杂志，2004 (1)：51‑52
[4] 周仲瑛. 重症肝炎辨治述要 [J]. 新中医，2002 (3)：3‑6

# 肝硬化

## 1. 邓铁涛大师心悟：注重补气运脾祛瘀，慎防利尿伤阴

邓大师通过对脾胃学说及祛瘀疗法的深入研究，认为血瘀的形成，除气滞、热迫之外，还有一个重要原因是气虚（心或肺或脾气虚），其机制是气虚推动无力，气血运行迟滞而致血瘀。而慢性肝炎患者单有肝大，肝质尚柔软或不易扪及，且无其他血瘀表现时，脾气虚是矛盾的主要方面，只有补气健脾促使脾功能的恢复，肿大的肝脏才会随病情的好转而恢复正常。此时不宜过早使用祛瘀药物，因祛瘀药物多有伤正、破气作用，若囿于肝大而过早使用反不利于治疗。只有当肝质较硬，易于扪及，或并见有面暗、唇紫、舌紫暗或有瘀斑瘀点、脉涩等，揭示矛盾主要方面已转为血瘀时，才可加入祛瘀药。但"气为血帅"，此时仍需在补气运脾的基础上，使用祛瘀药。邓大师独创软肝煎以治疗肝硬化。

肝硬化晚期出现腹水，症见腹胀大而四肢消瘦，食欲不振，倦怠乏力，面色苍黄少华，甚或黧黑而无华，舌胖嫩有齿印或舌边有瘀斑瘀点，脉虚细或涩。四肢消瘦、饮食不振、倦怠乏力，是一派脾虚之象；而腹大青筋，舌有瘀斑瘀点，或二便欠通则属实证。多数病例单靠补脾疏肝益肾，无奈腹水何。腹胀患者饮食减少，更兼运化失职，食越少，营养越不足，腹越胀，如此恶性循环，实者愈实而虚者更虚，治疗原则必先攻逐，寓补于攻，候其腹水渐退，然后再予攻补兼施，辨证论治。

邓大师喜用甘草制甘遂，其法为用等量之甘草煎浓汁浸泡已打碎的甘遂，共泡三天三夜，去甘草汁，将甘遂晒干为细末，每次服1～2 g；可先从1 g开始，用肠溶胶囊装吞，于清晨用米粥送服。服后1日之内，泻下数次至十数次，甚者可泻水几千毫升。翌日即用健脾益气之剂或独参汤补之。但有些患者，服参汤或补益之剂，又再泻水，这又寓攻于补了。过一二日服调补之剂便不再泻，可能过些时候腹水又起，又再用甘遂攻之，攻后又加辨证论治，有得愈者。

邓大师认为治腹水而只知利尿，不但无益反而有害。因为利尿多伤阴，一旦损害肝肾之阴，容易引发肝性脑病或大出血。土壅木郁，攻逐运化，攻补兼施，肝阴不伤，脾得健运，腹水不再起，则以健脾补肝肾，稍加活血之品，可望带病延年，少数或可治愈。

## 2. 李玉奇大师心悟：护脾保肝，生津养阴为法；分期论治，延长寿命为要

### （1）护脾保肝，生津养阴为法

李大师认为肝脾既病皆为热因，而热并非风热乃为湿热。肝受湿热所羁而致郁，肝失调达而气结，因而肝经脉络受阻，致肝血瘀阻日久而硬变，形成肝死血，不复软化。脾主运化，湿热困脾，水湿不运，渍于脐腹，致脾水肿大；热久伤及阴液而形体消瘦。脾病日久，必及于肾，肾与膀胱气化失职，致小便短涩，终致肝脾同病。若见腹水一味制水、利水而消肿，病因未除而水复来，须知水为津液所化，反复利水过伤津液，于肝脾无益而有害。肝脾硬化一旦出现腹水，非利水所能奏效。

肝硬化每因乙型肝炎治疗未果演变而来，或因酗酒，或因血吸虫病等，都能导致肝硬化而累及脾，见肝为病当先实脾。所谓实脾，即清利湿热使脾气得以运化，水湿得以解除。肝气郁结，肝木横侮脾土，使病情加重，脾又反克于肝，互为因果。肝硬化早期很难发现，因为没有明显的症状，患者只是觉得疲倦、右胁胀痛、大便多溏、食而乏味，肝功能检查无明显改变，因而忽视治疗。在临床中一经出现肝硬化腹水，多为中晚期肝硬化。须知肝硬化腹水是肝气虚极，脾津不布而生，水乃阴津，故不应见水而利下，利下伤及气阴而腹水复生，易使肝功能加速衰竭。亦不宜活血化瘀和过分行气，如十枣汤、三棱、莪术、桃仁、红花、商陆、牵牛子等应慎用。治疗应肝脾兼顾，清利湿热以护脾，益气和血以保肝，以生津代替利尿，以养阴代替化瘀，长期系统治疗阻止肝硬化的发展，促使脾肿大的消失。现代临床医学摘脾为保肝，是权宜之计，并非根治手段，企以缓解病势的发展。唯有益气养阴兼以化瘀，从养阴中润燥柔肝以存津液，使水气渐消，有益于改善脾气，以延长生命。

### （2）分期论治，延长寿命为要

1）早期肝硬化（除肝癌外）

症见精神、健康状态良好，面色灰垢少华，形体多消瘦。患者自诉：厌食口苦，全身倦怠，大便多溏，少有便秘，脉来多弦细或弦实，舌体偏胖，舌质绛多覆以白苔，口苦不渴。肝区胀闷，时有呃逆，但不明显，易怒嗜睡，厌油腻，午后有轻微低热，但不出汗，尿色黄浊，或偶有巩膜轻微黄染。治以疏肝利胆、清热除湿，方用利肝实脾煎。若皮肤轻微黄染加浮萍15 g，茵陈50 g，大黄5 g，萆薢20 g，丹参20 g；腹胀呃逆日甚加白术20 g，水红花子15 g，莱菔子15 g。

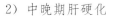

2）中晚期肝硬化

症见腹水和脾大，面荣憔悴而无华，脉来弦实有力，舌质多淡，灰苔如云叠。消瘦与腹胀明显对照，少气无力，小便短涩，口苦，食少纳呆，呼吸短促，脐下部水肿明显，大便多溏，尿色多黄，午后低热，全身倦怠乏力。其病情演变规律是：一段时间病情稳定，并向好转方向演进，患者精神亦旺盛；一段时间病情突然加重，高热，吐血，腹满尿闭，病情恶化，如此反复进行，本病最适于中西医结合治疗，各自发挥其所长以挽救患者生命，延长生存期。治以养阴益气柔肝，方用柔肝饮子。食少纳呆加水红花子15 g，扁豆15 g；呕血加生赭石20 g，白茅根50 g，藕节50 g，青皮5 g；水肿不消倍王瓜皮，加丝瓜络20 g；一过性高热加柴胡40 g，生石膏25 g，青蒿15 g，卷柏20 g。

## 3. 李振华大师心悟：木郁克土与土壅木郁为病机；分五型论治

### （1）木郁克土与土壅木郁

本病分早期（无腹水）和晚期（有腹水），早期属于中医"胁痛""积聚"范围，晚期属于中医"臌胀"范围。

主要为嗜酒过度，饮食不节，情志所伤，血吸虫感染以及其他疾病如慢性肝炎，心脏病等传变而来。其病理主要系肝、脾、肾三脏受病，导致气、血、水瘀积腹中而成臌胀。

肝主怒，宜疏泄条达。即主管全身气机的舒畅条达，和精神因素密切相关。如情志所伤，怒气伤肝，日久不解，则肝气失其疏泄而郁滞。肝郁日久，则肝旺脾虚，运化失常，形成肝脾失调。脾失健运则水湿易于停滞，阻滞气机使肝郁更甚。肝郁甚则一方面可致血瘀，一方面使脾愈虚，水湿更盛。水湿盛则困脾阳，使脾更虚。脾阳虚久，必致肾脏亦虚。肾阴虚则肝失所养，肝气愈旺反耗肾阴。肾阳虚久，终至水液不能施泄，小便不利，形成气滞、血瘀、水停腹中而成臌胀。这一病理转化，简称为"木郁克土"。

脾主运化水谷之精微，即主管食物的消化、吸收、运输。如嗜酒过度，饮食无节，日久则损伤脾阳。脾虚失运，则水湿之浊气易壅滞中焦，阻滞气机。气机不利，则肝郁。肝郁日久，一方面可致血瘀，另一方面使脾愈虚，水湿困脾，终至脾肾虚，水液不能施泄，小便不利，形成气滞、血瘀、水停腹中而成臌胀。这一病理转化，简称为"土壅木郁"。

根据以上病理，肝硬化晚期合并腹水，其病理主要在肝、脾、肾三脏。其病变在肝，其病理在脾肾。

**（2）分五型论治**

1）肝郁湿阻证

症见肝脾大，质硬，肝区或肝脾区均不断胀痛，腹部胀满，午后较甚，矢气多，食欲减退，嗳气，甚至小便短少，出现腹水。舌苔薄白腻、质淡红稍肥，脉弦。治以疏肝健脾、行气利水，方用加减逍遥散化裁。

【组成】当归9 g，白芍12 g，白术9 g，云苓24 g，柴胡6 g，香附9 g，川厚朴9 g，郁金9 g，青皮9 g，大腹皮15 g，泽泻12 g，广木香6 g，甘草3 g。若舌苔白腻、舌体淡肥、食少腹胀甚者，证系肝脾失调、脾虚湿邪较盛，可去当归、白芍，加砂仁9 g，桂枝6 g；如腹水重者，加猪苓15 g，车前子24 g；如脾脏大，加穿山甲9 g，玄明9 g，鳖甲15 g，桃仁9 g，同时配服鳖甲煎丸，每次3～6 g，每日服2～3次。

临床观察，本证一般多见于肝硬化早期或初次合并腹水。如没有腹水或经治疗腹水消失，在治疗上着重于疏肝健脾即协调肝脾为主。如肝郁日久，气滞血瘀，症见肝掌明显、蜘蛛痣、舌质紫暗等，可酌加丹参、莪术、延胡索、桃仁等活血化瘀药物。如正气偏虚，可加太子参。本证一般由于正气未衰，预后多属良好。

2）寒湿困脾证

症见腹水明显，腹部胀满而软，喜热恶寒，饮食减少，大便溏，小便量少微黄或白，面色苍白，四肢困倦无力，下肢浮肿，肌肉消瘦。舌苔白腻、质淡肥，脉象弦缓。治以温中健脾、行气利水，方用加味香砂六君子汤化裁。

【组成】党参12 g，白术9 g，云苓15 g，陈皮9 g，半夏9 g，香附9 g，砂仁6 g，郁金9 g，青皮9 g，厚朴9 g，广木香6 g，甘草6 g。若形寒恶冷，症见肾阳亦虚者，上方加附子9～15 g；如腹水消失，宜常服益气健脾，疏肝理气药物以协调肝脾，达到痊愈。

寒湿困脾之病理，主要在于脾阳虚衰，寒湿壅滞中焦。故在治疗上重在温阳健脾，通阳利水，这样既可消除腹水，又可恢复脾阳。由于祛邪和扶正属于一致性，病理上没有复杂和矛盾现象，故本证如正气未衰，早期及时治疗，一般预后良好。如反复腹水、腹大如鼓，四肢消瘦如柴，大肉已脱，正气衰败，应引为注意，常因心力衰竭而预后不良。

3）湿热蕴结证

症见腹水明显，腹部如鼓，面色苍黄，口苦口干，小便黄赤量少，心烦急躁，食少胸闷，便秘或溏。舌苔黄腻、质红或暗红，体肥大，脉象弦滑而数。治以健脾行气、清热利水，方用加减茵陈五苓散化裁。

【组成】白术9 g，云苓21 g，猪苓9 g，泽泻12 g，茵陈21 g，川楝子12 g，郁金9 g，青皮9 g，白茅根30 g，莱菔子30 g，栀子9 g。若腹胀便秘、脉实有力、形证具实者，上方可加大黄9～15 g，牵牛子9 g，以荡涤热结，或暂用舟车丸通下，但大便通，腹水减轻即需停用，以免过泄伤脾；如胸腹出现青筋，或皮肤出现出血点、蜘蛛痣，肝掌明显，舌质暗红等血瘀现象，可酌加丹参21 g，桃仁9 g，玄明粉9 g，槟榔12 g，或配服鳖甲煎丸，以行气活瘀，每次3～6 g，每日服2～3次。

本证晚期出现肝性脑病，如症见嗜睡倦怠、神昏智呆、舌苔白腻、舌质淡、脉象弦缓者，证系痰湿蒙闭清窍，可用苏合香丸以温通开窍。每次1丸，每日服1～2次。神志清醒停服。

如症见烦躁不安、神志不清、狂叫谵语、渐转昏迷、舌苔黄腻、舌质红、脉象滑数者，证系热入清窍。可用安宫牛黄丸以凉开透窍，每次1丸，每日服1～2次。神志清醒停服。

如症见大便出血，甚至大量吐血、便血者，证系气滞血瘀中焦、血瘀不畅而出血（即食管、胃静脉曲张、破裂出血），治宜清热活血、凉血止血，方用加味犀角地黄汤化裁。

【组成】犀角9 g，牡丹皮12 g，赤芍15 g，生地黄15 g，三七3 g（另冲），黑柏叶15 g，黑地榆15 g，仙鹤草30 g。

本证系中焦气滞血瘀日久，内则食管和胃静脉曲张，外则胸腹出现青筋（静脉）突起。常因内热或饮食过饱以及硬食物刺破血管，即易大出血。本方具有清热活血，凉血止血作用，亦即在活血、收缩血管的基础上止血。对少量出血有一定效果。如大量出血，可急宜中西医结合进行救治。

4）肝脾血瘀证

症见腹水明显，腹部胀满，两胁刺痛，痛处固定不移，腹现青筋，面色苍黑，口唇紫暗，胸背及上腹部皮肤有出血点，面颈和上肢有蜘蛛痣，肝掌明显，牙龈及鼻腔不断出血，小便色黄量少，舌苔薄白，舌质暗红，脉象弦涩。治以疏肝健脾、活血化瘀，方用疏肝活瘀汤加减。

【组成】当归12 g，赤芍15 g，白术9 g，云苓24 g，柴胡6 g，香附9 g，郁金12 g，玄明粉9 g，丹参24 g，莪术9 g，牡丹皮9 g，鳖甲21 g，穿山甲9 g，泽泻9 g，车前子15 g。若大便潜血者，可加三七（分2次冲服）3 g，黑地榆12 g；如脾脏大，可配服鳖甲煎丸，每次3～6 g，每日服2～3次，如见大便呈柏油样，甚至大量吐血，可参照以上大出血治疗。

食管、胃静脉曲张以至破裂大出血，常是肝硬化腹水死亡的主要原因之一。本证肝脾血瘀，胸腹部青筋突起，面及口唇舌质的颜色，皮肤的出血点及蜘蛛痣等，均说明血瘀较重，因此在生活上宜少食多餐，防止胃部胀满，勿食硬质食物，防止情绪冲动，治疗药物注意行气活血清热，以免形成突然大出血。尤其对本证宜及时中西医结合检查如 X 线摄片做食管及胃钡餐透视，如发现有静脉曲张现象应早期注意用药和调养。

5）肝肾阴虚证

症见腹水明显，食少胀满，小便色黄量少，心烦急躁，头晕失眠，口唇红紫，面色晦暗，不断出现齿衄和鼻衄，胁肋疼痛，疲劳尤甚。舌苔薄白少津、质红绛，脉弦细数。治以疏肝理脾、滋阴清热，方用加减滋水清肝饮化裁。

【组成】当归12 g，白芍15 g，山药21 g，云苓24 g，枸杞子15 g，蒸何首乌21 g，牡丹皮9 g，川楝子12 g，郁金12 g，白茅根30 g，鳖甲24 g，炒栀子9 g，车前子15 g，柴胡6 g。若脾脏大，可配服鳖甲煎丸；如衄血重者，可加三七3 g（分2次冲服）；如失眠重者，加合欢皮15 g，琥珀3 g（分2次冲服）；如午后低热者，加地骨皮15 g，银柴胡9 g，可去柴胡；如本证后期常内热不解，热入清窍而致昏迷，或合并肝脾血瘀导致大出血，可参照上述肝性脑病及大出血治疗。

本证比较难治，原因是既有肝肾阴虚内热，又有脾虚水湿停留，寒热、虚实交错病理复杂。因此，对本证的治疗，应特别注意早期治疗，以免脏器互伤，顾此失彼。对晚期患者，应密切观察病情，随证用药，及时调整。防止出现利水伤阴，清热助湿的偏向，同时应不断总结研究对本证有效的疗法和药物。

临床观察，本证肝癌较多，应及时中西医结合检查确诊，以便治疗。

本病上述5种证型，在临床表现方面，往往不是孤立，有时可以交错出现。如既有湿热蕴结，又有肝脾血瘀。既有肝脾血瘀，又有肝肾阴虚。因而应全面权衡病情，抓住主要疾病矛盾，进行辨证治疗。

## 4. 王绵之大师心悟：开郁通络，灵活化瘀，软坚散结，清除余邪，培土开源

### （1）开郁通络

王大师主张治疗慢性肝病要注意肝脏的生理特性，尽量体用兼顾，解肝郁而不耗气伤血，使肝气条达，疏泄有权，既助气血运行，又助脾胃运化。临床上王大师尊薛瘦吟"开郁通络论"，用药轻灵，不伤正气，寓"轻可去实"之理。常选用香橼皮、广郁金、炒延胡索、远志、陈木瓜、通草、佛手等配伍组方，这些药物在方中主要起疏肝解郁、调畅气机的作用，肝郁得解则不至横逆犯脾伤胃，气机调畅血运如常，不至于瘀积成症。

### （2）灵活化瘀

至于肝纤维化进一步发展，出现胁痛、肝脾大、黄疸、蛛纹赤掌、面

色晦暗黝黑、舌质紫暗或见瘀点瘀斑等，无一不与瘀血有关，所以瘀血亦是肝纤维化的基本病机之一，并贯穿于肝纤维化发生发展的整个过程。因此，活血化瘀在治疗抗肝纤维化及肝硬化过程中有着重要意义。行气活血、化瘀通络是治疗该病的基本治法之一。调和气血，使气血运行通畅，不仅可使肝脏失却所养的状态得以缓解，也可使药力顺利到达病所，充分发挥疗效。常选用桃仁、红花、当归、川芎、丹参活血化瘀，同时蕴含祛瘀生新之意。当然，活血化瘀的方法很多，对肝纤维化的治疗当针对其病机不同而分别选用，对血瘀兼有气虚，当益气活血。王大师在方中配伍人参、黄芪即有此意；血瘀兼有气滞者，应行气活血，常配伍柴胡、枳壳、香附、延胡索等；对血瘀兼有湿热，当清热利湿活血，常配伍茵陈、石韦、栀子等；血虚血瘀当养血活血，常配伍当归、丹参、熟地黄等。此外，血瘀兼有阴虚者，当滋阴活血，如以一贯煎加减治愈早期肝硬化便是一例；血瘀兼寒滞，当温经活血，常选用桂枝、干姜、附子、高良姜等；血瘀兼血热者当凉血活血；血瘀兼癥积，当活血软坚。方法虽多，但要遵循"方从法出，法随证立"的原则。

### （3）软坚散结

对肝纤维化胁下痞块已成，且质地较硬者，仅用活血化瘀之品难以奏效，当在活血化瘀的同时，配伍软坚散结之品，依据"坚者削之""结者散之"的原则，治宜渐消缓散。所以，王大师在抗肝纤维化方剂中多配伍以软坚散结类药物，常配以醋炙鳖甲，用量宜大，取其软坚散结，消癥化积，对癥瘕痞块的软缩有一定的作用。

### （4）清除余邪

在肝纤维化发展过程中，往往也表现出湿热的病理变化，出现口苦心烦、溲黄便秘或溏滞不爽，并可出现黄疸，且湿热之邪缠绵难解，有阻碍气机运行的特点，湿热蕴久，炼液为痰，导致痰热瘀血互结的病理结果，这也是肝纤维化病症胶结难解的主要原因之一。临证时，常适当配伍清热利湿化痰之品，如石韦、茵陈、栀子、黄连、龙胆草、川贝母等，以清热利湿化痰，一则清除余邪，二则有利于气机的运行，三则促进痞块的软缩。

### （5）培土开源

病邪久留，邪恋正伤，正不胜邪亦是本病病机的一个方面，因此治疗中攻邪勿忘扶正。治疗上应针对肝纤维化存在正虚的病理特点，采用扶正祛邪作为治疗大法之一。在遣药组方时，常选用人参、白术、茯苓等。一则益气健脾，扶助正气，以治病本；二则俾脾气实，防"土虚木贼"；三则防配伍中寒、燥、虫、介之品碍胃伤脾。从而确保脾胃的受纳与运化，使水谷精微得以输布化为气血津液，成为扶正祛邪的物质基础。如出现气血双亏，在配伍人参、白术、茯苓的同时，再配以当归、熟地黄等，质柔润养对血虚之证有补血之功，并有补气养血、祛瘀生新之妙；脾肾阳虚则配以附子、肉桂、干姜、淫羊霍、菟丝子、补骨脂等温补脾肾、补火助阳。扶正方法甚多，但要抓住其症结所在，分清虚在何脏何腑，虚在气血阴阳哪一环节，然后立法遣药，方可做到有的放矢。王大师强调实脾的重要意义，主要是基于脾的生理功能的特殊性，因健运脾胃可以培土开源，充养先天，顾护后天，有固本祛邪、防病传变之妙。

## 5. 徐景藩大师心悟：辨脏腑气血和湿热肝火与虚实；养正消积四治法

徐大师在具体辨证时从整体出发，将脏腑气血和湿热肝火等病理因素与虚实的病理属性全面综合考虑，分清其先后主次，然后才能正确地论治。

### （1）辨证论治

1）肝脾脏腑的辨认

凡病史久，素体脾阳不足（如平时畏寒，稍食油腻即易便溏等），病起因劳累饮食不调，自觉全身无力倦怠，食后腹胀，有黄疸或轻度浮肿，舌苔薄白或白腻，舌质较淡，脉象濡小者，多应归之于脾经病变。虽在病程中出现胁痛，还应从脾虚木侮去考虑。

素性抑郁或急躁，自觉症状一开始即以胁痛为主，且脘痞嗳气，胁痛由一侧而引及两侧或胸乳脊背。脉弦，舌苔不腻，这样的患者可以认为主病在肝（然临床上以脾病为多）。前者应以健脾为主，后者当从疏肝理气为要。如属脾虚肝郁，肝脾同病，则两者兼而治之，唯主次必须分清。

2）辨别气血虚实

在气在血有时虽难截然分开，但仔细辨证亦能加以区别，或者知其何者为主，对治疗有很大关系。

胁痛一症在本病颇为多见。如钝痛隐痛或仅有不适感，或疼痛由右胁下转至左胁下，或痛引乳部脊背者多属气阻（这类患者肝脏肿大多不太显著，质地亦较软）。如痛位固定或呈刺痛，经久不已，用一般气分药物效果不著，兼有明显的肝脾大，符合中医癥积之体征者，多属血瘀。面色晦滞无华，舌质紫（包括全舌紫色或局部有大小不等的紫色点片），有肝掌、蜘蛛痣等体征，亦更可作为血瘀的诊断依据。

如以腹胀为主症者，一般多在气病。需分虚实，虚者由脾土中虚，阳气不运，所谓"气不收摄"而胀。这种虚胀的特点是：①午后入夜尤甚，进食油腻或牛奶后腹胀加重，或兼有下肢浮肿。②大便次数虽多而腹胀依然，且多数伴有便溏。③食量虽不甚减，但全身无力，面色较㿠白，久而易现血虚的证候。④舌质淡，舌苔薄白，脉多濡小（或弦细）。实胀系气滞不化所致。引起气滞的因素很多，如湿阻、肝郁，或兼食积等。实胀的延续时间较短，影响食欲食量，腹胀部位以脘为主，连及腹部，可以引及两胁，大便秘结时胀尤甚，大便黏稠或次数增多时腹胀减轻。多伴有噫气、矢气。如舌苔白腻、口黏口甜，小溲黄，甚或目肤亦黄者，属于湿阻。腹胀胁痛，部位不定，症状轻重常与精神情绪有一定关系，脉弦，这些是肝郁所引起的特点。如兼食积者，多由饮食不当而引起，腹胀按之则痛，不思纳，舌苔黄或垢腻，矢气多而且臭，大便干结，经消导食滞的药物并注意饮食质量的控制后腹胀即减。

慢性肝炎、早期肝硬化都是慢性疾患。按"久病多虚"的一般规律而论，自应考虑到病程既久，整体状况、气血功能均有不足的一面。特别是本病多数具有脾虚的证候，但必须详细辨证。有不少患者常有湿或湿热的证候表现，是由湿邪困遏，经久而致脾虚。亦有因肝气郁结而乘侮脾土，或由于肝郁久而化生肝火，产生胁痛头昏欠寐，面赤升火，情绪急躁，或兼龈齿鼻衄，脉象弦，舌尖红等症。少数患者由于脾湿不化，酿成痰浊，阻于络隧，胁痛引背，舌苔白腻。这些病理因素就其性质而论都属实证。至于血瘀已成，结成癥积，亦同样属于实证的范畴。总之，慢性肝炎和早期肝硬化患者的虚实是较为错综复杂的，临床上似"本虚标实"者占多。必须慎察精详，辨别其虚实程度以及主次关系，才能在不同阶段予以正确的治疗。

### （2）论治要点

#### 1）养正消积为大法

治疗总以养正消积为法。因"肝为刚脏"，治以柔养。病机为"瘀血郁肝""脾胃怯弱"，故柔肝健脾、活血消积为基本大法。徐大师常用归芍六君子汤为主方。

【组成】当归10 g，丹参10 g，三棱10 g，莪术10 g，鳖甲10 g，白芍15 g，山药15 g，党参（或太子参）10～15 g，茯苓15～20 g。临证可根据实际情况加以变通。在肝硬化早期，多属肝胃不和，疏肝和胃为早期的主要法则。然有"瘀血郁肝"的存在，故多配用活血化瘀之品。以肝郁为主者，用柴胡疏肝饮、四逆散、丹栀逍遥散加减，肝郁脾虚者可用柴平散（柴胡合平胃散）。但疏肝药偏重理气，理气大多辛散香燥，多用、久用，能伤血分，耗散元气。所以徐大师说："但须防疏利太过，宜选酸敛之品，可加白芍、木瓜。"《丹溪心法》说："宜疏顺不宜疏利太过。"配用活络药物，中医认为，肝之生理，其体为血，其用为气。胁痛长期不瘥，称之为"久痛入络"，故用活络之品使其通利。常用通草、丝瓜络、路路通、橘络、木瓜、广郁金、延胡索等。常用方剂有：手拈散（延胡索、五灵脂、豆蔻、没药），复元活血汤（柴胡、当归、天花粉、穿山甲、红花、桃仁、大黄、甘草）和旋覆花汤（旋覆花、葱管）等。退黄，肝硬化常兼有黄疸，可酌加茵陈、茯苓等利湿退黄，如茵陈四苓汤、茵陈玉露饮等。

2）治肝、治肾、治脾、利水四大法

治肝法：此法重在补肝化瘀，消癥利水。肝气虚者，黄芪为补肝气之要药，可与黄芪皮一起用以增加利水之功，亦可加用连皮茯苓、冬瓜皮等；肝阳不足者，可用附子、干姜、防己等通阳利水；肝血不足，肝阴虚者，较为难治血虚血瘀，邪水不化，重在养血和瘀，滋阴利水，可用一贯煎合牡蛎泽泻散，其中牡蛎、海藻既有软坚散结之功，又能祛水气，现多采用邹良才先生的"兰豆枫楮汤"加减。

【组成】泽兰、泽泻、黑料豆、路路通、楮实子。

治脾法：肝病传脾，腹水增重，面黄虚浮，倦怠乏力，腹胀如鼓，食欲不振，食后腹胀尤甚，尿少、大便不实，苔薄或腻，边有齿印，脉濡缓。治法补脾运中，但脾虚有积，补中要寓通意，土虚木贼，补虚毋忘和肝，处方用药，颇费周折，徐大师常用归芍六君子汤、《金匮要略》当归芍药散（当归、芍药、川芎、白术、茯苓、泽泻）为主方，加用泽兰、益母草等活血利水，着眼肝脾，兼顾血、水，以达扶脾利水，养血和肝之功。

治肾法：病由肝脾传入肾，症情进一步恶化，但肾阳虚常与脾阳虚同时兼见。脾肾阳虚者，可选茵陈术附汤为主，加入鸡内金、马鞭草等化瘀泄浊利水。若肾阳虚者，面色㿠白或灰暗，怯冷殊甚，腹中胀大，周身浮肿尤以下肢为甚，腰膝酸软，大便不调，小溲少，舌质淡胖，脉沉细，治以温肾化气为主，常用方为济生肾气丸为主，方中妙在牛膝、车前子二味，牛膝除益肝肾补精气以外，有活血利尿之功，凡瘀血内结，小便不利者，是最佳用品，牛膝亦可配用牡丹皮，即能化下焦瘀滞，以利水邪；车前子甘寒滑利，而无耗气伤阴之弊。另在治肾法中有一种特殊的治法，即"补下启中法"。此法源自张景岳。他在《景岳全书》中指出："治水者必先治气，唯下焦真气得行，始能转化，唯下焦真水得位，始能分清。"为肾虚臌胀论治开一法门。臌胀发展至肾气大伤、真气涸竭的阶段，气化无权，腹水特别严重，症见腹大如瓮，脐突尿少，腰痛如折，气短不得卧，下肢浮肿等。这时肾气大伤，不得再破其气，肾水将竭，不可复行其水；攻之则危亡立见，消之亦无济于事；唯其峻补其下以疏启其中，俾能开肾关，泄水邪，减缓胀势延续生机。常用《张氏医通》启峻汤意加减用药。

【组成】附子、肉桂、黄芪、党参、肉苁蓉、熟地黄、山茱萸、山药、茯苓等补真阳行肾气，力图使气得峻补，则上行而启上，中焦运行，壅滞疏通，中满自消，下虚自实。若真阴涸竭，亦可用熟地黄、枸杞子、山茱萸、肉苁蓉、何首乌、山药、龟板等厚味滋阴，育阴化气。此法虽不常用，实践中全在审时度势，灵活运用。

利水法：臌胀中医辨证肿属水，胀属气，所以行气利水是肝硬化腹水的一个重要的治法，需时不用，势必增生腹水，原因是肝硬化患者都存在小便短少，且利尿效果不好，达不到所期望的目的时，后果多不良。常用方如五皮饮。

【组成】陈皮、桑白皮、茯苓皮、大腹皮、姜皮、车前子、马鞭草、泽泻、益母草、玉米须、冬瓜皮等。

## 6. 张琪大师心悟：肝脾肾失调，正虚邪实；分肝硬化与腹水辨治

### (1) 肝脾肾失调，正虚邪实

张大师认为，肝炎后肝硬化属于久病痼疾。肝脾肾失调、正虚邪实，表现在肝炎后肝硬化的始终，只是病程阶段不同，有主次之分，轻重缓急之异。本病系急慢性肝炎演变的结果，湿热之邪蕴蓄不除，日久伤及脏腑气血，导致实质性脏腑损害。其病机则为肝气郁久，气滞导致血瘀，肝郁化火，火灼伤阴，湿热不除。久罹伤阴，肝阴亏肝体失养，则失其条达之性。使肝郁更甚，加重瘀血，脾困日久，健运失职，气日益衰，无力行血，则血自留结，血瘀既成，阻滞日久而成痞块，进而日渐坚硬，固定不移。脉道受阻，则络脉怒张，腹筋暴起，可归属"癥积"范畴；若脾为湿热困扰日久则水湿运化失健，水气不能下行，导致水液内停而形成腹水，可归属"单腹胀"范畴；若肝阴不足，久必下竭肾水或肾阴素亏，肾为肝母，无以涵养肝木，而致肝肾阴亏，患者可出现舌红少苔、五心烦热，甚则出现昏迷状态。肾为水火之宅，阴损及阳或肾阳素亏，间或见到脾肾阳虚或阴阳两虚者。

综上所述，张大师认为，肝郁脾虚、肝肾阴亏是最常见的脏腑病变；气滞血瘀、湿热蓄水往往交相为患。病机复杂，但总不外肝脾肾失调，正虚邪实。

### (2) 分肝硬化与腹水辨治

1）肝硬化治法

气滞湿阻证：症见胁痛，腹胀，纳呆，口苦，乏力，便溏，尿黄，舌红，苔白或黄腻，脉滑。治以疏肝健脾、清化湿热、行气消胀，方用清化四逆散加减。

【组成】柴胡、白芍、枳实、甘草、白术、茯苓、茵陈、黄连、黄芩、

藿香、砂仁、陈皮、厚朴。

张大师说："一部分早期肝硬化患者，血瘀征象不显著。"其主要病机在于肝经气郁，此时当以疏肝解郁为主要治法，然肝为刚脏，体阴用阳，疏肝宜避辛燥伐肝。常用四逆散加味。肝炎后肝硬化多见腹胀纳呆、口苦苔腻、便溏尿黄等症状，乃脾胃失和、湿热中阻，宜加入白术、茯苓以健脾助运。佐以茵陈、黄芩、黄连以清热，藿香、砂仁、厚朴、陈皮等以醒脾化湿。

血瘀血热证：症见胁肋刺痛热痛，痛有定处，心烦易怒，蜘蛛痣，肝或脾大，有时齿衄或鼻衄，面色晦暗，妇女月经量多，早期舌紫，脉弦有力。治以活血化瘀、清热凉血，方用化瘀软肝汤加减。

【组成】柴胡、生地黄、丹参、赤芍、当归、桃仁、牡丹皮、甘草。

张大师对于部分肝炎肝硬化，病程较短或病程长而正气亏虚不著，血瘀血热表现为主者，常用此方化裁。当归、丹参、赤芍、桃仁活血化瘀，生地黄、牡丹皮清热凉血兼能活血，柴胡疏肝以助血行，甘草调和诸药，共奏活血化瘀、清热凉血之效。张大师指出，此方专事活血，故不可久服，以免伤正。

气阴两虚证：症见左右季肋部（肝脾区）胀、热痛，腹胀满（无腹水），心烦易怒，掌心热红紫，面色黧黑，目糊，气短乏力，羸瘦，舌紫，有瘀斑，口唇紫，有蜘蛛痣，脉弦有力。治以益气健脾、柔肝疏肝、凉血活血、软坚散结、清化湿热，方用消补护肝汤加减。

【组成】红参、黄芪、白术、茯苓、柴胡、甘草、枳实、川厚朴、茵陈、焦栀子、牡丹皮、炙鳖甲、丹参、桃仁、郁金、泽兰叶。

张大师认为，该型病机极为复杂，气阴两虚、肝郁气滞、血热血瘀、脾虚失运、湿热蕴蓄交错并存，临床该型较为常见。方中红参、黄芪益气，白术、茯苓健脾，四逆散敛阴柔肝，茵陈、牡丹皮、焦栀子清利湿热，川厚朴、枳实理气消胀满，丹参、牡丹皮、桃仁、炙鳖甲、郁金、泽兰叶活血软坚消癥，妙在红参、黄芪、茯苓、白术、柴胡、甘草与炙鳖甲、丹参、桃仁等合用，消补兼施，补而不壅，消而勿伤，乃治癥之大法，临床观察，疗效甚佳。

肝肾阴亏证：症见胁肋隐痛，面色晦暗无华，头昏眩，目糊，疲乏无力，腰酸腿软，足跟痛，低热，咽干口燥，失眠多梦，舌红少苔或少津，脉细数。治以滋补肝肾、活血通络，方用滋肾补肝汤。

【组成】女贞子、菟丝子、枸杞子、生地黄、熟地黄、当归、白芍、玉竹、山茱萸、山药、茯苓、泽泻、鸡血藤、牡丹皮、丹参。

张大师认为，肝肾同源，故肝阴虚常与肾阴虚同见，治疗当补肝补肾同时并举。此方妙在补肝肾之阴为主，辅以山药、茯苓、泽泻健脾利湿，鸡血藤、牡丹皮、丹参以活血通络，使其补而不壅。若阴虚日久兼有阳虚表现，如气怯、神疲、下肢冷感或浮肿、小便不利，可酌加助肾阳之品，如淫羊藿、肉桂、巴戟天等，如有胃脘不适，可加山楂、紫苏、陈皮以和胃理气。

2）腹水治法

腹水乃肝炎后肝硬化常见并发症，张大师于此颇得心应手，一般根据患者体质强弱、病程新久以及腹水轻重程度，分别治之。常用治法有逐水法和分消法两种。

逐水法：症见腹大如瓮，高度腹水，脐突，胀满难忍，小便少黄赤，口干，舌赤，苔黄腻，手足心热，大便秘，脉弦滑数有力。治以泄热逐水，方用消蛊汤加减。

【组成】牵牛子、大黄、制甘遂、广木香、橘皮、茵陈、海藻、槟榔、白术、茯苓。

张大师认为，该证乃形气俱实，故当急则治标，峻下逐水。据临床观察，初服大便下行水样便，腹撑急宽松。继服则小便增多，腹胀满大减。此时可于方中加入益气之品，如黄芪、党参，健脾之药可加重用量。

分消法：症见腹胀满，恶心不欲食，口苦口干，小便少色黄，大便溏黏臭秽，无矢气，头昏，五心烦热，舌红，脉滑。治以清化湿热、利水行气、健脾和胃，方用东垣中满分消丸化裁。

【组成】黄芩、黄连、砂仁、枳实、半夏、陈皮、知母、泽泻、干姜、茯苓、白术、猪苓、党参、姜黄、槟榔、茵陈。

张大师认为，此证属肝气郁热，水热中阻、脾胃不和、升降失常所致。方中党参、白术健脾除湿，干姜、砂仁振奋脾阳以燥湿，猪苓、茯苓、茵陈、泽泻淡渗利湿，槟榔行气利水，陈皮、半夏化痰湿，黄连、黄芩苦寒清热除满，知母滋阴，协同黄芩、黄连清热，枳实、姜黄以疏解肝郁，行气散满。对肝炎后肝硬化腹水具有水热中阻、脾胃不和者，取效甚捷。

张大师治疗肝硬化重证腹水，中西医多方治疗无效者，往往用大黄、甘遂等峻烈迅猛之药。配以枳实、厚朴、三棱、莪术、槟榔、牵牛子之类。实践证明，效果满意。张大师认为，大量腹水，胀满严重者，一般健脾利水之剂毫无效果，而峻剂攻下，容易损伤患者正气，同时腹水消退后，腹胀减轻，腹部可以宽松于一时，但是略停药后，腹水又再度聚集，患者腹胀如鼓，临床上这种情况并不少见，但是大量腹水，腹胀难忍，此时如果不用峻剂攻下，则水无出路，病情必有急转直下的趋势。透析又存在一系列的禁忌和副作用，因此只要辨证肝硬化患者尚未出现便血昏迷，一般状态尚可，尚在可攻之时，张大师往往当机立断，抓住有利时机，果

国医大师临证心悟

断应用峻剂攻水，以消除胀满，临床常用舟车丸改为汤剂，加减化裁。以甘遂、大戟、芫花攻逐脘腹之水，临床应用三药时，先以醋炙后再入药，以减少对胃肠道的刺激。以大黄、牵牛子荡涤胃肠实热，峻下攻积，用量多少根据患者体质强弱以及蓄水轻重程度而定。大黄一般用量5 g，最多曾用到50 g，但要注意，中病即止，适时减量。临证观察有大量患者，用药之后排出大量水样便，随后小便通利增多，此时再用茯苓导水汤之类健脾行气，尿量逐渐增加，腹水也随之逐渐消除。

## 参考文献

[1] 邓铁涛.中国百年百名中医临床家丛书：邓铁涛 [M].北京：中国中医药出版社，2011：57 - 58

[2] 中华中医药学会.邓铁涛学术思想研究 [M].上海：华夏出版社，2001：332 -340

[3] 邓铁涛.邓铁涛医集 [M].北京：人民卫生出版社，2000：42 - 44

[4] 李玉奇.中国百年百名中医临床家丛书：李玉奇 [M].北京：中国中医药出版社，2001：28 - 33

[5] 李振华.常见病辨证治疗 [M].郑州：河南人民出版社，1979：185 - 193

[6] 晏军，王煦.王绵之教授治疗早期肝硬化的经验 [J].北京中医药大学学报，2001 (4)：56 - 58

[7] 晏军，王煦.王绵之教授治疗肝纤维化经验撷菁 [J].中医药学刊，2001 (5)：410 - 411

[8] 邵铭.徐景藩教授诊治肝硬化的经验 [J].湖北中医杂志，2003 (12)：16 - 17

[9] 邵铭.徐景藩治疗肝硬化腹水经验探析 [J].辽宁中医杂志，2008 (3)：343

[10] 鄹良材，徐景藩.治疗慢性肝炎早期肝硬化的经验体会 [J].江苏中医，1963 (3)：9 - 12

[11] 王暴魁，谢宁，姜德友.张琪治疗肝炎后肝硬化经验 [J].中医杂志，1996 (4)：202 - 203

# 脂肪肝

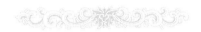

## 1. 吕景山大师心悟：健脾化痰，疏肝散结，活血化瘀，软坚消肿

中医对脂肪肝的治疗一般采用健脾化痰，疏肝散结，活血化瘀，软坚消肿。再结合病情，辨证施治。现介绍药方三则。

### (1) 何首乌与生山楂

何首乌苦温，入走肝肾，不寒不燥、养血益肝、乌须黑发，为滋补良药。现代研究，可降血脂、降血糖，抑制血栓形成，增加冠状动脉血流量；山楂酸温，入脾、胃、肝经，健脾开胃、消食化积、活血祛瘀、软坚消结、降低血脂。二药配伍，一补一清，化瘀散结，化肿消胀力量增强。

常用剂量：何首乌 10～15 g，生山楂 30 g，水煎服，亦可泡水当茶饮。

### (2) 合欢皮与白蒺藜

合欢皮甘平，入心、肝血分，既有活血化瘀，理气止痛之功，又有安神解郁之效；白蒺藜辛平，质软色白，入走肝经，既有疏肝解郁之功，又有行血祛瘀，消癥积聚之力，二者合参，活血化瘀，消肝脏肿大的力量倍增。

常用剂量：合欢皮 10～15 g，白蒺藜 10～15 g，水煎服。

### (3) 浙贝母与夏枯草

浙贝母苦寒，入心、肺经，开泻力强、清火散结、泄热降压、化痰祛瘀；夏枯草苦寒清热，辛寒散结，入肝经，清肝火、解毒热、散疗结、消痰核、除肝大。二者配伍，相互促进，泻火、解毒、平肝降压，消除疾核（肝大）的力量增强。

## 2. 颜德馨大师心悟：健脾不如运脾，运脾莫过苍术

颜德馨大师曾于 1962 年患急性黄疸型肝炎，谷丙转氨酶高达 500 U，住院期间，除服清热解毒方外，连续用葡萄糖加胰岛素冲击疗法，遂致湿困脾阳，健运失司。症见身而虚浮，胁痛绵绵，痰多白沫，清晨须咯去脓痰后方能纳谷，精神委顿，体重由 65 kg 陡增至 82.5 kg。院外会诊拟为

"脂肪肝"，疗养数月，竟无寸效，多次复查 BSP 试验，均高出 10%，用护肝保肝药，症情有增无减。其自忖"见肝之病，知肝传脾，当先实脾"，治肝无功，转以治脾，自拟方逐湿运脾饮，凡一月，浮肿先退，痰沫既消，胃纳大增，脸色红润，复查 BSP 已低于 5%。"逐湿运脾饮"即五苓散加苍术，是仿许叔微《本事方》而制定，许氏述其少年时曾患悬饮，备尝温补、逐水之剂不效，自揣脾土恶湿，水留则湿著，用苍术燥脾胜湿，连服三月而愈。从中获得启发，症因土壅侮木起，疏土则木茂矣，一月后改苍术研末，每次吞服 9 g，体气健复，至今 30 余年从未再发。后用此法治脂肪肝多例，亦验。并将单味苍术制成"健脾片"，施于临床治疗脾气卑敦，肝气受制者，功胜保肝护肝之品。实践证明，故人所谓"健脾不如运脾，运脾莫过苍术"，洵不诬也。

人身小天地，呼吸升降，象法天地。脾胃中土主分清泌浊，饮食入胃，精气输归行春夏之令，滋养五脏；升已而降，行秋冬之令，传化糟粕。譬之天地之气，地气上为云，天气下为雨，二气协和风调雨顺，若仅有地气上升，必令天气窒塞；仅有天气下降，必致地气淖泽，升降失职，乖舛立至。肝与春令生发之气相应，辨虚实发病传变规律，肝木为水土所湮，生机匮乏。苍术入脾胃，善解湿郁，升则健脾，降则和胃，大气一转，云翳蔽日可豁然开朗。来自众多的报道，脂肪肝因肝炎后长期应用高糖、高能量饮食，体重过度增加是一大致病根源，与中医土壅木萎的病机是相符的，逐湿运脾饮、健脾片制方之旨均立足于此，所以是治疗脂肪肝的有效方药。

### 3. 张学文大师心悟：肝经郁热，气滞血阻，瘀血内结是重要病机；治宜清肝解郁，活血凉血，疏肝理气，化瘀散结

#### （1）肝经郁热、气滞血阻、瘀血内结是重要病机

张大师在多年临床实践中，观察到脂肪肝发病后其症状不仅表现出肝大、右胁不适或疼痛、压痛、烦躁易怒、困乏、舌紫暗、苔黄厚腻、脉弦滑或弦数等以肝脏为主的症状、体征，同时出现胸胁不适、蜘蛛痣、胆囊炎、角膜干燥等肝经的病变及腹胀、便溏、纳差、恶心、呕吐等肝木横克脾（胃）土的表现，并可出现女性月经不调、闭经、乳癖等，男性还可出现睾丸胀痛、阳痿等。因此，肝经郁热、气滞血阻、瘀血内结是脂肪肝发生发展的重要病机。其病位主要在肝，包括其经，涉及脾胃。绝大多数患者表现以邪实为主。

气血运行通利，脏腑经络功能正常，情志疏畅，血有所藏，魂有所

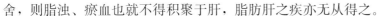

舍，则脂浊、瘀血也就不得积聚于肝，脂肪肝之疾亦无从得之。

人身之病多由于郁。正常时肝主疏泄，调畅全身气机和情志，影响脾主运化和胃主受纳，且司藏血和调畅血行之职。若因饮食失节、过食肥甘厚腻或饮酒过度，致湿热酒毒内蕴，或情志失调、肝失疏泄，或外界湿热毒邪直犯于肝脏，或年老体衰、病后体弱、正气不足、肝体失养或脾胃失健、土壅木郁，或他病及肝等原因，均可影响肝的正常生理功能。而肝喜条达疏畅，更忌怫郁，失调则最易肝气郁滞。肝气郁滞则脏腑气血津液皆受其害，其为病繁杂，变证多端，为百病之始，诸郁之首。气郁日久则可生热，郁热日久则可伤及整个肝经甚至可连累他脏他经。同时，肝以血为体，以气为用，气郁不达，气病及血，可致气滞血瘀。

### （2）清肝解郁、活血凉血、疏肝理气、化瘀散结为重要治法

清肝即清肝经之热，佐以凉血分之热。解郁则解气机郁滞，配合疏肝理气，再加上活血、化瘀、散结法的应用，以及针对不同患者特殊病机采取恰当的辨证论治，使肝热得清，气郁得解，血热得除，瘀血得行，积聚得散，终归肝气条达，疏泄正常，气血津液得以正常输布运行，脏腑、经络、组织、器官的功能得以正常运转，疾病得以痊愈。张大师创立基本方清肝活血饮，主要由决明子、柴胡、山楂、赤芍、川楝子、鳖甲等药组成，用于治疗以肝经郁热、气滞血阻、瘀血内结为主要病机的脂肪肝。临床一般常见肝大、胁肋疼痛或不适、暴躁易怒、恶心、纳差、呕吐、困乏、腹胀、小便黄、大便干溏不定但不爽、舌暗红或紫、苔黄厚腻、脉弦滑或弦数等症状、体征。方中决明子味甘、苦，性微寒，归肝、大肠经，既能清泄肝火，又能疏散风热，为治肝热或风热目疾常用药；柴胡味苦、辛，性微寒，归肝、胆经，善条达肝气而疏肝解郁，是解肝郁、疏肝气要药。两药合而为君，一清肝热，一解肝郁，共奏清肝解郁之效。现代药理研究表明，决明子、柴胡均可降低血浆胆固醇和三酰甘油，纠正脂质代谢紊乱，并有抗肝损伤的作用。赤芍味苦，性微寒，归肝经，既能清肝凉血，清血分郁热，又能活血祛瘀止痛。山楂味酸、甘，性微温，归脾、胃、肝经，能入血分，善活血化瘀消肿，同时，其味酸而甘，微温不热，擅助脾健胃化积，促进消化。川楝子味苦，性寒，有小毒，归肝、胃、小肠、膀胱经，既能疏理肝气郁滞，又善调理脾胃滞气，为理气止痛之要药，且苦寒性降，兼能疏泄肝热，善治肝气郁滞或肝胃不和所致的胁肋、脘腹疼痛，疝气痛等症，尤以兼热象者较为适宜。以上三药共为臣药，既助君药清肝泄热、疏肝理气解郁，又能加强活血祛瘀凉血之力，且有一定散结止痛之功，诸药相合，君臣相助，药力更加精专。现代药理研究证明，赤芍、山楂可显著降低血浆总胆固醇，赤芍还可明显保护肝细胞，有较强的抗凝血、防止血栓形成、改善肝脏微循环的作用。鳖甲味咸、性

寒，归肝经，为血肉有情之品，可滋肝阴、潜肝阳、清肝热，且其味咸，功擅软坚散结，醋炙力更强，配伍活血祛瘀之品则常用治心腹癥瘕积聚，在本方中为佐药，可增强全方活血破瘀、软坚消积的作用。本方中大部分药性沉重，难达病所，故用柴胡芳香疏泄，可升可散，清灵通透，又能起到引诸药入经的作用。全方君臣佐使，相得益彰，相辅相成，配伍精当，并紧紧围绕肝郁、肝热、气滞、瘀结的病机关键，且药少而力专，直达病所。

临床若遇湿热较重者，可酌加茵陈、虎杖、大黄等；痰湿重加陈皮、法半夏、通草等；肝郁明显可加延胡索、乌药、荔枝核等；肝热甚加夏枯草、羚羊骨；脾胃气滞加砂仁、白豆蔻；脾气虚加黄芪、党参、太子参等；肾虚加桑寄生、续断、杜仲等；瘀血重加桃仁、红花、莪术等，或虫类药如土鳖虫、乌梢蛇等逐络脉瘀血的药物。此外，张大师亦根据中医辨病论治并结合现代药理学研究成果，对血脂较高的患者在处方中适当加入有明显降血脂的中药，如泽泻、姜黄、绞股蓝、何首乌、山楂、郁金、荷叶等，或配合一些降血脂的西药。因人而宜，因病制宜，辨证论治，则疗效更佳。

## 参考文献

[1] 吕景山. 中医对脂肪肝的治疗 [J]. 健康向导，2009（3）：37
[2] 汪晓军. 张学文教授清肝活血法辨治脂肪肝经验介绍 [J]. 新中医，2003（2）：12 - 14

# 臌胀（肝硬化腹水）

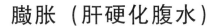
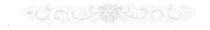

## 1. 周仲瑛大师心悟：五脏皆可累及；气滞，血瘀，水湿为主；湿热，瘀热，肝风之变；虚实夹杂；重在治本，祛邪要循序渐进

### （1）病位在肝脾，久则及肾，可累及心、肺

臌胀多由邪毒久羁，酒食、药毒所伤，而由胁痛、黄疸、积聚等转变而成。臌胀初起，肝脾先伤，肝失疏泄，脾失健运，两者互为相因，乃至气滞湿阻，清浊相混，此时以实为主；进而湿浊内蕴中焦，阻滞气机，既可郁而化热，而致水热蕴结，亦可因湿从寒化，出现水湿困脾之候；久则气血凝滞，隧道壅塞，瘀结水留更甚。肝脾日虚，病延及肾，肾火虚衰，无力温助脾阳以蒸化水湿，且开阖失司，气化不利，而致阳虚水盛；若阳伤及阴，或湿热内盛，湿聚热郁，热耗阴津，则肝肾之阴亏虚，肾阴既损，阳无以化，则水津失布，阳虚水停，故后期以虚为主。

此外，临床上臌胀合并胸水者并非少见。前人有谓"胀喘相因"，说明臌胀实与肺密切相关。肺主气化，为水之上源。通调水道，宣达三焦，下输津液，在水液代谢运行中发挥气化宣达的重要作用。臌胀日久，脾运失常，肾失气化，浊阴上逆，必然影响肺主气化和通调水道功能，可致胸满闷、喘咳诸症。臌胀后期每累及心，多属湿浊、湿热、瘀热上扰，蒙蔽心窍，导致神昏之变。

### （2）气滞、血瘀、水湿为主，湿热、瘀热、肝风之变

临床上臌胀每多与湿热、瘀热、痰饮诸邪兼夹为患；就邪停部位而言，又兼有在上之胸胁、在外之肢表的不同。所以，治气、血、水与清利湿热、凉血软坚化瘀等法结合。若湿热壅塞中焦肝胆，瘀热在里，则为黄疸；若阴虚血热，络脉瘀损，可致衄血、呕血、便血；若肝肾阴虚，邪从热化，蒸液生痰，内蒙心窍，引动肝风，则见神昏谵语、痉厥等重症。临床皆当明辨。

### （3）虚实夹杂，阴虚慎防逆变

臌胀多见于肝硬化失代偿期，常由慢性肝病久治不愈而成。临床不少患者除腹胀大如鼓外，尚见身热，出血，尿少，消瘦，面色晦暗或苍黄，

甚则黧黑，状如蒙尘，唇色暗紫，舌红带紫色或绛色、苔少或剥，脉细数或细弦。此为阴虚臌胀。由于臌胀阴虚证多在其他证候缓解，或病程晚期才显露，常为医者所忽视。湿热瘀毒久羁，失治误治（如攻逐不当），不仅耗气而且必然伤及阴血。脾肾阳虚日久，阳损及阴。一般而言，臌胀若见脾肾阳虚多为顺候，但临床阴虚型臌胀最为多见，多属逆象。水为阴邪，得阳则化，阳虚者用温阳利水，腹水较易消退。若是阴虚臌胀，温阳易伤阴，滋阴又助湿；加上临床常见肝肾阴液已经涸竭，而气滞、水停、湿热、瘀热等邪炽盛，易引起肝风夹带痰热，上闭清窍，神明失主，或有动血之变，类似于临床上过量放腹水、导泻或利尿太过、感邪发热等伤阴损液后，极易诱发肝性脑病，临证须慎重对待。

**（4）治疗经验**

1）审时度势，权衡标本缓急，重在治本

臌胀虽多属气、血、水互结，标实为急，但肝脾肾虚损，气血阴阳不调，实为病之根本，在整个治疗过程中都要审时度势，权衡标本缓急。祛邪终究为权宜之法，可采取先攻后补，或先补后攻，或攻补兼施等法，但要明辨祛邪时机，如病程之久暂、体质之强弱、病情之缓急，以及偏气、偏血、偏水之不同，需综合分析而施治。对病程较短、体质好者，以祛除病邪为主，在利水药选用上多量大力专。但强调一是利水药多易伤阴，应时时顾及滋阴；二是应顾护脾胃，调理脾胃，减少副作用，可增强疗效；三是逐水剂只宜暂用；四是清利湿热、温化寒湿、清化瘀热、软坚化瘀、理气开宣郁闭等，皆为臌胀祛邪法之范围。

扶正要以健脾为中心，兼顾肝肾。久病体虚，病势尚缓者，虽腹大如鼓，但四肢大肉消脱，骨瘦如柴，呈正虚邪实、本虚标实之候，当扶正以祛邪，以补为主，兼顾祛邪。若腹水消退之后，肝脾肾正气未复，气滞血络未畅，腹水仍可能再起，此时须抓紧时机，培补正气，以巩固疗效。常用三法如：疏肝健脾法：针对肝郁脾虚，气滞不行，气鼓、水鼓为主而设，方以柴胡疏肝散合胃苓汤加减。温养脾肾法：针对脾阳不振或脾肾阳微，无力温化水湿，水湿停积，主要为水鼓而设，方以附子理中汤、真武汤、济生肾气丸或合五苓散加减。滋养肝肾法：针对阴虚臌胀，常选用一贯煎等方加减，滋阴为主，兼顾祛邪。但滋阴不可过于滋腻，可在滋阴药中少佐温化之品，既有助于通阳化气，又可防滋腻太过。

2）祛邪要循序渐进，衰其大半而止

臌胀祛邪多特指逐水法，选用祛邪药要有层次性，总原则是"利水而不伤阴，祛邪而不伤正""衰其大半而止"。轻者、缓者多选用淡渗利湿之品，如茵陈五苓散、五皮饮类化裁，可酌加白茅根、冬瓜皮、陈葫芦瓢之类，用量由轻渐重至 30～60 g，随证选用；水饮郁而化热者，症见腹大如鼓，胀满难忍，口舌干燥，尿少色黄，大便干，可宗张仲景己椒苈黄丸之方义，前后分消走泄，选用防己、大黄，酌情使用（炒）牵牛子泻下逐水。重者、急者可选逐水方药，如牵牛子粉，或舟车丸，或控涎丹，或十枣汤等，一般以 2～3 日为 1 疗程，必要时停 3～5 日后再用。使用过程中，药物剂量不可过大，攻逐时间不可过久，以免损伤脾胃引起昏迷、出血之变，注意中病即止。服药时须严密观察病情，注意药后反应，加强调护。明确禁忌证：臌胀日久，正虚体弱；或发热，黄疸日渐加深；或有消化道溃疡，曾并发消化道出血，或见出血倾向者，均不宜使用。

## 2. 颜德馨大师心悟：以虚实为纲；灵活应用疏肝，健脾，化湿，活血诸法

论治必先辨其虚实。实证多见便秘、溲浊，脉滑数；虚证则见便溏、溲清、脉细涩，但临床常有虚实夹杂，因此用药全在医家灵活。辨治臌胀，每以虚实为纲，灵活应用疏肝、健脾、化湿、活血诸法，疗效显著。

### （1）湿热臌胀，治宜清热利湿，抑肝扶脾

臌胀为病，常由情志郁结，饮酒过多，或感染虫毒，黄疸日久，湿热壅结，肝脾同病所致。表现为腹大坚满，脘腹胀急疼痛，纳差，烦热口苦，渴不欲饮，小便赤涩，大便不畅，舌红、苔黄腻，脉弦滑数，治宜清热利湿，抑肝扶脾。临床常用丹溪小温中丸，方以黄连、苦参清热燥湿；白术、陈皮、生姜健脾运中；钢针砂抑肝祛湿，大得《内经》"土郁夺之"治旨。凡湿热内蕴，肝脾损伤之臌胀，不论有无腹水，均可投之。但本病发展缓慢，初起不易觉察，迨至腹已膨大，则已进入晚期，肝脾皆伤，不易痊愈，若一味强调攻下则正气受伐，病更难愈。故当酌情予以攻补参用，加入参芪术草以扶正培本，祛邪外出。

### （2）寒湿臌胀，治宜斡旋中阳，祛除寒湿

肿病，遍身头面俱重，易治。单臌胀清者不升，浊者不降，实因脾气之衰微所致，肝病日久，必横逆犯脾，素体脾虚，寒湿停聚，脾阳不振，水蓄不行，则兼腹大脐凸，畏寒无热，二便涩少，舌暗不荣，脉细涩迟缓，当斡旋中阳，祛除寒湿。颜大师常用禹余粮丸加减，禹余粮、蛇含石、钢针砂，皆醋煅研末，量人虚实随症加入羌活、川芎、三棱、莪术、白豆蔻、肉桂、炮姜、青皮、广木香、当归、大茴香、附子、陈皮、白蒺藜，各研为末，与前药和匀，加适量神曲糊为丸，如梧桐子大，每服三五十丸，每日二服。服后腹水减后可减量，每日一服，兼用调补肝肾、补益气血等汤药，以资复原。此方之义重在调和肝脾，熔通气活血，壮阳祛寒，除湿行滞等法于一炉，为治寒水臌胀之无上佳方。

**（3）瘀滞臌胀，宜于活血搜络**

初病在气，久病入络。盖臌胀日久，隧道壅滞，气血互结，表现为腹大坚满，脉络怒张，胁腹攻痛，面色暗黑，头颈胸臂有血痣，手掌赤痕，舌现紫斑，脉象细涩。血滞乃臌胀必现之证，须配虫蚁搜络法去其阻塞，民间治疗癥积腹胀有采用蟑螂及茅屋虫等，焙干研末，调入粥内服用。也有将军干一对研末吞服，治肝腹水有效。活血通络，原取法于仲景之大黄䗪虫丸、鳖甲煎丸。常用䗪虫、水蛭、穿山甲、当归、桃仁、蒲黄、益母草、泽兰叶、五灵脂，随症加减，多有痊愈者。

**（4）虚证臌胀，法当补而不滞**

臌胀一证，病延稍久，肝脾日虚，进而肾脏亦虚，肾阳不足，命火式微，火不生土，则肝脾益虚。表现为腹胀、畏寒、面色苍白、下肢浮肿、脘闷纳呆，此时须用温阳利水，崇土健脾之法，方用苓桂术甘汤合金匮肾气丸加减。尝谓，臌胀为壅滞之病，虽见虚须补，然须补而能通，才合法度，若投呆补，滞而不通，反使气机闭塞，胀满更甚。故用人参、白术，须佐川厚朴、茯苓；如用熟地黄、山药，须伍砂仁、陈皮；补阳宜兼温，补阴宜兼清，阴虚多热，补而忌燥；阳虚多寒，补而忌润，要做到补而不碍邪，祛邪不伤正，才称完美。

**（5）知肝传脾，治宜崇土制木**

崇土制木，调中健脾，不仅为治疗臌胀之大法，也可防治肝病之复发，乃取其相生相侮之义，临床多有验证。在具体用药上有以下特点：健脾不如运脾，颜大师首先喜用苍术，因其运脾燥湿，化温解凝，健脾助运。其次用党参常以姜汁炒之，因临证呕恶每每可见，如此炮制，健运中州且有和胃止逆之功。另外，白术多重用，其源出自《日华子本草》，白术治水气，利小便，剂量为30 g，倍其量投治，师出皆捷，殆含《内经》塞因塞用之义。

**（6）肝郁气滞，治以理气除满**

畅通气机，冀大气一转，症情得减，证之临床，服用理气之品多有胸中大气一转，豁然开朗之感。具体用药多以莪术、槟榔、枳实、川厚朴等破气除满，调气则以柴胡、绿萼梅，降气则以降香合葶苈子，还喜用枳壳与桔梗一升一降，其壅滞之气得利。其次两个药对的运用：①沉香粉、琥珀粉小量吞服。《本草通玄》谓沉香温而不燥，行而不泄，扶脾而运行不倦，达肾而导火归元，有降气之功，无破气之害。琥珀专入血分，有散瘀止血，利水通淋之功，两药合用，利气畅血，相得益彰。②小茴香、泽泻同用，茴香温中，辛香发散，通阳化气，与利气渗湿之泽泻相伍则加强利水治效。茴香量宜小，泽泻量宜大，得心应手。外敷法：取麝香少许，蝼蛄数只，青葱二支，共捣敷脐。麝香通行十二经，芳香走窜之力极强，蝼蛄利水，青葱通阳，治肿满喘促，此法用之多验。

### (7) 逐水当分瘀分消

臌胀之起，多系湿热互结脾胃，阻塞气机，津液不能运化而停聚成水，发为胀满，或肝失疏泄，气机郁滞，气滞血瘀，木邪侮土，水湿潴留而成。其病位在肝脾、气血。水之为病，既各有侧重，又相互为因，一般而言，以气虚为本，血瘀为标，腹水乃标中之标。因气病而水病者，治气即所以治水；因血病而水病者，化瘀即所以行水，明乎此，则不至于见胀治胀，舍本逐末矣！

常法治水，非利即攻，虽取效于一时，然总属于权宜之计，张景岳说："凡治肿者，必先治水，治水者必先利气，若气不能化，则必不利。"臌胀逐水当气血同求，气瘀分消，故在临床中常遵循"治水者，当兼理气"之旨，以散剂治标，汤剂治本，吞服"利尿散"（甘遂6 g，芫花6 g，小茴香15 g，枳壳6 g，白术9 g，麝香0.9 g，蝼蛄 7 只，蟋蟀 7 只），共研细末，每次服0.9 g，每日 3 次，开水或药汁送下。一般 3 日即见小便增多，利气通阳而不伤正，内服方以济生肾气汤化裁，构成固本清源之治疗大法，每有效者。

然血水同源，正如喻嘉言所说："胀病不外水裹气结血凝。"《医学衷中参西录》说："血臌之起，多兼水与气也，迨至瘀血渐积渐满，周身之血管皆为瘀血充塞，其回血管肤浅易见，遂呈紫色。"当此之时，血瘀之证已谛，以理气化瘀，去其壅塞才为正治。临床常用沉香与琥珀研吞，泽泻、白术与莪术同用，或益母草、腹水草配伍，皆具气瘀分消之义。

### 参考文献

[1] 叶放. 周仲瑛大师治疗臌胀经验介绍 [J]. 新中医，2008，40（12）：10-11
[2] 颜德馨. 颜德馨临证实录 [M]. 北京：中国医药科技出版社，2010：96-99
[3] 颜德馨. 颜德馨诊治疑难病秘笈 [M]. 上海：文汇出版社，1997：28-29

# 肝　癌

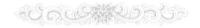

## 1. 何任大师心悟：不断扶正，适时祛邪，随证治之

### （1）不断扶正

所谓"不断扶正"，就是指治疗自始至终要调整正气，培益本元，使患者提高抗病能力。何大师认为，肝癌之所以发生、发展，其根本在于人体正气的虚衰，只有在人体正气虚衰的前提下，各种内外邪气才可能侵袭人体肝脏，并不断积聚变性，形成瘤毒肿块，最终生成肝癌，并使肝癌不断发展恶化。因此，在治疗肝癌之时，何大师强调应自始至终"不断扶正"，具体细化为3种，即益气健脾、养阴生津、温阳补肾。

1）益气健脾

"脾为后天之本。"何大师认为，要想扶正治癌，益气健脾乃是首要之法。从临床上观察，肝癌患者在疾病发生、发展过程中，除出现一些局部癌症的特别症状之外，常常会出现神疲乏力、面色少华、形容憔悴、食欲不振、胃纳不展、恶心呕吐、腹胀腹泻、舌淡苔白腻、脉濡细等症状。特别是在患者接受了各种西医治疗措施如手术、化学药物治疗之后，更易出现上述症状。这些症状即为脾气虚衰的表现。对于这些患者，提前采用健脾益气法治疗，就会大大减少甚至消除以上证候的出现，而出现之后采用此法治疗，也能减轻病情表现的程度，大力改善生存质量。益气健脾法治疗肝癌，常用的方剂有四君子汤、参苓白术散、补中益气汤等，常用的药物则有人参、太子参、党参、黄芪、茯苓、白术、灵芝、扁豆、五味子、薏苡仁、大枣、炙甘草等。

2）养阴生津

"存得一分津液，便有一分生。"何大师认为，扶正方法治疗肝癌，养阴生津亦是其中重要之法。肝癌患者，或者素体阴虚，或者癌毒化火损伤阴津，或者化学药物治疗后脾胃受损而气血生化不足，临床上常常可出现形体瘦削、口咽干燥、头晕目眩、腰酸耳鸣、五心烦热、盗汗、大便干结、舌红苔少、脉细数等症，此时即需选用养阴生津之法进行治疗。养阴生津法治疗肝癌，常用的方剂有增液汤、六味地黄丸、沙参麦冬汤等，常用的药物则有生地黄、天冬、麦冬、玄参、枸杞子、女贞子、何首乌、黄精、百合、玉竹、龟板、鳖甲、山茱萸、龙眼、铁皮石斛、当归、芍药、天花粉、阿胶、墨旱莲等。

3）温阳补肾

"肾为先天之本。"何大师认为，在扶正治癌过程中，温肾亦为常用方法之一。从临床上观察，除部分患者素体肾弱阳虚之外，在肝癌后期，患者常常会出现神疲乏力、少气懒言、畏寒肢冷、腰膝酸软、腹胀腹水、大便溏泻、小便不利、舌质淡胖、舌苔白滑、脉虚无力等症，此等即为肾阳虚衰的表现。采用温阳补肾法治疗，方证适宜，投药之后便可缓解消除如上诸症。温阳补肾法治疗肝癌，常用的方剂有桂附八味丸、右归丸等，常用的药物则有补骨脂、骨碎补、肉桂、淡附片、杜仲、菟丝子、鹿角霜、仙茅、淫羊藿、肉苁蓉等。

## （2）适时祛邪

所谓"适时祛邪"，就是指在"不断扶正"的基础上，根据肝癌疾病的进程、邪正的演化以及病机的转归情况，适时地投用祛邪药物，从而达到邪去正安、体平气和。何大师认为，在肝癌的发生、发展过程中，正气虽然是其中的决定性因素，但是作为矛盾的另一方，邪气的存在亦会不断销蚀人体正气，促进癌瘤肿块发展转移，从而影响着疾病的进程，甚至会成为这一过程的决定性因素。因此，在治疗肝癌之时，必须在"不断扶正"的基础上，适时地投用祛邪之品。

何大师认为，以祛邪之法治疗肝癌，关键在于"适时"，也就是必须根据肝癌所处的不同阶段、其他西医治疗方法的运用情况等，恰到好处地采用不同的祛邪方法。

何大师认为，肝癌处于不同的阶段，人体邪正力量的对比会有明显的不同，故而治疗时应就此合适地采用祛邪之法。一般来说，在癌症的早期，人体正气之虚尚不十分明显，而邪气常常成为突出的一方。此时治疗就应以祛邪为主，兼以扶正，待邪气祛除，正气盛实，身体即能康和。而在疾病的中期，一则是人体的正气遭受不断损耗，正虚逐渐明显，二则是邪气不断积聚加强，邪实亦相倚而立。此时治疗就应扶正祛邪并而用之，既扶益正气，又祛除邪气，一进一退之间，邪去正复，身体渐趋安和。至于在疾病的晚期，由于邪气持续的销蚀耗损，人体正气极为虚弱，正虚成为疾病最突出的一方。此时治疗即应以扶正为主，略加祛邪，甚则全投补剂，如此才可挽回一线生机。待正气渐复，则自可缓缓抵御邪气，抑制邪气的进一步侵扰。此早、中、晚三期祛邪方法的运用，正如《医宗必读·积聚》说："初者疾病初起，正气尚强，邪气尚浅，则任受攻；中者受病渐久，邪气较深，正气较弱，任受且攻且补；末者病魔经久，邪气侵凌，正气削残，则任受补。"

何大师认为，在还没有完全认清肝癌的发病机制、转归机制之前，应尊重临床事实，劝诫患者长期服药或终身服药。这个阶段可称为肝癌愈后稳定阶段。对于此阶段的治疗，主张以扶正为主，偶尔兼顾祛邪。

### (3) 祛邪的方法

根据肝癌的不同阶段、不同证候以及其他治疗方法的运用情况，中医祛邪之法亦有所不同。何大师认为，从临床实际来看，大致可分为清热解毒法、活血化瘀法、化痰散结法、理气解郁法4种。在临床中这4种方法多交叉配合使用。

1）清热解毒法

此为治疗肝癌时最常用的祛邪方法。在肝癌的发生、发展过程中，总有邪毒积聚、郁久化热之病机，而在临床上亦会时常出现口干咽燥、身烦体热、便闭尿黄、胁肋灼热疼痛、舌质红、脉细数等热毒之征象。因此，在祛邪之时，应适时选用清热解毒法。可选板蓝根、猫人参、大青叶、野菊花、蒲公英、金银花、白花蛇舌草、三叶青、半枝莲、半边莲、干蟾皮、冬凌草、夏枯草、七叶一枝花、连翘等。

2）活血化瘀法

此为治疗肝癌时常用的祛邪方法之一。在肝癌的发生、发展过程中，亦往往兼有瘀血内阻、凝结成块之病机，而会时常出现肿块触之坚硬或凹凸不平、固定不移、肌肤甲错、舌质紫暗、舌下静脉青紫、脉涩滞等血结征象。因此，在祛邪之时，相应地选用活血化瘀之法，选用当归尾、莪术、桃仁、红花、川芎、丹参、乳香、没药、泽兰、石见穿、蒲黄、五灵脂、水蛭、全蝎、穿山甲等。

3）化痰散结法

此亦为治疗肝癌时常用的祛邪方法之一。在肝癌的发生、发展过程中，有时亦兼有痰浊内停、凝结成块之病机，而会出现肿块触之坚硬或凹凸不平、固定不移、不痛不痒、胸脘痞满、胁肋支满、呕恶痰涎、咳痰喘促、舌苔厚腻、脉濡滑等痰凝之征象。因此，在祛邪之时，相应地选用化痰散结之法，选用半夏、瓜蒌、皂角刺、山慈姑、浙贝母、苦杏仁、薏苡仁、昆布、海藻、夏枯草、海浮石、生牡蛎、鳖甲、藤梨根、茯苓、猪苓等。

4）理气解郁法

此亦为治疗肝癌时常用的祛邪方法之一。在肝癌的发生、发展过程中，往往兼有气机郁滞之病机，而会时常出现情志抑郁、胸胁胀闷、喜太息、脘腹胀痛、泛恶嗳气、脉弦等气郁征象。因此，在祛邪之时，相应地选用理气解郁之法，选用川楝子、佛手片、柴胡、郁金、枳壳、厚朴、广木香、香附、陈皮、小青皮、沉香曲、青橘叶、大腹皮、八月札、九香虫等。

### （4）随证治之

所谓"随证治之"，即是指在综合考虑肝癌疾病的基础上，在"不断扶正""适时祛邪"的原则指导下，依据患者就诊时所出现的各种证候表现及体检指标，针对性地辨证治疗。何大师认为，虽然同属肝癌，但不同的患者或同一患者在不同时间、不同阶段、不同治疗方法之后，就可能出现不同的证候或不同的体检指标，在这种情况下，就不能采用同一治疗方法，而应根据患者就诊时所出现的各种证候表现及体检指标，针对性地辨证治疗，这就是"随证治之"。如患者出现明显黄疸，生化指标显示肝功能异常、血清酶学异常，那么此时就应对其去湿热、退黄疸，恢复肝功能及血清酶学指标。由于证候的表现千差万别，何大师"随证治之"的方法、用药亦是千变万化。

## 2. 陆广莘大师心悟：对肝脏手术的价值予以充分认识和利用，要点是肝围术期辨证论治

### （1）肝脏手术的中医理念应用

1）手术价值观——祛邪以救本

目前在原发性肝癌的各种治疗方法中，部分肝切除仍然是根治肝癌的最好方法；对肝内胆管结石行肝部分切除则是目前唯一能达到解除梗阻、去除病灶和取净结石的可能方法；一些良性肝脏占位病变如巨大血管瘤、肝细胞腺瘤等亦需行肝叶切除。

2）手术微创观——祛邪不伤正

肝外科的主要问题是出血与止血。目前采取刀柄法、指捏法或钳夹法断肝，以及间歇性肝血流阻断技术或半肝及全肝血流阻断技术以防止出血；术中超声技术的应用以防肿瘤遗留及血管、胆道损伤。但肝切除术（尤其高危部位）仍往往伴随术中大量出血和较高的病死率。

从中医学角度看，肝脏手术"祛邪"，同时又易伤正，术中出血致血亏气耗，若误伤胆管或多切除正常肝组织，甚至影响肝胆功能，无疑更伤正气。故中医治病，祛邪不忘扶正，与现代外科微创理念不谋而合。我们从中医治则"祛邪不伤正"，中医外科"祛腐不伤新"的理论，经大量病例实践发现，彭淑牖大师发明的刮吸解剖技术能做到肝脏手术"祛邪"而少"伤正"。其首创的"彭氏多功能刮吸手术解剖器（PMOD）"是以电切、电凝、钝性分离等操作，配以同步吸引，完成解剖的操作。尤其巧妙的是解剖器设计成圆钝刀头，连菲薄的肝静脉亦不会割伤，因而可清晰、准确进入微小间隙而不伤管道，出血与副损伤大为减少。近年广东省中医院外科大肝癌切除、半肝切除等手术100多例约70%病例已不用

输血，并且顺利完成 20 余例涉及下腔静脉、主肝静脉的高难度肝脏手术。对现代外科而言，刮吸解剖技术是一种新的手术理念，对中医治疗观而言则是一种具体体现。

### （2）围术期辨证论治要点

中医重整体，西医重局部；中医重辨证，西医重辨病。发挥西医在诊断及手术治疗的优势，再结合中医重整体，全身调治的特长，是发挥围术期中医辨证论治优势的指导思想。

由于患者的肝病背景及全身状态的因素，加上重大手术打击的影响，存在出现并发症、恢复缓慢、原病复发等问题，需要围术期综合治疗。肝脾同处中焦，"肝为将军之官"作为功能模型概念，"肝藏血，主疏泄，喜条达"则是它的生理学基础。手术早期应激状态中，肝脏起着防卫与适应作用。脾为后天之本与稳态屏障功能，《金匮要略》指出："见肝之病，当知传脾。"进一步分析其病情特点，在手术初期，因手术创伤、胃肠运动及消化功能受到抑制，兼瘀血败浊蕴于腹中，术后早期常有腹胀欲呕、腹痛阵作等气滞腑实表现，若气郁化热则见口干口苦、发热等症；其次，肝脏大型手术，有不同程度出血，患者元气受挫，并有引流、渗出等致津液损耗，因而呈现虚实夹杂的病机变化。

1）术前处理

情志调理：肝病本受七情干扰，兼面对肝脏大手术，大多有害怕焦虑的心理，肝失疏泄，谋虑失焉，决断无常则肝气郁结。患者多表现为情绪消沉、郁闷不乐，宜以疏肝解郁为治则，可选用逍遥散加减（组成：柴胡、白芍、当归、茯苓、白术、炙甘草、郁金），配合心理疏导，以减轻手术应激不良反应。

调补气血：肝病患者多表现疲倦、虚弱、贫血等症，应用健脾益气养血，予四君子汤加味以扶脾土抑肝木，增强抗病能力，减轻应激反应。

肠道准备：肝脏术前必须做好肠道准备，中医下法具有除满消胀、荡涤肠胃、推陈致新的作用。体质壮实者可用大承气汤（组成：大黄、芒硝、枳实、川厚朴），体弱者予五仁丸加味（组成：桃仁、苦杏仁、郁李仁、火麻仁、柏子仁、陈皮），服后大便 3～4 次即可。

2）术后处理

治病求本，以患者为本、正气为本，即以患者的正气为目标对象。肝为刚脏，体阴而用阳，肝气肝阳常有余，肝阴肝血常不足，肝又存在阴柔一面，易致郁结，故论治时宜刚柔辨证；其次本病虽为肝病，但五脏相关，尤其注意肝脾关系密切。临床应用注意以下几点。

治病先治气：患者多有伤口疼痛、低热、胸闷腹满不舒、情绪不畅、大便不通、舌质瘀暗、脉象涩滞等。究其原因，手术应激时期，肝失条达，气机失调。气机失调常致他证丛生：如气郁化热，气滞血瘀以致气滞、瘀血、郁热交互为病。宜采用疏肝理气、活血、通里泄热的方法，使肝气条达，气血通畅，则瘀血浊气郁热自除。在禁食期予针刺、加味大承气汤灌肠理气通腑，进食后应用四逆散、小柴胡汤或大柴胡汤加减。

治肝须理脾：术后患者多见腹胀纳差、食欲不振等诸症。因手术创伤、术后应激状态，肝首当其冲，如应激过度，肝失疏泄，木旺乘土，影响脾胃功能，可见心下痞满，上逆而呕，故治疗中当以疏肝健脾、扶土抑木为大法，可用四磨汤加味（组成：党参、台乌药、沉香、槟榔、白术、川楝子）。

审证以求属：由于施行肝手术存在不同肝病背景，术中变化有异，故应分别论治。肝内胆管结石病例多并胆总管结石，患者有不同程度黄疸但属阻塞性，肝功能损害较轻，术中切肝时间短、出血少，术后多存在腹胀、发热、身目黄疸、口干口苦、舌偏红苔黄浊、脉弦数等症，实证居多，治以疏肝理气、清热利湿为主，可予茵陈蒿汤合大柴胡汤加减；良性肝肿瘤切除病例肝脏背景良好，肝功能多正常，无黄疸，应视术中情况指导术后处理，如术中阻断肝门血流短、出血少，术后问题主要是胃肠功能恢复，可按上述方法论治，如肝门阻断时间长、出血多，术后注意调补气血。肝癌病例病情复杂，虽然选择无黄疸腹水、肝功能 A 级的病例施手术，但国内患者 80% 并肝硬化，多存在脾虚见症，术中多需行肝门血流阻断，存在再灌注损伤，以及不同程度出血等创伤。术后早期少气乏力、面色淡白，因术中失血耗气所致，术毕即可滴注参麦注射液急补元气扶正；术后患者出现发热、腹胀、尿赤便结、舌苔黄脉数等气滞腑实化热见症，初用针刺足三里、内关，并以大承气汤灌肠，待腑气通后口服大柴胡汤疏肝泄热；大肝癌尤其涉及下腔静脉、主肝静脉的中央区肝癌手术，需阻断肝门时间较长或出血偏多，术后引流渗出较多，出现不同程度的肝功能损害如黄疸腹水等，临床观察到一方面患者出现腹胀、身目黄疸、苔浊等湿热实证，另一方面又见气微乏力、纳呆、爪甲苍白、舌淡等脾虚证，虚实夹杂，宜健脾益气、疏肝利胆、清热利湿，可用陈夏六君汤合茵陈蒿汤加减。

## 参考文献

[1] 徐光星. 何任大师治疗原发性肝癌学术思想探究 [J]. 中华中医药杂志, 2008 (7): 599 - 601

[2] 谭志健，陈志强，何军明，等. 肝脏围手术期中医学应用的探讨 [J]. 四川中医, 2004，22 (12): 19 - 20

# 胆石症、胆道蛔虫病

## 1. 路志正大师心悟："邪去则正安"，益气健脾为关键

路大师在临证中，常遇屡用攻利之剂无功，或不任攻伐，或攻下伤正者，而转以扶正获效。尤其是益气健脾一法，更为常用。

益气健脾之法在胆石症的治疗中，无论是促其排石，或是善后调理，均是不可忽视的一个重要治法。"治肝实脾"虽早已为人们所习用，但在胆结石的治疗中，却从"结石"二字出发，只注意其邪盛的一面，而忽略其正虚的一面，殊不知结石的形成，即与肝胆失于疏利及脾运不及有关，若肝脾相和，脾之中枢运化正常，肝胆疏利，则何来气机之郁结，湿热之停蓄，结石又何由而生。相反，若脾气素虚，湿浊内停，则必然影响肝胆之疏利，所谓"土壅木郁"，则结石有变生之基；而肝气抑郁，则必然克伐脾土，湿热蕴结则脾运为之困遏，其影响脾土明矣。且"胆石症"的治疗，多是苦寒清利之剂，寒虽清热，但能耗伤脾阳；攻虽能祛邪，又可损伤正气，故前人有"下肝伤脾"之说。即或伤正不重，亦多影响脾运，致使气血化生不及，反复发作，正气亦虚。临证凡见年高体虚者，反复发作经年不愈者，屡用功利清下之法而疗效不显者，或结石虽下，而正气未复者，均应据证考虑其中气之虚，脾土之衰，适当采用益气健脾之法。其邪盛而正虚尚不明显者，仍以祛邪排石为主，兼顾其脾；若脾虚已著者，则当用攻补兼施之法，祛邪和补脾同用；若脾土虚衰为主或攻泻之后，则当以益气健脾为主，兼佐以祛邪排石之品，令其脾运恢复，则可祛邪外出，并可杜其湿浊停滞、结石再生，以善其后。而益气健脾法的具体应用，又当根据症情，或健脾以运湿，或补中而益气，或苦温燥湿以复脾阳，因证而宜，选择使用。

尤其老年胆结石不宜峻攻，凡年事已高或体质虚弱患者，其脏腑功能自然衰退，特别是肝胆的生理功能更薄弱。而胆汁乃肝之余气所化，由于肝气不足，胆汁的生成、分泌与排泄功能亦相对减弱，致胆汁排泄不畅，蓄积日久，郁而生热，清汁被灼，遂成结石。

其次，年老体弱的患者，脾胃功能薄弱，或偏嗜辛辣肥甘、生冷黏腻之品，致食滞中脘、痞闷腹胀、嗳噫食气、浊气上逆、胁肋攻通、大便不爽等症相继而至，逐渐形成中州痞塞、土壅木郁之候，使胆以"通降为顺"之功能受到阻抑；肝之疏泄失常，胆汁的分泌、排泄亦受影响，亦可导致结石症的产生。

高年及体弱患者的结石症，不论在病因病机、脏腑功能、症状表现等方面，与壮年体盛、肝脾（胃）不和、湿热蕴结的结石迥然不同，则其治法自应有别。因此，切忌概以总攻排石，而犯虚虚之戒。当然，对于年事虽高，而禀赋素充，体重硕健者，则又当别论。

## 2. 徐景藩大师心悟：疏利肝胆，清化通络为法

徐大师通过长期临床实践，认为"肝者干也"，肝内小干密布，肝气不得行其正常的疏泄功能，肝气郁而化热，加之湿热内留，气滞久则血瘀，湿热与瘀相合，渐成砂石，B超、CT所见，补望诊之不足。宜采用疏利肝胆，清化通络的治法。

### （1）疏利肝胆

徐大师用药较为严谨，认为肝内结石以右胁疼痛为主，为肝本经的表现，宜用柴胡、延胡索、香附、枳壳、青皮、陈皮等药，此外"六腑以通为用"，腑中有滞，理宜导之，有积宜消，有食滞宜化，大黄为常用药，但需根据病情，掌握药量，以腑气通畅为度。制大黄清热导瘀，药量适当，与芍药、甘草相伍，既无苦寒损胃之弊，又兼缓肝柔化之功。若患者表现口苦或呕吐苦汁等症，徐大师常配用降胆和胃之法，配用刀豆壳、柿蒂、代赭石等，颇有验效。

### （2）清化通络

肝内结石一般形成时间较长，气郁化热，湿郁化热，故多"湿热"滞留。另外气郁日久必致血瘀，"气行则血行，气滞则血滞"。因此，湿热、瘀血是常存的两个因素。湿热交阻、熏蒸，胆汁不循常道或瘀热日久，所以此类患者除表现为疼痛外，可有发热、黄疸的反复发作。根据这些特点，徐大师又提出了清化通络的治疗法则。"清"是清利肝胆湿热，常用茵陈、青蒿、黄芩、栀子、虎杖等，病情重者，可用水牛角。对于黄疸、身痒者，徐大师还常加用秦艽、白鲜皮等除湿祛风退黄之药，徐大师认为秦艽除湿能治湿热发黄，白鲜皮祛风燥湿、清热解毒，能治黄疸身痒，两药也是治疗黄疸的良药。"化"，徐大师认为有两重含义：一是常用的"清化"即"三金汤"（组成：金钱草、海金沙、鸡内金）"四金汤"（组成：三金汤加郁金）之意；二是"化坚"，因肝内胆管结石较为固定，可加用化坚散结之药，常用如皂角刺、鳖甲等。"通络"则除常用的活血通络外，还常用攻窜通络法及温经通络法。

活血通络法：一般血瘀轻者，用郁金、延胡索、当归须、川芎、泽兰

等；血瘀重者常用三棱、莪术等。

攻窜通络法：一般结石此法不常用，因顾及伤害正气，然对肝内结石较多或稍大者，不失为一种行之有效的好配伍法，攻窜之药有加强疏通之功，以冀加速胆汁的流动，达到利胆除石的目的。徐大师常选配王不留行、蜣螂或炮山甲、地鳖虫、九香虫等。

温经通络法：大部分患者表现以湿热为重，但临床中亦不可忽视部分患者往往在感受寒凉后发作，或少数患者湿从寒化，临证时遇到此类患者，自当加以温通，轻者用木香、香附等，重者亦可运用制附子（附子温通十二经），此法往往可使这些患者症状得以缓解。

## 3. 李振华大师心悟：乌梅汤为主，针药并治

临床以上腹部阵发性绞痛，痛时并有钻顶感，并向腰或肩部放射，面色苍白，出冷汗，四肢厥冷，恶心呕吐，或吐出蛔虫。间歇时如常人，一天可以发作几次。舌苔白腻，脉象弦紧为主症，治以温中驱虫之乌梅汤。

【组成】党参12 g，乌梅15 g，当归12 g，桂枝6 g，川花椒9 g，制附子9 g，细辛5 g，黄连9 g，黄柏9 g，干姜9 g。

本方为治疗胆道蛔虫病的主方。蛔虫有喜温、喜碱、恶寒的特点，常因一时过食生冷，或贪凉露宿，腹部受寒，肠寒不适应蛔虫的生存，其活动性增强，逆胆汁的碱性，上行窜至胆道，发生本病。方中乌梅，酸可制蛔；细辛、川花椒，辛可伏蛔；黄连、黄柏，苦可下蛔；党参、附子、干姜、当归，益气温中、补虚扶正；本方寒温并用，扶正驱虫，故适用于胆道蛔虫病。

如症见发热恶寒、寒热往来、咽干、口苦欲呕、脉象弦者，上方可去制附子、干姜，加柴胡9 g，黄芩9 g，白芍12 g。

如症见发热不恶寒、面红口渴、干呕口苦，甚至出现黄疸，舌苔黄腻而质红、脉弦数者，上方去制附子、干姜、桂枝，加金银花15 g，连翘12 g，栀子9 g，茵陈15 g，柴胡9 g。

如痛不可忍，先用以下方法止痛：①针灸，主穴胆俞、胆囊穴、阳陵泉。痛剧，加迎香透四白、人中、合谷；呕吐，加内关、足三里。强刺激，得气后可留针20～30分钟。②陈醋60 mL、花椒粉少许，加温后口服。

本病发作期经治疗后，症状消失，但胆道可能还有死虫体残留，如不驱出，可能导致胆囊炎及胆结石等病的发生。因此，应继服疏肝利胆清热药物以排出死虫残体。予以柴胡9 g，黄芩9 g，茵陈15 g，郁金9 g，川楝子12 g，枳壳9 g，广木香6 g，金钱草30 g。方中郁金、川楝子、枳壳、广木香，疏肝理气；柴胡、黄芩、茵陈、金钱草，利胆清热。故本方有促

使胆汁疏泄，排出死虫残体的作用。

本病如经治疗无明显好转，甚至持续高热，黄疸加深，可考虑伴有胆结石等病，宜中西医结合检查，必要时可考虑手术治疗。

## 参考文献

［1］路志正．路志正医林集腋［M］．北京：人民卫生出版社，2009：217－221

［2］邵铭．徐景藩教授诊治肝内结石经验［J］．南京中医药大学学报，1998，14（5）：305－306

［3］李振华．常见病辨证治疗［M］．郑州：河南人民出版社，1979：183－184

# 头 痛

## 吕景山大师心悟：采用施今墨对药、吕景山对穴组方，针药结合治疗

### （1）选用施今墨对药

其基本处方组成：白芍30 g，桂枝10 g，甘草10 g，全蝎6 g，蜈蚣3条，僵蚕10 g，地龙10 g，白芷10 g，川芎15 g，当归10 g，羌活10 g，蔓荆子10 g。头晕加天麻10 g，钩藤15 g；遇风寒加重者加炒芥穗10 g，炒防风10 g；遇风热加重者加连翘15 g，钩藤15 g；夹痰者加陈皮10 g，半夏10 g，竹茹10 g；失眠者加炒酸枣仁30 g，夜交藤30 g；心悸者加柏子仁10 g，远志10 g，石菖蒲10 g；兼恶心者加半夏10 g，竹茹10 g，旋覆花（布包）10 g，代赭石10 g。每日1剂，水煎早晚分服，5日为1疗程，疗程间隔2日。

### （2）选用吕景山对穴

其主组成针刺处方：列缺、后溪、束骨、天柱、风池、天柱、颈部夹脊穴。操作：患者取俯卧位。先取后溪，直刺0.5～1寸，得气、守气后，施以同步捻转泻法1分钟。次取列缺、束骨，列缺穴沿经向上斜刺0.2～0.3寸，得气、守气后，施以捻转泻法，令针感向肘部传导；束骨穴直刺0.2～0.3寸，得气、守气后施以捻转泻法。然后取风池、天柱、颈部夹脊穴。风池，针尖方向与双目系对角相交，直刺1～1.2寸，得气、守气后，施以捻转泻法，令针感向侧头部放散为度；天柱，直刺1～1.2寸，得气、守气后，施以捻转泻法，令针感上下传导为度；颈部夹脊穴，向脊柱方向斜刺0.5～1.2寸，得气、守气后，施以捻转补泻手法，平补平泻。留针30分钟，留针期间行针2～3次。每日1次，5次为1疗程，疗程间隔2日。两组患者均治疗3个疗程后观察疗效。

颈源性头痛属于中医学"头痛""头风"等范畴。冷风寒邪直中头颈或外感失治，致邪滞经络；劳累挫伤致筋络受损；七情六欲致气滞血瘀；久病不复致气血不足；年高体衰，肝肾亏损，筋脉失养，均可导致气血运行逆乱，升降失常，邪阻络痹，脑络壅塞，清阳不能上达清灵之腑，故发头痛。表现以枕后或耳后，或牵及双颞或前额部位头痛为主，多为三阳经受损所致。其症状或固定，或走窜，或酸或胀或刺痛，或隐隐不休，或剧痛难忍，故其治疗宜调和气血，祛风止痉，活血通络，缓急止痛。

本研究药物处方以施今墨对药组方，方中对药白芍—桂枝，白芍善走阴分，益阴护里，缓急止痛；桂枝色赤，入于血分，可通血脉。二药伍用，一阴一阳，能通血脉，缓急止痛。白芍—甘草，二药伍用，有酸甘化阴之妙用，共奏敛阴养血，缓急止痛之效。全蝎—蜈蚣，二药均入肝经，为熄风解痉圣品，相须为用，其力相得益彰，熄风解痉作用倍增。僵蚕—地龙，二药一升一降，化痰散结，熄风止痉，舒展神经，去瘀生新，通络止痛。白芷—僵蚕，白芷芳香辛散，能通九窍，祛风止痛；僵蚕轻浮上行，祛风清热，熄风解痉，通络止痛。二药伍用，并走于上，祛风止痛之力益彰。当归—川芎，当归以养血为主，川芎以行气为要。二药伍用，互制其短而展其长，气血兼顾，行气活血，散瘀止痛。羌活、蔓荆子引药入太阳经，川芎引药入少阳经，白芷引药入阳明经，三阳并治。诸药同用，共奏调和气血，祛风止痉，活血通络，缓急止痛之功。

针刺取穴以吕景山对穴组方，列缺是手太阴肺经络穴，别走阳明，八脉交会穴之一，通于任脉，又是四总穴之一，"头项寻列缺"，有疏风解表，通经活络止痛之功；后溪为手太阳小肠经腧穴，乃小肠脉气所注，为俞木穴，又是八脉交会穴之一，通于督脉，有宣通阳气，通络止痛之效；束骨为足太阳膀胱经腧穴，是膀胱脉气所注，为俞木穴，"俞主体重节痛"，有宣通本经阳气，祛风散寒，通络止痛之力；天柱为足太阳膀胱经腧穴，能祛风散寒，舒筋活络；风池为足少阳胆经腧穴，穴在脑后，可祛风解表，清头明目，调和气血，通络止痛。列缺—后溪，通调任督二脉，宣通太阳经气，活络止痛；后溪—束骨，疏调太阳经气，通经活络，理气止痛；天柱—束骨，二穴一上一下，上下呼应，宣通足太阳膀胱之气，调和营卫；风池—后溪，风池为病所取穴，后溪为循经远道取穴，二穴伍用，通经活络，祛风止痛。颈夹脊穴为病所局部取穴，能舒筋活络，通经止痛。

## 参考文献

田佩洲. 施今墨对药、吕景山对穴组方治疗颈源性头痛的临床观察 [J]. 世界中西医结合杂志，2014（4）：416-418

第五章

肾系病证

国医大师临证心悟

# 水 肿

## 1. 刘志明大师心悟：风水治在宣肺，肝硬化腹水重在健运脾气，功能性水肿当调气血

### （1）风水治在宣肺

风水的症状特点是全身浮肿伴有发热恶寒之表证，与急性肾小球肾炎的初起症状很相似。由于风邪外袭、肺气不宣，则肺不能通调水道，下输膀胱，而致风水相搏，溢于肌肤。风水病机是肺气失宣，故其治疗亦应以宣肺为主，而不宜分利。张仲景提出风水恶风者以越婢汤主之，方中重用麻黄（原方为六两）以宣肺，肺气得通，水湿得下，风水自除。但刘大师认为，治疗风水只局限于麻黄一法，则有失片面。刘大师曾治疗一名小儿，患者全身浮肿，头大如斗，面目皆肿，伴有发热恶寒，从风水论治，以荆防败毒散治之，以宣肺解表，几剂药便肿消热退，症状解除。刘大师认为，荆防败毒散较越婢汤宣肺力大，而且作用全面，临床应用疗效确切。总之，风水的治疗原则是宣肺，只要不失这个原则，遣方用药有相当大的灵活性，越婢汤、荆防败毒散等宣肺方均可用。

### （2）肝硬化腹水重在健运脾气

肝硬化腹水属于中医"臌胀"范畴，因其肿胀多在腹部而四肢无恙，故又称之为"单腹胀"。中医认为，肝硬化腹水的形成是因肝之气血郁结不舒，横逆犯脾土，脾土受克则运化失常，清阳不升，浊阴不降，水谷之精微不能洒陈五脏六腑，水湿之浊阴不能转输排泄，清浊相混，壅塞而成本病。其本为脾土之虚，其标为水湿之实。刘大师认为，其治疗重点是补益脾胃、运化水湿，标本兼顾，而关键在于健运脾气，不在分利水湿。因脾气一振，水湿自能运化。治疗时需用大剂人参、白术，佐以陈皮、茯苓、苍术之类。即使患者苦于胀急，也不可用利水药以图一快。另外，破气活血、攻下逐水诸法最伤脾胃，用之不当，不仅腹水不消，反伤正气而犯虚虚之戒。

### （3）功能性水肿当调气血

功能性水肿因其发病原因不明，亦称原因不明性水肿。本病男女均可发生，以女性为多，水肿往往局限于两下肢，少数有扩展至全身者，呈轻

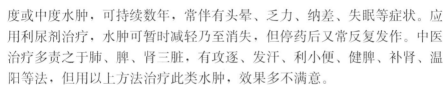

度或中度水肿，可持续数年，常伴有头晕、乏力、纳差、失眠等症状。应用利尿剂治疗，水肿可暂时减轻乃至消失，但停药后又常反复发作。中医治疗多责之于肺、脾、肾三脏，有攻逐、发汗、利小便、健脾、补肾、温阳等法，但用以上方法治疗此类水肿，效果多不满意。

刘大师认为，功能性水肿的病因病机与一般水肿有别，治疗不可拘泥于常法。功能性水肿主要是因气血失调所致，故治疗应该注重调补气血，水液代谢与气血生化有密切关系。人体之气血与水液本同出一源，均化生于后天脾胃。水液亦是身之气血，气血之气化正常，则水液为正常的营养物质；若气血之气化失常，则水液可成为水湿之邪而留于肌肤之中，遂成水肿之症。可见，水肿与气血功能的失调有密切关系，功能性水肿多属此类。

刘大师临证多以归脾汤加减，其中党参、黄芪、白术、茯苓、薏苡仁等健脾益气，当归、白芍等养血调血，并酌用酸枣仁、远志等养心安神。全方共奏益气养血、健脾养心之功，俾气血调和，水液代谢有常，则不利水而肿自消矣。因功能性水肿属本虚标实之证，故刘大师强调治疗当以补虚扶正为主。如重用分利之品，不仅浮肿不消，反易伤正气。曾遇一患者患功能性水肿已半年，西药治疗罔效而求治于中医。初诊时，刘大师即用党参、黄芪、白术、茯苓，配当归、白芍以健脾益气、养血调血治之，服药5剂而肿见消。患者第二次复诊，主治医师见之前所用方药有白术、茯苓等健脾利湿之品，以为意在利水，故又于原方中加入若干分利之品，三诊时患者肿未消反甚。刘大师遂再处以初诊方。数日后，患者水肿已消尽。由此可见，过于分利必反致气血不调。

## 2. 张大宁大师心悟：病机为肾虚血瘀，水湿内停，水瘀互结；治宜补肾活血，祛湿利水，行气利水

### （1）对肾病水肿发病：肾虚血瘀，水湿内停，水瘀互结

张大师认为肾病水肿的病机为肾虚血瘀，水湿内停，最后导致水瘀互结。五脏皆有虚实，独肾只虚不实，肾脏发病，其肾必虚；而且肾病多病程较长，病情迁延难愈，久病及肾，肾脏更虚。临床上，慢性肾病患者无论是否有舌质紫暗伴瘀点、瘀斑等瘀血症状，其体内必有瘀血。早在《素问·痹论篇》就有"病久入深，营卫之行涩"的记载，说明疾病日久深入营血，影响营血的运行。后代医家叶天士进一步提出久病入络的观点。所以，肾虚和血瘀是慢性肾病的主要病机。

无论肾虚还是血瘀均可发为水肿。肾虚导致水肿多为肾阳不足，命门火衰，蒸腾气化失司，三焦功能失常，肾失开阖，水液代谢异常，发为水肿。瘀血与水肿的关系也很密切，瘀血可以导致水肿，瘀血与水肿往往互

结为病。全身或局部水肿可以阻塞经隧，致气血不畅，留血成瘀。

张大师探究古籍要旨并加以发挥，自成理论，提出了肾病水肿的发病机制是肾虚血瘀，水瘀互结。

### （2）治疗肾病水肿的用药特点

张大师针对肾虚血瘀，水瘀互结的病机，提出治疗肾病水肿应采用补肾活血、祛湿利水的治疗大法。临床实践中，张大师用药量大，药势勇猛，直捣病穴，并且他思维缜密，善于权衡正邪强弱，用药精道。

1）补肾药中避用附子，善用冬虫夏草

水肿与肺脾肾三脏有关，肾虚是根本，肾中阳气不足，气化失权为主要原因。张大师多用补骨脂、肉桂、仙茅、淫羊藿等温补肾阳之品，取其助阳化气的功效，避免使用纯阳燥热的附子，一来附子太过辛燥容易助湿生热，湿热互结，邪更难去；二来附子有毒，恐其对肾脏不利。

冬虫夏草是张大师善用之品，其性味甘平温，益肾补肺，止血化痰。对肾病水肿的患者使用冬虫夏草既可以使肾气足，又可使肺气旺，水道通条，气化有权，而且药性温和，利于水肿的消除。

2）活血药中喜用三棱、莪术、丹参、川芎

血瘀是肾病水肿的重要致病因素，张大师在选用活血化瘀药时喜用药力峻猛的三棱、莪术破血祛瘀，行气活血，二药对再顽固的瘀血也能消除，但三棱"能泄真气，真气虚者勿用"，而莪术"虽为泄剂，亦能益气"，所以二者合用可使脏腑经络的瘀滞荡涤而不伤正气；丹参活血化瘀，养血补血，有"一味丹参，功同四物"之称；川芎活血行气，通达气血，更是"血中气药"。诸药并用，补血、行气、活血、破血，活血化瘀作用强又不伤正气。

3）重视益气和行气在治疗肾病水肿中的作用

气为血之帅，气行则血行，气滞则血瘀，气虚亦可致血瘀。同时气对津液也有统帅的作用，气旺则津液运行正常，气滞则津液运行受阻。张大师非常重视"气"的调节作用，治疗肾病水肿时益气和行气并用，益气重用黄芪，行气多用柴胡。黄芪通过补脾肾之气以活血消肿；柴胡亦有补肾益精、行气活血、祛水除胀的功效。

4）利水而不逐水

肾病水肿严重者虽然周身浮肿，胸腹水并存，但是鉴于其发病为本虚标实，故用药不可攻伐太过，所以张大师不用甘遂、芫花、大戟等峻下逐水之品，多选用白术、陈皮健脾燥湿，茯苓健脾渗湿，茯苓皮、桑白皮、槟榔、大腹皮等行气、利水、消肿之品。

## 3. 李今庸大师心悟：治水有发汗，利尿，逐水，泻肺，祛瘀，开结消肿六法

李大师学验具丰，在总结前人经验的基础上，结合其临床实践，建立了比较完备的辨证论治体系，证之临床，疗效卓著。

### （1）发汗消肿法

发汗消肿法，《内经》称之为"开鬼门"。这种治疗方法，主要用于身体上半部肿，或先身体上半部肿而后肿及全身，并兼见恶寒（恶风）、发热等表证。在临床上，又当根据不同患者的具体情况，选用恰当的发汗方法。

1）辛凉发汗

风邪外伤皮毛，水邪阻滞肌肤，郁滞化热。症见肢体浮肿，恶寒发热，骨节疼痛，自汗出，口渴欲饮，小便黄赤，脉浮大或数。治以越婢加术汤加减，辛凉发表，疏风清热泄邪，兼以培土制水。

【组成】麻黄10 g，石膏20 g，生姜10 g，甘草10 g，大枣4枚，焦白术12 g。先以水煎麻黄，去上沫，再煎其余各药。若兼见咳嗽，则加法半夏10 g，以降逆止咳。

2）辛温发汗

风水相搏，郁于肌腠，肺失宣降。症见肢体浮肿，恶寒，无汗，脉浮等。治以香苏饮加减，发汗、解表、消肿。香附10 g，紫苏10 g，陈皮8 g，甘草6 g，葱白6 g，生姜6 g。水煎数沸，去渣，不拘时服。若症见四肢浮肿，发热，恶寒，全身疼痛，无汗，脉浮而兼烦躁者，可以大青龙汤加减，辛温发汗，消肿除烦。

【组成】麻黄10 g，桂枝6 g，炙甘草6 g，苦杏仁10 g，生姜10 g，大枣4枚，石膏20 g。先水煎麻黄，去上沫，再下其余各药同煎。

### （2）利尿消肿法

利尿消肿法，《内经》称之为"洁净府"。这种治疗方法主要用于水肿偏重于身体下半部，或水肿先见于身体下半部，而后肿及全身。在临床上，又当根据不同患者的具体情况，采用适当的利尿方法。

1）化气利尿

水结膀胱，气化不利。症见肢体浮肿，小便不利，恶寒发热，汗出而渴，脉浮。治以五苓散加减，化气利水。

【组成】桂枝10 g，焦白术12 g，茯苓12 g，泽泻20 g，猪苓12 g。共研细末，以开水冲服，或以水煎服。

2）温阳利尿

水邪壅盛，肾阳郁阻，但关不开，聚水为肿。症见肢体浮肿，四肢厥

冷，小便不利，小腹胀满，脉沉。治以真武汤加减，温阳利尿消肿。

【组成】制附片10 g，茯苓10 g，焦白术10 g，生姜10 g，白芍10 g。水煎服。

3）甘寒利尿

水热结滞，壅遏膀胱，尿道阻滞。症见肢体浮肿，小便不利，或滴沥涩痛，口干渴，脉沉。常以自拟方，甘寒利尿消肿。

【组成】冬瓜皮20 g，芦根10 g，白茅根15 g，石韦10 g，薏苡仁10 g，滑石15 g，苦杏仁10 g，灯心草（或通草）10 g，西瓜翠衣10 g。水煎服。

4）苦寒利尿

夏月伤冷水，水行皮中，暑热内蕴。症见肢体肿重，小便短少色黄，口渴，舌红，脉数。治以一物瓜蒂汤，苦寒利尿消肿。

【组成】瓜蒂（甜瓜蒂或丝瓜蒂均可）20枚，水煎服。

## （3）逐水消肿法

对于水邪壅盛，凝聚于内，三焦不通，气化受阻。临床见腹部肿大如鼓，肢体浮肿，小便不利，脉沉者。治以峻下逐水消肿，方用十枣汤加减。

【组成】炒芫花、甘遂、大戟各等份。

## （4）泻肺消肿法

肺为水之上源，主肃降而通水道，水邪壅肺，上源受阻，肃降失职，水道不通。临床见肢体浮肿，胸部胀满，咳嗽，喘息者。治以泻肺消肿，方用葶苈大枣泻肺汤加减。

【组成】炒葶苈子（捣碎）15 g，大枣4枚。

## （5）祛瘀消肿法

对于血瘀气滞，疏泄失权，气化不利，久而化热。临床见肢体浮肿，小便不利，口渴；妇女月经不利，脉沉涩者。治以活血祛瘀，利水消肿，方用蒲灰散加味或小调经汤加减。

蒲灰散　【组成】蒲灰10 g，滑石5 g。

小调经汤　【组成】当归10 g，赤芍10 g，制没药6 g，琥珀6 g，桂枝6 g，细辛3 g，麝香1 g。

## （6）开结消肿法

对于阴寒之气郁结不解，气化不行，水道不通。临床见肢体浮肿，厥冷，腹满，心下痞阻，肠鸣；或身冷骨痛，或恶寒，或麻痹不仁，脉沉者。治以转运大气，开结消肿，方用桂甘姜枣麻辛附子汤加减。

【组成】桂枝10 g，生姜10 g，炙甘草6 g，大枣4枚，麻黄6 g，细辛6 g，制附子10 g。水煎服，每日3次。

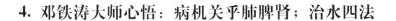

## 4. 邓铁涛大师心悟：病机关乎肺脾肾；治水四法

### （1）病因为肺、脾、肾功能障碍

水肿的原因是多方面的，但归纳起来是因肺、脾、肾功能障碍，致肺不能通调水道下输膀胱，脾不能运化水湿，肾不能化气行水而形成水肿。

外感风邪，肺气不宣：肺主通调水道，下输膀胱，又主一身之表，当风邪袭表，则可导致肺气不能宣发、肃降，从而影响肺通调水道，下输膀胱，致风水相搏击，流溢于肌肤而形成水肿。

湿邪为患，脾失健运：久居湿地，湿邪入侵或饮食不节，损伤脾胃，运化失常，致水湿内停，溢于肌肤而形成水肿。

肾气衰弱：久病、生育不节或房劳过度损伤肾气，或年老肾气渐衰，导致肾不能化气行水，水湿内停，溢于肌肤而形成水肿。

### （2）水肿与肾炎不同

急、慢性肾炎出现浮肿均属水肿范围。但水肿不是单指肾炎，它还包括了其他原因引起的水肿。一般来说，原有心脏病，以后逐渐出现下肢浮肿、腹水，并有心悸、气促、咳嗽等，则多属心脏病引起的水肿。若头面、眼睑先出现浮肿渐至全身浮肿者，则多属肾病水肿。若长期营养不良或久病后逐渐出现浮肿者，则多属营养不良性水肿。

### （3）常见水肿分型及治疗

水肿分类甚多，但可归纳为阳水与阴水两大类。阳水起病较急，头面部先肿，多为热证、实证；阴水起病缓慢，下肢先肿，多为寒证、虚证。治疗水肿的方法亦较多，但主要有发汗、利尿、补益和泻水四大法。

1）阳水

风水泛滥：症见起病较急，眼睑、头面浮肿，渐及四肢、全身，发热怕冷，咳嗽气喘，全身酸痛，小便短少，舌苔薄白，脉浮紧。治以疏风散寒、宣肺行水，方用三拗汤加味。

【组成】麻黄10 g，北杏仁12 g，甘草6 g，紫苏叶（后下）10 g，荆芥10 g，茯苓皮20 g，泽泻15 g，陈皮6 g。

若兼有疮疡肿毒，局部红肿热痛，舌质红，苔黄，脉数者，治宜清热解毒利尿。方用五味消毒饮加味。

【组成】金银花15 g，野菊花15 g，蒲公英20 g，紫花地丁15 g，青天葵10 g，车前子15 g，白茅根30 g，牡丹皮10 g。

水湿浸渍：症见起病较缓慢，眼睑、头面、下肢浮肿，甚至全身浮肿，皮色光亮，身体沉重困倦，胸闷腹胀，食少欲吐，小便短少，舌苔白腻，脉缓滑。治以苦辛燥湿、通阳利水，方用五苓散合五皮饮加减。

**【组成】**茯苓皮30 g，泽泻15 g，猪苓15 g，白术12 g，大腹皮12 g，生姜皮10 g，陈皮6 g。

2）阴水

脾虚水泛：症见腰以下浮肿较甚，按之明显凹陷，腹胀，食少，大便稀烂，面色萎黄，精神疲乏，四肢冷，小便短少，舌质淡，苔白滑，脉沉缓。治以温运脾阳、行气利水，方用实脾饮加减。

**【组成】**熟附子12 g，干姜10 g，白术12 g，炙甘草6 g，茯苓15 g，厚朴10 g，桂枝10 g，槟榔12 g，黄芪15 g。

肾阳亏虚：症见全身浮肿，腰以下较甚，面色灰暗或㿠白，畏寒喜暖，腰膝酸软，四肢发凉，小便短少，舌质淡胖，脉沉细或迟。治以温阳利水，方用真武汤加减。

**【组成】**熟附子15 g，白术12 g，茯苓15 g，白芍15 g，生姜10 g，猪苓15 g，泽泻15 g，肉桂（焗）5 g，胡芦巴12 g。

### （4）简便验方

①白茅根60 g，玉米须60 g，煎水代茶。适用于阳水湿热重者。

②赤小豆60 g，鲤鱼250 g，煮烂分服。适用于脾虚水肿者。

③黄芪30 g，眉豆60 g，花生60 g，瘦猪肉250 g，煲烂分服。适用于脾虚水肿者。

④槟榔30 g，郁李仁24 g，煎水，空腹服。适用于水肿严重，伴有腹水，而身体尚壮实者。

⑤甘遂末每次3 g，装入空心胶囊，晨起空腹服。适用于水肿严重，伴有腹水，而身体尚壮实者。

### （5）注意事项

①水肿的治疗有发汗、利尿，补益和泻水等法。可单用一法或数法合用，应根据病情而定，水肿较严重，尤其腹水明显而身体尚壮实者，可酌情用泻水法，使水从大小二便去，水肿减轻后则应停用泻水法，改用他法，缓缓而收全功。

②水肿初期或水肿明显者，应戒盐，肿势消退后，逐渐改为低盐，最后恢复普通饮食。忌食辛辣及烟酒等。

③如水肿日久，正气衰败，浊邪上犯出现口有尿味，恶心，神志时清时蒙，尿少至尿闭，属危重证候，治疗多较困难。

## 5. 任继学大师心悟：病在肺脾肾，与水湿，血瘀，热毒有关；分五型论治

### （1）病因病机：水湿、血瘀、热毒有关

1）外感风邪水湿

风邪外袭，内舍于肺，肺失宣肃，水道不通，以致风遏水阻、风水相搏，泛溢肌肤，发为水肿；久居湿地或涉水冒雨，水湿之气内侵，脾为湿困、健运失职，致水湿停聚不行，泛于肌肤，而成水肿。

2）内伤饮食劳倦

饮食不节，嗜食生冷，饥饱不调或劳倦过度，脾气受损，运化失司，水湿停聚，泛溢肌肤，而成水肿；甚则肾气内伤，肾虚则开阖不利，膀胱气化失常，水液泛滥横溢，均可形成水肿。

上述内、外二因，均可相互转化，如外因引起的水肿，日久不愈，水湿浸渍，可以导致脾肾两虚，使病情更为缠绵；反之内因引起的水肿，一旦感受外邪，亦能导致肺气失宣，使肿势突然增剧。

水液的正常运行，依赖气的推动，肾性水肿的发生，主要是全身气化功能障碍的表现。就脏腑而言，人体水液的运行，全赖肺气通调、脾气转输与肾气开阖的气化功能，与肺、脾、肾三脏有关，但与肾的关系更为密切。而肺脾肾三脏与水肿之发病，是以肾为本，以肺为标，而以脾为制水之脏。若肺失通调、脾失转输，肾失开合，终至膀胱气化无权，三焦水道不利、水液停聚，泛溢肌肤，而成水肿。病理因素主要与水湿及血瘀、热毒有关。病理性质，初起阳水多实，久则转成阴水，多为虚证，或虚实夹杂之证。

### （2）分五型论治

1）风水泛滥

症见浮肿起自目睑及头面，继而肿势蔓延全身，来势迅速。伴恶风发热，咳嗽而喘，或咽喉肿痛，舌质淡红，苔薄白，脉浮。治以发表除湿，方用越婢汤加减。

【组成】水炙麻黄5 g，生石膏（先煎）15 g，白术9 g，炙甘草3 g，生姜2片，大枣3枚。

方中麻黄宣散肺气，发汗解表，以去其在表之水气；生石膏解肌清热；白术、甘草、生姜、大枣健脾化湿，取其崇土制水之意。

2）水湿浸渍

症见全身水肿，腹部及下肢更甚，按之没指，小便短少，身重倦怠，口渴，纳呆，泛恶。舌质淡，苔白腻，脉濡缓。治以渗湿培土，方用四苓散加减。

【组成】茯苓9 g，猪苓9 g，泽泻9 g，炒白术9 g，香扁豆9 g，陈皮9 g。

3）湿热壅盛

症见面身浮肿，脘腹痞闷，小溲短赤。舌质红，苔黄腻，脉沉数。治以清热利湿，方用木通散加减。

【组成】木通（非关木通）3 g，泽泻12 g，陈皮9 g，陈葫芦30 g，瘪竹（枯死的幼竹）15 g，猪苓9 g，汉防己9 g，白茅根30 g。

4）脾肾阳虚

症见水肿迁延，日久不愈，肢体浮肿，腰以下更甚，按之凹陷不起，小溲量少，脘腹胀闷，纳呆便溏，畏寒，四肢厥冷，腰膝酸重，舌质淡，苔白而润，脉沉细。治以温阳实脾，方用真武汤合实脾饮加减。

【组成】制附子（先煎）9 g，淡干姜3 g，茯苓9 g，生白术9 g，制川厚朴3 g，草豆蔻3 g，炙甘草3 g，广木香5 g，大腹皮9 g，泽泻12 g。

5）阴虚水溢

症见四肢浮肿，或腹部膨大，渴欲饮水，小溲短涩，心烦不得眠，舌质红，苔少，脉细弦数。治以滋阴利水，方用猪苓汤合六味地黄丸加减。

【组成】猪苓12 g，茯苓9 g，阿胶（烊）6 g，滑石12 g，泽泻12 g，生地黄9 g，炒山药9 g，赤芍12 g，牡丹皮9 g，麦秆草12 g，陈葫芦30 g。

## 6. 张琪大师心悟：附子温肾助阳，配以活血利水

张大师体会到，须用峻烈迅猛之剂，利水消肿，截断病势进一步恶化的趋势。肾阳助脾化气行水，助膀胱蒸腾化气，本病反复发作，久病及肾，肾阳不足在本病的发生发展中普遍存在。张大师善用附子温肾助阳，配以活血利水，治疗本病效果满意。

本病急性发作一般以水肿为主要症状，中医诊断大多为风水，水肿通常从头面部开始，直至周身浮肿。伴有面色苍白、小便不利等肾阳虚、开阖失司、水气内停之症；以及咳嗽、喘息、畏寒、周身肢节酸痛等肺卫之症。辨证为肺气不宣，肾阳虚衰。治以宣肺清热、温肾利水，用麻辛附子桂甘姜枣汤加味。

【组成】麻黄15 g，附子15 g，生石膏50 g，苍术20 g，细辛7 g，桂枝15 g，生姜15 g，大枣5枚。以麻黄、细辛、生姜辛温宣肺，因多夹有热邪，故用生石膏以清热，桂枝、苍术、大枣温脾除湿，附子温肾助阳。

若患者周身水肿，腰以下肿甚，按之凹陷，或水肿时轻时重，反复不愈，尿少腰痛，畏寒肢冷，纳少便溏，脘腹胀满，舌体淡胖，舌质淡，舌苔白滑，脉沉细，或同时伴有面色晦暗，舌质紫有瘀斑，脉沉涩等。多由于脾肾阳虚无力温运水湿而形成水肿，正所谓"阴水"，辨证为脾肾阳虚夹有瘀血之证。治以温肾健脾、活血利水，用真武汤合生脉饮加味。

【组成】附子（先煎）25 g，茯苓30 g，白芍25 g，生晒参15 g，白术15 g，麦冬15 g，五味子15 g，益母草30 g，红花15 g，桃仁15 g，生姜

15 g，甘草15 g。方中以附子温肾助阳；生晒参、白术、茯苓、甘草益气健脾；白芍、五味子、麦冬敛阴滋阴；附子、生晒参、白术均为辛燥温热之药，故用敛阴滋阴之剂辅助顾护阴液，以防止其热燥伤阴；高度水肿循环受阻，用益母草活血利水，桃仁、红花活血散瘀，与温热药合用以改善血行以及肢体末端循环，实践证明效果满意。

## 参考文献

[1] 刘俊辉，刘如秀，刘志明. 刘志明治疗水肿经验总结 [J]. 中国中医药信息杂志，2012，19（6）：81-82

[2] 焦剑. 张大宁治疗肾病水肿的经验 [J]. 吉林中医药，2005（2）：4-5

[3] 李今庸，袁思芳. 水肿病治疗提要 [J]. 中国医药学报，1993（6）：51-53

[4] 邓铁涛，欧明. 中医内科 [M]. 广州：广东科学技术出版社，1984：116-119

[5] 任继学. 任继学经验集 [M]. 北京：人民卫生出版社，2009：192-194

[6] 孙元莹，张玉梅，姜德友. 张琪教授治疗慢性肾小球肾炎经验 [J]. 四川中医，2006，24（2）：1-4

# 淋　证

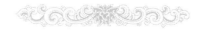

## 1. 邓铁涛大师心悟：病因为肾虚与膀胱湿热；分"五淋"论治

### （1）病因为肾虚与膀胱湿热

淋证的病因概括起来有两个方面，即一是肾虚，二是膀胱湿热。

感受湿热之邪，或过食辛辣肥腻食物酿成湿热，下注膀胱，影响膀胱气化而发生热淋；膀胱湿热煎熬尿液，日积月累，尿中杂质结为砂石则成石淋，即湿热损伤膀胱血络，迫血妄行则成血淋，即湿热蕴结膀胱，气化不利，清浊不分，脂液随小便而出则成膏淋。

劳累过度，或久病之后，或年老体弱，致肾脏虚弱，或中气下陷。肾虚不固，脂液随小便而出则成膏淋；肾阴不足生内热，虚火损伤血络则成血淋；中气下陷，膀胱无力气化则发生气淋。

### （2）分"五淋"论治

淋证的分类，历代多分 5 种，故称"五淋"，即石淋、膏淋、血淋、气淋、劳淋。但临床上更多见的是热淋，而劳淋是指各种淋证日久，脾肾两虚，遇劳累则发的一种综合类型。

1）热淋

症见发热恶寒或寒战高热，尿频、尿急、尿痛，小便黄短，小腹胀痛，腰痛，口渴欲饮，舌质红，苔黄腻，脉滑数。治以清热利湿通淋，方用八正散加减。

【组成】瞿麦12 g，萹蓄12 g，木通10 g，车前草30 g，栀子10 g，黄柏12 g，柴胡10 g，珍珠草30 g，甘草 6 g。

2）石淋

症见尿中夹砂石，小便刺痛，有时因砂石阻塞可见尿来中断或排尿不出，或见血尿，或腰腹绞痛难忍，脉数。治以利水通淋排石，方用石韦散加减。

【组成】石韦15 g，瞿麦12 g，滑石30 g，冬葵子15 g，车前子15 g，金钱草30 g，海金沙12 g，牛膝15 g，厚朴10 g。

3）血淋

症见小便涩痛或刺痛，尿色红，或排出血丝、血块，小腹胀满下坠，舌质红，苔黄腻，脉滑数。治以清热利湿、凉血止血，方用小蓟饮子加减。

【组成】小蓟20 g，栀子10 g，淡竹叶10 g，木通10 g，生地黄20 g，蒲黄10 g，白茅根30 g，牛膝12 g，甘草6 g。

4）膏淋

症见小便混浊如米汤样，尿道热涩疼痛，舌质红，苔腻，脉滑数。治以清热利湿、分清泌浊，方用萆薢分清饮加减。

【组成】萆薢20 g，茯苓15 g，木通10 g，车前子15 g，石菖蒲10 g，黄柏10 g，墨旱莲30 g，荠菜30 g。

5）气淋

症见年老体弱，或久病之后，解小便无力，点滴而出，小腹胀坠，唇舌俱淡，脉虚弱。治以补中益气，方用补中益气汤加减。

【组成】黄芪30 g，党参20 g，茯苓15 g，白术10 g，升麻6 g，柴胡6 g，山药15 g，车前子10 g，牛膝10 g，肉桂（焗）5 g。

**(3) 治淋证的简便方法**

①车前草30 g，金钱草30 g，海金沙15 g，珍珠草30 g，鱼腥草30 g，白茅根30 g，玉米须30 g，荠菜30 g，石韦15 g，虎杖30 g，以上药物可任选3～4种，煎水代茶饮。适用于热淋、石淋、血淋、膏淋之实热型。

②六味地黄丸或知柏八味丸，每次10 g，每日2～3次。适用于血淋、石淋、膏淋之阴虚者。

③砂牛焙干研细末，每次1.5 g，每日1～2次，开水冲服。适用于砂淋。

**(4) 注意事项**

淋证虽有五淋之分，但可归为虚实两类。实证以下焦湿热为主，治法重在清热利湿。虚证以脾肾亏虚为主，治法重在健脾补肾。淋证日久，往往虚实夹杂，应分清标本缓急，给予适当治疗。

对于淋证的治疗，古有忌汗之说，如《金匮要略》指出："经常患淋证的人，不可用发汗的方法来治疗。"这是说淋证伴有寒热，是湿热之邪与正气相争所致，与一般表证发热不同，不必一见寒热即用辛散发汗法。

淋证患者，可适当多饮水，以增加尿量，使邪有去路。石淋者，在无腰腹绞痛的情况下，可多做跳跃运动，以助结石下移。膏淋者，尽量少进油腻食物，以免加重病情。

## 2. 路志正大师心悟：宣畅利化治石淋；益气阴治血淋

**(1) 宣畅利化治石淋**

淋证有五曰：石淋、气淋、血淋、膏淋、劳淋是也。五淋之中，石淋尤为常见。石淋之为病，小便中有如粟状，茎中痛，溺不得卒出，或少腹拘急，或腰腹绞痛难忍。究其病因，多由过食辛热，恣食肥甘，或嗜酒无度，酿成湿热，注于下焦，蕴蒸煎熬，日久则为砂石。路大师多采用宣畅利化之法，因肺为水之上源，用桔梗、苦杏仁等药，以宣肺气而通水道；中州为升降之枢，用苍术、厚朴、桔梗、薏苡仁等药，畅脾胃而升清降浊，以杜生湿之源；肾主水，膀胱者州都之官，故用萹蓄、六一散、海金沙、金钱草等药，使气化行，湿热清而邪有出路，更加鸡内金以消有形之积而化石。诸法合用，取效较捷。

### （2）益气阴治血淋

血淋一证，其成因多由湿热或心火移于膀胱，热伤血络，迫血下行；或肾阴虚而火旺，扰动阴血而成。此例患者面色无华，肢倦神疲，显系阳气耗伤之象；口干、盗汗为阴液亏损之征；而烦躁易急，溺后血淋不畅，舌质紫暗，又属夹瘀之候。与实热血淋、血色赤紫、疼痛满急、小便热涩刺痛、脉数有力者迥然有别。经详辨析，乃初期肆用清热祛湿药所致。缘血淋与石淋不痛，过予祛湿则阴愈伤，而营阴益亏，虚火扰动，则出血更甚，然终非有余，故淋沥不畅。当前清热利湿止血之剂已非所宜，唯有益气阴、清虚火、化瘀滞较为合拍。清心莲子饮有益气阴、止淋浊之功。前人治血提出止血、消瘀、宁血、补虚四步进行，余将四法妙为配合，融为一体，根据病情，运用时虽各有侧重，但又不可呆滞，以期师古不泥而已。

## 3. 颜德馨大师心悟：病因在于肾气虚惫，须施温补肾阳之品

### （1）病因在于肾气虚惫

石淋一证，通常以清热通淋为法，这对石淋初起，湿热壅盛，体强证实者有效，但治疗尿石日久，体弱正虚者则往往无效。颜大师认为这一部分无效病例多属本虚标实之证，肾虚气化失利为其本，湿热蕴结下焦为其标，若专事清热通淋，不但尿石难以排出，且久用攻利，反有耗气损阳之弊。肾主水，司二便，为调节全身水液的枢纽。肾阳旺盛，气化正常，肾之开阖蒸化有度，将浊中之清复上升于肺输布全身，浊中之浊下注膀胱排出体外，则湿热无以蕴结，尿石无法形成；若肾阳衰弱，气化乏力，肾失开阖蒸化之权，清浊泌别失司，湿浊不能外泄，郁而化热，则沉积为石。因此，尿石的形成根本病因在于肾气虚惫，治疗不可单纯用清热通淋之品，必须施以温补肾阳之药，以补代通，使机体阳气充盈，气化则石能出焉。

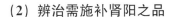

**（2）辨治需施补肾阳之品**

在温补肾阳治石淋的理论指导下，颜大师在治一些难治性石淋时，每每在辨证的基础上加入附子而取得满意效果。附子辛甘大热，为纯阳之品，擅补命门之阳，温膀胱之气，且其性走而不守，又有通阳行气之力。用于石淋证，既能补虚衰之肾阳，又可逐壅滞之湿邪，标本兼顾，有一举两得之妙，随证配伍，每获良效。

1）石淋日久不愈

临床为肾阳虚弱的症状，如神萎乏力，少气懒言，颜面或下肢浮肿，腰酸腿软，畏寒肢冷，舌淡且胖，脉沉细，B超及X线检查多提示为上尿路结石，如肾盂、肾盏结石。治当以补为主，取附子与巴戟天、仙茅、淫羊藿、鹿角、补骨脂等药合用，以温肾补阳，充足肾气，调畅气血，通利水道，从而推动尿石排出。

2）石淋频频发作

临床以下焦湿热壅塞不通为主要表现，如腰腹剧烈绞痛，小便刺痛或淋沥不尽，恶心呕吐，面色苍白，烦躁不宁，舌红苔黄腻，脉弦紧，B超或X线检查多提示尿石在输尿管某段嵌顿。治当以通为主，取附子与三棱、莪术、穿山甲、金钱草、海金沙、牛膝等药配伍，以温经通淋。附子与清利通淋、活血化瘀之品同用，既可温阳以消阴霾，又能增强辛开祛湿、通利排石之力，有相得益彰之效。

## 4. 张琪大师心悟：湿热毒蕴蓄成淋并分六型论治；劳淋以肾虚为本，喜用清心莲子饮，温补命门

**（1）湿热毒蕴蓄成淋**

张大师对淋证有很深的理论造诣和丰富的临床经验，强调辨证论治，用药灵活精确。张大师将淋证分为发病期、转化期、恢复期及十三证型。发病期为淋之实证，即邪实为主，认为湿热或毒邪客于膀胱，气化失司，湿热毒蕴蓄而成淋，精辟地阐述了湿热、毒邪为发病期的主要病因，湿热、毒邪蕴蓄膀胱，气化失司为其主要病机，在古人湿热的基础上，提出了毒邪蕴蓄膀胱之说，为淋证的治疗开辟了新途径。

**（2）淋证分六型论治**

1）膀胱湿热

症见小便频数，点滴而下，灼热刺痛，急迫不爽，尿色黄赤，舌苔白，脉弦数或滑数。治以清热利湿通淋。

【组成】木通15 g，车前草15 g，萹蓄15 g，瞿麦15 g，大黄5 g，滑石15 g，甘草10 g。

2）少阳外感，膀胱湿热

症见小便频数，灼热刺痛，急迫不爽，尿色黄，伴恶寒，口苦咽干，恶心呕吐或欲吐，舌质红苔白腻，脉弦数。治以疏解外邪、利水通淋。

【组成】柴胡20 g，黄芩15 g，半夏15 g，生石膏50 g，瞿麦20 g，萹蓄20 g，石韦15 g，木通15 g，车前草20 g，大黄5 g，甘草10 g。

3）肝郁气滞，膀胱湿热

症见小便滞涩，淋沥不畅，尿有余沥，脐腹满闷或少腹坠胀，甚则胀痛难忍，舌苔白，脉沉弦。治以疏肝理气、利水通淋。

【组成】乌药20 g，沉香10 g，冬葵子20 g，青皮15 g，石韦20 g，滑石20 g，木香10 g，王不留行20 g。

4）肝胆郁热，膀胱湿热

症见小便涩痛，灼热不畅，色黄赤，心烦易怒，口苦纳呆或兼胸胁痛，舌苔白少津，舌质红，脉弦数或弦滑。治以清肝胆、利湿热。

【组成】龙胆草15 g，黄芩19 g，生地黄20 g，车前草15 g，栀子15 g，柴胡15 g，木通15 g，泽泻15 g，甘草10 g。

5）阳明腑实，膀胱湿热

症见小便涩痛，色黄赤，五心烦热或潮热，小便秘结。治以泄热通腑、利水通淋。

【组成】大黄10 g，枳实15 g，川厚朴15 g，瞿麦20 g，萹蓄20 g，滑石20 g，木通15 g，车前草15 g，甘草10 g。

6）湿热毒邪，蕴结膀胱

症见尿道涩痛，小便急迫不爽，色黄赤，尿化验白细胞明显增高，或尿培养细菌不消失者。治以清热解毒、利水通淋。

【组成】白花蛇舌草50 g，蒲公英50 g，贯众20 g，黄芩15 g，萹蓄20 g，瞿麦20 g，地丁20 g，马齿苋20 g，土茯苓20 g，桂枝10 g，车前草15 g，白茅根30 g，小蓟20 g。

### （3）劳淋以肾虚为本

劳淋是以小便频数涩痛、遇劳即发、缠绵难愈为特征的一种发作性疾病。西医慢性肾盂肾炎、慢性膀胱炎、慢性前列腺炎、尿道综合征等均属此范畴。表现为尿道赤涩不甚，尿痛不著，淋漓不已，余沥难尽，缠绵难愈，每遇外感、过劳、情志刺激则诱发或加重，抗生素治疗效果较差，或停药后随即复发。急性泌尿系感染，多表现为膀胱湿热下注，尿频、尿急、尿痛、尿道灼热突出，治疗大多较为容易，方用清热解毒，利尿通淋之八正散、龙胆泻肝汤之类，常能随手而愈。

随着抗生素的普及，急性泌尿系感染求治于中医者越来越少，来院求治者多为病史较长，缠绵难愈，长期应用大量抗生素无效或停药后立即复发者，迁延数十年者屡见不鲜，中医辨证多为虚中夹实，寒热错杂。单纯应用清热通淋之品，如八正散、龙胆泻肝汤之类不仅不能改善症状，而且更加耗伤肾中元阳，使病情加重。张大师根据大量临床实践体会到，劳淋属于内外相感的全身性疾病；淋证初起多由湿热毒邪蕴藉下焦，导致膀胱气化不利，若治不得法或病重药轻，余邪不尽，停蓄下焦，膀胱湿热毒邪上犯于肾；或久病肾气耗伤，二者相互影响，日久则转化为劳淋，以至于变证丛生，病情缠绵难愈。此时脏腑气血功能失调，机体防御功能下降，故每因过劳、感冒、情志刺激等因素诱发，"劳淋"的特点为本虚标实，肾虚为本，虚实夹杂，本病的发病与否以及发作的严重程度取决于正邪交争的情况，正胜则邪退，邪退则安；邪胜则病进，正邪交争，则病情反复。在治疗上要时刻注意扶正固本，根据气血阴阳耗伤的程度不同，辨证采取益气、养血、滋阴、温阳等一系列治法。还应该重点提出的是，劳淋的病位主要在肾与膀胱，其中以肾虚为发病的关键所在，故补肾在劳淋的治疗中尤为重要。

**（4）劳淋的临证心法**

1）气阴两虚，喜用清心莲子饮

张大师在大量临床实践中发现，劳淋患者中以中医气阴两虚、膀胱湿热辨证为最多见，占全部就诊患者的四分之三以上。究其原因大致有三：一是湿热毒邪日久，易于耗伤气阴；二是治不得法，如清利太过，苦寒伤中，脾气亏虚；三是由于久病失治不愈，热羁伤阴，湿邪困脾耗气。气阴两虚，湿热留恋，更易致劳淋反复发作。

张大师每以清心莲子饮加味治疗劳淋证属气阴两虚者，屡用屡验。清心莲子饮以党参、黄芪益气；地骨皮、麦冬养阴；石莲子交通心肾；黄芩、柴胡清热；茯苓、车前子导湿热从小便出。配伍严谨得当，为治疗气阴两虚湿热羁留，标本合治之良方。若临床见证以气虚为主，五心烦热较甚，小便黄赤涩痛，甚则尿血，舌红脉数等症状明显时，应酌加生地黄、玄参、白茅根、栀子等清热养阴之品；血尿甚者可加入小蓟、藕节、蒲黄等；尿频严重，清热利湿无效者，此属下焦阳虚，应酌加薏苡仁、桑螵蛸、补骨脂、橘核等温阳。临床在本方益气养阴基础上，加入金银花、蒲公英、败酱草等清热利湿之品，用于气阴两虚之劳淋，尿检菌尿，白细胞顽固不消者，均有满意疗效。

除气阴两虚外，正气耗伤还可以见到肾阳虚、肾阴虚、肾阴阳两虚、脾肾两虚等；邪气滞留还多见气滞血瘀、湿热内阻、寒湿阻滞等，应视其病邪的具体类型和正邪交争的具体情况决定攻补通利的具体措施。

2）温补命门，衷中参西

劳淋以发作反复，遇劳即发为特点，因此必须强调远期疗效。防止复发为劳淋治疗的核心之一。劳淋缠绵难愈，迁延数十年者屡见不鲜，究其原因，张大师认为主要在于肾气虚衰与湿热羁留，其中又以肾阳虚衰与远期疗效密切相关。在患者尿频尿急、小便涩痛等膀胱湿热症状有所控制后，逐渐适时加入温肾助阳之品，对巩固其疗效，防止复发具有重要意义。大量临床实践证明，适时加入补肾助阳药物如桂枝、附子之类治疗劳淋，不仅起效迅速，疗效明显，而且远期疗效巩固，复发率低，同时对于改善患者一般状况，提高身体素质，都具有良好的效果。

劳淋患者病势缠绵反复，迁延难愈，尤其又以中老年特别是老年妇女表现明显。除外久病伤阳耗气的因素，雌激素水平改变对泌尿系统的影响是又一重要原因。更年期之后，雌激素水平严重降低，失去雌激素保护，肾脏重量降低20 g，功能降低 30％～40％，膀胱出现小梁导致残余尿增多，尿余沥进一步加重。尿道上皮同样为激素的靶器官，更年期之后，尿道上皮萎缩，防御功能进一步下降，更利于致病菌的入侵。雌激素水平降低所导致一系列症状，张大师认为中医辨证大多为肾阳虚，应用温补肾阳法治疗后，能有效提高其雌激素水平，改善妇女更年期后雌激素水平降低而出现的各种症状，尤其对于改善患者排尿状态，增强机体抗病能力，提高生活质量，延缓衰老都具有重要意义。

## 5. 邓铁涛大师心悟：乃邪少虚多之证，急以清热，缓则扶正，妙用珍凤汤

### （1）病机乃邪少虚多

常见妇女患慢性肾盂肾炎，往往反复难愈。多因急性期未彻底治愈，邪气深藏伏匿于内，正不胜邪，以遇劳累或伤精神或感外邪即复发，用抗生素疗效欠佳。西医认为长期使用抗生素，细菌产生耐药性，或进入细胞内成为细胞内细菌，使抗生素失去杀菌能力，故慢性肾盂肾炎为比较难治而又有发展倾向的疾病。所谓发展倾向，不但难以治愈，还可引发高血压、肾功能不全、尿毒症等病变。本病应属中医淋证中气淋、劳淋一类，乃邪少虚多之证。多因急性时期未彻底治愈，邪气深藏伏匿于内，正不胜邪，一遇劳累或伤精神或感外邪病即复发。发作之时可急可缓，急则邪热盛实，应以清热为主；缓则缠绵不已，应扶正祛邪，攻补兼施。治此病邓大师喜用珍凤汤。

### （2）巧用珍凤汤

1）组成

珍凤汤是邓大师自拟的经验方剂，组成：珍珠草15 g，小叶凤尾草15 g，太子参15 g，茯苓12 g，白术 9 g，百部9 g，桑寄生18 g，小甘

草5 g。

2）方解

此方即珍珠草、小叶凤尾草合四君子汤再加桑寄生、百部而成。立方之意，乃根据脾胃学说，如张仲景有"四季脾旺不受邪"之说，李东垣有"内伤脾胃百病由生"之说。本病既是邪少虚多之证，要使正气充足以逐邪气，健脾就是重要的一着，故用四君子汤以健旺脾胃，调动人体的抗病能力；用"珍、凤"以祛邪，形成内外夹击之势。百部佐"珍、凤"以逐邪，现代的研究证明，百部有抗菌（包括大肠埃希菌）的作用。桑寄生，现代研究"治动脉硬化性高血压"及"治郁血性肾炎"。桑寄生既能帮助扶正，又入肝肾经，为本方之使药。此方可根据患者不同情况随证加减。

珍珠草与小叶凤尾草，是广东常用的草药，两药都有清热利湿、消肿解毒之功，都能治疗肠炎、痢疾、尿路感染、肝炎、痈肿疮毒；珍珠草兼有平肝之功，故又能治小儿疳积，火眼目翳；小叶凤尾草兼有凉血止血之效，故又能治衄血、便血、尿血等血证。邓大师常用的两味草药配为药对，治疗热淋水肿（阳水），疗效较佳，鲜者效果更好。用量：鲜者30 g，干品15 g。

对于热淋（急性泌尿系感染），可以独用珍珠草与小叶凤尾草，亦可稍加清热祛湿之品如薏苡仁、车前草之属；若舌红苔薄有伤津现象者，注意勿利水太过，可用"珍、凤"加导赤散治之。

## 6. 李振华大师心悟：湿热蕴结，脾肾亏虚；四型证治

主要是内因脾虚，正气不固，外因感受湿热之邪，以致脾虚失运，湿邪下注，湿热蕴结下焦，使肾与膀胱功能失调而发病。如热盛化火，损伤血络，可见血尿。本病初起，邪实为主，正邪相搏，表现为多实身热，热则病进，变化迅速，属于本病的急性阶段；湿热久留下焦，熏蒸于肾，以致肾虚不能制水，膀胱气化失常，脾肾两虚，正虚邪恋，则属于本病的慢性阶段。劳则伤肾，同时劳倦不能制水，膀胱气化失常，则病情加重。

总之，本病病理系湿热蕴结下焦。初起邪实为主，则为急性；脾肾气虚，正虚邪恋，或反复发作，导致脾肾阳虚，或热耗津液，肾阴亏虚，则转为慢性。

### （1）辨证论治

1）湿热蕴结，热伤血络

症见突然寒战高热，一般呈先寒后热，汗出热退如潮状，一日寒热发作可数次，同时出现尿急、尿频、尿痛、尿少色黄赤甚至称血尿，少腹坠痛，腰痛或肾区有叩击痛。舌苔后部黄腻、质红，脉象滑数。治以清热解毒、健脾利湿，方用清热除湿汤。

【组成】白术9 g，云苓15 g，泽泻12 g，白茅根30 g，黄柏9 g，蒲公英24 g，金银花15 g，黄连6 g，柴胡9 g，黄芩9 g，石韦30 g，乌药9 g，黑地榆15 g，滑石18 g，甘草3 g。若小便呈血尿，可加黑柏叶12 g或仙鹤草30 g。

2）脾肾气虚，正虚邪恋

症见每因劳累即发作，发病后少腹坠胀或痛，腰痛，上眼睑及下肢浮肿，小便量少色黄，常伴有尿急、尿频甚则尿痛等。舌苔后部微黄而腻、质淡、体肥、边有齿痕，脉滑或濡。治以健脾固肾、利湿清热，方用益肾利湿汤。

【组成】白术9 g，云苓15 g，泽泻12 g，白茅根30 g，黄柏9 g，石韦30 g，川续断21 g，狗脊15 g，生薏苡仁30 g，甘草3 g。本症在治疗过程中，应及时做尿常规检验以判断分析病情之轻重。尿镜检如红细胞多者，加黑地榆12 g。白细胞多者，可加金钱草24 g，蒲公英15 g。蛋白多者，可加山药30 g，芡实15 g，莲子15 g。如语言气短、行动汗出、畏风怕冷、脾虚及肺、肺气虚者，加黄芪30 g。

3）脾肾阳虚，寒湿困脾

症见面色㿠白，食少便溏，体倦无力，早晨面部浮肿，午后下肢浮肿，形寒畏冷，四肢欠温，行动自汗，腰部困痛。每因劳累则尿急、遗尿，少腹坠胀，腰痛等症状加剧。舌苔白润、质淡肥、边有齿痕，脉细缓无力。治以温阳补肾、健脾利湿，方用健脾补肾汤。

【组成】党参15 g，白术9 g，云苓15 g，泽泻12 g，桂枝6 g，广木香6 g，川续断21 g，木蝴蝶12 g，益智仁9 g，炒杜仲15 g，山药24 g，生薏苡仁30 g，甘草6 g。

4）肾阴亏虚，阴虚内热

症见腰部酸痛，午后或见低热，无心烦热，头晕耳鸣，失眠多梦，每因劳累则尿急，尿频，尿热，尿色黄等加重。舌苔薄白、质红，脉象细数。治以滋阴补肾、清热利水，方用加减知柏地黄汤。

【组成】熟地黄15 g，山茱萸12 g，山药30 g，牡丹皮9 g，云苓12 g，泽泻9 g，黄柏9 g，川牛膝9 g，车前子12 g，石韦24 g，白茅根30 g，生薏苡仁30 g。若小便色黄量少、尿热尿痛者，可加金钱草24 g，滑石18 g，甘草3 g。如尿检有红细胞者，加黑地榆12 g。有蛋白者，加芡实15 g，莲子15 g。如头晕甚者，加菊花12 g。如失眠重者，加夜交藤30 g。

以上四证，以湿热蕴结，热伤血络和脾肾气虚，正虚邪恋二证，临床较多见。

**（2）验方**

①石韦30 g，白茅根30 g，金钱草30 g，水煎服。具有清利湿热作

用。适用于湿热蕴结，热伤血络的急性肾盂肾炎。

②石韦30 g，萹蓄30 g，滑石18 g，甘草 3 g，水煎服。具有清利湿热作用。适用于湿热蕴结，热伤血络的急性肾盂肾炎。

### 7. 张琪大师心悟：病因勿忘寒邪，治当寒温并施；辨证四型，善用加减清心莲子饮、川芎肉桂汤

#### （1）病因勿忘寒邪

张大师认为，就病因来讲，"劳淋"自然与劳累、房劳、肾虚、脾虚有关，但从临床实践来看，寒邪也决不可忽视。就外寒来讲，慢性肾盂肾炎往往由于起居失职，或寒暖失调，或涉水冒雨，或居处寒冷，致使寒邪侵袭人体，客居下焦，引起慢性肾盂肾炎急性发作或加重，而病情跌宕起伏，迁延难愈。就内寒来讲，慢性肾盂肾炎病情经久正气耗伤，每每损及肾阳，滋生内寒。内寒一旦产生，一则使病情复杂化，二则易招致外寒。其实在临床上，慢性肾盂肾炎往往是内寒外寒相助为虐，相引为患的。故诊治该病，切勿忽视寒邪。

#### （2）辨证重视寒热

重视寒热错杂，遣方用药善于寒温并施，寒邪（外寒、内寒）既然是慢性肾盂肾炎的重要病因之一，而湿热之邪贯穿于慢性肾盂肾炎的始终，这就决定了该病寒热错杂的病机病症特点。张大师认为，该病临床表现多以寒热错杂为主。既有尿道灼热、排尿不畅等湿热内蕴症状，又有小腹凉、腰冷痛等肾阳不足、寒蛰下焦的症状。主要表现为以下 3 种类型。

*1）膀胱湿热，寒客下焦*

症见小便频数，艰涩难下，尿道灼热疼痛，或见发热，小腹凉，下肢欠温，舌质红，脉数或沉。治以清热利湿通淋、温通散寒，方用八正散寒汤（张老经验方，由八正散化裁）。

【组成】瞿麦、萹蓄、大黄、木通、车前子、滑石、甘草、小茴香、肉桂。

*2）气阴两虚，膀胱湿热，肾阳虚衰*

症见小便涩痛频急较轻，尿有余沥，受凉或劳累或房劳则加重，倦怠乏力，口干，腰酸困痛或腰背冷感，小腹凉，腿软足凉，舌质红或尖红。苔薄白少津，脉沉弱。治以益气解毒、清热利湿、温阳散寒，方用清心莲子温肾汤（张老经验方，由清心莲子饮化裁）。

【组成】黄芪、党参、石莲子、茯苓、柴胡、麦冬、车前子、白花蛇舌草、蒲公英、白茅根、小茴香、肉桂、附子、橘核、甘草。

*3）肾阳虚衰，膀胱湿热*

症见小便频数，尿道涩痛或不适，腰膝冷痛。畏寒，男子阴囊湿冷，

女子白带量多清稀、尿色黄、舌苔白、脉沉。治以温补肾阳、清热利湿，方用温肾湿热汤（张老经验方）。

【组成】附子、肉桂、小茴香、木蝴蝶、贯众、瞿麦、萹蓄、蒲公英、地丁、马齿苋、白花蛇舌草、黄芩、甘草。水煎服。

### （3）气阴亏湿热恋者，处以加减清心莲子饮

在临床上，常常遇到不少慢性肾盂肾炎患者，经中医或西医治疗一段时间后，病情得以缓解，尿急、尿频、尿痛等症状基本消失，仅仅表现为：腰部稍感酸困不适、小便稍有不畅、尿有余沥，小腹不舒微胀或胀痛，而无其他可辨为某种证型的明显指征，辨证较为困难者，张大师往往从气阴两虚、湿热未尽着眼，信手拈来清心莲子饮，稍事化裁，名之曰加减清心莲子饮。由黄芪、党参、石莲子、茯苓、麦冬、车前子、柴胡、地骨皮、蒲公英、白花蛇舌草、白茅根、甘草等组成。此方气阴双补、清热利湿，而无补肾之药。这是张大师几十年对本病探索顿悟。从疾病病症总体上把握而筛选的经验效方，切勿被诸淋乃"肾虚而膀胱热"及"淋证忌补"之说所迷惑。

### （4）寒湿腰痛者，推崇川芎肉桂汤

慢性肾盂肾炎患者多有腰痛，由于该病为两肾自病，前人又有"肾无实证"之说，况且该病病情经久，"久病多虚"之说皆知，故不少人闻听患者"腰痛"，便处以熟地黄、山茱萸、杜仲、牛膝之属益肾强腰，这难免粗疏。临床每见腰痛补肾而罔效者，概属以实为虚之故。慢性肾盂肾炎患者诉说的"腰痛"按部位可分为以下几种情况：①自诉"腰痛"，经查根本不在腰，而是骶关节，或伴髋关节、膝关节痛，这不是真腰痛，我们称之为"骶髋痛"。②腰部两侧（肾区）疼痛者。③腰椎或腰椎及其周围疼痛者。④除腰椎或腰椎及其周围疼痛外，伴有骶关节或膝关节，甚或多关节俱病者。

### 参考文献

[1] 邓铁涛，欧明．中医内科［M］．广州：广东科学技术出版社，1984：113-116
[2] 路志正．路志正医林集腋［M］．北京：人民卫生出版社，1990：47-49
[3] 颜乾麟．颜德馨大师应用附子治疗石淋的经验［J］．江苏中医，1993，14（4）：35-36
[4] 孙元莹，郭茂松，姜德友．张琪治疗劳淋经验［J］．中医杂志，2005，46（5）：337-338
[5] 李宝琪，蒙毅．应用名老中医张琪治疗淋证经验的体会［J］．黑龙江中医药，1990（5）：1-3
[6] 徐志伟，彭炜，张孝娟．邓铁涛学术思想研究Ⅱ［M］．北京：华夏出版社，

2004，168－169

［7］邓铁涛．邓铁涛临床经验辑要［M］．北京：中国医药科技出版社，1998：
120－122

［8］李振华．常见病辨证治疗［M］．郑州：河南人民出版社，1979：193－197

［9］王暴魁，张少麟．张琪治疗慢性肾盂肾炎临床经验拾贝［J］．黑龙江中医药，
1994（6）：1－2

# 尿路结石

## 1. 邓铁涛大师心悟：利水通淋，勿忘护阴

中医认为此病的病机，是由于湿热下注，蕴蒸日久所致。治疗宜用利水通淋法。用方如八正散（组成：车前子、木通、瞿麦、萹蓄、滑石、甘草、栀子、大黄）之属。单味药如金钱草已有很多报道，肯定有排石作用，近人多用。不太赞成多服大剂量清利湿热之药，原因是往往石未攻下而正气先伤，用导赤散加减。

【组成】金钱草30 g，生地黄15 g，广木香（后下）6 g，海金沙（冲服）3 g，小甘草3 g，木通9 g。此方有生地黄，能利水而不伤阴。若小便刺痛，可加小叶凤尾草24 g，此外琥珀末或砂牛末可与海金沙交替使用。鸡内金亦有化石的作用，宜研末冲服。

对于肾绞痛或腹痛甚者，可当即用拔火罐法治疗，其效如桴鼓。痛在腰背者，罐口放在腰背部痛点处（罐口余部偏于下方）；痛在腹部者，罐放腹部。此法不仅能止痛，而且能使结石往下滑。邓大师曾治一人，3次绞痛，拔罐3次后使结石入膀胱服药排出。

此病虽因湿热所致，但有些患者因久服清利之剂，反见虚寒之象，此时的治法则应更改。有些属气虚的要在排石药中重用黄芪；有些肾阳虚的则需附桂或附桂八味丸加金钱草、琥珀末之类治之。总之，应辨证而加减化裁，不可执一。

## 2. 郭子光大师心悟：部位分阴阳，腑气结滞先通下，结石不动化瘀

### （1）结石部位分阴阳

泌尿系结石大多原发于肾和膀胱，肾中结石下移于输尿管则成为输尿管结石。一般直径在0.4 cm以下的光滑圆形结石常易自动排出，肉眼可见，因其移动时擦伤肾盂和输尿管的黏膜，引起出血、感染而发生小便淋沥涩痛等症状，中医就称之为"石淋"。若结石大于0.6 cm，或呈方形、多角形、表面粗糙者，很少能自动排出，也就很少出现尿中有砂石、小便淋沥涩痛等"石淋"特征症状，尤其是肾和输尿管结石更是如此。此类结石的存在通常是经X线摄片或B超检查确定，其性质与传统中医"石淋"

无异，但按传统中医"石淋"辨治则无据。经过反复思考，以"脏为阴，腑为阳"的学说为指导，认为结石之在肾者，属阴，为肾中阳虚，阴寒凝聚，凝结而成；结石之在输尿管、膀胱者，为在腑属阳，由热灼津液，煎熬而成。因湿多下流，常与热结，故此热多为湿热。肾中阳气，化气行水，表现为"蒸""渗"二用，清气非蒸不能升，浊阴非渗不能降。若肾中阳虚，不能行使其"蒸""渗"之功用，则清浊不分，凝聚成石。结石已成，阻碍气机，损伤脉络，于是有绞痛、尿血、积水等标证出现。而治疗之法，重在治本，治本即是治肾，治肾重在温阳。肾中阳旺，阴寒自消，蒸渗有权，则结石或碎解，或溶化，或下降，确是治疗之又一途径。如肾结石又兼湿热者，则温阳与清利兼施，或先清利后温阳，当权衡缓急施宜。至于输尿管、膀胱结石，本六腑以通为用，"实者泻之"的原则，概从清热利湿通淋论治，如排石条件有利，多能取效。

### （2）腑气结滞先通下

在临床上常用之利小便以实大便，通大便以泄胆腑，下燥屎以消胃滞等治法皆本此理。不仅如此，通大便以泄小肠邪热，使小便通利，也是古人惯用之法。故利水通淋之八正散伍用大黄，治砂石诸淋之石韦散伍用润肠通便之冬葵子等，皆其例。尤其尿路结石，而大便燥结不通者，急当先行攻下肠中燥屎，使腑气畅利，然后再议清热利湿通淋，方可取效，否则达不到排石通淋或缓解绞痛的目的。

### （3）结石不动当化瘀

结石患者的血液多处于较高的浓、黏、聚状态，故一般主张不论有无瘀血外候，都当配合运用活血化瘀之品，以增强疗效。尤其结石不动，更应重在化瘀。其不动之由，多是结石较大，或形不圆滑，或所处位置不利，或被炎性分泌物、黏液等所包裹引起。现代观察证明，活血化瘀药对由结石所致局部水肿、炎症、粘连有抑制和松解作用，并能增强输尿管的蠕动，有利于结石的裂解和排出。而气为血帅，气行则血行，故活血不忘行气，行气重在疏利肝气，因其疼痛多发生在腰胁至少腹，乃肝经循行部位。活血药常用桃仁、牛膝、王不留行之类，行气药常用郁金、乌药、枳壳、青皮、莪术之类。行气活血化瘀法治疗泌尿系结石，虽是现代所极力主张者，实际上古人早有认识，只不过未引起临床者足够重视而已。例如《丹溪心法附余·淋疾》就提到："诸方中类多散热利小便，而于开郁行气、破血滋阴盖少焉。夫散热利小便，只能治热淋、血淋而已；其滑淋、沙淋、石淋三者，必须开郁利气，破血滋阴方可也。古方用郁金、琥珀，开郁药也；用青皮、木香，行气药也；用蒲黄、牛膝，破血药也；用黄柏、生地黄，滋阴药也。"

泌尿系结石应当分阴阳辨治。而腑气燥结者，当先通里攻下，有利于缓解绞痛与排出结石。其石不动者当配合行气化瘀治之，通过增强输尿管的蠕动力量，使结石松解、碎裂而排出，但需有一个较长过程。同时，我在治疗中都配合了大量饮水和跳跃、叩打等辅助治疗方法。一般肾上盏与输尿管结石采取跳跃运动，而左肾盏结石取右侧卧位；右肾盏结石取左侧卧位；肾下盏结石取膝胸卧位叩拍肾区，每次跳跃或叩拍 10～15 分钟，于服药、饮水后进行，年长不能跳跃者，采取散步方式，但患侧下肢重力着地。

### 3. 李玉奇大师心悟：输尿管结石按阶段论治

#### （1）第一阶段

治以清利行气，药物组成：金钱草20 g，车前子15 g，石韦20 g，滑石20 g，海金沙20 g，冬葵子15 g，牛膝20 g，枳壳20 g，厚朴10 g，王不留行15 g，当归30 g。注意有冠心病者禁用枳壳，以免引起房颤。

#### （2）第二阶段

治以行气活血化瘀，药物组成：上方加桃仁15 g，赤芍15 g，木香15 g，琥珀10 g，竹叶10 g，草果仁10 g。

#### （3）第三阶段

治以破气化瘀软坚，药物组成：苦参10 g，昆布15 g，三棱10 g，莪术10 g，皂角刺15 g，炮山甲10 g，白芷15 g，薏苡仁40 g，鳖甲20 g，牛膝20 g，知母20 g，瓜蒌皮30 g，萹蓄25 g。

#### （4）随症加减

对于膀胱气化失调，水道通利受阻，致使气血瘀滞作痛。药物组成：石决明40 g，鸡内金25 g，穿山甲10 g，王不留行15 g，路路通20 g，茴香10 g，当归40 g，泽泻20 g，甘草10 g。偏于湿热加木通10 g，栀子10 g；偏于虚寒加党参40 g，黄芪40 g，山药25 g，肉桂10 g；肾阳虚血尿加墨旱莲20 g，白茅根25 g，侧柏叶20 g，仙鹤草20 g，五灵脂10 g，黄芪25 g。

### 4. 李振华大师心悟：排石三方（清利排石汤，加味硝石矾石散，益气排石汤）

#### （1）排石三方

主要为湿热蕴结，伤津灼液，尿中杂质成为结石。结石日久，反复损伤血络，又可形成血瘀气滞，因此在治疗上当以清热利湿、活血排石为主，随症加减。

处方一：清利排石汤。

【组成】当归9 g，赤芍15 g，牡丹皮9 g，川牛膝12 g，金银花15 g，蒲公英24 g，川木通9 g，防己9 g，黄柏9 g，金钱草30 g，石韦30 g，萹蓄24 g，海金沙15 g，滑石18 g，甘草3 g。

本处方以当归、赤芍、牡丹皮行血化瘀；川牛膝引药下行；金银花、蒲公英消肿清热；川木通、防己、黄柏、石韦、萹蓄苦寒燥湿清热；金钱草、海金沙利下焦水而治砂淋；滑石、甘草清热通淋，共奏清热利湿、活血排石的作用。如尿血，可加白茅根30 g，黑地榆12 g。如腰腹疼痛，可加乌药12 g。

处方二：加味硝石矾石散。

【组成】硝石（火硝）15 g，白矾9 g，滑石27 g，甘草6 g。

上药研粉，每次服3 g，早、晚各1次。如服药后有恶心感觉者，可将药面装入胶囊内冲服。方中硝石，苦寒无毒，治五淋，消积热，破积散坚，能消诸石，为本方之主药；白矾，酸寒无毒，通小便祛湿热；滑石、甘草，清热通淋。故本方有消石、排石、清热、利水的作用。与上方汤药可同时并用。

如肾或输尿管结石，经服上方结石下移至膀胱，同时下焦湿热已清，可改用益气健脾、通阳渗湿法以增加膀胱的气化功能，促使结石随尿排出体外。

处方三：益气排石汤。

【组成】黄芪30 g，党参15 g，白术9 g，茯苓15 g，桂枝6 g，泽泻12 g，薏苡仁30 g，巴戟天12 g，菟丝子24 g，海金沙15 g，甘草3 g。

方中黄芪、党参、白术、茯苓、甘草、泽泻、薏苡仁，益气健脾、淡渗利湿；桂枝配巴戟天、菟丝子，温肾通阳，助膀胱气化而增强排尿功能；海金沙，利水而治砂淋。故本方适用于结石下移膀胱，有促进排出的作用。

如结石直径较大，经较长时间服药，效果不显著者，应采取手术治疗。

**（2）治疗验方**

①金钱草60 g，海金沙30 g，水煎服。

②金钱草60 g，海金沙15 g，鸡内金6 g（研面另冲），水煎服。

③针灸：

【主穴】肾俞、三阴交、足三里（均取患侧穴），阿是穴（根据X线照片，确定结石位置，在结石稍上方取穴）。

【配穴】小便短赤，配阴陵泉；脐旁痛，配天枢；小腹痛，配归来；

上腹痛，配章门。

【手法】用强刺激。

## 5. 张琪大师心悟：辨虚实夹杂；破瘀活血，通淋涤石，消坚排石，温阳消积水

### （1）虚实夹杂，周密辨证

张大师强调首先要认清病因病机，结石积于膀胱则影响其气化功能，尿出不利，甚则欲出不能，窘迫难受，痛引小腹；结石滞留于肾，则影响肾司二便之职，砂石阻滞，则气血运行不畅而阻滞，故不通则痛。砂石伤络则出现尿血，若久病耗伤肾中阳气，不能正常运化水液，则水湿停聚，而发为肾积水。

张大师认为本病的辨证要点，首先要区分证候的虚实。一般来讲，实证起病急、病程短，疼痛程度较为剧烈，发作大多较为频繁，往往尿血颜色鲜红，小便灼热疼痛，或小便突然中断，尿路疼痛难忍，甚则表现为癃闭等。虚证大多为久病不愈，正气虚损，往往疼痛并不特别剧烈，尿色淡红或夹有血丝，同时伴有脏腑气血虚损表现。就疼痛发作的性质和表现来讲，一般胀痛、钝痛多为实邪湿热阻滞气机，病在气分；阵发性腰腹绞痛，或痛引他处，或小便突然中断，尿道有如刀割，多为有形实邪阻滞水道，气血阻滞，筋脉拘挛所致；如痛如针刺，固定不移，按之痛甚，或可触及有形包块者，大多为砂石盘踞，气滞血瘀停聚所致。如疼痛绵绵发作，喜揉喜按，伴有腰部长期酸楚不适，不耐劳累，则多为气血亏虚，腰腹失养所致。另外，对于尿血情况也要注意辨别，尿血实证大多由于砂石损伤或湿热灼伤血络，迫血妄行所致；虚证则由于病情迁延，肾阴不足，虚火伤络或气血耗伤，脾不统血而成。如尿色鲜红，小便灼热疼痛，多为下焦湿热，迫血妄行，尿色淡红或夹有血丝，多为湿热余邪不尽或虚火灼伤血络，腰酸乏力，以镜下血尿为主，大多为气血虚耗，脾不统血，尿血紫暗，或有血块，少腹硬满，多为内有瘀血。如尿血发生于疼痛或劳累之后，多为砂石活动，损伤血络所致。对于女性患者，如平素尿血、腰痛，月经过后，明显减轻者，多为瘀血阻滞；若月经过后尿血、腰痛明显加重者，则大多为气血不足。本病初起多为实证，久病伤及正气，或为气虚，或为阴虚，或为肾气不足，而砂石未去，故为虚实夹杂之证。在治疗上必须消补兼施，寒温并用，方能取效。

### （2）破瘀活血，贯穿始终

张大师在结石的治疗中，强调活血化瘀。张大师发现结石为形实阻滞于肾，病势已较严重，仅用一般活血药桃仁、红花、丹参之类，恐难收

效，必须应用三棱、莪术之类破血祛瘀之品。三棱破血行气、消积止痛。若结石大难以排出，则可加入甲珠、皂角刺以助其散结消坚。王不留行、川牛膝活血通经，利湿通淋，二者药势趋下，相须为用，导石下行。

张大师治疗肾结石喜用芒硝、大黄，其认为结石阻滞于肾，在某种程度上相当于积聚。芒硝泄热通便，润燥软坚。大黄具有较强的活血化瘀作用，无论新瘀、宿瘀均可应用。这里取芒硝化石消坚破瘀，配以活血化瘀、破积滞，经过大量临床实践证明具有较好的化瘀排石作用。但芒硝、大黄为攻下之峻剂，不宜用量过大，一般以 5～10 g 为宜。另外，应注意辨别患者体质，以年轻体健实证明显者，用之为宜，年老体虚者则不宜。病理研究发现，长期结石刺激可以促进尿路鳞状上皮广泛变性而发生癌变。药理证明，活血化瘀药能够改善微循环；抑制纤维母细胞合成胶原，对发生透明均质样变的胶原纤维可以使其疏松化或恢复正常；降低炎症反应，减少渗出，促进炎症吸收，并使炎症的病灶局限化，抑制炎性肉芽肿形成，因而能充分降低感染过程的病理损害；还可以增强网状内皮系统的吸附功能以及白细胞的吞噬能力，使血肿以及其他坏死组织易被巨噬细胞吞噬吸收。同时，莪术、三棱等活血破瘀药具有明确的抗癌作用，能有效保护局部上皮，防止其发生癌变。另外，结石阻滞日久，往往与周围组织发生粘连，大量临床实践证明，化瘀、破气之药三棱、莪术、青皮、枳实之类，有利于粘连松解，砂石排出；但化瘀破气之品有耗伤正气之弊，对于年老体弱者，应注意适当加入黄芪、党参、生晒参之类以鼓舞正气。

### (3) 通淋涤石，衷中参西

经过大量临床实践，张大师发现本病起病多由膀胱湿热久蕴，煎熬水液，日积月累，聚为砂石而成。砂石阻塞日久，进一步壅遏气血，郁而化热，二者之间互为因果，形成恶性循环，而导致砂石体积日益增大，数目增多，促使病情进一步恶化。张大师不拘泥于传统的理法方药，相反对于西医的病理药理成果主张中西汇参，衷中参西。西医强调除了常见症状疼痛和尿血之外，由于长期尿路梗阻，往往继发感染，部分患者可以并发严重的肾积水，造成慢性肾衰竭。张大师强调利水通淋、清利下焦湿热为治疗本病的又一重点环节。实践证明，对于缓解症状、促进溶石排石、改善预后都具有良好的促进作用。

张大师临床善用海金沙、石韦、车前子、瞿麦等，为治疗石淋要药。其中车前子经现代药理证明，具有促进输尿管蠕动的作用，尤其适用于输尿管结石；滑石甘寒滑利，利尿通淋，为排石常用之品。瞿麦除利水通淋外，尚有活血通经之功。本病伴有湿热之象者，用之尤宜。药理研究证明利水通淋清热药不仅本身能抑菌杀菌，而且可以清除细菌产生的内毒素。中药对内毒素导致机体损伤的保护作用主要有 4 个方面：直接清除内毒素；抗内毒素诱发的细胞因子或炎性因子作用；改善微循环和血流变作用；对脏器和组织细胞的保护作用。

### （4）消坚排石，必用"三金"

众所周知，治结石必用"三金"，即金钱草、海金沙、鸡内金。如具体为胆结石则加郁金、香附等开郁行气之品；肾结石则加木通、滑石清热利水通淋之品，但临床疗效往往不尽人意。张大师提出，结石停留必使气血阻遏，而结石的排出又必须依赖气血宣通来加以推动，故在应用清利湿热基础上，必须伍以行气活血、软坚化积之品，一方面宣通气血，另一方面又可促使结石溶化，同时结石阻滞于肾，使气血运行不畅，往往伤及肾中阳气，故在临证治疗时应注意观察，酌情加入补肾助阳之品。

### （5）治疗积水，温阳化气

肾结石日久大多伴有肾积水，张大师发现中医辨证肾积水多为寒证。肾阳功能有三，一为助胃腐熟水谷；二为助脾化气行水；三为助膀胱蒸腾化气。结石阻滞于肾，日久使气血运行不畅，则必伤及肾中阳气，肾阳虚衰，气化功能不足，水湿停聚，则积水成矣，结石多由膀胱湿热久蕴，煎熬尿液，尿液浓缩，聚而成为砂石。肾阳虚衰，无力驱邪外出，则湿热毒邪蕴蓄不除，故肾积水患者往往表现为泌尿系统感染反复不愈。治疗肾积水须以温阳化气为首要治则，常用药物如附子、桂枝、乌药等；其次要注意清热解毒利湿，去其湿热毒邪，常用药物如败酱草、金银花、连翘、桃仁等。另外还要注意酌加行气药，如木香、青皮、橘核、川楝子入肝经之药在引药至病所的同时行气郁结、消滞止痛。

张大师在治疗本病伴有肾积水时喜用威灵仙，此处取其走窜之性，通经络、散瘀积之功。经过大量临床实践证明，威灵仙对肾结石有良好的治疗作用，肾结石伴有肾积水用之尤为适宜，对于年高体虚，在桂枝、附子、乌药等大量补肾温阳药作用下，收效亦为满意。

### 参考文献

[1] 邓铁涛. 邓铁涛临床经验辑要 [M]. 北京：中国医药科技出版社，1998：98 -99
[2] 郭子光. 治疗泌尿系结石的几点经验 [J]. 成都中医学院学报，1994，17（1）：17 -20
[3] 李玉奇. 中国临床家李玉奇 [M]. 北京：中国中医药出版社，2001：85 -86
[4] 李振华. 常见病辨证治疗 [M]. 郑州：河南人民出版社，1979：206 -208
[5] 孙元莹，吴深涛，王暴魁. 张琪大师治疗肾结石经验介绍 [J]. 时珍国医国药，2007，18（7）：1791 -1792

# 癃　闭

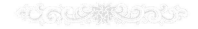

## 1. 邓铁涛大师心悟：三焦气化不利为病机；区别癃闭与尿潴留，分四型论治

### （1）病机为三焦气化不利

小便的通畅有赖于三焦气化的正常，而三焦的气化又靠肺、脾、肾三脏来维持，故当肺、脾、肾的功能失调，导致三焦气化失常时，则可发生癃闭。另外，尿道阻塞也能引起癃闭。

上焦气化不利：肺为水之上源，主通调水道，下输膀胱。当感受外邪或过食燥热食品，引起肺热壅盛，肺气不能肃降时，则水道之通调受阻，从而发生癃闭。

中焦气化不利：脾主运化，升清降浊，当饮食不节，损伤脾胃，致脾胃运化失常，不能升清降浊，则可导致癃闭的发生。

下焦气化不利：因年老肾气渐衰，或久病，或劳倦过度，损伤肾气，致膀胱气化不利而发生癃闭。

尿道阻塞：跌仆外伤，瘀血凝滞，或肿块、结石，或腐精败血阻塞尿道而发生癃闭。

### （2）癃闭与尿潴留的区别

各种原因引起的尿潴留均属癃闭范围。但癃闭还包括各种原因引起的无尿症。若有肾病水肿的病史，由于病情加重而出现尿少、尿闭，伴有口中有尿味、恶心、呕吐等症状，多属肾衰竭引起的尿毒症。因高热、出汗多，或严重的呕吐、腹泻等原因，导致体内液体量不足时，也可出现尿少甚至无尿。男性老年患者，排尿不畅，点滴而出，良久方能排出而不尽，小腹胀满不适者，应考虑为前列腺肥大或炎症等。小便时塞时通或尿如细线，小腹胀痛者，可能为膀胱结石。

### （3）分型论治

癃闭的治疗，一般病在上焦宜清热宣肺；病在中焦宜健运脾胃；病在下焦宜温补肾阳，尿道阻塞则宜祛瘀散结。

1）肺热气壅

症见小便不通或点滴而出，咳嗽气促，咽喉干燥，烦渴欲饮，舌苔薄黄，脉数。治以清热宣肺利水，方用清肺饮加味。

【组成】黄芩12 g，桑白皮15 g，茯苓15 g，栀子10 g，车前子15 g，木通10 g，桔梗12 g，苦杏仁12 g，荆芥10 g，防风12 g。

2）膀胱湿热

症见小便不通或点滴而出，尿黄赤、小腹胀满难忍，烦躁不安，口渴，或大便秘结，舌红，苔黄腻，脉滑数。治以清利湿热，方用导赤散合滋肾通关丸加味。

【组成】生地黄20 g，木通10 g，淡竹叶10 g，甘草 6 g，黄柏12 g，知母12 g，肉桂（焗）5 g，车前子15 g，牛膝12 g。大便秘结加大黄（后下）12 g。

3）尿道阻塞

症见小便点滴而出，或尿出如细线，或时通时塞，或阻塞不通，小腹胀满疼痛，舌质紫暗或有瘀斑、瘀点，脉涩或细数。治以祛瘀散结、通利水道，方用抵当丸加味。

【组成】大黄10 g，当归尾10 g，生地黄20 g，穿山甲12 g，芒硝12 g（冲服），桃仁12 g，肉桂（焗）5 g，牛膝15 g，丹参20 g，车前子15 g。

4）脾肾阳虚

症见小便不通或点滴而出，排尿无力，面色㿠白，四肢不温，腰以下冷，腰膝酸软，舌质淡，脉沉细，此属肾阳虚；如面色萎黄，神疲乏力，食少，大便稀烂，腹胀，肛门下坠感，舌质淡，脉缓弱，此属脾虚中气下陷。治以温补肾阳、化气行水，方用济生肾气丸加减。

【组成】熟附子12 g，肉桂5 g，熟地黄15 g，山药15 g，山茱萸10 g，泽泻15 g，茯苓15 g，淫羊藿10 g，鹿角胶（熔）15 g，牛膝15 g，车前子15 g。

脾虚中气下陷者治宜补益中气，升清降浊。方用补中益气汤加味。

【组成】黄芪30 g，炙甘草 6 g，党参20 g，当归12 g，橘红 6 g，升麻 6 g，柴胡 6 g，白术12 g，肉桂1.5 g，车前子15 g。

### (4) 简便疗法

①用消毒棉签拭咽喉部取吐，或拭鼻中取嚏。适用于肺热气壅者。

②大蒜头 1 个，栀子10 g，食盐少许，捣烂摊纸，贴脐部，用布包好。适用于湿热癃闭。

③活田螺 1～2 个捣烂，加麝香 0.3 g 或冰片0.5 g，直接敷脐部。适用于尿道阻塞。

④食盐 500 g，吴茱萸20 g或生葱250 g，共炒热，布包熨脐腹部。适用于虚证癃闭。

⑤针灸或按摩关元穴。适用于虚证癃闭。

### (5) 注意事项

癃闭有轻、重、缓、急不同。癃，病势较缓；闭，病势较急。由癃转闭者，为病势较重，若并见小腹胀满疼痛，胸闷气喘，呕吐，甚至神昏不识人等，则属危重证候，宜送医院诊治。

癃闭虽为膀胱气化不利所致，但根据"上窍开则下窍自通"的理论，在临证时可适当用桔梗、紫菀、升麻、苦杏仁等开提肺气之品，以开上通下。如上述采用的取嚏及探吐法即属此意。

在采用针刺或按摩治疗时，要注意针刺的深度，按摩时手法要柔和，以免损伤膀胱，引起变证。若经各方治疗仍未效，小腹胀痛难忍，当用导尿法等，以缓暂时之急。

## 2. 郭子光大师心悟：膀胱气化失司为病机；解除尿潴留五法

### (1) 病机为膀胱气化失司

急性尿潴留，中医学称为癃闭，其基本病机为膀胱气化失司。引起膀胱气化失司之由可因实邪阻滞，如砂石、瘀血等；可因脏腑气机失调，如肺失肃降，脾失转枢，肝失疏泄，肾失开合等；亦可因下焦湿热蕴结所致。治疗之要，在于标本并行。治标，当以通为用，着重通膀胱之闭，促使立即排出已潴留的尿液。治本，当求其所因，恢复化气行水的功能，以免排尿之后再潴留。其治本之法，将分别在各科疾病中叙述，这里只介绍治标排尿以解除潴留的方法，可酌情选用。

### (2) 解除尿潴留五法

1) 外敷法

①葱白 500 g，切细炒热，分两份，以布袋包之，热熨脐下，冷则更换，交替使用。

②蚕沙 300 g，茴香 100 g，混匀，均分两布袋装，蒸热后熨敷脐下，交换使用，注意避免烫伤。

③麝香 0.2 g，血竭（或肉桂）3 g，共研细末，填脐中，以纱布覆盖，胶布固定。如辅以上述任一药袋熨之更妙。

以上诸法可用于各种尿潴留。

2) 按摩法

按压耻骨上方曲骨穴区，由轻至中等重，直到尿排尽为止，此法对神经性尿潴留多有效。

3) 针灸法

取穴中极、气海、三阴交、阳陵泉、足三里等，强刺激，多捻转提插。体虚者，加灸关元。

4）诱导法

以流水声诱导之（可以磁带录放流水声），对有些精神因素引起的尿潴留有效。

5）外导法

经上述治疗无效，而小腹胀满特甚者，需用外导法。所谓外导法，即古人用葱管导尿的发展——现代导尿术进行。

## 参考文献

［1］邓铁涛，欧明 . 中医内科 ［M］. 广州：广东科学技术出版社，1984：119 -123

［2］郭子光 . 现代中医治疗学 ［M］. 2 版. 成都：四川科学技术出版社，2002：34

# 关　格

### 何任大师心悟：脾肾阳亏，水浊内聚为病机；治主当缓，治客当急；重视利导与限食

#### （1）病机为脾肾阳亏，水浊内聚

关格以小便不通与呕吐为主症。多见于水肿、癃闭、淋证等病的晚期。多由脾阳亏损、肾阳衰微、阳不化水、水浊逗留浊邪壅塞三焦、气化功能不得升降所致的危重大证；西医泌尿系统疾病引起的慢性肾功能减退，如肾性尿毒症，包括慢性肾炎、慢性肾盂肾炎、肾小球动脉硬化性肾病、糖尿病性肾病、肝肾综合征等；肾性尿毒症，包括肾结石。其他有关疾病晚期引起急性肾衰竭出现关格症状者均可参考关格辨证论治。可见关格是由各种疾病发展到脾肾阳衰、阳不化湿，使水浊内聚而成。故而脾阳亏损、肾阳衰微是关格之本。邪壅三焦，三焦不行，累及心、肺、脾、胃、肝、肾等脏腑，这是关格之标。病变部位在肾与膀胱，但以肾为主。

#### （2）治主当缓，治客当急

关格证的治疗，脾肾阳虚要慢慢补益，而祛浊邪则要快捷健脾肾，可用理中丸、肾气丸等。而祛浊邪则实脾饮、温胆汤、苓桂术甘汤等选而用之。若重者见邪陷心包则以开窍清心，凉血解毒亦可酌用。历来治关格常用方为千金温脾汤，这是通腑降浊法的古代良方。

#### （3）重视利导与限食

何大师对关格的认识：①从目前阐明的关格机制，乃为肾衰竭、尿毒症危象，而演变到此阶段，除急性肾衰竭，可由疫毒、温病、中毒、创伤、厥、脱等因素外，肾及肺、脾三焦气化失常，除明确原发病症作适当治疗外，可选用利导之法。如以五苓散、猪苓汤利小便，以大承气汤导大便。并可用大黄30 g，牡蛎 60 g（或大黄30 g，当归30 g），水煎，每次100 mL，保留灌肠，每日1～2次，也有一定疗效。至于慢性肾衰竭，则除了水肿、癃闭、淋证、肾痨等晚期者以外，亦有肾系肿瘤等病手术以后肾功能从不全逐渐到衰竭。有的病程甚长，则必须考虑到原发病的临床表现加以适当治理，其慢性肾衰竭常有乏力、四肢不温、面色㿠白或晦暗、食欲减退、白天尿少而夜间尿量增加，时有恶心呕吐，口出秽气。此时何大师常视病情，以温脾汤加积雪草、姜竹茹等治疗。严重者症状加重，少尿乃至无尿，烦躁甚至昏迷，此时除服中药之外将结合血液透析综合治疗。②慢性肾功能不全患者由于病程较长，有些症状不明显，但检查肾功能，血肌酐、尿素氮等均升高。此时除药物治疗外，还需注意患者饮食的控制。每日限制含蛋白质食物的摄入量。而且要注意不可误用有损肾功能的中西药物。注意到这些，肾功能的损害将有可能缓慢些。

## 参考文献

何任. 何任医学经验集［M］. 杭州：浙江科学技术出版社，2005：458－460

# 遗 精

## 邓铁涛大师心悟：封藏失职，精关不固，不全属肾亏；分四型论治

### （1）病机为封藏失职，精关不固

肾藏精，以封藏为正常，如肾脏本身亏损，或因心火亢盛干扰，或因脾胃湿热下注，致肾封藏失职，精关不固而发生遗精。

劳神过度，耗损心阴，心火亢盛，心火不下交于肾，肾水不上济于心，导致心肾不交，心火扰动精室，精关不固而发生遗精。

早婚，房室过度，年少无知而频于手淫，耗损肾之阴阳，肾阴虚则相火偏亢，相火扰动精室而发生遗精；肾阳虚则精关不固而发生滑精。

饮食不节，损伤脾胃，水湿内停，酿成湿热，湿热下注，扰动精室而发生遗精。

### （2）不全属肾亏

成年男子偶有遗精，次日无不适症状，这是正常现象，不需服药治疗。若遗精频发，伴有头晕、失眠、心悸、腰酸、乏力、阳痿等症状，多属性神经衰弱。若阴部胀痛，伴尿频、尿急、尿前后有白色黏液流出，夜间易发生遗精，多属前列腺炎或精囊炎等。上述疾病是否都属肾亏，则要临证时辨别才能确定。

### （3）分型论治

遗精一证，阴虚而无热象者，多为肾虚不固；阴虚兼有热象者，多为阴虚火旺；热象兼有湿者，属下焦湿热。所以治疗上不能一见遗精就滥用收敛固涩药。

1）心肾不交

症见梦中遗精，夜寐不安，头晕心悸，精神不振，疲倦乏力，小便短黄而有热感，或口舌生疮，小便热痛，舌尖红，脉细数。治以滋阴清火，方用知柏地黄丸加味。

【组成】知母12 g，黄柏10 g，生地黄15 g，山茱萸10 g，山药15 g，牡丹皮10 g，泽泻12 g，远志6 g，黄连6 g，茯苓12 g。

2）肾阴不足

症见遗精，头晕眼花，耳鸣腰酸，神疲倦怠，身体消瘦，舌红少苔，

脉细数。治以滋阴固摄，方用六味地黄丸加味。

【组成】熟地黄15 g，山茱萸10 g，山药18 g，茯苓15 g，泽泻12 g，牡丹皮10 g，芡实15 g，金樱子18 g，莲须10 g，煅牡蛎（先煎）30 g。

3）肾气不固

症见遗精频繁，甚至滑精，面色苍白，头晕眼花，精神委靡不振，耳鸣，腰酸软，畏寒肢冷，舌质淡，苔白，脉沉细。治以温肾固摄，方用右归丸合金锁固精丸加减。

【组成】鹿角胶（熔化）15 g，熟地黄15 g，山药15 g，山茱萸12 g，枸杞子15 g，菟丝子15 g，熟附子12 g，肉桂5 g，芡实15 g，莲须10 g。

4）湿热下注

症见遗精或尿后有精液外流，口苦口干，心烦，小便短黄而热，舌质红，苔黄腻，脉滑数。治以清热利湿，方用龙胆泻肝汤加减。

【组成】龙胆草10 g，栀子10 g，黄芩12 g，泽泻15 g，木通10 g，车前子15 g，生地黄15 g，柴胡6 g，黄连6 g，甘草6 g。

### （4）简便疗法

①金锁固精丸，每次1丸，每日2次。适用于肾虚遗精。

②猪腰1对，杜仲30 g或核桃仁30 g，同煮食。适用于肾虚遗精。

③山药120 g，每日早上煮烂，加食盐少许，调味后服。适用于各型遗精。

④鹿角粉、煅牡蛎、生龙骨各等份，共研细末，炼蜜为丸，每次6 g，每日2次。适用于各型遗精。

### （5）注意事项

①成年未婚男子或婚后夫妻分居者，1个月遗精1～2次，属正常现象。若遗精过频，每周2次以上或每日几次，甚至白天精液滑出，伴有头晕、心悸、耳鸣、腰酸、乏力、失眠等，则属病态，须及时治疗。

②本证发生多与神经衰弱有关，治疗不能单靠药物，须多做解释工作，以消除顾虑。也要妥善安排生活，节制性欲；夜间进食不宜过饱，饮水不宜过多，少进辛辣刺激性食物；睡时以侧身屈卧为宜，有尿意应立即起床排出，被褥不宜太厚，衬裤不宜过紧等。

③治疗本证除辨证用药外，尚可选加一些镇静止涩药，如酸枣仁、龙骨、牡蛎、金樱子、五味子、五倍子、桑螵蛸、莲须、山茱萸等，则效果较好。久病不愈，可用甘淡养脾药，如山药、芡实、莲子、酸枣仁、人参等，连服多次也常有效。

### 参考文献

邓铁涛，欧明. 中医内科［M］. 广州：广东科学技术出版社，1984：126－129

# 肾 风

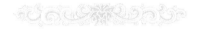

**任继学大师心悟：以肾为本，以肺、脾、三焦为标，分急慢性论治**

本病的病位，以肾为本，以肺、脾、三焦为标，因肾为元气之根；脾是生气之源，肺主诸气；三焦者，主出气，以温肌肉，充皮肤，温煦脏腑，是为一身生理之气化者也。

**（1）急性肾风的证治**

急性肾风，起病急，也有隐匿而病者，其证以睑肿如卧蚕状、尿少、腰痛、眩晕，渐致颜面、胸腹、四肢浮肿，舌质淡红，苔白腻，脉多沉缓或滑数象。若治疗及时得当可以痊愈。若失治误治则可能转为慢性肾风，或转为肾衰竭、水毒、血极之危症。

对于急性肾风，任大师在治疗上用土茯苓 200 g，紫荆皮15 g，马勃10 g，藿香15 g，生地榆25 g为主，再据病情不同而临证化裁：病发于风寒者，加麻黄10 g，苦杏仁5 g，桂枝5 g，藿香叶15 g，生姜 3 片，大枣 3 枚；毒邪已解，加生槐花50 g，豆蔻15 g，女贞子50 g；病发于风热者，加前胡15 g，羌活15 g，牛蒡子15 g，蝉蜕15 g，大青叶25 g，茜草15 g，藿香15 g；表已解者，加女贞子50 g，覆盆子15 g，生槐花50 g，豆蔻15 g，茜草15 g；病因于湿热，加豆蔻皮15 g，藿香15 g，佩兰15 g，黄芩15 g，黄柏15 g，苍术15 g，女贞子50 g；若湿清毒解，加豆蔻15 g，白术15 g，女贞子50 g，芡实20 g，山茱萸15 g，鸡冠花15 g，茜草15 g；病由寒湿所致者，加仙茅15 g，淫羊藿15 g，韭子15 g，豆蔻15 g，白术20 g，九香虫15 g。

**（2）慢性肾风的证治**

慢性肾风，属难医之疾，多不浮肿，唯全身乏力，腰酸楚、口淡、小便短少（或多尿尤以夜间为甚），或腰酸不适，头晕等。

任大师对慢性肾风的治疗，用土茯苓20 g，爵床50 g为主，然后再因人而异，灵活化裁：脾肾阳虚者，加仙茅15 g，菟丝子15 g，白术15 g，鹿角胶15 g，砂仁15 g，茜草15 g，黄芪50 g；脾肾阴虚者，加淡菜15 g，龟胶10 g，杞果20 g，女贞子50 g，白术15 g，石斛25 g，豆蔻10 g，熟地黄15 g，茜草15 g，黄精15 g；肾气失调者，加芡实30 g，山茱萸20 g，紫河车粉10 g（冲），覆盆子20 g，巴戟天20 g，砂仁15 g，茜草15 g，鹿内肾粉15 g（冲）；若患者肺肾失助，则加炙黄芪25 g，炒白术15 g，炒防风5 g，老燕菜粉15 g（冲），砂仁10 g，山茱萸25 g，鹿角胶10 g，龟胶15 g，炙甘草15 g。若转为肾衰竭，其证往往虚实难辨，水火难分，气血难明，阴阳难判。因此，诊断与辨证十分重要。

其中脾肾阳衰者，任大师用仙茅15 g，韭子15 g，鹿角胶10 g，鹿茸粉5 g（冲），龟胶10 g，白术15 g，土茯苓20 g，爵床50 g，党参15 g，砂仁10 g，杞果15 g，茜草10 g。脾肾阴竭者，则用淡菜15 g，阿胶15 g，炒熟地黄20 g，龟胶10 g，黄精15 g，砂仁10 g，爵床50 g，土茯苓20 g，白术15 g，佛手15 g，石斛20 g，女贞子50 g。精血亏虚者，用龟胶15 g，鹿角胶15 g，黄精20 g，淡菜25 g，白术15 g，鲍鱼25 g，山茱萸25 g，爵床50 g，豆蔻15 g，土茯苓20 g，羊羔肉15 g，甲鱼1具。水毒湿浊逆者，则用沉香15 g，豆蔻5 g，爵床50 g，土茯苓200 g，威灵仙15 g，苍术20 g，地肤子15 g，陈皮15 g，佩兰15 g，猪苓10 g，炒牵牛子5 g。虚风内动者，则用紫河车粉10 g（分3次冲），生白芍5 g，沉香15 g，灵磁石10 g，熟地黄15 g，龟板20 g，羚羊角5 g，淡菜15 g，黄精25 g，钩藤15 g，天竺黄15 g。

患者若高度浮肿或无浮肿，颜面苍白或㿠白、头晕、乏力、身痒、恶心呕吐者，是为水毒证，为继续恶化的证候，是因肺气衰，脾气竭，肾气绝而成，治疗上比较困难。任大师主张凡浮肿不消，尿少（或无尿）者，则用千金鲤鱼汤治之。组成：鲤鱼1尾（150～200 g，去鳞杂），赤小豆50 g，茶叶15 g，大蒜10瓣，商陆15 g，砂仁10 g，寒加附子10 g，干姜5 g，煮烂食之，每日1次，有助于消肿利水，并用复肾散。组成：海狗肾、海马、鲍鱼、海米、淡菜、鹿角花盘、蛤蚧、土茯苓、紫河车、竹茹、杞果、菟丝子、川续断、熟地黄、砂仁、山茱萸、西红花，共为细末，每次5 g，每日3次。

## 参考文献

[1] 任继学．任继学经验集［M］．北京：人民卫生出版社，2009：192-194
[2] 宗秀芝，南红梅．任继学教授治疗急慢性肾风用药经验［J］．中国社区医师，2008，24（24）：4-8

# 肾　炎

## 1. 周仲瑛大师心悟：辨虚实、脏腑、标本；补虚清利五法；分四型论治

### （1）辨虚实、脏腑、标本

1）辨虚实

周大师认为，在慢性肾炎尿蛋白的诊治中，虚实的辨证尤为重要。虚证主要表现为脾肾两虚。虚而有寒证，见形寒肢冷，脸色苍白，下肢浮肿，小便清长，大便稀溏，舌淡苔白，脉沉细无力。虚而有热证，表现为五心有热，潮热盗汗，失眠遗精，尿黄便结，舌质干红少津，苔少色黄甚至无苔，脉细数而弱。实证也是虚中夹实，以虚为本，肺脾肾虚弱，外邪乘虚而入，正所谓"邪之所凑，其气必虚"；或外邪与内邪相合加剧脾肾损伤，此时正虚与邪盛交结一起，周大师认为，辨证时要纵观患者的病史，既往用药特点及全身临床症状，正确辨别虚实。

2）辨脏腑

周大师认为，慢性肾炎尿蛋白病变脏腑主要在肺脾肾，涉及心肝等五脏六腑。人体的精微物质，由脾化生，由肺宣发，输布五脏六腑，灌溉全身机体，由肾收藏。尿蛋白的生成与肺脾肾三脏虚损密切相关，肺失宣发，输布无权，脾虚则不能升清，谷气下流；肾虚则封藏失司，精微下泄。另外，湿毒内蕴，郁而生热，亦可使肾气不固而精气外泄；热为阳邪，其性开泄，肾受湿热熏灼统摄失职，致精关开多合少，蛋白精微随尿而下。气血来源于脾，封藏于肾，故临床所见的脾肾虚损常在气血阴阳。长期蛋白尿，人体精微大量随小溲而去，不能正常滋养五脏六腑，机体脏腑皆虚；同时脾虚不能正常化生精微，而酿为水湿痰浊，故见低蛋白血症、高脂血症。水湿之邪进一步滞留，浊阴弥漫于脏腑，功能损害，互为因果，恶性循环，出现氮质血症，则病情日趋严重。

3）辨标本

蛋白尿的发生以疾病波及肾脏导致精微下泄，总以脾肾两虚为本。辨证结合原发疾病及临床症状鉴别内外病邪，区分病邪性质，应以"扶正"和"祛邪"，"补虚"和"清泄"为主要治疗原则，分清主次先后。本有肺肾两虚而有外邪入里，如风水相搏，风寒束肺，此时外邪致病表现为急，祛风散邪为要；本有脾肾两虚而外邪引动体内之风疾，如湿热壅肺，痰浊阻肺，此时内邪致病表现为急，清热化痰、芳香化浊为要。周大师认为，本虚标实是蛋白尿的主要病机特征，肺脾两虚，湿浊内阻；肺肾两虚，湿毒浸淫，气虚内热，瘀血阻络；脾肾两虚、水湿内停等是主要病理分型。这些病理证型既见脏腑虚弱之征，又见内邪泛滥之象，正确辨证，分型论治，治宜以本为主，标本结合方可收到预期的效果。

### （2）补虚清利五法

周大师治疗尿蛋白着眼于分清脏腑虚实，结合临床症状，整体调节脏腑功能，控制蛋白流失。治宜扶正补虚为主，清利祛邪为辅。临床治则分为祛瘀通络法、补清兼施法、上清下固法、补中升提法和通补任督法。

1）祛瘀通络法

此法适用于肝郁不舒，气滞血瘀，血不归经，精血外泄病变尿蛋白。治疗以疏肝理气，活血祛瘀，理气通络。使离经之血归于血脉，达到治疗尿蛋白的目的。

2）补清兼施法

此法适用于脾失健运，肾不固精，湿热留恋。治宜清热化湿，健脾补肾，固涩止遗，达到治疗尿蛋白的作用。

3）上清下固法

此法适用于邪热壅肺，膀胱气化失责，肾不固精。治宜清热宣肺，通调膀胱，固肾摄精，防止精血漏泄，达到治疗尿蛋白的作用。曹颖甫《金匮发微》有"大气不运则里气不疏，肺气不开则肾气不降"之说。

4）补中升提法

此法适用于脾气虚弱，中气下陷，清阳不升。治以补中益气，升阳举陷，健脾固涩。张景岳有"下陷者宜提升"之说。

5）通补任督法

此法适用于脾肾阳虚，任督失权。运用温补肾阳，健脾固涩的药物而达不到治疗效果，不能有效控制尿蛋白，从调补任督入手，周大师用药多加鹿茸、紫河车、龟胶、冬虫夏草等血肉有情之品。

### （3）分四型论治

1）气阴两虚、兼夹湿热证

周大师在治疗慢性肾炎早期，仅以蛋白尿为主，不伴有高血压及肾功能异常，辨证为气阴两虚、兼夹湿热之证，方用清心莲子饮加减。

【组成】黄芪50 g，党参30 g，地骨皮20 g，生地黄20 g，南沙参15 g，北沙参15 g，麦冬10 g，柴胡15 g，黄芩15 g，车前子20 g，石莲子15 g，黄柏20 g，猫爪草15 g，鬼箭羽15 g。

周大师通过长期的临床治疗，发现肾小球肾炎初期多表现为气阳两虚，日久迁延则转而伤阴，"阳损及阴"形成气阴两伤，治疗方面要顾及气虚，同时也要顾及阴虚。本方黄芪、党参皆为补气之药，生地黄、南沙参、北沙参、麦冬养阴生津，地骨皮、石莲子、黄柏、黄芩、柴胡滋阴清热，用于治疗肾小球肾炎之尿蛋白，取其益气滋养，清热秘精之效。本方虽然治疗气阴两虚，大剂量黄芪，重于补气。现代药理证实：黄芪有显著减少尿蛋白，调节免疫功能及抗菌之功效。

2）肾气不固，精微外泄证

慢性肾炎蛋白尿、血尿日久不消失，辨证为肾气不足，固涩失司，精微外泄，方用参芪金匮丸加味。

【组成】熟地黄30 g，山茱萸20 g，山药30 g，茯苓30 g，泽泻15 g，牡丹皮15 g，肉桂6 g，附子10 g，黄芪30 g，党参20 g，菟丝子20 g，金樱子20 g。

其中熟地黄、山茱萸补肾阴而益精气；黄芪、党参补气健脾；山药、茯苓、泽泻健脾渗湿；牡丹皮清虚热；肉桂、附子补命门真火而引火归元，再加金樱子以固肾气，菟丝子以益肾添精，临床显示效果甚佳。

3）湿热毒邪蕴结证

慢性肾炎日久，尿蛋白持久不消，辨证为湿热毒邪蕴结，治疗用自拟清热利湿解毒饮。

【组成】土茯苓50 g，草薢20 g，益母草20 g，萹蓄20 g，竹叶15 g，山药20 g，薏苡仁30 g，滑石30 g，白茅根30 g，鬼箭羽15 g，猫爪草15 g，金樱子15 g。

功在清热利湿解毒，用于湿热毒邪蕴结下焦，精微外泄所致蛋白尿。本病日久多夹有湿热，周大师认为，湿热不除则尿蛋白难消，强调应用清热利湿药时，要注意防止苦寒伤脾。本方皆淡渗利湿之品，务使清热不碍脾，利湿不伤阴，以轻灵淡渗取效。金樱子为固涩之品，加入清热利湿药中寓通中夹涩之意。有些患者尿蛋白长期不消，用健脾补肾法难以取效，而由于反复感染，出现一派湿热证候，用此方后蛋白大可消失。

4）肺肾两虚，湿毒浸淫证

慢性肾炎，尿蛋白日久不消，辨证为肺肾两虚，湿毒浸淫，治以自拟益肺补肾解毒利湿方。

【组成】生地黄30 g，南沙参15 g，北沙参15 g，麦冬10 g，玉竹15 g，石斛15 g，白术20 g，山药30 g，玉米须20 g，太子参30 g，薏苡仁30 g，金银花15 g，连翘15 g，土茯苓30 g，猫爪草15 g，鬼箭羽15 g，菟丝子20 g，车前子30 g，黄芪30 g。

功在益肺补肾以固根本，解毒利湿以缓症状，标本兼顾达到治疗慢性肾炎尿蛋白的目的。周大师认为，慢性肾炎的发病及长期尿蛋白难以消除，与机体的免疫功能低下有关。"肺""肾"两脏的中医属性，生理上是"母子"相生，病理上是"母病及子""子盗母气"的关系。上述治法体现了周大师"金水相生，肺肾同治"法治疗肾炎的学术思想。现代医学临床治疗各种肾脏疾病尤其慢性肾炎，广泛且长期服用"金水宝""百灵胶囊"等中成药正是"金水相生，肺肾同治"学术思想运用的体现。

## 2. 李振华大师心悟：责之于肺、脾、肾；分阳水、阴水论治

### （1）肝、脾、肾为病因病机

本病由于致病的因素及损伤的脏器不同，虽均可导致水肿，但其病理性质多不相同。如外感风邪，肺气不宣，风水相搏而形成的水肿，由于邪客肌表，玄府闭塞，内热不能宣散，其病理则多实多热。如脾虚湿留，水湿泛溢而形成水肿，由于水湿可以阻滞气机，郁而化热，可成湿热壅结之病理。这两种水肿，由于多实多热，故亦叫"阳水"。湿热下注，蓄结膀胱，热伤血络，则多出现血尿。因热则病进，病发迅速，多属现代医学的急性肾炎。

如脾阳素虚，湿从寒化；或损伤肾阳，水液不能蒸化。这两种水肿，由于多虚多寒，故亦叫"阴水"。虚寒之病起病缓慢，病程迁延，多属现代医学的慢性肾炎。

肺、脾、肾三脏，各因不同的致病因素，均可形成水肿，如久病失治，从病理演变分析，各脏不是彼此孤立，而是相互联系，相互影响的。一脏有病，不仅可以波及他脏，同时可以彼此互伤，甚至造成相互功能紊乱。如肺失通调，水湿泛溢而成水肿，机体水湿内盛日久，可致湿盛困脾。脾虚失运，不仅水湿更盛，同时脾不能游溢精气于肺（土不生金），可导致肺气更虚，通调水道之力愈弱。如脾虚不运、水湿内盛，水为阴邪，久盛则必损伤肾阳。肾阳虚，水液不能蒸化，开阖不利，不仅水湿更为泛滥，同时命门火衰，既可导致脾阳更虚，又可使肾水上逆，犯肺凌心，出现心肺症状，使肺气宣降之力更弱。此外肺虚不降，又可促使肾阴阳更衰（金不生水）。肾阳亏虚，阳损及阴，肾病及肝，形成肝肾阴虚，肝阳上亢。所以肾炎之病，其病变在肾，其病理与脾、肺密切相关。从一脏发病，如失于及时治愈，可致数脏互相克制，彼此互伤，造成恶性循环。故肾炎病，贵在早治，轻则易愈。如久病不已，肺、脾、肾三脏由虚入损，互相克制，功能紊乱，正气不得升降，阳虚阴逆，湿浊壅滞三焦，阴阳将成闭绝，则为难治之证。多属现代医学肾衰竭的尿毒症。

综上所述，肾炎的病理和肺、脾、肾三脏有关。从肺脏发病的其他病理机制为水风相搏。从脾脏发病的，水湿可以热化和寒化，从病理机制既

可以为湿热互结，又可以为寒湿困脾。从脾、肾发病，其病理机制均可形成脾肾阳虚。同时肾阳亏虚，可阳虚及阴，或素常肾阴不足，在病理上可成肝肾阴虚，阴虚阳亢。这些不同的病理机制，即是肾炎临床辨证治疗的主要内在病理依据。此外实热证的阳水，久延不愈，正气衰弱，水邪自盛，可转为阴水。阴水如复感风热外邪，亦有可能短时转为阳水，但病理与初起阳水应虚实有别。

**（2）辨证论治**

《内经》提出有攻下、发汗、利小便三法。后人在医疗实践中，根据水肿的不同病理，又提出有益气、健脾、温肾、降浊和攻补兼施等法。这些疗法对现在治疗本病，仍有一定意义的研究价值。

1）阳水

风水相搏：

偏于风寒：症见开始眼睑浮肿，继则四肢以至全身浮肿，病势发展较快，尤以面部浮肿明显。小便不利，尿色黄赤，腰及四肢酸痛，气逆咳嗽，甚而咳嗽，恶寒发热，头痛无汗。舌苔薄白，质淡，脉象浮紧。治以发汗解表、宣肺利水，方用加减麻黄加术汤。

**【组成】**麻黄9 g，桂枝6 g，苦杏仁9 g，生桑白皮15 g，白术9 g，茯苓皮15 g，泽泻12 g，陈皮9 g，白茅根30 g。

偏于风热：症见眼睑及面部浮肿，发热有汗，气逆咳嗽，口渴，咽喉肿痛，小便短少，尿色黄赤，腰部疼痛。舌苔黄腻，质红，脉象浮数。治以宣肺止咳、清热利水，方用宣肺消肿汤。

**【组成】**麻黄9 g，生石膏27 g，苦杏仁9 g，生桑白皮15 g，连翘12 g，金银花15 g，白茅根30 g，茯苓皮15 g，桔梗9 g，牵牛子9 g，天花粉12 g，泽泻12 g。若汗多者，上方加黄芪15～30 g以益气固表。

脾虚湿热：症见全身水肿，肿势较剧，腹部胀满，胸闷气短，干呕食少，口渴不欲多饮，腰痛肢沉，小便短赤，或见皮肤疮毒。舌苔黄腻、质淡红、体肥大，脉滑或滑数。治以健脾利湿、清热解毒，方用祛湿消肿汤。

**【组成】**白术9 g，云苓30 g，泽泻12 g，生薏苡仁30 g，防己15 g，黄柏9 g，石韦30 g，大腹皮15 g，豆蔻9 g，赤小豆30 g，滑石18 g，白茅根30 g。若肌肤有疮疡去云苓，加金银花15 g，蒲公英21 g，土茯苓30 g，以清热解毒。如大便秘腹胀、脉证俱实者，加牵牛子9 g，大黄9 g，以荡涤热结。

2）阴水

寒湿困脾：症见全身水肿，时轻时重，腰以下肿甚，脘腹胀满，食少纳呆，口泛清水，四肢沉重，精神困倦，腰凉沉痛，面色萎黄，小便量少，色清或微黄，大便溏。舌苔白腻、质淡、体肥大，脉象沉濡。治以温中健脾、通阳利水，方用通阳消肿汤。

【组成】白术9 g，云苓30 g，泽泻15 g，桂枝9 g，广木香6 g，砂仁6 g，干姜9 g，川椒目6 g，薏苡仁30 g，川续断21 g。若见心慌气短，早晨头面部肿甚，下午腿足肿甚，尿量不少者，证系肺脾气虚，不宜过于分利，上方可去泽泻，云苓减为12 g，加黄芪30 g，党参15 g。

脾肾阳虚：症见水肿严重，两足跗尤甚，面色㿠白，食少腹胀，腰酸腿软，四肢不温，形寒畏冷，大便溏稀，小便色清量少。舌苔白微腻、质淡、体肥大，脉沉细弱。治以健脾温肾、通阳利水，方用温阳消肿汤。

【组成】白术9 g，茯苓皮30 g，泽泻12 g，川椒目9 g，制附子12 g，肉桂6 g，干姜9 g，砂仁6 g。若面色灰暗、怯寒冷甚，神疲倦怠、脉细无力、肾阳偏虚者，可减少分利之药，酌加胡芦巴、巴戟天、淫羊藿等以增加温肾之力；如腹部胀满、食后胀甚、脾阳偏虚者，将肉桂易为桂枝，加广木香、川厚朴等以助脾阳，行气消胀。如水肿基本消失，可减少利水药，加黄芪、党参等益气健脾固正之品以恢复正气。

阴虚阳亢：症见头晕头痛，耳鸣目眩，视力减退，心悸失眠，烦躁，腰酸遗泄，或有微肿，唇红口干。舌苔薄白，质红，脉弦细数。治以滋阴补肾、平肝潜阳，方用滋阴潜阳汤。

【组成】蒸何首乌21 g，川牛膝15 g，白芍15 g，枸杞子12 g，炒杜仲15 g，山药30 g，云苓12 g，牡丹皮9 g，车前子12 g，珍珠母30 g，菊花12 g，钩藤15 g。本证多无烦躁、耳鸣目眩、头痛脉数等，而见神疲乏力、四肢欠温、大便溏等，证系肾阴阳俱虚。上方可去菊花、钩藤，加巴戟天、补骨脂、胡芦巴等温肾之药。

阳虚阴逆，浊壅三焦：本证为慢性肾炎、肾衰竭期出现的尿毒症。即肺、脾、肾三脏功能紊乱，由虚入损，正气不得升降，阳虚阴逆，湿浊不能排泄，壅滞三焦，阴阳将要闭绝之危证。宜中西结合诊治。

症见恶心呕吐，皮肤发痒，面色灰暗，胸闷腹胀，不能饮食，小便短少，大便不爽。舌苔白腻、质淡肥，脉弦细无力。治以温阳降逆、祛湿化浊，方用加减大黄附子汤。

【组成】大黄9 g，附子9 g，党参15 g，陈皮12 g，半夏9 g，云苓15 g，川厚朴9 g。若尿清便溏，腹中凉痛，舌苔白滑，寒浊较盛者，加吴茱萸9 g，干姜9 g；若尿黄而少，舌苔黄腻，呕吐较甚，口中酸臭，浊邪化热者，加黄连9 g，姜竹茹12 g，枳实9 g；若昏迷抽搐，痰热内盛，上蒙清窍者，可用安宫牛黄丸以凉开窍。每次1丸，每日2次。

症见消瘦，神志呆滞，发热，时流鼻血或牙龈出血，口唇红干，视物不清，小便不通，大便秘结，手足抽搐，舌苔焦黄而质红绛，脉象细数者，证系正气虚弱，热入血分。治宜清热、凉血、扶正，方用加味犀角地黄汤。

【组成】广犀角 6 g，生地黄 24 g，牡丹皮 9 g，白茅根 30 g，石斛 15 g，麦冬 15 g，知母 12 g，柏子仁 25 g，党参 15 g。

症见神志模糊，四肢不温，面色灰暗，汗出不止，呼吸微弱，舌质淡红无苔，脉微欲绝者，证系阴衰阳脱。宜服加味生脉散，回阳救脱，益气固阴。

【组成】人参 9 g，麦冬 15 g，五味子 9 g，制附子 15 g，石斛 15 g，生地黄 15 g。

急性肾炎，发病在于肺脾。病理属实、属热。当水肿消失，需服益气健脾之类药物以资调理而巩固疗效，防止转为慢性肾炎。慢性肾炎，发病在于脾、肾，病理多虚、多寒。水肿虽然消退，脾肾阳虚，往往一时难复。脾虚则气血生化乏源，肾虚则不能固摄，精微下渗（蛋白）随尿排出，日久五脏俱损，甚至阳虚阴逆、湿浊内停，出现阴阳闭觉之证（尿毒症）。因此，慢性肾炎水肿消退后，仍必须贵在坚持治疗，有方有守，重于培补脾肾。这对于治疗尿蛋白，改善肾功能将会起到根治的作用。如病情长期稳定，可易汤药为丸剂以便常服，如脾阳虚者，可服理中丸或桂附理中丸；气血虚者，可服八珍丸或十全大补丸；肾阳虚者，可服金匮肾气丸；肾阳虚者，可服杞菊地黄丸；肾阴虚有轻度浮肿者，可服济生肾气丸。

慢性肾炎如外感而诱发水肿加重，可参照阳水（急性肾炎）辨证治疗。但注意根据病理而加固正之药。

（3）验方

①蝼蛄，焙干研粉，每次服 2～3 只，每日 1～2 次。适用于急性肾盂肾炎的脾虚湿热证。

②石韦 20 g，薏苡仁 20 g，水煎服。适用于急性肾盂肾炎的脾虚湿热证。

③玉米须 30 g，白茅根 30 g，水煎服。适用于急性肾盂肾炎的脾虚湿热证。

④干葫芦 1 个（150～250 g），水煎服。具有消肿利水作用。适用于慢性肾炎偏于肾阳虚证。

⑤黄芪 30 g，薏苡仁 60 g，炙龟板 60 g（先煎），水煎服。本方有消肿利水降血压的作用。适用于慢性肾炎偏于阴虚阳亢证。

⑥黄芪 30 g，益母草 9 g，水煎代茶，可连服 1 个月。具有消蛋白尿作用。

### 3. 周仲瑛大师心悟：从肺施治五法，疏风宣肺，益气温阳利水，清肺解毒，顺气利水，养阴补肺

（1）疏风宣肺法

周大师将此法主要用于发汗消肿，疏风重在解表发汗，但宣肺还可以通阳利水，是治疗急性肾炎及慢性肾炎水肿急性发作的主要方法。其临床

表现的显著特征是"阳水"初起，发病急，病程短，眼睑、颜面浮肿，头面及上半身肿甚，皮肤光亮鲜泽或"阴水"复感外邪引起急性发作，肿势加剧。其次为外感证候，或肺系症状，包括发热、恶风寒、头身骨节疼痛、鼻塞流涕、咽痛、咳嗽等。此法在应用上尚有偏于风寒、风热和风湿之别。偏于风寒者，在治疗上需增强宣通肺气，发汗解表的作用，常用麻黄、桂枝之类。偏于风热者，当以疏风宣肺、利水渗湿并重，同时佐以清热解表，常用越婢加术汤治疗。方中麻黄与石膏相伍，一温一寒，一升一降，相互制约，相互为用，共奏疏风宣肺，利水清热之功。偏于风湿者，肢体酸重，在疏风宣肺时酌情选用祛风湿药，诸如羌活、防己之类。从中医药理论来看，急性肾炎的发生或慢性肾炎的加重，与外感风邪有着密切的关系。这种论点与现代医学所说的上呼吸道或皮肤感染后，因变态反应引起肾炎颇为类似。临床药理研究表明，麻黄、防风等具有抗过敏、抗变态反应的作用。以药测证，似可说明，运用疏风宣肺药治疗肾炎，实际寓有抗变态反应的意义。

### （2）益气温阳利水法

周大师认为通过补益肺气，温补肺气可达到恢复人体气机则肿消的目的，适用于急性肾炎初起，有表证但兼有卫表气虚，易汗，怕风，肿势消退不快，脉濡的表现或慢性肾炎急性发作，腰以上肿势加剧，有表证，但有怕冷、畏风等阳虚表现者。常用的方剂如防己黄芪汤或麻黄附子细辛汤。防己黄芪汤是《金匮要略》中治疗风湿在表兼卫表气虚的代表方，方中选用防己，苦泄辛散，祛风除湿，利水消肿，黄芪、白术、甘草与姜、枣相配伍调和营卫，益气固表。麻黄附子细辛汤用于邪入不深在表，阳气虽虚也不甚，用麻黄、附子相配，助阳发汗，使表里之邪速解。现代药理研究表明，黄芪、防己、附子均有扩张肾血管、改善肾血流量，增加肾小球滤过率，消除实验性肾炎尿蛋白的作用。

### （3）清肺解毒法

本法主要通过清解上焦肺经热毒而达到利水消肿的目的。本法主要适用于急性肾炎或慢性肾炎急性发作，表现出毒势偏重者。周大师认为，本法在适应证上的主要特点是"毒"的表现比较突出，以发热、咽喉红肿疼痛、扁桃体肿大，或肌肤疮疡，或伴有颧部红斑、关节痛、皮疹等为主要临床表现，相当于中医"日晒疮""阴阳毒"范畴。外毒多与风、湿毒相合侵袭，热毒之邪袭表，肺失宣降，不能通调水道，下输膀胱，以致发热、小便不利、全身浮肿；热毒蕴结于上，易致肺通调水道不利，以致下焦肾气化不利，膀胱无以分清泌浊，精微随小便而去，形成蛋白尿、管型尿。内毒多因湿邪化热成毒，热毒灼伤血络或阴虚火旺，虚火灼络则形成皮下瘀斑、衄血、尿血；甚则热毒入营血，则见高热不解、神昏谵语、抽搐；热毒内闭则少尿、无尿。又因邪热之毒既可伤阴，又可耗气，日久可见气阴两虚之证。治宜清解肺经的毒邪，药物组成：金银花、连翘、野菊花、蒲公英等清热解毒药，方如五味消毒饮，同时配以轻清上行入肺经的蝉蜕、射干、桔梗、牛蒡子之类的药。若有皮肤感染、肌肤湿疮溃痒者，可配以地肤子、苦参、赤小豆等以清泄湿毒，方如麻黄连翘赤小豆汤。五味消毒饮出自《医宗金鉴》，方中重用金银花，芳香轻清，既善清气血之热毒，又能清宣透邪，配以蒲公英、紫花地丁、野菊花、紫背天葵共奏清热解毒之功。而蝉蜕、牛蒡子、射干、桔梗等入肺经的药，均可清肺解毒。麻黄连翘赤小豆汤出自《伤寒论》，本方既可清热利湿，又可解表散邪，是治疗水肿湿热蕴毒的妙方。从清肺解毒类药的临床实践和实验研究来看，多具有抗感染作用，能控制细菌性炎症，从而防止因反复感染对肾脏所造成的变态反应性炎症，减轻肾脏病理性损害。

### （4）顺气利水法

本法主要通过顺降肺气，达到行水利尿的作用。肺为水之上源，主通调水道，肺气郁闭，水气郁于肌肤间则发为水肿等病症。周大师将本法主要用于急性肾炎或慢性肾炎急性发作，表现出水气上逆者，症见水肿，以腰以上为甚，咳嗽气急，难以平卧，胸胁不舒，咽喉阻塞不利。本法在选药上主要选用开宣肺气药，以达到恢复肺的宣降功能而肿自消的目的。肺为相傅之官，主一身之气，为水之上源，水化于气，气行则水行，气滞则水停；而肾为水之下源，赖肺气以下降，通调水道，归于膀胱，"肺气顺则膀胱之气化而水自行"。药如麻黄、苦杏仁、葶苈子等，方如三子养亲汤、葶苈大枣泻肺汤等。葶苈大枣泻肺汤中葶苈子辛苦寒，能开泄肺气，清热利水，重在泄肺中之水气。

### （5）养阴补肺法

临床主要用于急性肾炎水肿消退后，病程迁延日久或慢性肾炎反复发作的肺虚气阴两伤证，临床表现为低热，干咳，口干，咽喉干痛，甚则经常红肿，扁桃体呈慢性肿大，舌红，脉细数，或自汗，怕风，常因感冒诱发而病情加重，舌淡红，脉细。临床治疗主要通过养肺阴，补肺气，以资其化源，也可起到利尿作用。偏于阴伤者常用药有沙参、麦冬、玉竹、百合、生地黄等，方剂如沙参麦冬汤，以沙参、麦冬为君药，旨在滋养肺胃之阴，生津润燥，配以桑叶、天花粉共奏甘寒养阴之功。偏于气虚者，常加黄芪、五味子等补气固表，常选玉屏风散加减。玉屏风散是治疗肺卫气虚证的一张名方，方中黄芪"入肺补气，入表实卫，为补气诸药之最"，本方用之取其擅补脾肺之气，肺气足则表固卫实，又佐以甘而不燥，药性和缓之防风，以固卫表而御邪，祛外邪而不伤正。现代药理研究表明，玉屏风散具有提高机体免疫力的功效，对实验性肾炎模型有减轻肾脏病变的作用，且内生肌酐清除率下降，尿蛋白定量降低。周大师认为，由于肺虚易感外邪，尤其迁延至慢性期，阴虚与肺热常混为影响，故养阴补肺法与清肺解毒法往往需要结合使用。

上述方法在临床运用时，既有各自的指征和范围，但又相互联系，有时还需结合使用。肾炎是一种顽固性疾病，病程长且易于反复，故在症状得以缓解后，仍须扶正培本。中医药治疗肾炎从整体观念出发，辨证施治，在全身症状得到改善的基础上，使尿蛋白和肾功能获得相应的改善，具有局部与整体的密切关系，治肺则是其中的一个重要环节。

## 4. 郭子光大师心悟：分急性期和恢复期论治

### （1）急性期的一般治疗及分证论治

这个时期要掌握因势利导的原则，或汗或利（通利二便），排出体内水钠潴留的毒物，避免并发症出现，要积极处理，必要时要配合西医疗法，如利尿降压，并发心力衰竭酌情加用血管扩张药（如酚妥拉明）、洋地黄类药物，急性肾衰竭氮质血症时要配合透析疗法。此外，除去诱因、消除感染灶也十分重要。

1）风水证

初期感染征象明显者多见此证，初起目睑浮肿，继而四肢及全身皆肿，小便不利，色黄少，多有恶风，发热，肢节酸重，或咽喉红肿，或咳或喘，舌苔薄白或微黄，脉浮紧或浮数。治以疏风散热、宣肺利水。

【组成】麻黄9 g，白术12 g，石膏30 g，黄芩15 g，桑白皮15 g，茯苓皮15～30 g，猪苓15～30 g，车前子15～30 g，冬瓜皮15～30 g，益母草15～30 g，丹参15～30 g，生甘草6 g。若恶寒、无热，骨节酸重，脉浮紧，苔白而润，表寒证明显者，去石膏、黄芩、冬瓜皮，酌加羌活、防风、生姜皮、大枣之类；咽喉红肿疼痛，口渴，舌尖红，苔薄黄或薄白，上焦风热盛者，酌加薄荷、连翘、金银花、山豆根、蒲公英、桔梗之类；咳嗽痰多，兼痰湿阻肺，酌加半夏、陈皮、苦杏仁之类。

2）湿毒证

见于表证已罢或以湿毒里证为主者（包括肾病型），表现为水肿显著，头面四肢俱肿，胸水或腹水，一身困重，纳呆呕恶，气促痞满，舌苔白津滑或白腻苔，脉弦滑或沉弦。治以燥湿健脾、分利水湿。

【组成】白术15 g，厚朴15 g，大腹皮15 g，茯苓15 g，猪苓15 g，泽泻15 g，生姜皮10 g，赤小豆30 g，桂枝12 g，当归12 g。若胸腹胀满，有积液，二便不利，正气尚盛者，加葶苈子20 g，大枣15 g，另以芫花、甘遂、大戟各等量，煮干研末，每服 1～3 g，以大枣 10 枚煎汤送服，晨起服 1 次；口苦口黏，口渴欲饮，烦躁，尿少色赤，苔黄腻，脉滑数，为湿热内盛，去生姜皮、当归，酌加黄芩、黄连、茵陈、益母草之类，桂枝量酌减；若尿检红细胞多者，去桂枝；皮肤疮疡、脓肿苔黄舌红，脉滑数，去桂枝，酌加蒲公英、连翘、滑石、金银花、土茯苓、紫花地丁、紫背天葵、野菊花之类；面㿠神差，少气懒言，为脾虚湿困，加黄芪 30 g，党参 15 g；若伴畏寒肢凉，脾肾阳虚者，加熟附子 12 g（先煎）。

3）热盛证

多见于出血型，表现为心烦口渴或发热，大便干结，腰痛浮肿，尿血鲜红或鲜肉肠状，小便不畅，镜下大量红细胞，舌苔红，脉滑数或细数。治以清热泻火、凉血止血。

【组成】生地黄 30 g，栀子 15～30 g，黄柏 15～30 g，女贞子 15～30 g，墨旱莲 15～30 g，大蓟 15～30 g，小蓟 15～30 g，白茅根 15～30 g，车前草 15～30 g，滑石 15～30 g，生甘草 6 g。服药后肉眼血尿好转，但尿检红细胞仍多，为瘀热内结，加甲珠 9 g，三七粉（冲服）15 g；五心烦热、舌红少苔为阴虚火旺，苔黄或黄腻为肝阳上亢，酌加钩藤（后下）、天麻、桑寄生、石决明之类。

**（2）恢复期**

症见水肿消退，血压正常，全身情况好转，但微量蛋白尿，镜下少量红细胞可持续数月至数年，穿刺活检有肾组织损伤，甲皱微循环和血液流变性异常也不同程度地存在。治以芳化清利、疏通肾络、甘淡实脾滋肾、轻药缓调。

【组成】太子参 20 g，生地黄 18 g，山药 30 g，芡实 30 g，白术 12～15 g，茯苓 12～15 g，藿香 12～15 g，桑寄生 12～15 g，泽泻 12～15 g，牡丹皮 12～15 g，白茅根 30 g，石韦 30 g。若神差乏力，便溏腹胀，蛋白尿为主者，加黄芪 30 g，焦三仙各 15 g，党参代太子参，减生地黄、牡丹皮；腰酸，手足心热，咽干，舌红，镜下红细胞多，去藿香、白术，酌加女贞子、墨旱莲、大蓟、小蓟、藕节、栀子之类，配合服六味地黄丸，每日一丸。服药应坚持到尿检恢复正常，以后定期检查，做尿常规和内生肌酐清除率检查。

## 5. 张镜人大师心悟：分风水相搏、水湿浸渍、湿热壅盛三型论治

**（1）辨证为风水相搏、水湿浸渍、湿热壅盛证**

1）风水相搏

症见恶风发热，咽痛咳嗽，小溲少利，眼睑浮肿。舌苔薄白质微红，

脉浮。治以发表除湿，方用越婢汤加减。

**【组成】**水炙麻黄5 g，生石膏（先煎）15 g，生白术9 g，炙甘草3 g，生姜2片，大枣3枚。

2）水湿浸渍

症见肢体浮肿继之周身，按之没指，小溲不利，胸闷困倦，泛恶纳呆。苔白腻，舌质淡，脉沉缓。治以通阳利水，方用五苓散和五皮饮加减。

**【组成】**生白术9 g，桂枝5 g，茯苓9 g，炒陈皮5 g，猪苓15 g，茯苓皮15 g，桑白皮15 g，大腹皮15 g，生姜皮9 g。

3）湿热壅盛

症见皮肤疮毒浸淫或脓疮溃烂，发热恶风，颜面浮肿迅及全身，尿少色赤，口苦便秘，舌苔黄腻，舌质红，脉滑数。治以清热解毒、化湿消肿，方用麻黄连翘赤小豆汤合五味消毒饮加减。

**【组成】**麻黄3 g，桑白皮15 g，连翘15 g，赤小豆30 g，生姜皮3 g，野菊花9 g，蒲公英15 g，忍冬藤30 g，炒牡丹皮9 g，绿豆衣30 g，茜草15 g，炒赤芍9 g，紫花地丁15 g，凤凰衣9 g。

**（2）临证心悟**

"风水"名称首见于《素问》，因阙治法，后世多宗《金匮要略》，主用越婢加术汤，按《素问》阐述的病机实与《金匮要略》不尽相同。前者是指肾虚汗出遇风，外风夹内湿，客于玄府，行于皮里，传为胕肿。后者乃是指风邪袭肺，通调失常引起水湿潴留，结合脉浮、恶风、骨节疼痛等外证，仅系表部受邪可知，病机虽异，然外感风邪则一，故《金匮玉函要略辑义》引陈氏《证治大还》说："越婢汤治脉浮在表，及腰以上肿，宜此发汗，兼治勇而劳甚，肾汗出，汗出遇风，内不得入脏腑，外不得越皮肤，客于玄府，行于皮里，传为浮肿，本之于肾，名曰风水。"

肾汗出逢风的证候，浮肿每易反复，不似纯属肺经受风所致的风水，症轻易愈。《素问·水热穴论》"勇而劳甚则肾汗出"之说，是值得引起注意的，唯其"本之于肾"，真气亏损，脾运少健，输化无权，风去湿留，常迁延为患，宜取防己黄芪汤酌加山药、扁豆、黑大豆、茯苓皮等补气行水，健脾益肾。

## 6. 邓铁涛大师心悟：脾肾虚损为主；分四型辨证论治；尤重调补脾气

### （1）脾肾虚损为病因病机

水肿证分阴阳，肾炎病分急慢。急性肾炎发病多急骤，病程短，多属实证；而慢性肾炎则发病多缓慢，病程冗长，腰以下肿甚，多属虚证。前者属于水肿证"阳水"的范围，后者则属"阴水"的范围。急性肾炎主要是由于风、寒、热、湿等外邪侵袭肺肾两经，尤其肺经所致；慢性肾炎则主要因脾肾两脏虚损所致。

慢性肾炎在发病过程中，早期主要表现为脾虚湿困，症见面色㿠白或萎黄不华，身重倦怠，身肢浮肿轻重不一。浮肿严重者，可并见腹胀大如裹水之状，脘闷纳呆，气短自汗，大便时溏，小便短少，舌淡胖有齿印，苔薄白或白腻，脉缓弱。脾虚则气血生化之源不足。若血虚明显的患者，可并见头目眩晕，心悸易惊惕，手足发麻，唇甲淡白，脉兼细等症。至中后期，由于先天与后天密切相关，往往因脾虚损及肾，而表现为脾肾阳虚，症见面色㿠白或灰暗，形寒怕冷，四肢欠温，精神委靡，腰膝酸软，纳呆便溏或五更泄泻，浮肿显著，以腰以下为甚，或可伴有胸水、腹水、咳逆上气不能平卧，小便短少，少数亦可表现为浮肿不太甚，小便频数而清长，舌淡而暗，苔薄白，脉沉细，软弱无力。这一阶段少数患者可因阳损及阴，或经过治疗病向好转，但由于温阳或利水太过损伤阴液（尤其是经过激素治疗的患者），而表现为肝肾阴亏，症见浮肿不甚，面白颧红，眩晕头痛，心悸耳鸣，腰酸腿软，失眠盗汗，遗精，咽干，舌质嫩偏红，或边尖红，苔少，脉弦细稍数。若正气日虚，脾肾衰败，湿郁化浊上蔽心窍，则除见上述脾虚湿阻或脾肾阳虚证之外，可并见恶心呕吐，心悸气短，或皮肤瘙痒，或口有尿臭，或呕血便血，或胸闷喘息，烦躁不宁，甚则抽搐惊厥，昏迷不醒，舌苔黄浊或舌光无苔，脉象虚大或沉微细数。

### （2）分四型辨证论治

1）脾虚湿阻证

较常用的是参苓白术散加减以健脾利湿。

【组成】党参15 g，白术12 g，茯苓皮25 g，甘草4 g，山药12 g，薏苡仁15 g，黄芪20 g，牛膝12 g，猪苓15 g，桂枝12 g（或肉桂心1.5 g）。方中党参、白术、山药、黄芪、甘草健脾补气，薏苡仁、茯苓皮、猪苓利水而不伤正，桂枝温阳利水，牛膝引水下行。

若湿重而见苔白厚腻者，去山药，加防己12 g，砂仁8 g；血虚明显者，去猪苓、桂枝，加当归12 g（或鸡血藤30 g），枸杞子12 g以养血；若见血压升高者，重用黄芪（用至30 g以上），去桂枝、山药，加生石决明30 g（先煎），代赭石30 g（先煎）以潜虚阳；若见血尿（镜下血尿）者，去桂枝，选加小叶凤尾草15 g，淡豆豉30 g，三七粉3 g（冲服）；若水肿严重，尤其是胸腹腔有大量积水，则先治其标。

早年邓大师多采用十枣汤或积苍丸以去菀陈莝、洁净府，在水肿明显减轻后再予参苓白术散加减。1978年邓大师摸索到一个更简捷峻下逐水方法，即用甘遂末1 g装于空心胶囊，早晨白粥送服（若患者服后，有呕吐等副作用出现时，可用肠溶胶囊套装，便可防止或减轻副作用），此方法的确具有验、便、廉的优点。

必要时可加艾灸法，灸法处方：肾俞、水分、阳陵泉，或三焦俞、关元、三阴交，或膀胱俞、中极、足三里加膀胱俞、膏肓。每日灸 1 次 1 组穴位，使用 3 日，换另 1 组，背部穴位双侧同时悬灸 20 分钟，腹部、足部穴位可悬灸 10 分钟左右；若患者上半身肿甚或见胸腔积液者，则先予炒麻黄15 g，苦杏仁10 g，熟附子 3 g，生姜 3 片，赤小豆30 g，茯苓皮60 g，煎水服以开鬼门，夏天冷服，冬天温服，服后微汗出为度，待水肿或胸水减轻后，仍予参苓白术散加减；若经治疗后患者症状基本消失，唯尿蛋白长期不除者，则改用自拟消尿蛋白饮：黄芪 15～30 g，龟板30 g，山药15 g，薏苡仁15 g，玉米须30 g，墨旱莲12 g，菟丝子12 g（本方具有健脾固肾，利湿化浊之功，经临床验证效果尚好）。

2）脾肾阳虚证

可用真武汤合五苓散、五皮饮加减化裁。

【组成】熟附子 10～15 g，姜皮20 g，白芍12 g，白术15 g，茯苓皮30 g，肉桂 3 g，大腹皮12 g，猪苓15 g，泽泻12 g，党参20 g，黄芪20 g。方中党参、白术、黄芪补气健脾，附子、肉桂温肾，白芍以制附子、肉桂之温燥，姜皮、茯苓皮、大腹皮、猪苓、泽泻利水，共奏温阳利水之功。其加减法可参考上述脾虚湿阻型。

3）肝肾阴虚证

多用杞菊地黄汤加牛膝、车前子等。若为阴阳两虚者，则喜用济生肾气丸；若血压升高者，则加生牡蛎30 g，草决明25 g。

4）脾肾衰败，浊蒙心窍证

除按上述脾虚湿阻或脾肾阳虚辨证用药口服之外，还可用生大黄30 g水煎保留灌肠，每日 1 次，连用数日，有时能使血氮下降，对消水肿亦有帮助。若出现昏迷不醒时，宜即针灸人中与涌泉；如湿浊化热患者见舌苔焦黑而干的，则兼灌服或鼻饲安宫牛黄丸。本型病情危急，宜采用中西医结合治疗。

### (3) 尤重调补脾气

邓大师主张慢性肾小球肾炎分为脾虚湿阻、脾肾阳虚、肝肾阴虚和脾肾衰败浊蒙心窍四个证型。但是，"脾虚是本病的共性，治疗过程中应时时注意调补脾气，保持脾气的健运，这是愈病不可忽略的关键环节"。认为该病在发病过程中，早期主要表现为脾虚湿重，症见面色㿠白或萎黄不华，身重倦怠，身肢浮肿轻重不一，浮肿严重者，腹胀大如裹水之状。脘闷纳呆，气短自汗，大便时溏，小便短少，舌淡胖有齿印，苔薄白或白腻，脉缓弱。若病情进一步发展导致脾肾阳虚或脾肾衰败，表现形寒怕冷，四肢不温，恶心呕吐均与脾虚有密切关系。即使是肝肾阴虚，也与脾虚气血生化之源不足相关。故邓大师强调肾病要治脾。治疗慢性肾小球肾炎的基本方是参苓白术散加减。

【组成】党参15 g，白术12 g，茯苓皮15 g，甘草4 g，山药12 g，薏苡仁15 g，黄芪20 g，牛膝12 g，猪苓18 g，桂枝12 g。方中党参、白术、山药、黄芪、甘草健脾补气，薏苡仁利水而不伤正，桂枝温阳利水，牛膝引水下行。

对于慢性肾小球肾炎，经治疗后患者症状基本消失，唯尿蛋白长期不除者，主张不仅要固肾，关键还要健脾利湿，自拟消蛋白饮。

【组成】黄芪15～30 g，龟板30 g，山药15 g，薏苡仁15 g，玉米须30 g，临床应用有较好疗效。

## 7. 李玉奇大师心悟：利尿先实脾；分三期论治

### （1）利尿先实脾

经久治疗病程逆转缓慢，水肿消而复至，表明肾气渐衰，肾虚不能化水。其制在脾，脾虚不能制水而反克，致肾虚水气妄行。久病导致阴虚内热，阳气濒于衰竭，阴精耗损于内，阳气耗损于外，而形成肢厥等脾肾阳虚指征。若利水必伤阴津，而尿反少而闭，久而形成尿毒症。故本病治疗当以利尿为标，实脾为本，利尿先实脾，脾实尿自利，而脾实当能摄养肾水。毋须直接利尿，利尿易损肾气，最终出现尿毒症。

临床辨证：水肿上午不显，下午肿甚为血虚；水肿上午肿甚，下午渐消为气虚；上下午水肿俱甚，为气血俱虚。这只作临床辨证参考。

本病治愈颇感棘手，但也并非绝症，如若保养得好，勿躁乱求医，徐图按步照般治疗，逐渐可以恢复，治愈病例也不偶见。

### （2）分初期、重症期、尿毒症三期论治

1）慢性肾炎初期

症见尿少，口干心悸，恶心，呃逆，厌食，形体消瘦，低热，水肿，面色灰垢无华，形态憔悴，舌质淡，多呈黄苔，脉来弦细，尿化验指标明显增高。治以健脾渗湿、滋肾降火，方用一效汤。

【组成】黄芪40 g，苦参20 g，白术20 g，泽泻20 g，山药20 g，土茯苓20 g，当归40 g，羚羊角10 g，琥珀15 g，大黄10 g，木通10 g，薏苡仁30 g，冬葵子20 g，侧柏叶20 g，桑白皮40 g。水煎服，连服40剂为1疗程。另麝香1 g口服。

2）慢性肾炎重症期

尿化验：蛋白（＋＋＋）～（＋＋＋＋），管型。治以滋水降火，方

用莫如饮子。

【组成】黄芪20 g，白术20 g，山药40 g，当归40 g，生地黄40 g，黄柏15 g，冬葵子20 g，红小豆20 g，大黄10 g，连翘20 g，泽泻20 g，蛤蚧粉40 g，水牛角25 g，海金沙20 g。水煎服，连服40剂为1疗程。

3）慢性肾炎尿毒症期

症见尿反少而闭，BUN、Cr增高。治以温补肾阳（阳中求阴以解其燥），方用加味肾沥汤。

【组成】黄芪40 g，白术20 g，当归40 g，鹿角霜40 g，附子10 g，肉桂5 g，泽泻20 g，知母40 g，葫芦籽40 g，滑石20 g，黄柏15 g，王瓜皮50 g，冬瓜子25 g，灯心草10 g，葶苈子10 g，地龙15 g，防己20 g，地肤子10 g。水煎服，连服30剂观察。麝香2 g，琥珀20 g，共研面，每次1.5 g，每日2次。

## 8. 颜德馨大师心悟：复真火，消蛋白，止血尿，纠贫血，降血压，去溺毒

### （1）利水肿温肾阳复真火

肿本乎水，经曰三阴结谓之水，即所谓"其标在肺，其制在脾，其本在肾"。因肾司开阖，肾气从阳则开，从阴则阖，阴气太盛关门常阖，水不下趋，通调转输之机不用，大水弥漫。彻内彻外，群阴用事，泪没真阳，当此之际，开腠理，通三焦，利水道，非借温肾一法，难布阳和之局，肾中真阳之气得温而上升，脾之斡旋，肺之治节皆能复其职司，故主张温肾治水。宜峻、宜猛，否则难以收功。药如附子、桂枝、巴戟天、干姜、椒目、茴香，不必固其大热而畏惧，但宜中病即止，水肿大势已却，即当减量或停用。临床常用温阳逐水饮。

【组成】鹿角片9 g，肉桂3 g，巴戟天9 g，附子4.5 g，黄芪24 g，杜仲9 g，猪苓9 g，商陆9 g，牵牛子9 g，泽泻15 g，椒目2.4 g，茯苓15 g。本方肉桂、附子同用，能守能走，其守者，下元则暖而肾气方充其走者，经络瘀水一并冲决，两物性体相补相助，大有还复真火，启发神机之功，屡用屡验。

### （2）消蛋白重气化用风药

消除蛋白尿乃治慢性肾炎一大难题，诸贤多责肾封藏失职，精气外泄，从固肾涩精论治，虽有效者，然不效者亦多。因肾炎蛋白尿往往伴有许多细胞沉渣，此乃清浊不分，片面强调固涩反使沉瘀胶结，浊气不能外泄，精气反而渗漏。故颜大师治蛋白尿重在气化，谓气化而愈者愈出自然，尤其是肺主一身之气而行治节，肺气通调则气化失司，故用宣肺法控

制蛋白尿，别出心裁。常用疏风汤。

【组成】生紫菀9 g，浮萍9 g，蝉蜕6 g，荆芥9 g，防风9 g，芫荽子9 g，西河柳9 g，薄荷4.5 g，薏苡仁根30 g。水煎服，每日2次，用于顽固性蛋白尿，近期疗效显著。

另有龙蜂方。

【组成】龙葵30 g，蜂房9 g，蛇雷30 g，蜀羊泉30 g。以祛邪化险，拨乱反正可增强疗效。

### (3) 止血尿辨虚实重清热

论血尿成因，多缘热蓄肾与膀胱，迫血妄行。然热有虚实之分，实热起病甚急，缘于外邪入侵，临床表现肉眼血尿或镜检红细胞满视野，见于慢性肾炎急性发作期，当从清热凉血，小蓟饮子加减，能建殊功。虚热病程较长，君相之火下移小肠，灼伤血络，颜大师则每从清离宫之元阳立法。因心主血，君火一动，相火随之，损伤脉络，血遂妄行，欲止其血，必平其亢，故用清心之方捷于补阴，常用琥珀散。

【组成】琥珀粉3 g，珍珠粉15 g，朱砂末15 g，滑石10 g，甘草粉3 g，和匀，每取9 g，用整木通去粗皮10 g先煎汤调服。然应强调，肾炎浮肿伴有血尿，不宜概用止涩之品，因止涩太过，瘀阻肾络可导致尿闭危证，故浮肿而伴血尿，既要止血又要利水，小蓟、蒲黄、白茅根、三七等既能凉血止血，又能活血利水，故治肾炎血尿颇为适宜。

### (4) 纠贫血治中焦擅补脾

肾炎导致贫血，原因颇多，每至于此，诸症蜂起，治疗往往顾此失彼。颜大师认为，脾是贫血转归的关键，脾的健复，对改善各方面功能均为有益，因脾统四脏，一荣俱荣，一衰俱衰，临床每见脾气一败，江河日下，元气渐离，故常从补气益脾入手。

【组成】山药、黄芪、生晒参、生甘草、何首乌、紫河车等份，研末，每次服1.5 g，每日2～3次，用大枣、鹿衔草煎汤过口，疗效更佳。

### (5) 降血压肾阴阳宜并调

慢性肾炎出现高血压，病之本在于阴阳失调，其标为痰浊内阻。肾藏阴而寓阳，以阴阳互根之理而论之，单用平肝潜阳，此乃舍本而求末，非治本之法，当以滋阴补阳并进，木得阴阳两气之助，能遂其条达畅茂之性，故自拟加减二仙汤。

【组成】仙茅9 g，淫羊藿9 g，当归9 g，赤芍9 g，牡丹皮9 g，黄柏9 g，知母9 g，生地黄15 g，川芎4.5 g，泽泻9 g。上虚甚加望江南9 g，石楠叶9 g；下虚甚加牛膝9 g，杜仲9 g；恶性高血压有危象先兆加山羊角3 g，石决明30 g，常能取效。

国
医
大
师
临
证
心
悟

### （6） 去溺毒拯关格执六法

肾炎晚期，每致尿闭，呕吐并见，此乃尿毒内闭，关格重症。每至于此，脾肾阳衰，阳不化湿，水湿内停，浊邪壅滞三焦，颜大师本着急则拯关格，缓则调气化原则。常用方法有以下 6 种。

1） 升清降浊，降中有化

关格证，呕恶频作，汤药难进，故解决呕吐，实乃关键。常用小半夏加茯苓汤和胃降逆，升清降浊，半夏生用，以加强止呕泄浊之力，常先煎入药，用量达30 g未见副作用。

2） 湿热兼治，清化浊邪

湿浊之邪最易化热，故溺毒内停，每见呕恶秽臭，苔黄而腻，若不及时清化，病情日趋加重。当用黄连温胆汤以化湿清热，和胃泄浊，只要掌握时机，常能应手。

3） 通肠下泄，邪去正安

用大黄30 g，南刘寄奴30 g，煎取 100～150 mL 保留灌肠，每日 1 次，起到相当于结肠透析作用。

4） 标本同治，补中寓泻

在附桂八味丸基础上加大黄、南刘寄奴、黑大豆等品以补肾泄浊，大黄乃降浊要药，促使尿毒从大便而去，亦寓通后窍以利前阴之意。

5） 温补肾阳，阴中求阳

金匮肾气丸加减以温补肾阳而助气化。

6） 活血化瘀，血水同求

关格一证，常由水病久治不愈，临床常见唇痿舌青，口燥漱水不欲咽，肌肤甲错等瘀血表现，故可酌加泽兰叶、益母草之属以化血利水，或加水红花、水蛭研粉吞服，皆有验。

## 9. 张琪大师心悟：虚实并见，寒热夹杂；治宜攻补兼施，寒热并用

### （1） 虚实并见，寒热夹杂为病因病机

1） 外邪侵袭是主要诱发因素

在大量实践过程中，张大师认为本病相当于中医水肿、腰痛、虚劳、血尿等疾病的范畴。其发病往往有上呼吸道感染病史，在治疗好转过程中，水肿消失，蛋白尿减少或消失，尿中红细胞减少，病情基本稳定的情况下，常因外感而再度使水肿、蛋白尿、血尿加重。外邪侵袭是本病发生发展的重要因素，防止外邪侵袭，控制上呼吸道感染是治疗本病的关键环节。外邪侵袭大多以肺经证候表现为主，诸如发热、咽痛、头痛、咳嗽

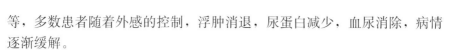

等，多数患者随着外感的控制，浮肿消退，尿蛋白减少，血尿消除，病情逐渐缓解。

2）脾肾虚衰是共同的病理基础

本病与肺、脾、肾三脏功能失调，三焦气化失司密切相关，尤其脾肾虚损为其病机关键；脾失健运，水湿内停，泛溢于肌肤而发为水肿；脾气虚弱，清阳不升，精微下注，酿成湿浊而出现蛋白尿；脾虚无力统血，血不循经，下注而发为血尿；脾虚生化无源，四肢肌肉失其充养，则出现颜面无华、倦怠乏力等一系列虚劳症状。肾为先天之本，主水，肾阳的主要生理功能有三，助胃腐熟水谷；助脾化气行水；助膀胱蒸腾气化。本病初期一般以肾阳虚为主，患者表现为面色苍白，脘闷纳呆，畏寒肢冷；肾阴不足一般出现在中后期，以腰肢酸软，尿黄，舌红，脉数等症状为主。本病的发生发展中，脾肾两脏虚衰为主要内在因素，二者之间，相互影响，互为因果，形成恶性循环。

3）水湿、湿热、瘀血是主要病理产物

张大师经过大量实践发现，水湿、湿热、瘀血是本病主要病理产物。有些患者虽没有典型水肿表现，但却有头晕头沉，四肢困重，舌体胖嫩伴有齿痕，舌苔滑润等湿浊内蕴之征。水湿内停常有寒化热化之势，寒化则为寒湿，热化则为湿热，临床观察以兼夹湿热者更多见，其原因大致有二，一是本病病程较长，水湿阻滞日久容易热化，酿为湿热；二是本病患者免疫力相对低下，易发生感染，临床以湿毒、湿热较多。一般来说，水湿内停易于识别，湿热内蕴则易被忽视，其主要表现为尿液混浊，尿色黄赤，舌苔黄厚腻，甚则脘闷腹胀，恶心呕吐，口中秽味等。本病迁延不愈，"久病入络"则出现瘀血阻滞。水湿、湿热、瘀血在本病发生发展过程中，相互影响使病情加重。

4）虚实并见，寒热夹杂是共同病机特点

本病病程迁延日久，病机错综复杂，复因失治误治，变证百出，大多呈现虚实并见，寒热错杂的情况。正虚则易留邪，邪留则更伤正，所以虚实寒热交互并见，这也是本病缠绵难愈的主要原因。因此，在治疗上要时刻注意攻补兼施，寒热并用。

**（2）治以攻补兼施，寒热并用**

1）水肿

水肿是临床常见表现，求治于中医的水肿患者，往往为西医治疗无效的顽固患者，这时如果仅用一般健脾利湿药茯苓、薏苡仁之类往往收效甚微，而且患者由于病情反复发作，大多免疫力低下，易于感染。长期持续水肿，血容量增加，心脏负担加重，易导致各种合并症发生。经过大量实践，张大师体会到，此时须用峻烈迅猛之剂，利水消肿，截断病势进一步恶化的趋势，利水消肿虽为治标之举，但也是一个不可忽视的重要法则，可以起到西药利尿的作用，但无酸碱失衡及电解质紊乱之弊。本病急性发作期一般以水肿为主症，中医诊断多为风水。

肺气不宣，肾阳虚衰：症见水肿通常从头面开始，直至周身，伴有面色苍白，小便不利等肾阳虚而水气内停之症，以及咳嗽，喘息，畏寒，周身肢节酸痛等肺卫之症。治以宣肺清热、温脾除湿，方用麻辛附子桂甘姜枣汤加味。

【组成】麻黄15 g，附子15 g，桂枝15 g，生姜15 g，生石膏50 g，苍术20 g，细辛7 g，大枣7枚。

脾肾阳虚，夹有瘀血：症见周身水肿，腰以下肿甚，按之凹陷，或水肿时轻时重，反复不愈。尿少腰痛，畏寒肢冷，纳少便溏，脘腹胀满，舌体淡胖、苔白滑，脉沉细，或同时伴有面色晦暗，舌质紫有瘀斑，脉沉涩等。治以温肾助阳、益气健脾、敛阴滋阴，方用真武汤合生脉饮加味。

【组成】附子（先煎）25 g，白芍25 g，茯苓30 g，白茅根30 g，生晒参15 g，麦冬15 g，五味子15 g，红花15 g，桃仁15 g，生姜15 g，甘草15 g。

气滞水蓄，水气同病：症见患者腹大臌胀，四肢肿胀，面目虚浮，两胁作痛，小便不利，大便闭结，呕吐少食，口苦咽干，舌苔白厚或稍黄，脉滑而有力。治以健脾胃除痰湿、清泄胃热以利湿浊，方用木香流气饮。

【组成】生晒参15 g，陈皮15 g，半夏15 g，枳实15 g，厚朴15 g，槟榔15 g，香附15 g，青皮15 g，白术20 g，茯苓20 g，甘草10 g，丁香10 g，草果仁10 g，广木香7 g，肉桂7 g。

水热壅结三焦：症见患者周身浮肿，头面肿甚，喘息口渴，口干咽干，小便不利，大便闭结，脘腹胀满，舌质红、舌苔白厚，脉沉数或沉滑有力。治以发汗解表、淡渗利水，方用疏凿饮子加减。

【组成】羌活10 g，泽泻10 g，秦艽15 g，商陆15 g，椒目15 g，大腹皮15 g，茯苓皮15 g，生姜皮15 g，海藻30 g，赤小豆30 g，牵牛子（砸碎）30 g。

脾虚夹瘀，湿热中阻：症见周身水肿，腹部膨满，腹水明显，小便不利，大便闭结，五心烦热，恶心呕吐，胃脘胀满，口干纳少，舌质红、苔白黄厚腻，脉弦滑或弦数，多伴有大量蛋白尿或肌酐、尿素氮升高。治以健脾除湿、淡渗利湿，方用中满分消丸化裁。

【组成】黄芩15 g，黄连15 g，草果仁15 g，槟榔15 g，半夏15 g，陈皮15 g，姜黄15 g，茯苓15 g，生晒参15 g，猪苓15 g，泽泻15 g，知母15 g，白术10 g，干姜10 g。

2）蛋白尿

张大师认为蛋白为人体精微物质，由脾化生，由肾收藏，蛋白尿生成与脾肾两脏虚损密切相关。脾虚不能升清，谷气下流；脾失固涩，精微下注；肾虚封藏失司，精微下泄；另外湿毒内蕴，郁而生热，肾受湿热熏灼，统摄功能失职，精关开多合少，蛋白等精微物质随尿而下。长期蛋白尿，精微物质大量随尿而去，不能正常滋养五脏，脾肾虚损进一步加重；同时脾虚，饮食不能正常化生精微，反酿为水湿痰浊，故或见低蛋白血症，或见高脂血症，进一步水湿之邪滞留，浊阴弥漫于脏腑，功能损害，互为因果，恶性循环，出现氮质血症，则病情日趋严重，乃至难以救治。经过长期实践，张大师总结出治疗本病蛋白尿系列验方。

气阴两虚，兼夹湿热：症见以蛋白尿为主症，不伴有高血压及肾功能异常，表现为周身乏力，腰酸腰痛，头晕心悸，无水肿或轻度水肿，手足心热，口干咽干，舌质红或舌尖红、苔白，脉滑或滑数。治以滋阴清热、清热秘精，方用清心莲子饮加减。

【组成】黄芪50 g，白花蛇舌草50 g，党参30 g，白茅根30 g，地骨皮20 g，麦冬20 g，车前子20 g，柴胡15 g，黄芩10 g，石莲子15 g，甘草15 g。

脾阳不升，湿邪留恋：症见体重倦怠，面色萎黄，饮食无味。口苦而干，肠鸣便溏，尿少，大量蛋白尿，血浆蛋白低，舌质淡、苔薄黄，脉弱。治以补气健脾胃、升阳除湿，方用升阳益胃汤加减。

【组成】黄芪30 g，党参20 g，白术15 g，半夏15 g，陈皮15 g，茯苓15 g，泽泻15 g，防风15 g，白芍15 g，生姜15 g，黄连10 g，羌活10 g，独活10 g，甘草10 g，大枣3枚。

肾气不足，固涩失司：症见蛋白尿、血尿日久不消失，患者腰痛腰酸，倦怠乏力，头晕耳鸣，夜尿频多，小便清长，或遗精滑泄，舌质淡红，脉沉或无力。治以补益肾阴、固摄肾气，方用参芪地黄汤加味。

【组成】熟地黄20 g，山茱萸20 g，山药20 g，茯苓20 g，党参20 g，菟丝子20 g，金樱子20 g，泽泻15 g，牡丹皮15 g，肉桂7 g，附子7 g，黄芪30 g。

湿热毒邪蕴结：症见本病日久，水肿消退或轻度浮肿，尿蛋白持续不消失，腰酸腰痛，周身困重，尿混浊或黄赤，咽痛口苦，舌质红、苔白腻，脉滑数。治以清热利湿，方用自拟之利湿解毒饮。

【组成】土茯苓50 g，白花蛇舌草30 g，益母草30 g，萆薢20 g，萹蓄20 g，山药20 g，薏苡仁20 g，滑石20 g，竹叶15 g，金樱子15 g，通草10 g，白茅根25 g。

3）血尿

张大师总结出"血尿八法"，治疗各种肾病引起的顽固性血尿，临床常用以下几法。

湿热伤络：症见感染引起本病急性发作，出现镜下或肉眼血尿，伴有咽痛口苦，甚则口舌生疮，五心烦热，颜面或肢体浮肿，舌质红、苔白黄而干，脉滑数。治以清热解毒、利水通淋，方用加味八正散。

【组成】小蓟50 g，白花蛇舌草50 g，蒲公英30～50 g，金银花30～50 g，大黄5 g，滑石20 g，生地黄20 g，萹蓄15 g，瞿麦15 g，车前子15 g，甘草15 g，白茅根30 g。

热壅下焦，瘀热结滞：症见尿血色紫，或尿如酱油色，或镜下血尿，排尿涩痛不畅。小腹胀，便秘，手足心热，或兼咽痛，扁桃体红肿，舌质暗红或舌尖红而津、苔白燥，脉滑数有力。治以泻火解毒、活血祛瘀，方用自拟桃黄止血汤。

【组成】大黄5 g，小蓟30 g，白茅根30 g，生地黄20 g，桃仁20 g，侧柏叶20 g，蒲黄15 g，桂枝10 g，栀子10 g。

气阴两虚：症见以反复不愈血尿为主症，伴有周身乏力，气短心悸，腰膝酸软，咽干口燥，手足心热，舌淡，脉沉数或细数无力。治以滋阴益气、固涩止血，方用自拟益气养阴摄血合剂。

【组成】侧柏炭20 g，党参20 g，地榆炭20 g，大黄炭10 g，阿胶10 g，蒲黄炭15 g，血余炭15 g，生地黄25 g，熟地黄25 g，黄芪30 g，小蓟30 g。

阴虚内热，气不摄血：症见患者蛋白尿、血尿日久不愈，伴有腰酸膝软，手足心热，心悸气短，头晕耳鸣，尿色黄赤，舌红少苔，脉细数或沉数。方用知柏地黄汤加参芪。

【组成】龟板20 g，熟地黄20 g，女贞子20 g，黄芪20 g，山茱萸15 g，山药15 g，茯苓15 g，牡丹皮15 g，泽泻15 g，地骨皮15 g，墨旱莲15 g，甘草15 g，知母10 g，黄柏10 g，党参30 g。

### （3）氮质血症

症见胃脘胀满，恶心呕吐，口气秽浊有氨味，舌体肥大，舌苔垢腻，脉弦滑或沉滑。治以消泻热结、蠲除浊毒、芳香醒脾、化湿辟秽，方用自拟方。

【组成】大黄、砂仁、草果仁、苍术、藿香等。

中医治疗慢性肾衰竭大多从泄下立论，以不同药物、不同途径促使肌酐和尿素氮从大便乃至皮肤等其他途径排出体外，其中大黄应用频率最多。西医药理证实，大黄有效成分大黄鞣质可改善氮质代谢，大黄蒽醌和大黄蒽醌葡萄苷通过抑制肾小球系膜 DNA 和蛋白质合成，引发系膜细胞

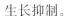

生长抑制。

张大师不局限于传统的理法方药，对于西医病理、药理主张中西汇参，衷中参西；一再强调用药原则必须以中医理论为主导，西医药理作参考，坚决不能用西医理论指导用中药。张大师说：大黄为苦寒泄热药，对慢性肾衰竭表现为舌红苔黄，大便燥结不通，辨证为湿热浊毒内阻者较为适宜；对于舌淡苔白，大便溏泻，每日3～4次，辨证为脾胃虚寒或脾肾阳虚的患者，则应慎用或禁用，用之加重脾胃虚寒或脾肾阳虚的程度，使病情恶化，对这两类患者应以人参、黄芪、白术、葛根、山茱萸、何首乌之类健脾益肾，实践证明效果满意。

## 参考文献

[1] 陆芳芳. 周仲瑛从肺论治肾炎经验探析 [J]. 辽宁中医杂志，2008，35（10）：1470-1471

[2] 李振华. 常见病辨证治疗 [M]. 郑州：河南人民出版社，1979：197-205

[3] 郭子光. 现代中医治疗学 [M]. 2版. 成都：四川科学技术出版社，2002：229-230

[4] 张镜人. 急性肾小球肾炎 [C]. //第十七次全国中医肾病学术交流会议资料汇编 [C]. 1989：1-2

[5] 邓铁涛. 邓铁涛临床经验辑要 [M]. 北京：中国医药科技出版社，2008：56-60

[6] 徐志伟，彭炜，张孝娟. 邓铁涛学术思想研究Ⅱ [M]. 北京：华夏出版社，2004：168

[7] 李玉奇. 中国临床家李玉奇 [M]. 北京：中国中医药出版社，2001：38-40

[8] 吕立言. 颜德馨治疗慢性肾炎慎过六关的经验 [J]. 辽宁中医杂志，1994，21（9）：385-386

[9] 孙元莹，吴深涛，姜德友. 张琪教授治疗系膜增殖性肾炎的经验 [J]. 山西中医，2006，22（4）：7-10

# 肾病综合征

## 1. 张琪大师心悟：防治感染，调补脾胃，平肝活血，潜阴补肾

### (1) 防治感染：清热解毒利湿

肾病综合征具有易于感染的特点，与免疫功能紊乱相关，加之免疫抑制药的长期使用，增加了易感因素，大大影响了肾病疗效。张大师认为，防治感染就要重视中医的邪实问题，尤与热毒及湿热相关。究其原因有三：①肾病综合征病程长，湿邪日久化热；②激素及细胞毒药物的应用，有助火生热之弊，致湿热毒邪蕴结；③久病正虚外邪入内，蕴郁化热，毒热为病或与湿浊相搏，故清热解毒利湿之法，既是"未病先防"，又是"既病防变"，常用药物有蒲公英、金银花、连翘、白花蛇舌草、益母草、土茯苓，用量30～50 g。积极治疗上呼吸道感染。上呼吸道感染能诱发肾病综合征的发生，且是干扰疗效及病情复发的因素。上呼吸道感染（病毒和细菌感染）作为诱因，通过免疫反应而损害肾脏。患者临床表现有咽喉部红肿疼痛、咳嗽溺黄、发热口干、脉滑数，张大师用清热解毒、滋阴利咽法。

【组成】金银花、连翘、牛蒡子、甘草、玄参、麦冬、天花粉、桔梗、山豆根、白花蛇舌草、蒲公英等。

### (2) 提高免疫力：善调脾胃

肾病综合征患者免疫力低下是因为尿中丢失大量的蛋白，免疫调节作用缺陷，低白蛋白血症；肿势重，胃肠症状明显，恶心呕吐食少导致营养不良。张大师善于调脾胃，助"后天之本，气血生化之源"。认为脾胃为病，一则水液泛滥而为肿；二则清气不升，精微不能归藏而下泄成尿蛋白；三则不能受纳及运化水谷，输布精微物质，生化乏源致血浆蛋白低下。因此调脾胃，可治肿、消尿蛋白，提高免疫力，投升阳益胃汤加减方。

### (3) 控制血压：平肝熄风，活血化瘀

血压对肾病综合征的预后有重要影响，西医目前重视血管紧张素转换酶抑制药，起降压、减轻蛋白尿和肾小球硬化，延缓肾功能受损等作用。

张大师善用平肝熄风法，药用菊花、桑叶、蒺藜、生赭石、珍珠母、草决明、钩藤、生牡蛎或拟用活血化瘀法，投血府逐瘀汤加减方。

### （4）综合调治，防病复发：益气潜阴补肾

激素等免疫抑制药减量的维持治疗阶段，张大师善用复方大法综合调治，长期服用可防病复发，并最后替代激素。①益气潜阴，清热解毒利湿法。肾病综合征治疗后期，中医辨证气阴两虚，湿热留恋的证候最为多见，与病程长耗气伤阴，久服激素等药有关，多用清心莲子饮酌加益母草、白花蛇舌草、蒲公英等。②益气补肾，活血化瘀法。病之后期肾虚证候愈加明显。张大师认为肾虚是慢性肾病的病理基础，又是必然转归，瘀血亦是慢性肾病的主要病程产物，由于肾病日久正虚，运血无力，又湿热毒邪的滞留，血行不畅致瘀血内阻。可用黄芪、党参、枸杞子、山药、女贞子、芡实、金樱子、山药或参芪地黄汤（六味地黄汤加黄芪、党参）酌加丹参、赤芍、水蛭、桃仁等。从宏观辨证上分析，肾病综合征瘀症并不多见，但许多研究从微观辨证入手，肾穿刺活检病理，凝血系统检查，揭示有"瘀"的征象，且肾病综合征高血脂的高凝状态及易并发血栓栓塞，均为中药活血化瘀提供了理论依据。张大师善用地龙、水蛭、丹参、桃仁、赤芍、红花等。尤虫类药的应用，药力强，能显著提高疗效。六味地黄汤，实验证明能增强肾脏的利尿效果，降压及改善肾功能。张大师临床善用六味地黄汤酌加上述活血解毒利湿之品，长期服用巩固疗效，扶正祛邪，既保护肾脏，又调治肾脏，平中见奇。

肾病综合征的疗程长，易复发，治疗棘手，有诸多影响疗效的因素如感染、免疫力低下、血压高及并发症等。张大师突出中医特色，辨证论治来克制上述因素，积累了独到而又丰富的经验，取得满意疗效。

## 2. 郑新大师心悟：运脾化湿，益气固表，滋阴温阳，活血化瘀

郑大师博采众方、集前贤卓见、融古通今，积累了几十年的临床经验，汇通中西医精髓，提出了"运脾益气，补肾化瘀"法是治疗肾病综合征的基本法则，进一步摸索并总结出"芪蛭汤"作为治疗肾病综合征的基本方。

### （1）运脾化湿益气以提高血浆白蛋白——制脾之法的体现

脾为生化之源、主运化水谷、水湿，转输精微，上归于肺，利水生金，由肺注心入血，化生气血，营养全身。这是脾主运化、升清功能的高度概括和体现。若脾不健运水谷，水谷不归正化，气血乏源，一则血浆白蛋白产生减少；二则精微泄泻，排出增多，最终导致低蛋白血症。若脾不

健运水湿，水湿内停，泛溢肌肤，发为水肿。郑大师认为，这是肾病综合征中医病机的关键，从而提出了运脾化湿益气法提高血浆白蛋白的"其制在脾"之法。他的经验方芪蛭汤中的"制脾"即运脾化湿益气之法体现在以下三方面：①党参、茯苓、白术、薏苡仁之品可促进脾归正运，运化水谷精微健旺，消化、吸收、合成更多的蛋白质，使血浆白蛋白水平得以提高；②另重用黄芪提升脾气恢复升清之功，使精微泄泻得以塞流，减少蛋白质在胃肠道的丢失；③脾气亏虚，水湿内生，碍脾运化，加之长期服用激素和免疫抑制药攻伐之品，使胃气衰败，又予木香、白豆蔻理气醒脾除湿以复脾升清、胃降浊之功。

### （2）益气固表以提高机体抵御外邪的能力——扶正固表的具体体现

肺主通调水道，能将脾上输来的精微物质通过宣发功能分布营养全身，通过肃降功能向下输送至肾与膀胱，故肺有促进和调节水液代谢作用，所以有称"肺为水之上源"之说。但肺为"娇脏"，不耐寒热，易被邪侵，如外邪侵袭，风水相搏，肺气壅滞，失于宣肃，不能调节水液代谢，发为水肿；若肺气虚弱，卫外不固，则易感冒，从而出现恶寒发热、鼻塞、咳嗽、气喘等肺卫不宣的证候。多年来，郑大师认识到肾病综合征发病或病情加重几乎存在上呼吸道感染病史，从而得出了肾病综合征"其标在肺"的说法。

他的经验方芪蛭汤中的扶正固表之品黄芪、白术、防风即玉屏风散是中医扶正固表祛邪的经典名方。黄芪是健脾补气药的代表，于内可大补脾肺之气，于外可固表止汗；白术则能健脾益气，帮助黄芪加强益气固表的功能；防风异名"屏风"，可解表祛风，整方为人体筑起"万里长城"。现代研究表明，玉屏风散有调节免疫、抗肿瘤、抗病毒、抗感染、抗过敏、抗氧自由基等功能。

### （3）滋阴温阳以消蛋白尿、水肿——正本根源的具体应用

肾主水，为水脏，靠肾阳的气化作用，在调节体内水液平衡方面起着里程碑作用，这与现代医学肾脏的泌尿功能是相符合的。肾为先天之本，藏真阴而寓元阳，肾阴虚不能养阳则变生诸证；肾阳虚，命门火衰，则气化功能失常，导致水液输布障碍而出现水肿，小便不利。郑大师充分认识到肾阴与肾阳的辨证统一关系，多年辨证施治的经验中领会到肾病综合征存在"真阴不足，虚火扰动精室，封藏失职，精关不固，故出现蛋白尿；元阳亏虚，命门火衰，失于温煦气化行水之功，导致水湿内停，发为水肿"，从而提出了肾病综合征发病的另一关键机制"其本在肾"的创新理论。

芪蛭汤中熟地黄、山药、山茱萸、泽泻着眼于培补真阴，兼有养肝、

益脾、降虚火之浊扰动精室之功，减少蛋白尿。方中淫羊藿直接补肾壮阳，且与熟地黄、山药、山茱萸、泽泻填精益水，阴中求阳之品合用，使阳得阴助而生化无穷，从而达到温阳化气行水的目的。

### （4）活血化瘀改善血液流变学异常——活血利水法的具体应用

肾虚日久，若真阴不足，精血亏虚，阴虚火旺，熬血成瘀；如元阳不足，失于温通气化，血行滞缓，阻络成瘀。肾病综合征患者由于低血容量、血液浓缩、高脂血症、激素和利尿剂使用等使血液处于高度的浓、黏、聚、凝状态，血中存在多种凝血因子活性升高，抗凝血酶原活性水平下降，纤溶酶原浓度降低，血小板增加及聚集性、黏附性增强，血液黏滞度升高等变化，易致血栓形成。

郑大师临证中常言"血不利则为水"，瘀血的存在是肾病综合征水肿难以消除、病情缠绵难愈的重要因素。芪蛭汤中水蛭粉、当归、丹参、川芎、莪术具有活血化瘀功效，现代研究认为，具有降低血液黏度、改善微循环、抗纤维化等功效。芪蛭汤是郑大师几十年对肾病综合征患者诊治的常用方，具有运脾化湿、益气固表、滋阴温阳、活血化瘀即运脾益气，补肾化瘀之功。

### 参考文献

[1] 王今朝，刘来. 谈张琪教授治疗肾病综合征的经验 [J]. 黑龙江中医药，2000（1）：37.

[2] 刘洪，郑新. 郑新肾病专家阐述芪蛭汤治疗肾病综合征的心得体会 [J]. 中国中西医结合肾病杂志，2010，11（12）：1100-1101

# IgA 肾病

**1. 张琪大师心悟：热、虚、瘀为病机，分期论治；治病求本，补肾为先；未病先防，既病防变；灵活多变，六大治法**

## （1）气血不和，湿热内聚，热伤血络，迫血妄行为病因病机

张大师认为，血尿多与热有关，血尿病机离不开热、虚、瘀。外感风热之邪，或思虑劳倦过度，损伤脾胃，致气血不和，湿热内聚，热伤血络，迫血妄行，发为本病；或因肾阴亏虚，阴虚内热，灼伤血络而致尿血，而出血多有瘀滞。瘀血阻络，血不循经，则血尿不止。此外邪热下扰肾络，则往往使血尿加重或反复。肾虚不能固涩，精微随尿液下泄而成蛋白尿。本病的发生多在人体御邪能力薄弱时，病情迁延日久或反复发作，正气损伤，邪气仍盛，故本病的病理性质在发作期多为风热犯肺或火热炽盛或湿热瘀阻，终致络伤血溢，以邪为主；慢性持续阶段多因脾肾气阴两虚，故辨证以正虚为主或本虚标实，虚实夹杂。

## （2）分急性发作期、慢性进展期论治

张大师认为，由于本病的病因病机较为复杂，临床上很少见到有热而无虚、瘀者，或有虚、瘀而不兼有热邪者，往往热、虚、瘀相互交织在一起，病情复杂而缠绵，治疗较为顽固。本病一旦发生，则很难彻底治愈，多反复发作，迁延难愈，甚至发展为慢性肾衰竭。张大师对本病的治疗分两期论治，急性发作期多为邪实，治疗重在祛邪；慢性进展期多属本虚标实，虚实夹杂，气阴两虚、阴虚内热而兼见湿热留恋，故治疗重视扶正祛邪、补泻兼施。

1）急性发作期

外感风热，热伤血络：症见发病后 1～2 日即见尿血鲜红或尿色如浓茶，恶寒发热，肢体酸痛，咽痛，舌边尖红，苔薄微黄，脉洪数或滑数。治以清热解毒。

【组成】柴胡 20 g，生石膏 50～100 g，白花蛇舌草 50 g，金银花 50 g，连翘 15 g，蒲公英 30 g，瞿麦 15 g，大黄 5 g，生地黄 30 g，玄参 20 g，紫花地丁 15 g，重楼 15 g，金荞麦 15 g，甘草 10 g。

湿热蕴结：症见尿色鲜红或尿黄赤，尿常规检测以大量红细胞为主，伴咽干口燥、五心烦热、口舌生疮、咽痛，或兼见尿道灼热或疼痛，腰酸痛，脉滑数，舌质红，苔白干。治以清热利湿、凉血止血，方用加味八正散。

【组成】白花蛇舌草50 g，大黄5 g，生地黄20 g，瞿麦15 g，萹蓄15 g，车前子15 g，紫花地丁15 g，金荞麦15 g，重楼15 g，小蓟50 g，金银花50 g，连翘15 g，白茅根20 g，甘草10 g。

2）慢性进展期

气阴两虚：症见周身乏力，气短心悸，腰酸膝软，咽干口燥，手足心热，舌淡，脉沉细或细数无力。治以益气养阴摄血，方用自拟益气养阴摄血合剂。

【组成】侧柏炭20 g，大黄炭10 g，阿胶15 g，蒲黄炭15 g，生地黄25 g，熟地黄25 g，黄芪30 g，党参20 g，血余炭15 g，地榆炭20 g，小蓟30 g。

气阴两虚，湿热留恋：症见尿黄赤而灼热，肉眼或镜下血尿，倦怠乏力，五心烦热，口干而黏，舌淡红，苔白微腻或少苔，脉细数。治以益气养阴、凉血止血，方用清心莲子饮加减。

【组成】黄芪30 g，党参20 g，麦冬20 g，地骨皮15 g，白茅根50 g，茯苓20 g，小蓟50 g，生地黄20 g，车前子15 g，甘草15 g。

阴虚内热，气虚不摄：症见肾病患者反复血尿，手足心热，神疲乏力，腰膝酸软，气短心悸，头晕耳鸣，尿黄赤，舌红少苔，脉细数或沉数。治以益气养阴、凉血止血，方用知柏地黄汤加参芪。

【组成】熟地黄20 g，山茱萸15 g，山药15 g，茯苓15 g，牡丹皮15 g，泽泻15 g，知母10 g，黄柏10 g，龟板20 g，地骨皮15 g，女贞子20 g，墨旱莲15 g，黄芪20 g，党参30 g，甘草15 g。

阴亏火动，迫血妄行：症见头昏腰酸，疲倦乏力，五心烦热，肉眼血尿或镜下血尿，舌红、苔白少津，脉细数。治以滋阴凉血辅以收敛法。

【组成】生地黄20 g，熟地黄20 g，生山药20 g，阿胶15 g，白芍15 g，龙骨20 g，牡蛎20 g，海螵蛸20 g，茜草20 g，白头翁15 g，金樱子15 g，龟板20 g。

久病血尿，时轻时重，反复发作，肉眼与镜下血尿交替出现，病势虽缓，然治愈颇难。久病血尿，以气虚统摄失职为多，血尿日久必伤阴分，且湿热内停又易灼伤血脉，故主张用益气养阴、利湿清热、凉血止血法施治。在此基础治法上，加白茅根、瞿麦、小蓟等通淋止血之品。若兼有热象者，加栀子、生地黄等以凉血止血；若湿热渐去，常配龙骨、牡蛎、海螵蛸、茜草以增强收涩止血之力。此时纯用益气养阴、收涩止血之品，恐过于壅滞留邪,每加大黄 3～7 g,以疏泄气血,使补而不滞,摄而不凝,且大黄更有清热止血之妙。此外,IgA 肾病发展到慢性迁延期常兼见瘀血之证,在临床辨证治疗中,若能辨证精当,巧妙运用活血化瘀之品,往往能收到很好的治疗效果,但亦不能滥用,若用之不当,则往往会加重病情。所以,在治疗 IgA 肾病中,运用活血化瘀之品应当慎重。

### (3) 临证心法

1) 治病求本,补肾为先

治疗中张大师经常使用补肾经典名方六味地黄汤或知柏地黄汤,化裁应用。且治疗肾病六味地黄汤的应用频率较高。现代药理研究发现,六味地黄丸能利尿、减少蛋白尿、改善肾功能,促进肾脏对体内代谢产物尿素的排泄,对缺血肾脏有一定保护作用,有一定降血脂、降血糖作用,从多方面调节机体的免疫功能、抗衰老等,选取此方既药中病机,又一方多得,平中见奇。

2) 未病先防,既病防变

IgA 肾病是进展性疾病,多以血尿为首发症状或血尿伴随蛋白尿,随着病情的进展,病理改变从 I 级发展至肾衰竭的 V 级,因此张大师以控制血尿、蛋白尿,提高患者的免疫力,减少感染机会,降血压,调整脂质代谢的手段,以达到延缓 IgA 肾病进展的目的。从 IgA 肾病血尿的首发阶段,张大师便积极治疗,充分重视对血尿的调治,他认为血尿或血尿伴蛋白尿经久不愈,阴精匮乏,正气耗伤,抵抗力减弱,易惹呼吸道、咽喉反复感染,日久必会加重病情,损伤肾气,影响功能。

3) 灵活多变,六大治法

张大师认为"血为养命之源","血气不和,百病乃变化而生"。对血尿治疗的重视,其治法既多又灵活,有清法、补法和统摄法,尚用活血止血及收敛固涩止血法。

清法:热不清则血不止。在 IgA 肾病血尿的发病中热毒之邪为主要的致病原。呼吸道感染、扁桃体肿大、咽喉肿痛常继发于外感风热邪毒或素体热盛,或服用激素等助热药物,均至热邪的存在,热迫下焦伤及血络导致尿血。清热解毒药大剂量应用金银花、连翘、蒲公英、地丁、白花蛇舌草等;清热凉血药常用小蓟、地榆、侧柏叶、白茅根、栀子、藕节、蒲黄、仙鹤草等。

补法:IgA 肾病血尿肾阴虚是本,血尿呈现迁延性,血液的丢失,阴精的匮乏,使正气更伤,导致气阴两伤,因此补法是必用之法,常用黄芪、党参或太子参、生地黄、枸杞子、菟丝子、女贞子、龟板、阿胶、白芍等。益气滋阴、补肾扶正以助肾脏受损的病灶恢复。

统摄法:IgA 肾病血尿每于肠道感染腹泻后血尿加重,胃肠黏膜免疫系统受损，黏膜屏障作用减弱，责之于脾胃虚弱，统血无权，选用升阳益胃汤。

**【组成】**黄芪、党参、白术、半夏、陈皮、黄芩、黄连、柴胡、白芍等益气健脾升阳，强健脾胃而统摄止血。

收敛固涩法：针对肾病血尿顽固不愈的特点，尤其出血量较多反复发作者，张大师在传统止血方法清热解毒泻火、补肾滋阴清热、清热凉血止血及益气固摄止血的基础上，独具匠心，巧取收敛固涩及炭类止血之品，加大止血力度，控制病势，收到较好效果。常用海螵蛸、茜草、龙骨、牡蛎、儿茶、赤石脂、五倍子、乌梅炭、地榆炭、血余炭、棕榈炭等。

活血止血法："久病入络""离经之血便为瘀"。IgA肾病病理改变肾小球系膜区免疫球蛋白沉积，系膜增生，日久肾小管间质纤维化，微循环障碍，致瘀血内停；大量血尿易阻塞肾小管偶致急性肾衰竭，治宜活血化瘀，改善肾血流，活血止血，止血不留瘀。常用桃仁配大黄、三七等。

当化验检查血尿减少仅尿潜血阳性时，表明肾脏病理无活动性病灶，但尚需缓慢修复，故缓以补肾滋阴、凉血止血药，常以知柏地黄汤酌加女贞子、龟板及药性平和的凉血之品等。此方长期服用能改善患者体质状态、控制诱发因素、减少血尿的反复发作、阻断病程的迁延发展，从而控制病情，有利于保护肾功能，促使病情向愈。血尿伴随蛋白尿者，止血的同时酌加补肾益气涩精之黄芪、党参、金樱子、芡实、五倍子等。血压高者酌加重镇降逆之珍珠母、赭石、龙骨、牡蛎等。抵抗力较弱，易患感冒者酌加益气滋阴补肾之黄芪、太子参、枸杞子、菟丝子。血脂高者酌加枸杞子、五味子等。张大师在IgA肾病的早期阶段肾功能尚未受损时，积极治疗，兼顾影响病情发展的其他因素，体现了中医的治未病思想。

## 2. 郑新大师心悟：标本兼治，缓急并重，不应一味止血

### （1）辨证需分标本、虚实

郑大师认为，IgA肾病血尿的患者多因禀赋不足、劳倦过度，复感外邪，致血溢脉外而成。病性为本虚标实。

1）本虚

IgA肾病血尿发病的内在因素在于脏腑亏虚，其中以肾脏的虚损为主。因为患者禀赋不足、劳累过度都可导致肾气耗伤，而肾主封藏和固摄，肾气不足，封藏失职，肾失固摄，均使精微物质外泄，可见血尿。但是，IgA肾病血尿的发病因素又不独因肾脏，还与其他脏腑有关，其中又与脾、肺的关系尤为密切。患者因禀赋不足、久病或劳倦过度耗伤脾气，致脾虚气弱，无力统摄血液，固摄无权，血从下溢，见尿血。肺气亏虚，

卫外减弱，外邪入袭，首犯肺卫，入里化热，下注膀胱，热灼血络，发为尿血，这是血尿患者病情反复发作、加重的重要诱因。故郑大师认为，肺、脾、肾三脏的亏虚是引起血尿的主要因素，而且以三脏的气阴亏虚为主，因为阴虚火旺，火伤血络，血尿易发。临床多见肾阴亏虚、脾肾不足和肺肾气虚。而阳虚虽也能因为固摄乏力导致血溢脉外发为血尿，但在临床上相当少见。

2）标实

IgA 肾病血尿的发病、反复和加重，多与患者感受外邪有关。如患者感受风邪，或风热犯肺或风寒袭肺入里化热，热注下焦，则发为血尿；或因患者过食辛辣、醇酒厚味，中焦湿热内生，热伤脉络，流注膀胱，发为血尿；或因患者湿热之邪侵袭下焦，致下焦壅热，热伤脉络，流注膀胱，发为血尿。故风热犯肺、胃肠或下焦湿热是 IgA 肾病尿血发病、反复和加重的重要诱因。

**（2）治疗应分缓急**

1）急者治其标

IgA 肾病尿血多因风热、湿热致使病情发生或复发、加重，所以治疗时当先以祛邪为主。

风热犯肺：临床见发热、咽红、咽痛、咳嗽、舌红、苔薄黄、脉浮数者，治以疏风解表、清热解毒。方用银翘散加减。

【组成】金银花、连翘、薄荷、蝉蜕、牛蒡子、蒲公英、黄芩、板蓝根、鱼腥草。

胃肠湿热：临床见口渴、咽红、腹痛肠鸣、泄泻、舌红、苔黄腻、脉濡数者，治以清热利湿。方用葛根芩连汤加减。

【组成】黄芩、黄连、苍术、茯苓、薏苡仁、豆蔻、厚朴、白茅根、石韦、小蓟、大黄等。

下焦湿热：临床见小便黄赤、灼热、尿频、尿急、尿痛，口干、舌红、苔黄腻、脉数者，治以清热利湿。方选柴芩汤合五味消毒饮、黄连解毒汤化裁。

【组成】柴胡、黄芩、黄连、黄柏、栀子、忍冬藤、蒲公英、紫背天葵、石韦、车前草、金银花、小蓟、白茅根、马鞭草等。大便燥结加生大黄。

临床上，IgA 肾病尿血患者多数以咽部不适为主要临床表现，症状多见咽干、咽痛、咳嗽等症，查体可见咽部充血、扁桃体肿大、咽后壁滤泡增生等；有的患者没有临床症状，但查体亦可见咽部的病变。郑大师认为，从现代医学看来，此类咽部病变当属慢性咽炎、慢性扁桃体炎等咽部的慢性感染灶，而感染性抗原所形成的循环免疫复合物的形成、沉积是各种肾小球疾病发生、发展的重要病因。故咽部的慢性感染灶对肾小球疾病好转的影响是不容忽视的因素。郑大师在临床诊治此类患者时尤为重视咽部病变，必先查其咽喉，凡见咽红者，辨证亦为风热犯肺，常在处方中加用蝉蜕、牛蒡子、玄参；若患者扁桃体肿大明显，则另加用鱼腥草、板蓝根、山豆根、白花蛇舌草等，并予鱼腥草注射液雾化吸入以加强局部清热解毒之功力，再结合中医辨证治疗，临床疗效明显。

2）缓者治其本

对于临床没有明显邪实表现，而以乏力、腰膝酸软、腰痛等为主要表现的患者，治疗当以补益本虚为主。

肾阴亏虚：临床见口苦咽干、腰膝酸软、夜间潮热者，治以滋阴降火、凉血止血。方选知柏地黄汤合二至丸加减，另加大蓟、小蓟、白茅根、阿胶、大黄等。

脾肾气虚：临床见乏力、纳呆、腰痛、大便溏者，治以健脾补肾、摄血止血。方用参苓白术散合菟丝子汤加减。

【组成】党参、白术、茯苓、山药、芡实、菟丝子、枸杞子、熟地黄、杜仲、女贞子、当归、黄芪、白茅根等，可并用参麦注射液或黄芪注射液。

肺肾不足：临床见多汗、易外感、乏力、腰膝酸软者，治以补肺益肾、摄血止血。方用玉屏风散合地黄汤加减。

【组成】太子参、防风、白术、五味子、生地黄、山药、山茱萸、牡丹皮、茯苓、泽泻、女贞子等。

3）不应一味止血

IgA 肾病尿血患者以血尿为主要临床表现，故止血为治疗的重要环节。郑大师认为，对于血尿不可见血止血。病程短者，近期因风热、湿热致病复发、加重者，要以疏风散热、清热利湿为主，达到祛邪务尽，佐以大蓟、小蓟、白茅根、大黄等清热止血之品；病程日久，脾肾亏虚明显者，可酌加收涩之品，如芡实、蒲黄炭等。同时还应注意止血不留瘀，因为气虚无以推动血液，气虚血瘀；或久病入络，瘀血内停；或出血之后，离经之血留滞，均可使瘀血阻滞经络，血不循经，溢于脉外，致尿血经久不愈。故活血化瘀也是治疗需要考虑的重点之一，常用丹参、川芎、地龙、桃仁、红花等。而三七因其有止血而不留瘀的特点，深受郑大师喜爱，常在疾病的各个时期采用。

**参考文献**

[1] 孙元莹，王暴魁，姜德友．张琪治疗疑难血证的经验［J］．北京中医，2006，25（12）：719－721

[2] 王今朝，黄彦彬，张琪．再析张琪教授治疗 IgA 肾病血尿的经验 [J]．黑龙江中医药，2005（2）：4-5

[3] 林启展，马育鹏，潘碧琦，等．张琪教授辨治 IgA 肾病尿血证经验 [J]．广州中医药大学学报，2006，23（3）：234-236

[4] 杨敬，陈原，熊维建，等．郑新主任医师治疗 IgA 肾病尿血的临证经验[J]．中国中西医结合肾病杂志，2006，12（7）：687-688

# 狼疮肾炎

## 周仲瑛大师心悟：肝肾亏虚、阴血耗损为本；祛风解毒化瘀，中西药联用

### （1）肝肾亏虚、阴血耗损为病因病机

周大师认为本病以肝肾亏虚、阴血耗损为本，风毒痹阻、络热血瘀为标。其好发于年轻女性，"女子以肝为先天"，先天禀赋不足，肝肾本虚，情志久郁，肝郁化火，耗伤肝肾之阴，或接触某些化学毒物，损伤气血，使脏腑气阴亏虚，成为发病之基础；久则可致阴伤及阳，致脾肾两虚。阴血耗损，郁热内起，化生风毒，毒热固结，郁于血分，络损血瘀，脏腑受戕，而致低热绵绵不退；或风毒瘀热内郁，而致高热弛张，反复难愈，甚或神昏，腰酸胁痛，心悸气喘，尿多浊沫。

### （2）辨证论治

1）风毒痹阻，络热血瘀

症见肌肤瘙痒，关节肿痛，两膝为甚，腰胁疼痛，红斑隐隐，尿赤便结，心烦口苦，或吐血衄血，舌质紫暗、舌尖偏红、苔黄腻，脉弦数或弦滑。治以祛风解毒、凉血化瘀，方用《医宗金鉴》秦艽丸合《备急千金要方》犀角地黄汤化裁。

【组成】秦艽、十大功劳、犀角（水牛角代替）、牡丹皮、赤芍、白芍、漏芦、白薇、生地黄、地龙、乌梢蛇、青风藤、鬼箭羽、凌霄花、商陆等。

2）血分毒热，气阴耗伤

症见忽起壮热，迁延不解，或寒热往来，或定时发热而自平，反复难已，肌肤红疹隐隐，关节酸痛，头痛目赤，溲赤便干，神疲乏力，精神不振，食纳无味，苔薄少津、舌质红或暗红，脉弦细数。治以清透血热、益气养阴，方用清骨散（《证治准绳》）加减。

【组成】青蒿（后下）、白薇、银柴胡、炙鳖甲、獐草、知母、牡丹皮、生地黄、雷公藤、太子参、白芍。

3）肝肾阴虚，风毒留恋

症见低热绵绵，或时起时平，面颧升火，皮疹色暗，腰膝酸痛，头晕耳鸣，关节酸楚，头发稀疏或焦枯，月经不调或经闭不行，小溲短少，大便偏干，苔少、舌质红少泽，或有裂纹，脉细数。治以培补肝肾、祛风解

毒，方用自拟"狼疮肝肾方"。

**【组成】** 十大功劳、生地黄、制黄精、制何首乌、枸杞子、石斛、秦艽、漏芦、紫草、乌梢蛇、炙僵蚕、白薇、凌霄花。

4）脾肾两虚，血瘀水停

症见面色㿠白无华，目胞及下肢浮肿，面颧红，斑色暗，或仅见色素沉着，四肢不温，形寒怕冷，腰膝酸软，足跟疼痛，纳少腹胀，小便不利，大便溏薄，舌质紫暗、舌体淡胖或边有齿痕、苔薄腻，脉细弱。治以补肾健脾、活血行水，方用自拟"狼疮脾肾方"。

**【组成】** 太子参、生黄芪、淫羊藿、制附子、生地黄、制黄精、木防己、天仙藤、泽兰、泽泻、雷公藤、商陆、蜂房。

### (3) 选药特色

1）祛风解毒化瘀

由于本病以肝肾亏虚、阴血耗损为本，故治疗期间多用培补肝肾之品。对脾肾两虚证须气阴双补或阴阳并济，不宜多用纯阳之品，以免损伤阴津。本病风毒、瘀热为重要病理因素，故无论何种证型均可选用祛风解毒、清热化瘀之品，根据具体病情酌加雷公藤、鬼箭羽、生地黄、牡丹皮、菝葜、漏芦、青蒿、蜈蚣、炮穿山甲、乌梢蛇等。

2）中西药联用

本病常需中西药联合使用，周大师很重视中药与西药之间的配合。如患者开始已用大剂量激素时，多有阴虚火旺之候，宜配合中药滋阴降火之品，如生地黄、枸杞子、女贞子、玄参、麦冬、知母、黄柏等。如激素撤减过程中，常有脾肾阳气虚之象，宜配合益气温阳之品，如淫羊藿、菟丝子、肉苁蓉、山茱萸、党参、黄芪等。如患者在用环磷酰胺冲击治疗时，易使周围血白细胞减少，此时应使用益气生血的中药，如鸡血藤、当归、何首乌、黄精、黄芪、山药、党参等。如患者有明显消化道症状及肝损害，加降逆止呕、护肝养肝之品，如半夏、旋覆花、虎杖等。中药可以降低激素、细胞毒药物的副作用，改善患者生存质量，从而保证了患者能更好地耐受治疗。

### 参考文献

杜新．周仲瑛治疗狼疮性肾炎经验［J］.中医杂志，2002，43（11）：814-815

# 糖尿病肾病

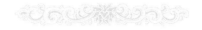

## 张琪大师心悟：虚实夹杂，脾肾两虚，肝郁夹瘀，多湿浊毒；分三期论治

### （1）发病特点：虚实夹杂，脾肾两虚，肝郁夹瘀，多湿浊毒

1）多脾肾两虚

糖尿病肾病病位始终不离肾脏，在绵长的发病过程中出现的尿浊、水肿、胀满、关格等一系列表现，始终贯穿肾元受损的病机。脾虚是糖尿病肾病的重要表现，消渴之人多有过服膏粱厚味、炙煿之品或过食辛辣、饮酒过度等伤及脾胃；既病之后，误用寒凉之品或饮水量多，更伤脾胃；久病耗伤，脾脏虚损，脾肾同病。"肾为水火之宅"，内寄真阴真阳，肾精充足，气血旺盛，脏腑功能才能健全。脾（胃）同居中焦，后天水谷之精微通过脾胃运化作用而布达周身，濡养脏腑组织。脾主运化，水谷精微需肾中阳气的温煦，而肾中精气亦赖后天水谷精微的不断补充与化生，脾肾两脏互滋互养，相互为用。

脾虚气血生化不足，阴精亏虚，脏腑组织失去濡养，则见肌肉消瘦，疲倦乏力，贫血；脾虚湿浊内停，则见浮肿；"五脏六腑之血，全靠脾气统摄"，脾统摄失司，脾不升清，精微下泻，则见尿浊；消渴之病"久久不治，气尽虚"，气为血帅，气虚则无力推动血液运行，瘀血因而形成。肾气亏虚，真气虚损，肾之封藏失职，肾气不固则精微外泄而出现蛋白尿，五脏之伤，穷必及肾，消渴日久，肾气虚衰，不能蒸化水液，水液潴留，发为尿少，浮肿。脾肾虚衰，五脏受损，气机逆乱，三焦阻隔发为关格，关于上则呕恶频作，头目眩晕，胸闷气逆，关于下则尿少尿闭，甚则引动肝风而烦躁不安，肢体抽搐，昏迷不醒。

故张大师认为糖尿病肾病发病以虚为本，既有气阴两虚，又有阴阳两虚，病位以脾肾二脏为主，兼及五脏。如肝肾阴虚，精血不能上承，目窍失养的眼目干涩，视物不清，雀目等症；肝肾阴虚，肝阳上亢的头目眩晕，腰膝酸软等症；气血不足，阴精亏虚，心失所养的心悸、胸痛、失眠、多梦等症。此外，脾气上输之精气不能归于肺而布散全身，径走膀胱，治节无权，亦可以出现尿频、多饮、尿浊等症。但其根本，脾肾虚损是糖尿病肾病发病和病机演变的关键环节。

2）与肝郁（证）相关

张大师认为糖尿病肾病的发生、发展与情志失调密切相关。"忧郁伤肝，思虑伤脾"，究其原因，或"因郁致病"或"因病致郁"。因恐惧疾病而产生的抑郁情绪及对突发事件的焦虑绝望常是诱发和加重糖尿病肾病的主要因素，其血压常随其大幅度波动。由于严重持久地精神抑郁（创伤），破坏了体内丘脑-垂体-肾上腺神经内分泌轴的平衡，神经系统调节紊乱而导致免疫功能低下及内分泌紊乱，使体内阴阳内环境平衡失调，从而影响五脏功能，使之亏损。

抑郁恼怒，肝失疏泄，气机不畅，脉络受阻，气滞血瘀；郁怒伤肝滞脾，脾胃呆滞，运化传导功能障碍，气血生化不足，水湿内停；肝郁化火，肝阳上亢的眩晕、中风、昏厥。使糖尿病肾病虚者更虚，湿阻、瘀结、毒热之实证更加明显。晚期糖尿病肾病患者情感因素影响更加明显，且治疗效果、生存质量明显降低。由此可见，情志抑郁等不正常的心理因素的刺激，可以加速糖尿病肾病病情的进展。因此，配合药物的同时进行心理因素调节，保证机体内环境的稳定，保持乐观的态度，可以减少糖尿病肾病的诱发和加重。

3）多夹瘀血

张大师认为，瘀血不仅是糖尿病肾病的主要病理基础，而且贯穿糖尿病肾病的始终。糖尿病肾病病程冗长，瘀阻肾络，精气不能畅流，壅而外溢，常使蛋白尿顽固难消。瘀血内阻，经脉不利，则见舌质紫暗或瘀斑，舌下静脉曲张，脉涩沉迟等。瘀血的发生除与气滞、久病等相关外，与虚证、痰证、湿毒关系密切。此外，肾失开合，清浊不分，湿浊内壅或湿毒伤络，血行不畅，故而成瘀；湿浊郁而化热，加之热灼津液，耗伤营血，以致血中津少，质黏而稠运缓成瘀。瘀血阻络，新血不生，无以营养脏腑经络，进一步导致脾肾固摄无权，气化不利，常见水肿、腰痛、高血压等症。

糖尿病肾病晚期患者，瘀血征象更加明显，出现面色黧黑，肌肤甲错，皮肤瘀斑，甚则"血道不通，日大不休，俯仰不便，趋翔不能"（《灵枢·刺节真邪篇》），"颈脉动""腹筋起"及出血等症。临床上见不同阶段的糖尿病肾病患者都有血液流变学异常及微循环的障碍，其轻重程度常随病情的加重而表现得更加明显。因此，血瘀一直贯穿糖尿病肾病发生、发展的全过程。

4）多湿浊（毒）

张大师认为，湿浊也是糖尿病肾病发病的主要病理因素，并强调有形之湿及重视无形之湿。糖尿病肾病患者有过食肥甘厚味的病史，伤及脾胃，化湿生痰，故多数患者体胖、身重、困倦、嗜睡，同时伴有胆固醇、三酰甘油及低密度脂蛋白的明显升高，这类患者临床多见于糖尿病肾病早期，虽无浮肿，尿少症状，但却是造成瘀血的主要原因。有形之湿为患，多与脾肾相关，"诸湿肿满，皆属于脾"，脾失健运，水湿内停，"气化不速而湿浸于外"（《金匮要略心典·痉湿暍病》）；肾阳不足，温煦气化功能失常，水液代谢和分清泌浊功能障碍，导致湿浊内留，清浊相混，出现尿少尿浊，甚则尿闭。

5）多虚实夹杂

糖尿病肾病是一种临床较为复杂的疾病，病程长，病根沉痼，病机错综复杂，证候变化多端，且大多屡经中西药治疗，每每虚实并见，寒热错杂，故张大师认为糖尿病肾病属本虚标实之证。本虚多为脾肾两虚，标实多湿浊毒邪内阻、气血瘀滞，虚实交互并存，互为因果。脾肾两虚出现一系列水液代谢紊乱及精微化生障碍，是贫血、乏力、消瘦、倦怠、纳差、腰膝酸软等虚证表现的主要根源，同时也是引起湿浊内停，气滞血瘀，甚至湿毒入血等实证表现的基础。阴虚与湿热常相互结，水与血也相互影响、相互瘀结，"水阻则气不行，血不行为水"。水湿瘀互结进一步阻滞气机，损伤脾胃，破坏体内阴阳平衡，加重消化、吸收、排泄等体内代谢的紊乱，出现变证、危证。故治疗时应注意虚实的存在及两者的转化，分清正邪虚实，轻重缓急，祛邪不忘扶正，扶正不碍祛邪，才能免犯虚虚实实之戒。

### （2）分三期论治

1）气阴两虚（早期）

症见口干多饮，尿频、量多或尿浊，头晕目眩，口渴心烦，便干耳鸣或四肢麻木疼痛；视物模糊不清，苔少，脉细；精神委靡，气短乏力，自汗，脉虚。治以益气养阴，方用归芍六君子汤加减。

若口渴甚加天花粉、葛根、知母；肾虚腰膝酸软加枸杞子、菟丝子；尿浊、尿频加金樱子、芡实；体虚易感加防风、羌活、黄精。

2）脾肾两虚型（临床期）

症见反复浮肿，尿白浊，神倦乏力，纳少腹胀，腰膝酸软或畏寒尿少，面色晦暗，肢冷，性欲低下，苔少，脉沉。治以脾肾双补，方用八味肾气丸加味。

可酌加党参、黄芪、莲子健脾益气，补虚扶正；纳差腹胀者加砂仁、陈皮、枳壳；尿浊加萆薢、金樱子、芡实；遗精早泄加仙茅、淫羊藿、巴戟天、鹿角胶。

3）脾肾虚衰型（晚期）

症见面色灰滞，纳少呕恶，口中腥臭，尿少尿浊，甚则尿闭，倦怠嗜卧，腹胀腰痛，浮肿加重，甚则腹筋显露，消瘦，脉沉细或结代。治以健脾补肾以固本，既补阴阳又助气血，方用参芪地黄汤加味。

若呕吐，纳差，口吐秽浊，加藿香、竹茹、檀香；腰冷痛、畏寒，加附子、杜仲、肉苁蓉；尿少浮肿或尿闭加猪苓、车前子、萹蓄、瞿麦，或用大黄泄浊；贫血，乏力，嗜卧者加当归、白芍。

### （3）审证求因，辨证论治

1）糖尿病肾病常夹瘀血

糖尿病肾病变常夹瘀血，症见浮肿日久不消，腰痛如折，皮肤瘀斑，舌紫暗，脉涩结代。活血化瘀是主要治法。张大师主张审因辨治血瘀。

气滞血瘀者多伴胸闷胁痛、善太息等肝气郁滞证，常选用桃仁、红花、川芎、赤芍等活血祛瘀，并选柴胡、枳壳、牛膝、砂仁等理气药配伍，相辅相成。

气虚血瘀者常伴乏力、倦怠等症，仅用活血化瘀药则少效，须以补气为主，辅益气养血，助精活血之法，以桃仁、当归、鸡血藤养血活血，寓通于补。

阳虚血瘀者在血瘀基础上伴畏寒肢冷、四肢不温、少腹冷痛、脉沉紧，以温经散寒之炮姜、小茴香、桂枝与活血祛瘀之当归、川芎、桃仁合用。若阳气衰微则见心悸、浮肿、肢厥、舌紫暗、脉微欲绝等症，治宜温阳活血，常用附子汤加丹参、桃仁、红花等。

2）糖尿病肾病多夹湿浊

糖尿病肾病晚期湿浊蕴毒，瘀血阻滞，临床表现为恶心、呕吐、心烦、头痛、皮肤瘙痒、舌干、脉滑等。张大师主张用解毒活血汤加醋炙大黄，通腑泄热祛瘀，使毒素浊邪从肠管排出。水蓄致血行阻滞，血瘀又加重水蓄程度，水与血相互影响，相互瘀结，是糖尿病肾病各期典型特征。此时若单祛瘀，则因蓄水不除，压抑脉道使血行阻滞，必致瘀血难消。单纯逐瘀则会因瘀血障碍，津液输布及排泄受阻，使水瘀互结加重，故二者并施方能达到瘀水并除之目的。方中常用大黄、水蛭合党参、白术、茯苓，攻补兼施，使瘀消水泄，则诸症解除。

糖尿病肾病晚期突出表现是水湿内停，其发病机制，一是与脾失健运，肾阳虚失于化气行水有关；二是脾气虚弱，清阳不升，精微下注。肾气亏虚，精关不固，蛋白精微失守而下泄尿中，精微遗泄日久，必然更耗脾之气阴、肾之阴阳，使水湿内停加剧。湿有内湿、外湿，水湿内停又有寒化、热化之分。阳虚之体易寒化为寒湿，阴虚之体易热化为湿热。

对于寒湿内停用温中散寒除湿法，常用川乌、干姜、吴茱萸、草果仁辛开苦降温脾以除寒湿，党参、黄芪益气补脾，茯苓、泽泻淡渗利湿，厚朴、木香开郁理气，升麻、柴胡升阳，麻黄辛温宣通。温散寒湿，淡渗利湿，益气健脾，开郁理气，合为一方，消中有补，降中有升，相反相成，以达上下分消之目的。

对于气阴两虚，湿热留恋所致的持续浮肿、低蛋白血症，采用清补兼施之法，以党参、黄芪、甘草补气健脾，助气化以治气虚不摄之尿蛋白；黄芩、麦冬、莲子清心肺之热，地骨皮退肝肾之虚热，茯苓、车前子利湿，益母草活血利水，白花蛇舌草清热解毒，合用具有益气固摄、清热利湿解毒之功。

对于脾湿胃热，湿热互结中焦，脾运失职之顽固性水肿，症见腹胀满，呕恶不食，口苦，尿短赤，脉滑，常用人参、白术、茯苓健脾除湿，干姜、砂仁温脾阳而燥湿，四苓散淡渗利湿，二陈汤化痰湿，使湿浊除，脾阳健而清阳升；用黄连、黄芩苦寒泄热除痞满，知母助黄芩、黄连滋阴清热，热清则浊阴降，清升浊降则胀满自除。脾胃不和则肝气乘之，以枳实、厚朴、姜黄以平肝解郁，行气除满，方以四君子汤、四苓散、二陈汤、泻心汤组方，对脾胃不和，湿热中阻证，利尿消肿。

对于湿热壅滞下焦，气化失常，水湿泛滥，症见腰以下肿，阴囊肿大，小便不利，尿黄赤，用牡蛎、海藻软坚散结，清利湿热；常山、葶苈子、商陆逐水饮化痰浊；尤以瓜蒌根配牡蛎、泽泻既可养阴清热散结，又能利水逐饮，更能益胃生津，且防商陆、常山攻逐过甚伤阴液，又能协助牡蛎软化水结，以奏利尿消肿之功。

对于湿热弥漫三焦，症见头面全身浮肿，腹胀大，小便不利，或尿黄、便秘，方用加味疏凿饮子。药用秦艽、羌活疏风解表，祛风以胜湿，使湿从汗解；商陆、椒目、槟榔消胀满，散结行于里；赤小豆利水解毒，大腹皮、茯苓皮、生姜皮辛散淡渗，行肌表之水；泽泻、木通、萹蓄、车前子泄热利水；海藻、牵牛子软坚逐水饮以治腹大水肿。诸药合用，上、下、内、外分消，使水邪得以驱除。

此外，张大师十分重视瘀与水湿，气与水湿的关系。对脾虚不运，气滞水蓄之水肿则补虚，行气利水，消补合用。脾肾虚夹湿热又宜健脾固摄，补肾固精，清热利湿并用，补中有清，通补兼施。

3）糖尿病肾病晚期常见湿浊（毒）瘀血壅结

糖尿病肾病慢性肾衰竭期，症见恶心、吐浊，胃脘胀痛，口臭（口气秽臭），头痛，烦闷，尿素氮及肌酐明显增高，病情多较危重，应急则治标，使病情稳定。

若湿浊郁久成毒，湿毒化热上逆者，治宜芳化湿浊，苦寒泄热。常用醋炙大黄、黄连、黄芩苦寒泄热；砂仁、藿香、苍术芳香辛开，驱除湿邪。二类药配伍，相互调济，既无苦寒伤胃，又无辛燥耗阴，使湿浊毒热之邪得以蠲除。张大师用大黄、草果仁有独到之处，他认为用大黄降尿素氮，必须是湿热毒邪壅结方为适宜，反之，不仅无效，反促使病情加重；

草果仁辛温燥烈，善除脾胃之寒湿，慢性肾衰竭氮质潴留，湿毒内蕴，非此辛温燥烈之品不能除，然湿蕴化热，又必须伍以大黄、黄连以泄热开痞。

若湿浊毒热入侵血分，血络瘀阻，症见头痛少寐，五心烦热，恶心呕吐，舌紫无苔或舌有瘀斑、舌下静脉紫暗，宜清热解毒，活血化瘀，常用连翘、柴胡、白花蛇舌草清热解毒；丹参、红花、赤芍、当归活血化瘀；加大黄增加其通便降氮，解毒清热，活血化瘀之力。津亏明显加生地黄、葛根清热生津；脾胃虚寒加丁香、山茱萸、炮姜等。

若阴阳俱伤，又与湿毒瘀血互结，虚实夹杂，症见面色㿠白，头晕目眩，倦怠乏力，气短懒言，腰膝酸软，腹胀呕恶，口中秽臭，脉沉滑等症，治以通补兼施，祛邪与扶正兼顾，补脾肾泄湿浊，解毒活血，补泄于一方，扶正不留邪，祛邪不伤正，常用益气健脾补肾之红参、白术、茯苓、菟丝子、熟地黄；泄热化浊之大黄、黄连、草果仁；活血化瘀之桃仁、红花、丹参、赤芍等，扶正祛邪，消补兼施，补得消则补而不滞，消得补则泄浊作用益彰。

### 参考文献

王晓光，王亚丽，张琪．张琪教授治疗糖尿病肾病经验［J］．陕西中医，2004，25（12）：1116-1118

# 慢性肾功能不全

## 1. 张琪大师心悟：分三期论治；八大特色治法；辨证、对症、对病用药；巧用大黄

在本病发展过程中，可由于感受外邪，或饮食不节，或劳逸过度等原因导致病程进展加快，病情恶化。在慢性肾衰竭的发病及整个演变过程中，虽然病因多样，病机错综复杂，但都属本虚标实，虚实夹杂之证，其中本虚以脾肾两虚为主，它在慢性肾衰竭的发生发展过程中贯穿其始终，标实是指邪实，有外邪，湿浊热毒，瘀血等。

### （1）分早、中、晚三期论治

慢性肾衰竭总的病机特点是脾肾两虚，湿毒内蕴，血络瘀阻，正虚邪实，虚实夹杂，这种特征决定了慢性肾衰竭病势缠绵，证候多变，难以速愈。张大师驭繁就简，在治疗该病方面形成了自己的特点。

谨守病机，精于辨证，治疗善用复方大法。慢性肾衰竭多病机复杂，本虚标实，虚实夹杂，病情往往涉及多个脏腑，治疗单凭一法一方难以奏效，需用复方大法，才能取得较好的效果。

三期辨证，各有侧重，慢性肾衰竭往往由多种疾病演变而来，其发生、发展、变化都有一个较漫长的过程，鉴于此，张大师将慢性肾衰竭的具体治疗分为三期，其治则治法各有侧重。

1）早期

慢性肾衰竭的早期治疗，健脾补肾是关键。张大师对慢性肾衰竭的治疗，十分重视早期的治疗，所谓早期就是指肾功能不全的代偿期，这个时候机体的正气虽然受损，但邪气不盛，治疗以扶正为主，正气恢复邪气自然消失。这个时期的治疗对整个疾病的发展和预后影响十分重大。

2）中期

慢性肾衰竭的中期治疗重视补泻兼施，常用扶正化浊活血汤，中期是指肾功能不全失代偿期及肾功能不全衰竭期，此期体内毒素潴留增多，临床以脾肾两虚，湿浊瘀阻者居多，临床表现为面色萎黄或苍白，倦怠乏力，气短懒言，腰膝酸软，腹胀呕恶，口中秽味，舌淡紫苔厚，脉沉滑或沉缓，治疗以扶正祛邪，标本兼顾，治以补益脾肾，活血泄浊，方用扶正化浊活血汤。

【组成】红参15 g，白术15 g，菟丝子20 g，熟地黄20 g，淫羊藿叶15 g，黄连15 g，大黄 7 g，草果仁15 g，半夏15 g，桃仁15 g，红花15 g，丹参20 g，赤芍15 g，甘草15 g，茯苓15 g。方中用红参、白术、茯苓、甘草取四君子汤益气健脾之意，助气血生化之源；菟丝子、熟地黄等补肾益精养血；大黄、黄连、草果仁、半夏以清热解毒化浊；桃仁、红花、丹参、赤芍活血化瘀。此类证型的患者在临床上较多见。

3）晚期

慢性肾衰竭的晚期治疗重在泄浊解毒，顾护胃气，给药注重多途径。慢性肾衰竭发展到尿毒症期已是晚期，这一时期患者并发症多，症状严重，往往涉及多脏腑，湿热、浊毒、瘀血等标邪日盛，故当务之急就是祛邪，治疗上当采用复方大法，给药除了口服汤剂外，还需以静脉给药和灌肠以及皮肤透析等疗法相配合。在泄浊解毒方面，张大师常采用化浊泄热法和活血解毒法，常用的方剂有化浊汤和活血解毒汤。

化浊汤：

【组成】大黄10 g，黄芩10 g，黄连10 g，草果仁15 g，藿香15 g，苍术10 g，紫苏10 g，陈皮10 g，半夏15 g，生姜15 g，茵陈15 g，甘草10 g。

活血解毒汤：

【组成】连翘20 g，桃仁15 g，红花15 g，当归15 g，枳壳15 g，葛根20 g，赤芍15 g，生地黄20 g，牡丹皮15 g，丹参20 g，柴胡20 g，甘草15 g，大黄 7 g。

张大师认为，在这一时期治疗，顾护胃气也十分重要，因为尿毒症患者可出现多种严重并发症，如急性左心衰，高血钾，高血压，代谢性酸中毒等，这些严重并发症多用西医处理（包括血液透析）为主，疗效也很明显，但一些尿毒症患者因种种原因未能进行透析或透析不充分，尿毒症之胃肠道症状较为明显者，中医辨证则侧重调理脾胃，清代叶天士指出："上下交阻，当治其中"，张大师认为，脾胃为后天之本，气血生化之源，五脏六腑皆禀赋于中焦脾胃，脾胃一虚，诸脏皆无生气，对于饮食不节的患者，宜先用中药调理脾胃。一则使患者饮食增加，增加营养的摄入量，从而提高患者的抗病能力；二则通过保护胃气来减轻因服用其他众多药物对胃肠道的毒副作用，以及防止尿毒症所致的消化性溃疡等。

张大师在调理脾胃方面常用3个方剂：

加味甘露饮：

【组成】生地黄15 g，熟地黄15 g，茵陈15 g，黄芩10 g，枳壳15 g，枇杷叶15 g，石斛15 g，天冬15 g，麦冬15 g，沙参15 g，天花粉15 g，芦根20 g，麦芽20 g，佛手10 g。该方主要是清脾胃利湿热，用于脾胃阴

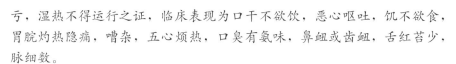

亏，湿热不得运行之证，临床表现为口干不欲饮，恶心呕吐，饥不欲食，胃脘灼热隐痛，嘈杂，五心烦热，口臭有氨味，鼻衄或齿衄，舌红苔少，脉细数。

中满分消饮：

【组成】白术15 g，人参15 g，炙甘草10 g，猪苓15 g，姜黄15 g，茯苓15 g，干姜10 g，砂仁15 g，泽泻15 g，橘皮15 g，知母15 g，黄芩10 g，黄连10 g，半夏15 g，枳实15 g，川厚朴15 g。该方采用清热利湿、分消法，用于脾胃不和，湿热中阻，水气内停，临床表现浮肿胀满，小便少，五心烦热，恶心呕吐，口干，口中有氨味，舌质红苔腻，舌体胖大，脉弦滑。

归芍六君子汤：

【组成】人参15 g，白术20 g，茯苓15 g，甘草10 g，半夏15 g，陈皮10 g，白芍15 g，当归15 g。该方采用益气血，补脾肾的方法，用于脾胃阴阳两虚者，临床常见面色无华，唇白舌淡，倦怠乏力，不思饮食，脘腹胀满，泛恶作呕，便秘或腹泻，脉沉弱，舌苔白腻，多兼有贫血。

### （2）八大特色治法

1）芳香醒脾，利湿化浊法

症见恶心呕吐，胃脘胀满，口气秽臭，头昏身重，倦怠乏力，烦闷，舌苔白腻，脉缓等一系列消化道症状表现。治以芳香醒脾、利湿化浊，方用平胃化湿汤。

【组成】草果仁15 g，苍术15 g，半夏15 g，厚朴10 g，紫苏15 g，砂仁15 g，陈皮15 g，甘草5 g，芦根15 g，竹茹15 g，生姜15 g，茯苓15 g，水煎服。

2）苦寒泄热，化湿降浊法

症见呕恶，脘腹胀满，不欲饮食，口气秽臭有氨味，大便秘结或不爽，或兼肢体虚肿，舌苔厚腻稍黄少津，脉弦滑等。治以苦寒泄热、化湿降浊，方用化浊饮。

【组成】醋炙大黄10 g，黄芩10 g，黄连10 g，草果仁15 g，藿香15 g，苍术10 g，紫苏10 g，陈皮10 g，半夏15 g，生姜15 g，茵陈15 g，甘草10 g，水煎服。

3）活血化瘀，清热解毒法

症见头痛少寐，五心烦热，搅闹不宁，恶心呕吐，舌紫少苔或舌有瘀斑，舌下静脉紫暗，面色青晦不泽，脉弦或弦数等。实验室检查有血液高凝、高黏状态。治以活血化瘀、清热解毒，方用加味活血解毒汤。

【组成】连翘20 g，桃仁15 g，红花15 g，当归15 g，枳壳15 g，葛根

20 g，赤芍15 g，生地黄20 g，牡丹皮15 g，丹参20 g，柴胡20 g，甘草15 g，远志15 g，大黄10 g，水煎服。

4）清热利湿，分消除满法

症见浮肿胀满，小便少，五心烦热，恶心呕吐，口干，口有氨味，舌质红苔腻，舌体胖大，脉弦滑。治以清热利湿、分消除满，方用中满分消饮。

【组成】白术15 g，人参15 g，炙甘草10 g，猪苓15 g，姜黄15 g，茯苓15 g，干姜10 g，砂仁15 g，泽泻15 g，陈皮15 g，知母15 g，黄芩10 g，黄连10 g，半夏15 g，枳壳15 g，厚朴15 g，水煎服。

5）养阴清热，利湿和胃法

症见口干舌光不欲饮，恶心厌食，饮不欲食，胃脘灼热隐痛，嘈杂，五心烦热，脉细数，口臭有氨味，鼻衄或齿衄。治以养阴清热、利湿和胃，方用加味甘露饮。

【组成】生地黄15 g，熟地黄15 g，茵陈15 g，黄芩10 g，枳壳15 g，枇杷叶15 g，石斛15 g，天冬15 g，麦冬15 g，沙参15 g，天花粉15 g，芦根20 g，瞿麦20 g，萹蓄20 g，麦芽20 g，佛手10 g，水煎服。

6）益气补血，调理脾胃法

症见头晕眼花，神疲乏力，纳差，面色苍白，心悸失眠，舌淡苔白，脉细。治以益气补血、调理脾胃，方用归芍六君汤。

【组成】人参15 g，白术20 g，茯苓15 g，甘草10 g，半夏15 g，陈皮10 g，白芍15 g，当归15 g，水煎服。

7）气血并治，脾肾双补法

症见头晕眼花，神疲乏力，纳差，面色苍白，心悸失眠，腰酸腿软，舌淡苔白，脉细。治以气血并治、脾肾双补法，方用脾肾双补方。

【组成】黄芪30 g，党参20 g，白术20 g，当归20 g，何首乌20 g，五味子15 g，熟地黄20 g，菟丝子20 g，女贞子20 g，山茱萸20 g，淫羊藿15 g，仙茅15 g，枸杞子20 g，丹参15 g，山楂15 g，益母草30 g，山药20 g，水煎服。

8）健脾补肾，活血泄浊法

症见面色㿠白，头眩，倦怠乏力，气短懒言，唇淡、舌淡，腰膝酸软，腹胀呕恶，口中秽味，舌淡紫苔厚，脉沉滑或沉缓等。治以健脾补肾、活血泄浊法，方用补脾肾泄浊汤。

【组成】人参15 g，白术15 g，茯苓15 g，菟丝子20 g，熟地黄20 g，淫羊藿15 g，黄连10 g，大黄7 g，草果仁10 g，半夏15 g，桃仁15 g，红花15 g，丹参20 g，赤芍15 g，甘草15 g，水煎服。

### （3）遣方特色

#### 1）谨守病机，辨证处方

张大师认为，慢性肾衰竭病变涉及多个脏腑，正虚邪实，虚实并见，病情严重，病机复杂。在慢性肾衰竭发展过程中，脾肾虚衰在病机演变中起着重要作用，但邪气留滞常引起多种证候的出现，对本病产生较大的影响。邪气中主要有湿热及瘀血，此二者是慢性肾衰竭的主要病理产物，亦是加重肾功能恶化的主要因素。湿热之邪常影响至脾胃，由于湿热中阻，脾胃升降失常，临床常见脘闷腹胀，身重疲乏，恶心食少，口中秽味，甚至呕吐等，可见湿热为患在慢性肾衰竭发生发展中的重要性。因此，临床用药必须综合考虑，处方往往较大，药味多，药量大。

#### 2）针对证候，对症处方

辨证应注意湿热之邪孰轻孰重。热邪偏重则应重用茵陈、黄连、黄芩、大黄、连翘；但如湿邪偏重，则重用草果仁、半夏、苍术、藿香等。呕吐甚者加半夏、陈皮、竹茹、砂仁、紫苏。呃逆干呕甚者加丁香、柿蒂。而血瘀可能由于病程长，久病入络，以及湿热内停，血行滞涩而成。症多见有不同程度的面色晦暗无华、头痛少寐、五心烦热、舌质紫暗或有瘀斑，脉弦或弦数者，可加用丹参、赤芍、桃仁、当归、红花、川芎等。对肌肤甲错、干燥、瘙痒、有白痕等症状出现，可用解毒活血汤加白鲜皮、蝉蜕、荆芥之类，即"治风先治血，血行风自灭"之意，多能取效。对多梦难寐者，可加用珍珠母、生牡蛎、龙骨、赭石等益阴潜阳、宁心安神。另外，阴虚象明显者加熟地黄、山芋、枸杞子、龟板；阳虚象明显者加附子、淫羊藿、巴戟天、胡芦巴、菟丝子。

#### 3）衷中参西，辨病处方

张大师在辨证用药的基础上，亦参考患者的原发疾病，进行辨病治疗。辨病治疗本来也是中医固有的一种治疗方法。其指出"把中医的证和西医的病结合起来能弥补中医辨证的不足"。张大师认为，张仲景虽然以辨证论治为核心，但皆与疾病相联系。如太阳病、阳明病、少阳病等。言证必有病，言病必有证，树立了病症相结合的范例。张大师在辨病处方中特别注意三点问题：一是注意慢性肾衰竭的原发病，如对高血压所致者，通常加滋阴潜阳药物；蛋白尿，通常加用黄芪、玉米须等；对乙型肝炎病毒相关性肾炎则多加用疏肝之药；对于尿路结石引起的慢性肾衰竭，强调结石的处理。二是注意慢性肾衰竭的病情分级情况。如慢性肾衰竭代偿期，此时患者的临床症状不突出，可能仅有腰酸腰痛、乏力倦怠、夜尿频多等，或只以原发病的症状为主。此期以扶正治本为其原则，以补肾健脾为主，常用六味地黄汤、参芪地黄汤及四君子汤、六君子汤等加减。张大师特别指出，此期最忌滥用大黄等苦寒败胃之品。对于慢性肾衰竭失代偿期及肾衰竭期的患者，则以攻补兼施、扶正祛邪为原则，必以补脾肾、泄湿浊、解毒活血为法。常用扶正化浊解毒汤。方中以红参、白术、茯苓、甘草合用益气健脾，助气血生化之源；菟丝子、熟地黄补肾益精养血；连翘、大黄、黄连合草果、半夏解毒泄热化浊；桃仁、红花、丹参、赤芍活血化瘀。而对于尿毒症期的患者，此期患者以湿浊瘀毒交阻为主要病机，此时应以化浊解毒、泄热、活血化瘀为主，常用化浊饮治疗。方用醋制大黄、黄连、黄芩苦寒泄热；砂仁、藿香、草果、苍术等芳香辛散，祛除湿邪。使湿热之邪得以蠲除。三是注意并发症情况，如并发高凝状态多用加味活血解毒汤治疗，本方用桃仁、红花、赤芍、生地黄、大黄、丹参、葛根以活血散瘀、凉血清热。

4）变通古方，灵活加减

张大师除了擅用古方治疗慢性肾衰竭之外，对于慢性肾衰竭并发症等处理，有时则以轻灵之剂，尤其倡用在古方的基础上进行加减治疗。如对于尿毒症的呕吐，常以橘皮竹茹汤治疗；如果属于胃气虚寒呃逆或干呕，则用丁香柿蒂散加减；对于肾性贫血，则用归芍六君子汤。标本缓急，重视脾胃。张大师指出，慢性肾衰竭属于本虚标实之证，虚实并见，寒热错杂。强调治疗过程中必须贯彻急则治其标，缓则治其本的原则，同时强调脾胃在治疗慢性肾衰竭中具有重要作用。脾胃居于中焦，为人体气机升降及水液代谢之枢纽。如脾失健运，升降失常，一则水液泛滥而为水肿，二则清气不升、浊阴不降而为呕逆。曹洪欣大师曾在总结张大师重视调理脾胃的学术观点时指出，慢性肾衰竭脾胃证候居多，脾胃证候持续的时间较长，调治脾胃治疗效果较好，如对于顽固性重证水肿，以腹水甚，屡用利尿药无效。属于湿热者，用中满分消饮化裁，属于寒湿者用中满分消汤加减。用益气养阴法或补气健脾升阳法常可收功。益气健脾配合其他疗法常可提高疗效。

急则治标，顾护脾胃，慢性肾病急性发作，见周身浮肿，尿少等症。在辨证利水消肿的同时，即使无脾胃症状，常于大剂量利水剂中加入黄芪、党参、茯苓、白术等健脾益气之品，以利水祛邪而不伤正，调中扶正而不碍邪为度。缓则治本，调补脾胃，由于脾虚贯穿于慢性肾衰竭发生演变的过程中，复因外邪、水湿、湿热、瘀血每易困阻中焦，故调治中焦甚为重要，调补之法有益气健脾、温补脾阳、升阳举陷、益气养阴等。且每于其他疗法中加入益气健脾之品。

## （4）巧用大黄

慢性肾衰竭，张大师临床大多辨证为湿浊邪毒贮留日久，郁而化热，湿热上泛，脾胃升降失司，转枢不利，出现胃脘胀痛，恶心呕吐，口气秽浊，周身以及口中有氨味，舌体肥大，舌苔垢腻，脉弦滑或沉滑。此时一般喜用大黄苦寒清泄热结，蠲除浊毒；同时配以砂仁、草果仁、苍术、藿香芳香醒脾，化湿辟秽。二者相互调剂，既不苦寒伤胃，又无辛燥伤阴之弊，用后肌酐、尿素氮得以迅速下降，其临床症状也常常随手而愈。大黄多醋炙后入药，一般用量为 10～15 g，具体用量应根据患者每日大便次数加以调节，患者服用大黄后出现不同程度的腹泻，但每日大便应以2～3次为宜，且泄下物应为基本成形的软便，防止过分泄下后损伤胃气。中医治疗慢性肾衰竭大多从泄下立论，以不同的药物、不同的途径促使肌酐、尿素氮从大便乃至皮肤等其他途径排出体外，其中大黄的应用频率最多。

张大师临证不局限于传统的理法方药，主张中西合参、衷中参西，但是对于中药的应用张大师反复强调，必须以中医辨证论治为主导，以现代药理研究作参考，坚决不能在西医理论指导下使用中药。就以用大黄治疗慢性肾衰竭的问题来讲，张大师认为大黄为苦寒泄热药，临床用于慢性肾衰竭，表现为舌质红，舌苔黄，大便干燥闭结，辨证为湿热浊毒内阻较为适宜，而对于那些舌质淡，舌苔白，大便溏泻，每日 3～4 次，辨证为脾胃虚寒或脾肾阳虚的患者，则应该慎用或干脆不用，用之则会加重脾胃虚寒或脾肾阳虚的程度，促使病情恶化，对于这两类患者应以人参、黄芪、白术、葛根、山茱萸、何首乌之类健脾益肾，大量实践证明效果满意。

## 2. 张大宁大师心悟："肾虚血瘀论与补肾活血法"论治肾性蛋白尿，血尿，妙用升麻

张大师在"肾虚血瘀论与补肾活血法"理论基础上，经过多年临床实践，对肾性蛋白尿、血尿形成了较深的认识，在治疗肾性蛋白尿、血尿方面积累了独特的经验。

### （1）肾虚、血瘀为病因病机

张大师在临床从事肾病研究 40 余年，创立了中医肾病理论。他提出"肾虚血瘀"不仅是各种慢性病、老年病和人体衰老的基础，更是多种慢性肾脏疾病在某一特定时期的共同病机。肾虚、血瘀分别构成导致慢性肾病肾小球硬化的始动因素及病理基础。肾虚为本，血瘀为标，二者互为因果，是慢性肾病发生发展的重要因素。

慢性肾病中的蛋白尿在中医学中没有相对应的病名，而血尿可归于血证之尿血范畴。张大师认为，现代医学中所谓的蛋白质及红细胞是构成和维持人体生命的物质基础。在中医学中，二者皆为水谷精微所化生，类似于"精微""精气"的概念。因此，可将肾性蛋白尿、血尿归于"精气下泄"的范畴。

"精气"宜藏不宜泄。若肾气亏虚，封藏固摄功能失职则致肾气不固之证。脾主升清，是指脾气上升，并将其运化的水谷精微向上转输至心、

肺、头目，并通过心肺化生气血，从而营养全身。脾能升清，则水谷精微能正常输布吸收。若脾不升清，则水谷精微运化失常。加之肾病迁延不愈，久病入络，瘀血阻于肾络，精气运行不畅，壅而外溢，精微下泄而成蛋白尿。因此，脾肾两虚、瘀血阻络是肾性血尿、蛋白尿的重要病机。

### （2）治以补益脾肾、固涩升提

中医学认为，蛋白、血皆为人体水谷精微所化生，为人体的"精微""精气"，宜藏而不宜泄。若脾肾亏虚，清阳之气不得上升，水湿内阻，精微不能正常转输，肾虚封藏失职，不能固摄精气致精气下泄，精微外漏，则出现蛋白尿、血尿等症。可见，蛋白尿、血尿的产生与脾肾关系最为密切。又慢性肾病多迁延难愈，反复发作。久病致虚，久病入络，由虚致瘀，而出现肾络瘀阻之证，从而加重蛋白尿的发生，成为病情缠绵难愈的重要因素。因此，张大师提出肾性蛋白尿、血尿的治疗当以补肾活血、固涩升提之法为基本大法。临证之时其善用黄芪、川芎、覆盆子、五味子等药物为主组方，同时提出将升麻作为治疗血尿、蛋白尿的特异性药物应用。

### （3）辅以升麻治疗的意义

张大师运用升麻治疗肾性蛋白尿、血尿的思路源于李东垣补中益气汤的启示和研究。该方功在补益中气、升阳举陷，在临证中用其加减治疗各种气虚下陷之久泻、久痢取得了较好疗效。其中柴胡、升麻皆长于升举脾胃清阳之气，因此张大师考虑用其升举之性治疗肾性蛋白尿、血尿。因肾性蛋白尿、血尿属"精气下泄"，精微物质的丢失当属"伤阴"，而古代医家张洁古、李东垣、缪仲醇等认为柴胡具有"升阳劫阴"之说，故临证时只选用升麻治疗。升麻辛、甘、微寒，性能升散，归肺、脾、胃、大肠经。可行瘀血，下陷可举，内伏可托。

肾性血尿、蛋白尿产生的病机是脾肾两虚、瘀血阻络。其中脾气亏虚，升举无力，加之瘀血阻络，导致精微不能正常输布，精微下泄是形成肾性血尿、蛋白尿的重要原因。治疗上在以补肾活血、固涩为法的基础上，加用升阳举陷之升麻，效果较好。升麻性能升散，归脾经，可行瘀血，升阳于至阴之下，下陷可举，内伏可托，从而减少精气下泄。因此，临床用升麻治疗肾性血尿、蛋白尿有显著疗效。

### 参考文献

[1] 徐大基，林启展，陈彩凤．张琪教授"保元降浊八法"治疗慢性肾衰的学术思想探讨［J］．福建中医药，2004，35（2）：3-4

[2] 徐大基，林启展，陈彩凤．张琪教授治疗慢性肾衰的组方思路考释［J］．中医药

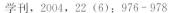

学刊，2004，22（6）：976－978

[3] 孙元莹，郭茂松，姜德友．张琪治疗疑难病经验集粹 [J]．辽宁中医杂志，2005，32（7）：643－645

[4] 孙元莹，吴深涛，王暴魁．张琪教授诊治疑难肾病经验管窥 [J]．甘肃中医，2007，20（8）：20－21

[5] 尚红艳，徐英，薛丹枫．张大宁教授运用升麻治疗肾性蛋白尿、血尿 [J]．吉林中医药，2013（11）：1093－1095

国医大师临证心悟

# 尿　频

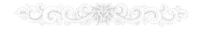

## 王琦大师心悟：重体质、审年龄、分虚实、别寒热、辨病位

王大师主张临证时应重体质、审年龄、分虚实、别寒热、辨病位。就体质而言，王大师认为疾病的病因、病机、表现特点皆与体质息息相关，体质亦揭示了个体生理过程和病理过程的差异与规律，要明确疾病的本质，必须结合辨体质论治。

尿频一症，有湿热、实热、虚寒之别，究其原因，体质的差异往往是一个重要方面；若依年龄而治，年轻者尿频较常见于慢性前列腺炎，而年长男性则常因前列腺增生引起尿路阻塞，或是糖尿病、中风、脊椎的病变等引起尿频；年轻人以实证为多，老年人以虚实夹杂或虚证多见；体盛而证属实者，可以清消之法为主；体衰而证属虚者，可以温补之法；尿频虽病位于膀胱，然而与其他脏腑皆有联系，常见的有肝郁气滞、肺热壅盛、脾虚不摄、肾虚不固等。王大师临证之时，常结合现代医学的诊断认识，考虑现代医学各种理化诊断对中医临床的参考意义，指导临床思维，加强选药的针对性。王大师治疗尿频，审因求本，或清热利湿，或宣肺利水，或疏肝解郁。正本清源，而慎用固涩缩泉之辈。

### 参考文献

林秋良，刘文生．王琦论治尿频的思路与经验［J］．中国医药学报，2002，17（2）：
105－106

第六章 气血津液病证

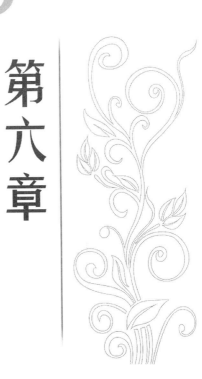

# 郁病（神经症等）

## 1. 何任大师心悟：疏肝解郁，舒理情志；降肺和胃，调畅气机；活血化瘀，净心醒脑；开门驱盗，通便调经

何大师认为郁病患者人到中年，脏腑退化、气血阴阳衰减，加之情志不畅，肝气郁结，致使气机不畅，气血失和，气滞血瘀，脑络瘀阻，清窍失养，神明失主。病位在脑，与肝、脾、胃、肺关系密切。病机的关键在肝气郁结，气机不畅，瘀阻清窍。治宜疏肝解郁，调气活血，逐瘀通窍。故何大师采取了以下治法。

### （1）疏肝解郁，舒理情志

由于肝气郁结，情志不舒，气机不畅是其主要病因，因此何大师在方中首先选用了柴胡、青皮这两味药物。柴胡味苦辛，性微寒，归肝胆、脾胃、三焦经。本品一则体质轻清，气味俱薄，香气馥郁，性主升散，能和少阳，解郁热、散邪气、透肌表，尤以和解少阳擅长；二则芳香疏泄，可升可散，能行滞气，散结气，疏肝郁，利胸胁，调胃肠，尤善疏肝解郁。二味相伍，柴胡为疏肝解郁，条达情志之要药；青皮为行气破积，开壅导滞之上品。且一辛寒，一辛温，取其中和条达，走窜畅利，以顺其升发条达之性。肝郁得舒，气滞得除，积结得消，其瘕自愈。

### （2）降肺和胃，调畅气机

从脏腑关系来讲，肝喜条达，可以疏泄脾土的壅滞，而脾胃为升降枢纽，脾升可以带动肝胆之气上升，胃降可以带动心火、肺气下降。脾胃升降失常，必然会影响肝的升发条达，以致土壅木郁。因此，何大师在疏肝解郁的同时，又配用了清半夏、陈皮、桑白皮、紫苏子以降肺和胃，调畅气机，以有利于肝气的升发条达。四药相伍，上可降脾胃之气，中可畅脾胃壅滞，下可通二便之积，气降滞通，积散瘕祛，气机调畅，上下和顺，其症自愈。

### （3）活血化瘀，静心醒脑

心为五脏六腑之大主，称为"君主之官"，脑为清窍，二者共主神明。由此气机不畅，气血失和，气滞血瘀，日久痰瘀互结，以致心脉痹阻，脑络梗塞，使心神失养，清窍被蒙。故临床见心脑不主神明之象，症见精神委靡，独坐自语，因瘀血内阻心脉，梗塞脑络，故伴见患者两睛中有红丝隐现，月经行期不准，色紫暗，腹痛多瘀块，舌质暗有瘀斑，舌下纹紫，脉涩等一派瘀血内阻之证。所以气血凝滞，扰及神明是其病机关键。治宜在疏肝解郁，调畅气机的同时，辅以活血化瘀，疏心脉，通脑络，静心醒脑，故何大师在方中又配用了桃仁、赤芍、香附这三味药物。三味相伍，可逐血瘀、破气滞、通心脉、清脑窍、活血化瘀、静心醒脑。心脑通利，心神得养，脑窍得充，神明有主，其症自愈。

### （4）开门驱盗，通便调经

若患者尚有肝气不舒，冲任失调，瘀阻胞宫之证，且病程日久，以致瘀血与气滞、积热、痰气等相互搏结，形成癥瘕积聚、沉疴痼疾。对此有形之邪，贵在祛邪外出，治宜开门驱盗，通便调经。所以何大师在方中又配用了生大黄、木通这两味药物。生大黄味苦，性寒，归脾胃、大肠、心包、肝经。本品气味重浊、直降下行、走而不守，一则可攻积热、清心火、通胃腑、荡积垢、泻火毒；二则可入气分亦入血分，能解瘀滞、清恶血、攻癥瘕、破积聚。二味相伍，相辅相成，既可攻积导滞，祛邪由二便而出，又可活血化瘀，通脉调经。邪祛正安，瘀去络通，其症自愈。但生大黄、木通毕竟为攻逐之品，易伤正气，故何大师在方中用量极轻，生大黄只用了 4 g，木通也只用了 6 g。何大师用药之精，由此可见一斑。

## 2. 方和谦大师心悟：养血疏肝为治法治则

方大师认为，更年期患者"年四十而阴气自半也"，阴之不足表现为肝血、心血及肝肾之阴的不足。妇人以肝为先天，以血为用。在经历了经孕产乳的洗礼，又经受了工作的压力，人事的纷争，家庭的矛盾，给女性造成了一定程度的精血暗耗和亏虚。方大师认为，早期更年期抑郁症的病位在心、肝、肾。病机属肝郁血虚或肝郁阴虚。但由于肝与脾胃的特殊关系，本病也经常涉及脾胃。

### （1）养血疏肝为治法治则

方大师在治疗本病时以养血疏肝为基本大法。以经验方和肝汤配合酸枣仁汤加减。和肝汤是方大师在长期临床实践中归纳创拟而成。他在著名方剂逍遥散的基础上加入党参、香附、紫苏梗、大枣四味中药。

【组成】党参 9 g，茯苓 9 g，炒白术 9 g，炒白芍 9 g，当归 9 g，薄荷 5 g（后下），柴胡 9 g，香附 9 g，紫苏梗 9 g，炙甘草 6 g，大枣 4 枚。

和肝汤既保留了逍遥散疏肝解郁、健脾和营之性，又加重了益气健脾、疏达理气之功，使其和中有补、补而不滞，取得了更加显著的临床疗效。和肝汤是柔补通调之剂，既养血又解郁，故可达调和气血、养心安神之目的。而张仲景名方酸枣仁汤已为现代实验研究证明，不仅具有镇静催眠作用，并具有抗焦虑效应。除用于治疗失眠症外，还用于以情绪或意识障碍为主要表现的神经精神疾病。

### （2）辨治经验

临床根据病情不同，经常需要辨证用药。若因心气虚而见心悸加远志、浮小麦，心火上炎而见心烦加莲子心，阴虚烦热失眠加白薇、竹茹。对于情绪郁闷的患者，方大师常加入合欢花或郁金。他认为，合欢花药性平和，不伤气血，能解郁安神，还能调和脾胃。方大师在临床还特别注意对脾胃之气的调护，用药量轻，药性柔和。

方大师经常告诫女性患者，特别是生育期妇女，一定要作息规律，不熬夜；要饮食规律，保护好脾胃后天之本。这样才能更好地固护精血以减少更年期疾病的困扰。

## 3. 李士懋大师心悟：郁证以气机郁滞肝肺为主；治疗重视疏通三焦；辛寒发散与升清并用；喜用加味升降散

### （1）火郁病因为外感、内伤，虚实两端皆可为郁

六淫、七情、气血痰食、饮食劳倦、正气虚馁，凡能影响气机升降出入者，皆可使阳郁化热而为郁热。脾气健则升，胃气健则降。脾胃气虚，升降失常，同样可以导致中焦气机郁滞，气郁则化火，致虚火内生，即李东垣所谓气虚发热。李大师认为火郁应从外感、内伤等论治，虚实皆可为郁。指出火郁气机被郁一为邪气阻滞，二为七情所伤，三为正虚无力升降，致阳气郁而化火。

### （2）以脉、舌、神、色、症辨虚实，临证重脉诊

李大师临床使用最多的有清热、解表、平肝、活血、泻下及芳化药，按药物出现频次高低排序，依次是僵蚕、蝉蜕、大黄、姜黄、栀子、连翘、黄芩、石菖蒲、柴胡、淡豆豉、枳实、薄荷等。火郁为热，治疗应以寒凉药为主。李大师临证之时不总以寒凉为主，常投姜黄、麻黄、荆芥、淡豆豉等，以方药测证，李大师临床用药气血阴阳虚实各有侧重，而用药和遣方的前提是认证，认证的前提是辨脉舌、察面色、观神色。李大师尤重脉诊，以脉象之"沉而躁数"为定位火郁证的主要指标。

### （3）病机以气机郁滞肝肺为主，重视疏通三焦

李大师认为火热郁结于内，气机升降受阻，出入不利而致火郁之证，临床注重气机郁滞，治疗上强调据其态势因势利导，以肺和脾胃为经纬，肝为枢机，给邪以出路为宗旨，恢复人体自然之升降气机。临床治疗火郁强调应借三焦为通道，给邪以外泄之路。病位在上，体表之热，清中寓

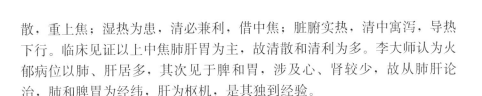
散，重上焦；湿热为患，清必兼利，借中焦；脏腑实热，清中寓泻，导热下行。临床见证以上中焦肺肝胃为主，故清散和清利为多。李大师认为火郁病位以肺、肝居多，其次见于脾和胃，涉及心、肾较少，故从肺肝论治，肺和脾胃为经纬，肝为枢机，是其独到经验。

### （4）辛寒发散与升清并用，喜用加味升降散

李大师认为"火郁"乃是以邪热郁结为主要矛盾，其病机关键在于火热之邪内结不能外达宣泄。治疗当以宣散发越，开通郁闭为治疗关键，从而气达火泄。配伍均不离辛散、寒凉之品，辛味可透，寒凉可清，清中有散，清里透外，使气机通畅，郁火得清，郁开热散，邪有出路。气机通畅有助于开郁通闭，也有助于显露热势，泄热外出。分析李大师临证用药，从四气看，李大师使用最多的是寒性和温性药物，寒温差别较大，强调"清热透邪，当贯彻火郁的全过程"，这与李大师治疗其他疾病寒温并重理念有区别；从五味看，使用最多的是苦、辛、甘味药，其次是咸、淡、酸味药，此与历代医家重视辛味药物在发散火郁中的作用认识一致。以上可以看出李大师重辛寒发散、升清并用的治疗思路。临床擅长实者使用升降散、连苏饮、甘露消毒丹等，虚者使用李东垣升阳散火汤、升阳益胃汤。李大师擅于运用被杨粟山推崇为"一升一降，内外通和"的升降散加减，将升降散加入栀子、淡豆豉自拟为新加升降散，认为"可以同时从上下、内外、表里、前后二阴，开启多条通路"治疗火郁证。

李大师认为火郁证的病位不同，病因有异，因而治疗方法和用药也不尽相同。综上所述，李大师治疗火郁从阴阳虚实着眼，重脉舌，辨虚实，强调脉诊的评判性，以气机郁滞为病机，认为病位在肺肝，次之脾胃，重肺肝论治，以三焦为通道，以祛其壅塞，展布气机为总的治疗原则。辛寒发散，升清并用，喜用新加升降散、连苏饮、栀子豉汤、升阳益胃汤等方剂。

## 参考文献

[1] 高尚社. 国医大师何任教授治疗抑郁症验案赏析 [J]. 中国中医药现代远程教育，2013，11（4）：5-8

[2] 高剑虹. 方和谦治疗早期更年期抑郁症经验 [J]. 中医杂志，2012，53（15）：1277-1278

[3] 许海林，王根民. 李士懋教授治疗火郁证经验 [J]. 现代中医药，2014（3）：5-6

# 血 证

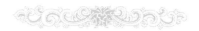

## 1. 张大宁大师心悟：脾肾亏虚为主；强调局部与整体相结合；诊病重视舌脉

### （1）脾肾亏虚为病因病机

张大师认为，血尿的病因不外内伤与外感两端。正气亏虚为内在因素，复感外邪或情郁不达、起居不慎等外界干扰均可发病，其中尤以脾肾亏虚是尿血的根本原因。若先天不足、肾气亏虚，可见阴虚火旺灼伤血络，或见阳虚气化无权、固摄无力、血不循经之尿血；若饥饱劳倦，中气受损，统摄无力，血不循经渗入膀胱也可出现尿血。

火热可受于外或生于内。感于外者，邪气侵于肌表，化热入里，蕴结于肾与膀胱，导致血络受伤；生于内者，可因素体阳盛又多食辛辣，积湿生热，迫血妄行，或湿热日久，煎熬成石，形成石淋。若情志不节、气机逆乱或跌仆损伤、久病伤络也可致脉络壅塞，气滞血瘀，络破血溢。

综上所述，本病病位在肾，与膀胱、脾、肝、心等关系密切。

### （2）强调局部与整体相结合

张大师指出，所谓局部主要指尿的色、质及尿道的症状。如尿的色质：尿色鲜红为血热，尿色淡红或无血色者为气血虚弱，尿中血色较暗或尿中夹有血丝、血块者为血瘀，尿中夹有砂石者为石淋。尿道症状：可见尿频、尿急、尿痛伴小腹拘急疼痛。所谓整体，乃指全身症状。张大师认为，中医学对疾病的认识主要着眼于整体，重视机体整体调节。辨证论治的目的主要在于纠正整个机体的失调，并通过对整体的治疗，促使局部病灶改变和痊愈。同时张大师强调，在注重整体治疗的同时，不排除对局部病灶或某一特异性症状的治疗。

### （3）诊病重视舌脉

舌为心之窍，脾之外候，脉象可以反映脏腑虚实的潜在变化。张大师强调，脏腑、气血、津液的虚实、疾病的发展变化均能客观地反映在舌脉上，通过仔细观察舌脉，能为临床提供直观可靠的诊断依据。如舌质红者为热邪内盛，舌质越红表示热象越重；舌质转淡为热象减轻，淡舌亦见气血亏虚；久病血瘀或有外伤者，气血壅塞不通，舌质紫暗或有瘀斑，特别是舌下系带可见瘀象；舌淡边有齿痕为气虚湿阻，舌苔黄厚为内蕴湿热等。诊脉时强调轻重取脉，重视结合四季主脉的不同，分清虚实，结合病症，全面分析，用于临床收到了很好的疗效。

### （4）辨证及用药经验

张大师在辨证论治基础上，将血证分为 5 个证型。强调整体与局部相结合，研制出止血基本方（组成：大蓟20 g，小蓟20 g，白茅根20 g，三七粉 6 g），临床应用多年，治疗众多尿血患者，取得满意疗效。

1）血热型

对于血热型，证属邪热盛于下焦，结于膀胱，州都失司，血液外溢，临床见尿血鲜红，面赤口渴，心烦少寐，舌红苔少，脉数者，治以清热凉血止血，釜底抽薪。予止血基本方配合野菊花、蒲公英、黄芩、牡丹皮、玄参等。

2）血虚型

对于血虚型，证属劳役饥饱过度，脾肾亏虚。脾气亏损，统血无权，肾虚不足，阳无阴助，封藏失司，固摄无力而血溢脉外，临床见尿血色淡伴倦怠少食，肌肉瘦削，腰膝酸软，怔忡少寐，头晕耳鸣，舌淡苔白，脉细弱者，治以补气血，助脾肾，止血兼补虚，虚回而血止。予止血基本方配合山茱萸、阿胶、当归、党参、补骨脂等。

3）血瘀型

对于血瘀型，证属久病入络或跌仆损伤，气机阻滞，瘀血凝滞，络破血溢，临床见尿血色暗伴腰痛固定不移，或少腹刺痛拒按，或低热，舌紫暗，舌下瘀斑，苔薄白，脉沉涩者，治以活血化瘀为主，予止血基本方加丹参、当归、柴胡、川楝子、桃仁等。

4）血淋型

对于血淋型，证属湿热内蕴，迫血妄行。治以清热导淋止血，临床见尿血伴尿频、尿急、尿痛，赤涩淋漓，口干渴，舌红苔腻，脉滑数者，治以活血化瘀利湿。予止血基本方加车前子、野菊花、蒲公英、萹蓄等。

5）石淋型

对于石淋型，证属湿热下注，煎熬尿液，临床见尿血，砂石不能随尿排出，小便涩痛，欲出不尽，小腹拘急，痛引腰腹者，如砂粒较大，阻塞尿路，尿时突然中断，舌红苔薄黄，脉弦或弦数，治以清热排石止血。予止血基本方配合金钱草、海金沙、天葵子、车前子、连翘、川楝子、穿山甲等。

## 2. 张琪大师心悟：治血尿四法，疏风清热利湿解毒法、泄热逐瘀凉血止血法、益气阴利湿热止血法、温肾清热利湿止血法

### （1）疏风清热利湿解毒法

疏风清热利湿解毒法针对外邪侵袭、湿热蕴蓄下焦之病机而设。用于急性肾小球肾炎及急性尿路感染见尿血鲜红或尿色如浓茶，恶寒发热，肢体酸痛，咽痛，尿频尿急涩痛，或腰痛，舌边尖红，苔白干，脉洪数或滑数。方用清热解毒饮。

【组成】柴胡20 g，生石膏50～100 g，白花蛇舌草50 g，金银花50 g，连翘20 g，蒲公英30 g，瞿麦20 g，大黄5 g，生地黄30 g，玄参20 g，甘草10 g。水煎服。

此类血尿多因外感风寒或寒湿之邪，循经入里化热，热伤肾与膀胱血络；或素有蕴热，复感外邪，热迫下焦，伤及血络而致。外有表邪，内有里热，属表里同病。治若单用清里则表邪不除，且易引邪内陷；只用解表则里热不清，血亦难安，故用表里同治法。用柴胡解肌清热透邪外出，生石膏解肌清热泻火，二药配合，解表清热效果尤佳。配金银花、连翘、白花蛇舌草、蒲公英，皆清热解毒之品；生地黄、玄参养阴清热；生大黄泻下焦湿热，利水通淋。诸药合用外疏内清，表里皆安，血尿自止。

### （2）泄热逐瘀凉血止血法

泄热逐瘀凉血止血法针对热壅下焦、瘀热结滞、血不归经之病机而设。用于急慢性肾小球肾炎、过敏性紫癜肾炎、急慢性肾盂肾炎及膀胱炎见尿血色紫或尿如酱油色，或镜下血尿，排尿涩痛不畅，小腹胀痛，腰痛，便秘，手足发热，舌暗红或红紫少津，苔白而干，脉滑或沉滑数。方用桃黄止血汤。

【组成】桃仁20 g，大黄7～10 g，桂枝15 g，赤芍20 g，生地黄30 g，白茅根50 g，小蓟30 g，侧柏叶20 g，甘草10 g。水煎服。

主药为桃仁、大黄，桃仁活血润燥，大黄泄热开瘀，二药配伍泄热逐瘀，热除瘀去则血止。应用本方的要点在于有"瘀热互结"之征象，如下腹满痛，小便赤涩，大便秘结，舌红苔干等。临床观察有不少血尿病例，用一般凉血止血药无效，改用大黄、桃仁后，血尿即止。但大黄用于凉血止血时量不宜大，量大则易导致腹泻。

### （3）益气阴利湿热止血法

益气阴利湿热止血法针对气阴两虚、湿热留恋、血失固摄、溢于脉外之病机而设。用于急慢性肾小球肾炎、肾盂肾炎症见肉眼或镜下血尿，尿

黄赤而灼热，倦怠乏力，五心烦热，口干而黏，舌淡红，苔白微腻或少苔，脉细数。方用清心莲子饮加减。

**【组成】** 黄芪30 g，党参20 g，麦冬20 g，地骨皮15 g，白茅根50 g，茯苓20 g，小蓟50 g，生地黄20 g，车前子15 g，甘草15 g。水煎服。

久病血尿，以气虚统摄失职为多。血尿日久必伤阴分，且湿热内停又易灼伤血脉，故立本法。热盛者，加栀子、生地黄等凉血止血；若湿热渐去，常配龙骨、牡蛎、海螵蛸、茜草以增收涩止血之力。

### （4）温肾清热利湿止血法

温肾清热利湿止血法针对肾阳不足，湿热内蕴致尿血的病机而设。用于慢性肾盂肾炎、前列腺炎及精囊炎等症见肉眼或镜下血尿，尿道灼热或尿有余沥，小腹凉，腰酸痛，排尿不畅，或尿色混浊，脉沉滑或沉缓，舌苔白。方用温肾利湿饮。

**【组成】** 茴香15 g，附子7.5 g，桂枝15 g，蒲公英50 g，白花蛇舌草50 g，竹叶15 g，白茅根30 g，小蓟40 g，熟地黄20 g，甘草10 g。水煎服。

慢性肾盂肾炎及前列腺炎等病，临床多以寒热错杂证为主，既有湿热内蕴症状，如尿道灼热、排尿不畅等，又有肾阳不足，寒湿不除之症，如小腹凉、腰酸痛等。治疗若单用清热则寒邪不除，纯用温阳又能助热，只有寒温并用方能取效。方中茴香、附子、桂枝温补肾阳以祛寒邪；蒲公英、白花蛇舌草、竹叶清热利湿；白茅根、小蓟凉血止血，诸药合用，温肾祛寒，清热解毒，兼以凉血止血。

## 3. 李今庸大师心悟：辨治紫斑，分心脾两虚、冲任不固、肺虚气燥、阴虚血少、瘀血阻滞、风寒袭表六型

紫斑证是临床上一种常见病症。它是以皮肤上出现一些散在的、大小不等的青紫色斑块，且其斑块常此退彼出为其主要临床特点，病在血分，为血溢于脉外而停留于皮下所致。根据临床医疗工作中所见，李大师认为紫斑的辨证有心脾两虚者、有冲任不固者、有肺虚气燥者、有阴虚血少者、有瘀血阻滞者，还有风寒外侵者等数种，当随其不同情况分别处方用药以治之。

### （1）心脾两虚

劳损心脾，症见皮肤上散在出现一些青紫色斑块；或兼见心悸、健忘、失眠、体倦、食少等。心主血，脾统血。心气虚，血失主持；脾气虚，血失统摄，于是血溢于脉外，停留于皮肤之间，故见皮肤上出现散在青紫色斑块；心血虚，心神失养，故见心悸、健忘、失眠；脾胃为后天之

本，气血生化之源，脾气虚弱，无以充养形体，故体倦；脾不能为胃行其津液而胃气亦弱，故食少。此乃心脾两虚所致，法当补益心脾，治宜归脾汤。

【组成】党参10 g，黄芪10 g，白术10 g，当归10 g，茯神10 g，炙甘草8 g，生姜5 g，远志10 g，炒酸枣仁10 g，广木香6 g，龙眼10 g，大枣2枚。上12味，以适量水煎药，汤成去渣取汁温服，每日2次。

方中取党参、黄芪、白术、大枣、甘草、生姜甘温益气，健脾和胃；取当归、茯神、远志、酸枣仁、龙眼养血、补心、安神；取广木香辛香理气，使补而不滞。

### （2）冲任不固

冲任不固，症见周身皮肤散在出现青紫色斑块，月经量多或淋沥不尽，肢体不温等。冲为血海，有蓄溢、固摄血液的作用，其功能失调，常表现为血液方面的病变，冲寒宫冷，固摄无力，血不循经，溢于脉外，留于肌腠，故见皮肤紫斑；气虚下陷，血溢前阴，故见月经过多或淋沥不尽；气血不足，失于温养，故见肢体不温。此乃冲任不固，气虚下陷使然；法当养血暖胞，益气举陷，治宜胶艾汤加味。

【组成】生地黄18 g，当归10 g，白术10 g，白芍10 g，川芎10 g，炙甘草8 g，党参10 g，黄芪10 g，干艾叶10 g，阿胶（烊化）10 g。上10味，以适量水先煎前9味，待水减半，去渣取汁，纳阿胶于药汁中烊化，温服，每日2次。

方中取生地黄、当归、白芍、川芎、阿胶甘温养血，活血止血；取党参、黄芪、白术、甘草甘温益气举陷；取艾叶温暖胞宫。

### （3）肺虚气燥

邪热迫肺，肺经燥热，症见周身皮肤经常出现青紫色斑块，时多时少，按之不痛，闭经；稍受热即流鼻血，口干，背部时常发胀等。肺主气而外合皮毛，气为血之帅，肺气虚弱，失其治节之令，不能帅血正常运行，故血出皮下而为"紫斑"；按之不痛为虚，此为肺气虚，故紫斑按之不痛；邪气迫肺，肺失和降，致心气不得下通，而月事不来；肺燥液少无以濡润口舌，故口中干燥；肺居胸中，肺虚气燥，气机不利，故背部时常发胀。此乃燥热迫肺，肃降失职；法当润燥益肺；治宜麦冬汤加味。

【组成】党参10 g，麦冬20 g，法半夏10 g，生地黄10 g，炒粳米10 g，炙甘草10 g，当归10 g，大枣3枚，白芍10 g。上9味，以适量水煎药，至米熟汤成去渣取汁温服，每日2服。

方中取麦冬、党参、炙甘草养阴益气，滋液润燥，以复肺之和降；取半夏降逆，以助麦冬恢复肺之和降作用；取粳米、大枣补中焦之汁以养

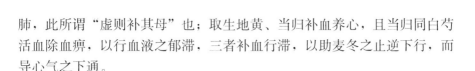

肺，此所谓"虚则补其母"也；取生地黄、当归补血养心，且当归同白芍活血除血痹，以行血液之郁滞，三者补血行滞，以助麦冬之止逆下行，而导心气之下通。

### （4）阴虚血少

阴血亏虚，症见皮肤上出现散在青紫色斑块，按之不痛，五心烦热、口渴，尿黄或面色少华等。阴虚者阳必凑之，阴虚有热，灼伤络脉，血溢脉外，留于肌肤之内，故见皮肤出现青紫色斑块，由于为血虚所致，故斑块按之不痛；五心属阴，虚热内扰，心神不宁，故见五心烦热；热伤津液，津液不能上承于口，故见口渴；热邪煎津液，故见尿黄；阴虚不足，不能上荣于面，故见面色少华。此乃阴血亏虚，虚热内扰所致；法当养血清热；治宜地骨皮饮。

【组成】当归10 g，生地黄10 g，地骨皮10 g，川芎8 g，白芍10 g，牡丹皮10 g。上6味，以适量水煎药，汤成去渣取汁温服，每日2次。

本方即四物汤加味而成，方取四物汤养血凉血；取牡丹皮、地骨皮清虚热而和阴血。

### （5）瘀血阻滞

络脉伤损，瘀血内阻，症见肢体皮肤稍经触击即出现青紫色斑块，历经数日难以消退，按压斑块时则有疼痛感觉，舌质紫暗，脉涩等。按之不痛为虚，痛则为实，此皮肤紫斑按压有疼痛感，为络脉受伤，血溢脉外，瘀于皮下；血瘀则气滞，气为血帅，气滞则血不流，故见脉涩；舌质紫暗亦为瘀血之证。此为络脉损伤，血气凝滞而然；法当活血化瘀；治宜桃红四物汤加味。

【组成】生地黄10 g，当归10 g，制乳香10 g，赤芍10 g，川芎10 g，制没药10 g，桃仁10 g，红花10 g，制香附10 g。上9味，以适量水煎药，汤成去渣取汁温服，每日2次。

方中生地黄、赤芍、当归、川芎是谓四物汤，以滋凉血活血；取桃仁、红花、乳香、没药活血祛瘀；取香附行气导滞，以助活血之力。9味相协，使活血而不伤正，补血而不致滞。

### （6）风寒袭表

风袭肌腠，症见周身皮肤经常出现青紫色斑块、皮肤瘙痒；或兼见恶寒发热，脉浮等。风寒外袭，血脉凝滞，则周身皮肤常出现青紫色斑块；"痒为泄风"。风邪游移于肌肤，故见皮肤瘙痒，病位是在皮肤，故或见恶寒发热、脉浮。此乃风寒袭表而然；法当辛温发散；治宜荆防败毒散。

【组成】荆芥10 g，防风10 g，炒枳壳10 g，茯苓10 g，川芎8 g，炙甘草10 g，羌活10 g，独活10 g，柴胡10 g，前胡10 g，桔梗10 g，生姜

8 g。上 12 味，以适量水煎药，汤成去渣取汁温服，每日 2 次。

方中取防风、生姜、羌活、前胡一升一降，以搜周身上下之邪；取桔梗、枳壳疏利气机，有助于邪气之外散；取茯苓、甘草健脾和中；甘草调和诸药。全方合奏散邪行滞之效。

## 4. 郑新大师心悟：儿童血尿，治在肺肾，须顾护脾气

儿童单纯性血尿是临床常见肾脏疾病，是指临床仅表现为持续性或反复性镜下血尿，伴或不伴有发作性肉眼血尿，不伴水肿、高血压、肾功能减退等其他临床表现的一种肾脏疾病。可见于多种原发性和继发性肾小球疾病如肾小球轻微病变、轻度系膜增生性肾小球肾炎、IgA 肾病、紫癜性肾炎等，必要时需进行肾活检方能明确诊断。

### （1）顾护脾气

郑大师认为，"肾阴不足、肺有郁热"是临床儿童单纯性血尿的常见病机，而血瘀则是所有出血患者共有的病机，"离经之血则为瘀"。外感引起者，以邪热为主，属实；内伤所致者，属虚。临床亦有久病复因外感而致病情反复或加重者，为本虚标实之证。外伤血瘀属实，久病瘀阻乃虚实夹杂所致。实证和虚证虽各有其不同的病因病机，但在疾病发展变化的过程中，又常发生实证向虚证的转化，从而形成虚实寒热夹杂证。

根据"肾阴不足、肺有郁热"，兼有血瘀这一虚实错杂的病机，郑大师提出以滋阴清肺、补肾活血止血为治，其基本方为玄参、蝉蜕、牛蒡子、生地黄、山药、牡丹皮、女贞子、丹参、小蓟、白茅根、茜草、紫草皮、三七粉。郑大师认为，儿童单纯性血尿病程较长，易于反复，临床表现亦虚实夹杂，辨证应注意标本缓急，依据患儿的不同临床兼夹证，在基本方的基础上，结合辨证施治，灵活应用。儿童"脾常不足"，脾虚也可致统摄无权，造成血尿缠绵难愈，故治疗须顾护脾气。

### （2）随证加减

临床上，根据患儿的不同表现给予加减。热毒盛者，症见面红，发热，咳嗽痰黄，口干，便秘，舌红，予五味消毒饮或黄连解毒汤、清热解毒软胶囊并用；热毒攻咽，咽喉肿痛者加蒲公英、板蓝根、鱼腥草、山豆根，可与珍黄丸、翠莲解毒片同用；热邪伤阴，见咽红，多汗，夜间盗汗，口干者，予知柏地黄丸、麦味地黄口服液或我院制剂"肾病 2 号"合用；热邪伤气，见乏力，腿软，易外感者，加太子参、北沙参、黄芪、黄精，或静脉滴注黄芪注射液、生脉注射液，或口服黄芪精口服液、生脉饮；痰热者加苦杏仁、京半夏、浙贝母、鲜竹沥；痰湿者合用二术二陈汤；脾胃气虚者选参苓白术散加减；肾气虚明显者加菟丝子、金樱子、补

骨脂、淫羊藿等，可与强肾片同用；血瘀者选加丹参、川芎、地龙、水蛭、益母草、桃仁、红花，或口服保肾康、肾心康、蚓激酶，或静脉滴注丹参注射液、川芎注射液、疏血通注射液；血尿多者选加马鞭草、牛耳大黄或与血竭胶囊同用等。

另外，郑大师在临床上还尤为重视咽部病变。多数血尿患儿都存在程度不同的咽部病变，症状多见咽干、咽痛、咳嗽等症，体查可见咽部充血、扁桃体肿大、咽后壁滤泡增生等。有的患儿虽无明显症状，但体查亦可见咽部的病变。郑大师认为，此类咽部病变为慢性感染病灶，炎症刺激下所形成的循环免疫复合物是各种肾小球疾病发生、发展的重要病因，此复合物已成为病情好转与否的直接影响因素。故郑大师在临床诊治此类患者时必先查其咽喉，凡见咽红者，常在处方中加用蝉蜕、牛蒡子、玄参；若患者扁桃体肿大明显，则另加鱼腥草、板蓝根、山豆根、白花蛇舌草等，并予鱼腥草注射液雾化吸入以加强局部清热解毒之功力，再结合其他症状辨证治疗，临床疗效明显。

总之，郑大师临床治疗儿童血尿，从滋阴清肺、补肾活血止血、补益虚损几方面着手，如此标本兼治，灵活变通，有助于提高临床疗效。

## 参考文献

[1] 于顺义.张大宁教授治疗血尿经验［J］.吉林中医药，2004（1）：13

[2] 朱永志，张少林.张琪教授论治血尿四法［J］.江苏中医，1994，15（10）：3-4

[3] 李今庸.从经典到临床辨治紫斑证经验［J］.中医药通报，2013，12（1）：10-13

[4] 钟锦，杨敏，熊维建.郑新主任治疗儿童血尿诊治经验［J］.中国中医急症，2010，19（4）：624

# 痰饮（高脂血症）

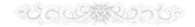

## 1. 王绵之大师心悟：脾虚气弱为本，痰瘀气滞为标；治宜补气健脾，渐消缓散；自制王氏降脂方

### （1）病因病机：脾虚气弱为本，痰瘀气滞为标

王大师认为，本病病机虽错综复杂，但不外虚、痰、瘀、滞四字，可以虚实两端概括之。虚乃脾弱气虚，实即痰瘀气滞。脾虚气弱为本，痰瘀气滞为标。

脾为后天之本，气血生化之源，津液输布之枢纽。王大师指出膏脂的化生、转运输布亦与脾密切相关，其尤为强调脾在膏脂代谢中的重要作用，认为膏脂靠脾胃"游溢精气"所化，赖"脾气散精，上归于肺"以转运、输布，和调于五脏，洒陈于六腑，充养于百骸。"游溢精气"包括了胃的受纳腐熟，小肠之分泌清浊；"脾气散精"也与肝喜条达、主疏泄之功有关，尤其是营出中焦，是水谷精微所化，泌入于脉，化而为血，其与"仓廪之官"关系密切，所以可与现代医学中肝脏、胰腺、小肠的生化功能和脂类代谢过程相通。若饮食不节，过食肥甘厚味；或脾胃本虚，失其健运；或思虑过度，劳伤心脾，均可致脾虚气弱，失其"游溢精气"和"散精"之职，非但气血生化紊乱，膏脂转运、输布亦不利，滞留于营中，形成高脂血症，而见肢麻、胸闷或痛、心悸等症。故脾虚气弱为病之根本。王大师诊病时，必察其舌脉，问其饮食，望其形体，审其气色，以辨脾气之强弱，以知病本之所在。

本病的病位在血脉，而兼及其他脏腑。其发生除了与脾虚气弱有关外，与痰浊、瘀血、气滞也密不可分。脾虚气弱，失其健运，津液不布，则水湿停聚而成痰，故"脾为生痰之源"。痰遏气机，气机阻滞，痰瘀易生，相互影响，互为因果，致膏脂转运、输布不利，滞留营中，发为本病。是故脾虚气弱为本，痰瘀气滞为标，虚实夹杂，本虚标实。饮食不节，过食肥甘，思虑过度及年老体衰，均可使脏腑功能失调，脾虚气弱而致痰瘀气滞，而后者壅滞血脉使膏脂转输失常，又是形成本病的直接原因。

### （2）治疗大法：补气健脾，渐消缓散

针对本病病程较长，本虚标实，虚实互呈的特点，王大师认为把握虚

实之轻重，标本之缓急是本病论治的关键。立消补兼施，标本同治之大法，尤其重视对病之本脾虚气弱的治疗，补气健脾每每重用生黄芪、党参，生姜亦为必用之品，认为生黄芪补气而升，具有向上向外的特点，正合"脾气散精，上归于肺"之性，又能"逐五脏恶血"，对脾胃气虚，不能散精，膏脂滞留营血者尤宜；生姜性温而散，化痰健胃，既助脾胃"游溢精气"，又利药物有效成分溶出，促进人体吸收，对痰多热象不明显或脾胃因虚而寒者颇为适合。如此配用，意取"四君"而胜于"四君"，于本病甚为合拍。

对痰浊、瘀血、气滞之标实证，王大师主张在补气健脾同时，用渐消缓散之法，不宜攻伐，以免耗伤正气。治痰常以温胆汤加减，常用清半夏、化橘红、桔梗、茯苓、土贝母等，若痰浊壅盛，标实偏重者，多权宜合用枳实薤白桂枝汤加胆南星、白芥子等，一俟舌苔由紧腻变松浮、由厚变薄，即改用他药，中病即止；理气多用制香附、枳壳、桔梗、木香等，量取适中；活血化瘀善用桃红四物汤组方之法，常用桃仁、红花、丹参，适当配伍当归、白芍、地黄等阴柔补血之品，使祛瘀不伤正，又防理气耗气伤阴之弊，破血逐瘀之水蛭、虻虫等，尽量少用或不用。

王大师强调本病治疗当缓急有序，虚实兼顾，不可急于求功，应着眼于调理脏腑气血的功能，使气血阴阳趋于平衡，津液、膏脂代谢恢复正常，不可妄用峻烈之品或滥投重剂，徒伤正气，使旧疾未去新患又起。

### (3) 自制组方：王氏降脂方

王氏降脂方基于本病虚实夹杂的特点，针对脾虚气弱，痰瘀气滞而设，标本兼顾，消补并施，重在补虚治本。

【组成】生黄芪、党参（气虚甚者用人参）、半夏、泽泻、茯苓、丹参、何首乌、当归、牛膝、制香附等。

方中重用生黄芪脾肺并补，补而不守，人参大补脾肺之气，补而不走，两者相须为用，走守结合，培补后天以治生痰之源；泽泻、茯苓、半夏燥湿化痰，渗利水湿，使邪有出路，"一味丹参，功同四物"，与牛膝、当归、何首乌相配，活血祛瘀，通利血脉，补血养血，祛瘀不伤正，更有制香附疏肝理气解郁，调畅三焦气机，与补药相合，补而不壅；与化痰药相伍，气顺痰自消，与活血药相配，气畅血行。其他药物亦围绕上述病机而设。诸药相合，标本同治，消补兼施，消不伤正，补而不滞，组方严谨，遣药精当，立意深明，为王大师治疗本病经验特色之体现，临证用之，每获良效。

## 2. 颜德馨大师心悟：涉及五脏，独重于脾；痰瘀同治，调气为先；标本同治，自拟颜氏降脂方

### （1）涉及五脏，独重于脾

痰浊入血是形成高脂血症的关键环节，脏腑功能紊乱是痰浊产生的内在原因。脾为生痰之源，其作用尤为重要。颜大师认为，其余四脏产生痰浊的机制从根本上讲也是导致脾失健运，而从脾论治高脂血症寓有固本清源之意。临床多用以下治法。

1）健脾

高脂血症患者，以嗜食肥甘，缺少锻炼或从事脑力劳动者居多。饮食偏嗜或工作劳累或思虑太过，损伤脾胃，脾失健运，痰浊内生。

多见形体肥胖，倦怠乏力，中脘痞满，痰多，口中黏腻，舌淡体胖，边有齿痕，苔白腻或白滑，脉细缓。治以健脾清源，方用苍术六君子、苓桂术甘、五苓散化裁。

【组成】人参、白术、茯苓、甘草、桂枝、泽泻、猪苓、藿香、荷叶、佩兰等。

2）疏肝

高脂血症患者发病或病情加重多与情志变化有关。肝失疏泄，横逆犯脾，脾土受病，运化失健，痰浊内生，血脂升高。症见头目眩晕，胸闷胁胀，情绪抑郁，腹胀便溏，气短乏力，肢体麻木，舌质淡或暗，苔白腻，脉弦滑等。治以疏肝健脾，方用逍遥散化裁。

【组成】当归、柴胡、白术、茯苓、薄荷、炙甘草、白芍、生姜等。

加减：肝火较甚，见面红目赤，口干舌燥，心烦，尿黄，便结，苔腻，脉弦，加钩藤、生地黄、龙胆草、泽泻、栀子、黄芩；两胁痛甚加延胡索；脘痛嗳气加姜半夏、紫苏梗。

3）通腑泄浊

脾胃为气机升降之枢纽，如果脾胃升清降浊功能失司，肠道失于通畅，不利于脂浊的排泄，脂浊进入血液从而引起血脂升高。症见面赤，烦热，口苦，尿黄，大便干结，舌质红，舌苔黄腻，脉弦滑。治以通腑泄浊。

【组成】制大黄（里热重者用生大黄）、何首乌、虎杖、草决明、枳实等。若湿热较甚加芳香化浊之品，如藿香、荷叶、石菖蒲、黄芩、连翘、茵陈、车前子、滑石等；食积较甚加山楂、麦芽。

### （2）痰瘀同治，调气为先

痰瘀是高脂血症的主要病理产物。痰瘀停于血脉，血脉受损，是高脂血症继发冠心病、脑梗死等严重心脑血管疾病的主要原因。法当痰瘀同

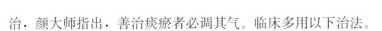

治，颜大师指出，善治痰瘀者必调其气。临床多用以下治法。

1）益气活血化痰

高脂血症伴心脑血管疾病者，多病程较长，虚象明显。瘀阻脉道虽与心气不足、肾气亏乏、肝郁气滞有关，但究其根本在于脾气虚。

症见神疲乏力，心悸气短，胸痛，手足麻木，皮肤干燥，毛发不荣，舌暗，舌下络脉青紫或血黏指数明显增高。治以补气活血、化痰通络。

【组成】黄芪、柴胡、葛根、当归、川芎、桃仁、红花、赤芍、丹参、地龙、何首乌、枸杞子、海藻、水蛭。

2）理气活血化痰

高脂血症易引起心脑血管疾病，原因在于其病理产物痰瘀痹阻血脉、经络而形成诸病。

症见眩晕较剧或头痛较烈，咳痰较多，心胸闷痛或绞痛而痛区固定不移，便秘，腹胀，食欲明显减退，肢体麻木、痉挛、肿胀或出现间歇性跛行。舌质紫或有瘀斑，舌苔厚腻，脉弦滑。治以理气活血、化痰通络，方用柴胡疏肝散合导痰汤加减。

【组成】柴胡、白芍、川芎、枳壳、陈皮、半夏、香附、甘草、蒲黄、僵蚕、生山楂、丹参、虎杖。

### （3）标本同治，颜氏降脂方

颜大师抓住高脂血症以脾虚为本，痰瘀为标的特点，拟订了颜氏降脂方，主药为黄芪、生蒲黄、海藻、水蛭、苍术、虎杖。黄芪为补气之要药，补气健中，气行则血行，现代研究表明，黄芪有扩张血管，促进血液循环，降低血液黏滞性等作用；丹溪谓苍术能治"六郁"，乃治脾要药，《本草正义》说其善行"能彻上彻下，燥湿而宣化痰饮"，黄芪伍苍术补气健脾，复脾升清降浊之能，且补而不滞，可谓治本；生蒲黄活血化瘀，药理研究证实，含有较多的植物固醇，可与胆固醇竞争脂化酶，减少胆固醇的吸收；虎杖化瘀泄浊；海藻软坚化痰，三者配合能使瘀祛痰消，可谓治标；水蛭逐瘀通络而不伤血，引诸药直入血分可谓佐使。全方体现了标本兼治的治疗思路。

## 3. 周仲瑛大师心悟：肝肾亏虚为本，痰瘀阻络为标

### （1）肝肾亏虚为本

周大师认为高脂血症之本为肝肾亏虚。因肾为先天之本，内寓真阴真阳，肾阴不足，虚火内生，灼津炼液，而成痰浊；若肾阳不足，不能蒸化津液、温煦脾阳，则津液内聚，清阳不升，浊阴不降，脂凝液积而致形体肥胖发为高脂血症。肾为元气之根，全身各脏腑功能活动有赖于肾之推动

和激发，故其他脏腑的功能失调均能久病及肾，进而导致肾主水之功能失调，生浊聚痰。肝与肾"乙癸同源"，如果肝或肾的阴精不足，不但可以互为影响，而且都能造成相火偏亢；再者，肝本为刚脏，肝失疏泄，直接影响气机的运行，而气为津液代谢的动力，又为血帅，如气机不利，痰浊、瘀血会随之而生。

### （2）痰瘀阻络为标

高脂血症常见的临床表现有形体肥胖，头脑昏重，心胸痞闷或痛，肢体麻木，舌苔厚腻或黄厚腻而干，舌质偏暗或紫暗，脉弦滑或弦涩等。周大师常说"从症测机"，临床表现似痰之"无处不到，变化多端"，即使无症可辨，也可从人体的形态、舌脉、性情等揣摩到痰的存在。此外，痰可夹瘀、夹湿、夹气，出现化热、化火、化风等变证，导致高脂血症变生多种疾病，也表明高脂血症以痰为主的证候特点。"瘀"在临床上常表现为头晕或痛，心悸或胸痛，肢麻或痛，舌紫或暗，脉弦或涩等症。周大师认为，痰郁日久，必滞为瘀，揭示了高脂血症"痰瘀"为病之标。

### 参考文献

[1] 郑贵力，王煦．王绵之教授治疗高脂血症学术思想及经验［J］．北京中医药大学学报，2000，23（2）：48-50

[2] 赵昊龙，沈芸，魏铁力．颜德馨辨治高脂血症的经验［J］．辽宁中医杂志，2002，29（1）：6-7

[3] 王敬卿，叶丽红．高脂血症、动脉粥样硬化、脑梗塞的相关性——周仲瑛老年医学学术思想探讨［J］．中国医药学报，2004，19（11）：672-674

# 消 渴

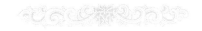

## 吕景山大师：肾阴亏损为主，善用"对药"

糖尿病大体相当于中医的消渴，而临床上以虚证、热证为多，实证、寒证较少。虚证又有阴虚阳虚之别，尤以肝肾阴虚最为常见。其临证用药有以下特点。

### （1）分实热、虚热论治

实热证，常以三黄石膏汤为主方，折其炎上之势；有时佐以西洋参，仿白虎人参汤之意。西洋参除养阴生津外，并能增强其他药力，既治其标，同时又兼顾本元。

虚热证，宜用白芍、五味子、生地黄、麦冬、玄参等药，甘酸生津，且能除热。糖尿病之渴饮无度为伤津之象，常用增液汤合生脉饮加石斛等药。

### （2）饮一溲二多为肾阴亏损之证

糖尿病宜用汁多滋补之品，用药如黄精、玉竹、山茱萸、枸杞子、肉苁蓉、菟丝子、续断、熟地黄之类。至于补肾阳之药，如巴戟天、补骨脂、干姜、附片等慎勿轻用。但属于阴寒证者，则用桂枝、附子等，方能奏效，然必须辨证准确，用之得当，以其属于阴寒证之病例较少。

### （3）善用对药

1）生黄芪与山药

黄芪甘温，皮黄内白，质轻升浮，生品入药，升发之性为最，功专升阳举陷、温分肉、实腠理、补肺气、泻阴火，炙后入药，功擅补中气、益元气、温三焦、壮脾阳、利水消肿、生肌长肉、内托排脓。山药甘平，鲜品质润液浓，不热不燥，补而不腻，作用和缓，以补脾胃、助消化、补中气、益气力、温分肉、润皮腠，炒黄入药，尚有人参之功，为补益之佳品。

2）炒苍术与润玄参

苍术辛、苦、性温，辛温升散，苦温燥湿，芳香化浊，醒脾开胃，升阳散郁，敛脾精、止漏浊；玄参咸寒，质润多液，色黑走肾，泻浮游之火，既能滋阴降火、泻火解毒，又能软坚散结，清利咽喉。苍术突出一个

"燥"字，玄参突出一个"润"字。

3）紫丹参与粉葛根

丹参苦寒，色赤入走血分，既能活血化瘀，祛瘀生新，又能凉血消痈，镇静安神，降低血糖；葛根甘平，轻扬升散，既能发表散邪，解肌退热，疏通足太阳膀胱经经气，改善气血循环，还能扩张脑、心血管，改善脑、心血循环，降低血糖。二药伍用，相互促进，活血化瘀，去瘀生新，降低血糖之力益彰。

4）熟地黄与山茱萸

熟地黄甘温，味厚气薄，为补血生精，滋阴补肾，增强肾的活力；山茱萸酸温，温而不燥，补益肝肾，收敛元气，振奋精神，固涩防脱。熟地黄以补肾填精为主，山茱萸以敛精为要。二药参合，一补一敛，强阴益精，秘摄下元，治糖尿病甚妙。

## 参考文献

［1］白小丁．吕景山老师学术思想及临床经验简介［J］．世界中西医结合杂志，2008（8）：445－447

［2］郝重耀，吕玉娥．吕景山教授治疗糖尿病基础方对药分析［J］．山西中医学院学报，2012，13（1）：42－43

第七章

肢体经络病证

# 痹病（类风湿关节炎）

## 1. 刘柏龄大师心悟：痹者肝肾虚衰、气血不足为本，郁热为标；治以虚则补之、实则泻之

"痹"者闭也，即闭阻不通之意，"痹病"是指人体由于营卫失调，腠理空疏，正气虚弱，风寒湿热邪侵入经络，凝滞关节，引起气血运行不畅，从而使肌肉、筋骨、关节发生麻木、重着、酸楚、疼痛、肿胀、屈伸不利，甚至关节僵直变形的一种病证。肌热如火者为热痹。风寒湿热之邪，侵入机体损害筋骨肌肉关节，痹阻经络气血，则有不同的特有症状。如风邪伤之，则上下窜痛，游走不定；寒邪伤之，则火热灼痛，随痛随肿。在临床上虽有明显的区分，但往往单一出现者少，而淫邪杂合为病者多。只不过因症状不同，各有侧重而已。

在治疗上，偏于风者散其风，有寒者散其寒，有湿者利其湿，有热者清其热。但若病邪缠绵不愈，而致机体虚寒者，则应扶正祛邪。总之不外虚则补之，实者泻之的治疗原则。此外，经络气血的运行有赖于脏腑功能，若经络气血久痹不愈，势必损及脏腑，又可出现脏腑不同的证候，这在治疗上就需要祛邪不忘兼顾脏腑，泻实必扶助正气。中国传统医学一贯强调辨证、审因、论治的原则，离开这个原则，就不成为中医学"整体观念""辨证施治"的特点。

目前多采用《内经》病因与证候分类的方法，如行痹（即风痹）、痛痹（寒痹）、着痹（湿痹）、热痹、瘀血痹、"痹"等。

### (1) "行痹"

主因风气太盛，风为阳邪，其性轻扬，善行而数变，流窜不屈，故行窜周身关节，痛无定处，日轻夜重。舌苔白，脉浮或浮弦。治宜通络驱风止痛，方用防风汤加减。

【组成】防风、当归、茯苓、苦杏仁、黄芩、秦艽、葛根、麻黄、甘草。偏寒者加桂枝，偏热者加黄柏；有汗者重用茯苓，无汗者重用防风和麻黄；上肢痛甚加川芎、桂枝、姜黄，下肢痛甚加独活、牛膝、木瓜；腰背痛加续断、杜仲、桑寄生；胸胁痛加柴胡、郁金、青陈皮。

### (2) 痛痹

乃寒邪偏盛，寒为阴邪，易伤阳气，阳气虚损，气血无以温煦鼓动，

但涩不畅，客于肌表，滞于经络，故肢节疼痛，痛而不移。得热助阳，寒邪疏散，疼痛缓解；遇冷助阴，寒聚凝滞，不通则痛剧。治当温经散寒，通络止痛，方取乌头汤加减。

【组成】川乌、麻黄、白芍、甘草、黄芪。偏瘀血者加五灵脂、苏木、地龙、乳香、没药；上肢痛甚加羌活、川芎、威灵仙，下肢痛甚加独活、牛膝、木瓜；腰背痛者加续断、杜仲、狗脊；表寒重加紫苏叶、荆芥；兼湿者加苍术、白术、茯苓、生姜等。

### (3) 着痹

为湿邪偏盛，湿邪黏腻，重浊沉滞，阻留于肌肉关节之间，故肢节疼痛沉着不移；抑或湿邪阻滞，阳气不宣，则肌肤麻木或漫肿；湿邪伤脾，脾湿不运，湿气停留于内，故舌胖大，脉沉缓。治宜祛风、除湿、散寒，方用薏苡仁汤加减。

【组成】薏苡仁、川乌、苍术、独活、麻黄、桂枝、羌活、当归、川芎、防风、甘草、生姜。痰多加胆南星、橘红；有热加黄柏、石膏；下肢痛甚加牛膝。

### (4) 热痹

系热邪偏盛，但往往兼有湿邪，热与湿合，熏灼肌肉关节，而致气血郁滞不散，故为肿为痛，痛处灼热，不可触按，亦有出现红斑、皮下结节；热邪伤津故心烦口渴，舌苔黄燥；湿热内郁，则胸脘满闷，大便溏臭，舌苔黄腻，脉见滑数。治疗上偏风热者，宜祛风清热，通络止痛，方用白虎桂枝汤加减。

【组成】石膏、知母、桂枝、粳米。肿热灼痛甚者加黄柏、苍术、忍冬藤、桑枝、豨莶草。

偏湿热者，宜清热化湿宣痹，方用二妙散加减。

【组成】黄柏、苍术、薏苡仁、茯苓、泽泻、防己、通草、草薢。有结节性红斑者加牡丹皮、香附、莪术、乳香、没药等。

### (5) 瘀血痹

多因外伤或痹久不愈，气血凝滞，流注关节，肌肤肿胀；痛如针刺、刀割，且痛处固定不移，拒按，甚或出现皮下瘀斑、结节，关节屈伸不利；舌质暗或有瘀斑，脉细涩或弦细。治宜活血化瘀，通经宣痹，方用身痛逐瘀汤。

【组成】桃仁、红花、当归、川芎、五灵脂、香附、地龙、秦艽、羌活、没药、牛膝、甘草。有热加黄柏、赤芍；夹湿者加苍术、防己。

"痹"是指关节肿大、疼痛、僵硬、屈伸不利、筋骨萎缩、肢体消瘦、骨骼变形的一种病证。严重者可见脊以代头，尻以代踵，肢体废用等表现。本病肝肾虚衰、气血不足是其根本，而郁积热，则是其标。故治当补益肝肾，强筋壮骨，通经活络为宜，方用自拟痹汤。

【组成】熟地黄、鸡血藤、骨碎补、川续断、淫羊藿、豨莶草、桑寄生、鹿衔草、肉苁蓉。有热加忍冬藤、黄柏、知母、熟地黄易生地黄；兼寒加麻黄、桂枝、制附片；肿痛不消加薏苡仁、汉防己、泽泻、炙乳香、炙没药、醋制延胡索等治之。

总之，治疗必辨其因，察其邪之所偏盛，分别主次，突破重点，方能奏效。其所不效者，多由审因不详，辨证不确，药散而杂，不能切中肯綮。现举其要药以供参考。

凡遇寒痛甚，局部不温，舌淡不红者寒也，麻黄、桂枝为必用之品，配川乌其力尤著；关节红肿热痛而拒按，口渴烦热，小便黄赤，舌红苔黄，脉象滑数者热也，清热解毒，凉血通脉的金银花、黄柏、黄连、赤芍必不可少；凡全身疼痛难以转侧，肢体重着，甚或顽麻，小便深黄，舌苔黄腻，脉濡者湿也，薏苡仁、草薢、蚕沙为必用之品；凡肢节疼痛，游走不定者风也，宜选用鸡血藤、海风藤、络石藤等驱风之药；凡久病或老年患者，症见腰膝酸软、冷痛，遇气候寒冷则增剧，舌苔白，脉沉，乃肝肾不足，精血内枯，骨乏濡养，非血肉有情之品难以收功，每用鹿茸片、狗骨、熟地黄、肉苁蓉、杜仲等最有功效；凡痹久病深或老年人，治宜扶正气，调营卫，从本缓图，不可过用疏散风燥类药，强求速效则不达，黄芪和五加皮益气强筋，固表除痹，标本兼顾，为必选之品。

综上所述可以看出，痹病的病机复杂，涉及范围较广，治疗难度较大，许多现象和问题尚待研究，随着医学科学的不断发展，对此的认识也将会不断地深化。

## 2. 刘祖贻大师心悟：热痹以通为用

### (1) 湿热毒邪痹阻为病机

刘大师认为，本病以实证、热证居多，湿热毒邪痹阻常贯穿始终。其病之所生，以患者禀赋特异、热毒内伏为病机基础。王肯堂在《证治准绳·痹》中详述热痹的证治，指出其由"脏腑移热，复遇外邪，客搏经络，留而不行"所致。又因居处潮湿或因卫虚不固，风湿之邪侵入，与伏毒搏结，痹阻筋脉而为病。因湿邪作祟，其性黏滞难化，复与热毒胶结，故病势缠绵；湿性重浊，沉着于经络，则营气不通，故有疼痛且痛处多固定，肢节屈伸不利。故其病理因素重在湿毒互结，病机关键在于湿毒痹阻筋脉。热毒、湿浊浸淫筋脉、骨节之间，留着不去，诸症丛生。湿热毒邪阻滞经筋气血，营气不畅，不通则痛，故见骨节疼痛；热毒与湿浊相熏蒸，积液于骨节肌肉之间，故见关节肿胀、红肿发热，甚则其肿如脱；湿毒胶结，蚀损骨骸，故关节疼痛尤剧、屈伸不利，甚至废用；兼以浊毒内蕴，炼灼津血，化痰成瘀，出现皮下结节、关节畸形。

本病湿热毒邪痹阻之病机，与西医学病理机制类同。西医学认为，本病系以慢性侵蚀性关节炎为特征的自身免疫性疾病。由免疫反应所致关节滑膜的慢性炎症、血管翳形成，并出现关节的软骨和骨破坏，最终可导致关节畸形和功能丧失等病理变化。湿毒蓄结于筋骨，故出现以关节滑膜炎为特征的病理改变；湿热蚀伤，故关节软骨、骨质破坏，从而导致各种关节炎性症状；瘀痰阻滞，故而出现关节结缔组织病变、关节积液等。

### （2）辨治心得

"痹"意为"闭"，故刘大师主张治疗本病当以通为用，以清热解毒、利湿通络为主要治法，并拟定五藤蠲痹饮。

【组成】忍冬藤30 g，络石藤30 g，鸡血藤15 g，海风藤15 g，青风藤30 g，威灵仙30 g，秦艽10 g，稀莶草10 g，露蜂房10 g，全蝎10 g，桑枝15 g。

方中忍冬藤、络石藤清热解毒、利湿通络除痹，为君药；青风藤、威灵仙解毒利湿、通络止痛效佳，鸡血藤、海风藤养血活血、祛湿通络，共为臣药；秦艽、稀莶草助君、臣药祛风湿、清热毒、利关节，露蜂房、全蝎解毒搜剔，可加强通络止痛之力，共为佐药；桑枝祛湿除痹，引药上行，为使药。

治疗本病，刘大师喜用藤类药物以祛筋骨络脉间诸邪。五藤蠲痹饮选取藤类药、动物药为主组方，此类药物善走行于筋脉、骨节之间，除湿通络之力尤佳。值得指出的是，湿为阴邪，若用药过凉，则湿邪凝结难解，病必难除。故方中虽以清热为主，但仍佐用温药。临床实践表明，寒温并用，并无化热、加重病情之弊。临证加减，如痛甚者，加乳香、没药；晨僵明显者，加乌梢蛇；关节畸形者，加胆南星、半夏、土鳖虫。

刘大师认为，本病临床辨证时当需注意如下几点。如有关节红肿疼痛、舌苔黄腻等典型证候，则辨为湿热证多无疑虑。部分患者并无关节红肿、发热等症状，又可见天气变化时疼痛明显，此时如无明显寒象，则仍应以辨病为主导，按湿热证治之。因此类患者，刘大师曾用温通之法治疗，病情反而加重。尤其是合并干燥综合征者，更宜以凉通为主。刘大师曾治一例患者肩关节疼痛难止，加用桂枝汤，药后不仅症状未缓解，反而口、眼干燥症状加重，撤换桂枝后，症状又得到缓解。

## 3. 段富津大师心悟：寒热并用以通为要，补泻兼施以调为度

### （1）寒热并用以通为要

段大师主张痹证初起时红肿热痛，当以湿热痹或热痹辨之，治当以清热利湿、化瘀通络为主。湿热久蕴可有阳气和阴津两方面的损伤，况且湿浊内盛之人多有阳气虚之本，热痹之证，多有阴虚相火之本。虽局部湿热壅盛，但人体是有机整体，用药不可只见一端，见利而不见害。用药过于苦寒，虽可清热，但易损伤病者脾肾阳气，旧湿未去又出新湿。用药过于辛燥虽可去湿，但易伤阴动火，旧热未除又动相火。如此则成坏病，祸不旋踵，医之错也。

由此段大师提出"用寒不远热，用热不远寒"的组方原则，在清热祛湿的同时，仍以不败脾阳，不伤阴津为要。治痹莫贵于行气。湿热壅结局部，必煎津灼血而成湿热痰瘀互结。湿痰瘀皆为阴邪，用方亦不可过寒，过寒恐有冰凝之虞；又不可过燥，过燥则痰瘀更加胶结难开。故亦当寒热并用，温行流散，宣通经络，如春风和煦而败浊自化。

### （2）补泻兼施以调为度

痹病有肝脾肾气血不足之内因，况且日久邪气闭阻，痰瘀互结，气血败伤。必成正虚邪恋，本虚标实之证。不可早补，但不等于不可补，只是不可峻补，亦不可猛攻，要认识到药物的两面性，滋补虽可扶正气，也可壅滞留邪，辛燥苦寒虽可祛痰瘀湿热，也可伤及脏腑阴阳、筋脉气血，可使经络气弱血少流通滞涩，湿瘀又生。痹证日久痰瘀互结，气血不足，治疗上应用补不远泻，用泻不远补，补泻兼施，使补而不滞，攻而不伤，务以调和脏腑功能，通调经络气血为要，以和为贵，以平为期。

### 参考文献

[1] 李成刚. 刘柏龄教授论"痹"及临证 [J]. 中医正骨，2004（2）：59-60
[2] 刘芳，罗星，向茗. 刘祖贻清热解毒利湿法治疗类风湿关节炎经验 [J]. 上海中医药杂志，2014（4）：1-4
[3] 赵书锋，郝贤，段富津. 段富津教授痹证方剂配伍特点浅析 [J]. 中医药学报，2007，35（6）：8-9

# 颤振（帕金森病）

## 1. 颜德馨大师心悟：颤振从瘀论治

颜大师认为，颤振多由瘀血作祟，其多属筋脉病变。心主血液以养脉，肝主气机疏泄以濡筋，若气滞血瘀，血气不能滋润筋脉，则颤振频发。其病因病机或因情志不遂，肝郁气滞，导致气滞血瘀，引动内风而成；或挟风痰内阻，壅滞脉络，以致瘀血内生，筋脉失养而成；或因饮食不节，损伤脾胃，助湿生痰，日久致瘀，筋脉失养所致；或因年老久病，肝肾精血不足，造成血涩致瘀，风阳内动，筋脉失养，而致颤振；或由于外伤引起瘀血内阻，络脉不通，虚风内动，上扰清窍，筋脉失养而为颤振。

颜大师治疗颤振推崇气血学说，在古人"血虚生风"的理论上创立"血瘀生风"的观点，遵循"疏其血气，令其条达而致和平"的重要治疗原则，主张运用活血化瘀、祛风通络之剂治疗颤振。临床习用王清任的血府逐瘀汤、通窍活血汤化裁。根据患者的表现随症加减，每每能获良效。血府逐瘀汤由桃红四物汤合四逆散加桔梗、牛膝而成。其特点是活血化瘀而不伤血，疏肝解郁而不耗气。诸药配合，使血活气行，瘀化热消而肝郁亦解，诸症自愈。

## 2. 任继学大师心悟：与脑有关，以肾为本，以脾为根，以肝为标

### （1）病因病机

本病的发生，其因有五：

①肾气不足，肾精亏耗，精亏则髓少，不能上荣于脑，脑髓失养，血脉不利，神失所荣，不能主持于下而成颤振之患。也有由于肾水不足，木少滋荣，或过怒伤肝，导致肝气不畅，阳气内郁，郁久化热，热盛生风，风淫末疾，颤振而生者，即"诸风掉眩，皆属于肝"之义。

②七情所伤："七情则七神主之，凡应事太烦，则伤神"；神伤则精损气耗，脑髓失养；气亏则神动摇，上不能约下，下不能应上，而经络失用，筋肉失主，则颤振乃成。

③喋谈、饥劳伤气：气之源头在乎脾，脾伤中气失运，则谷气不消，

精血不生，致使气虚血少，不能荣养四末，筋脉润动而生本疾，即经谓脾主四末是也。

④心血不足或心气虚弱：血少则阴亏，阴亏则阳亢，阳亢则波及于肝，肝阳炽而化火，上冲于头，散于四末，则震掉而成。此谓一水不能胜二火，君火动一寸，相火动一尺是也。心气虚者，阳气不足，心火不宣，则阴气独盛，而心阳受扰亦可为颤。

⑤痰饮为患：多由肺、脾、肾不足，肺不能治节水津、通调水道，津蓄而为痰为饮，脾不能运湿，湿停液聚而为痰饮；肾不能制水，泛为痰饮。痰盛则经络受阻，经气不通，致使魂升魄降阻滞，上不能治下，筋脉失主而颤动乃生。

### （2）辨证施治

1）风阳内动

症见头晕头胀，善怒，腰膝酸软，睡有鼾声，头摇肢颤，不能自主，口干舌燥，面红，舌红，苔薄黄，脉弦紧。治以滋阴潜阳，方用滋生青阳汤。

【组成】生地黄、白芍、牡丹皮、麦冬、石斛、天麻、甘菊、石决明、柴胡、桑叶、薄荷、磁石。

2）髓海不足

症见头晕耳鸣，记忆不清，头摇肢颤，两目昏眩，二便不利，昼则多睡，夜则多醒，重则神呆，啼笑反常，言语失序，舌质淡红，体肥大，苔薄白，脉沉弦无力或弦细而紧。治以填精益髓，方用延寿瓮头春。

【组成】天冬、补骨脂、肉苁蓉、甘草、牛膝、杜仲、附子、川椒（此8味为末）、淫羊藿、羊脂、当归、头红花、白芍、生地黄、苍术、熟地黄、白茯苓、甘菊花、五加皮、地骨皮等。

3）阳虚气弱

症见头目昏眩，动则气短，懒言，肢颤头摇，纳减，乏力，畏寒肢冷，汗出，溲便失常，舌胖大、质淡红，苔薄白，脉沉濡无力或沉虚。治以补中益气，方用补中益气汤或四君子汤，亦可用心脾双补丸。

【组成】人参、玄参、五味子、远志、麦冬、茯神、酸枣仁、柏子仁、白术、川贝母、生甘草、苦桔梗、丹参、生地黄等。

4）心虚血少

症见心悸怔忡，头眩，心烦少寐，胸闷不畅，肢麻，气短，口咽干涩，睡则张口，舌红赤，苔薄或白或黄，脉沉虚无力，甚则雀啄、屋漏。治以补心宁神，方用天王补心丹或炙甘草汤。

【组成】柏子仁、麦冬、天冬、玄参、苦参、丹参、朱砂、桔梗、远志、黄芩、鹿角胶、琥珀、石菖蒲、五加皮、百合等。

5）痰涎壅滞

症见胸闷昏眩，恶心，呕吐痰涎，肢麻震颤，手不能持物，甚则四肢不知痛痒，咳喘，痰涎吹拂不断，舌体肥大有齿痕、质红，苔厚腻或白或黄，脉沉滑或沉濡。治以豁痰醒神，方用二陈汤加减。

**【组成】** 半夏、陈皮、茯苓、甘草、生姜、乌梅、煨皂角、硼砂、胆南星等。

## 参考文献

［1］张小燕，颜乾麟．颜德馨治疗颤证经验［J］．中医杂志，2006（7）：494

［2］任继学，范国梁．震颤辨治［J］．江苏中医杂志，1982（4）：11‐12，46

# 腰　痛

## 刘柏龄大师心悟：肾虚为本，补肾祛瘀

刘大师首创补肾祛瘀法治疗腰腿痛，诸如腰椎间盘突出症、腰椎管狭窄、腰椎骨质增生、坐骨神经痛等，往往效果满意。

### （1）腰痛以肾虚为本

刘大师认为，腰腿痛与肝肾关系最为密切。这是因为腰为肾之府，腰为肾之外候，诸脉贯腰而络于肾，肝为筋之主，筋为肝之属，肝肾属同系。肾主骨藏精生髓，肝肾功能正常，才使人精力充沛，轻劲有力。生理上的密切联系，必导致病理上相互影响。腰为肾元气之根，真气存留之处，肾精纳藏之地，真阴居宿之所，腰痛日久，失于调养，内动于肾，必然导致肾虚。所以，腰腿痛以虚证居多，纵有外邪也多属本虚标实之证。

刘大师认为，腰腿痛一病，肾虚为本，亦常兼风寒、风湿、寒湿、湿热、闪挫诸邪。上述病邪均可造成气机不畅、经络不通、气血不行。诸痛无非是"不通则痛""不荣则痛"，祛瘀则不通者可通，补肾则不荣者可荣，病无遁情，实为正治。

### （2）辨标本，外感内伤，虚实

刘大师强调，治疗腰腿痛时要注意：①辨标本，标急则治标，本急则治本，标本俱急则兼而治之；②辨内伤外感，内伤为虚，起病缓慢，经久不愈，外感多实，起病急骤，病程较短；③辨虚实，虚者辨其阴虚阳虚，实者辨其阴盛阳盛，虚实夹杂辨其孰多孰少。

### （3）自拟腰腿痛方

刘大师常用自拟腰腿痛方。

【组成】熟地黄、杜仲、狗脊、肉苁蓉、骨碎补、牛膝、桃仁、红花、乳香、没药、五灵脂、麻黄、桂枝、地龙、全蝎。

此方用熟地黄、杜仲、狗脊、肉苁蓉、骨碎补补肾为治本之法，用桃仁、红花、乳香、没药、五灵脂活血祛瘀血，用牛膝祛瘀通络、强筋骨、引药下行，麻黄、桂枝调和营卫，通阳消肿，地龙、全蝎通络止痛。

肾虚者腰痛常悠悠戚戚，绵绵不已，腰膝软，头晕耳鸣，偏阳虚者则寒凉重坠，如冷风吹人，得热则减。舌胖淡，脉细弱无力，上方加淫羊藿、鹿角霜、附子、肉桂等；偏阴虚者则咽舌干燥，盗汗，舌红少苔，脉细无力，上方加山茱萸、山药、泽泻仿六味地黄汤意；风寒者恶寒发热，身骨腰痛，脉浮，可加防风、细辛；风湿者，风胜则疼痛游走不定，可加秦艽、羌活、海风藤、地枫。寒胜则痛有定处，酌加草乌、干姜；湿胜则疼痛重着，可加防己、木瓜、豨莶草；寒湿者腰节重着冷痛，遇冷加剧，小便清利，脉沉弦，可加独活、桑寄生、干姜、茯苓、白术；湿热者腰部酸重而痛，转侧不利，或汗出黏衣，舌微红，苔腻，脉濡数，重用黄柏、苍术；闪挫者腰痛如刀锥所刺，日轻夜重，动作时益甚，呼吸时亦牵引作痛，脉弦，上方加延胡索、泽兰、三七粉；腰痛重者加川楝子、川乌；关节屈伸不利者加威灵仙、伸筋草；腿痛甚者加川断、木瓜，麻木重者加川乌、细辛、天麻；气虚者加黄芪。

## 参考文献

路志彦. 刘柏龄教授治疗腰腿痛的经验［J］. 吉林中医药，1989（6）：3

第八章

外科病证

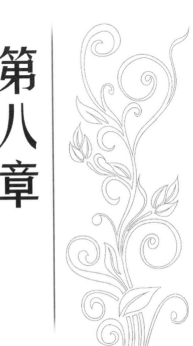

国医大师临证心悟

# 溢乳（男性高泌乳素血症）

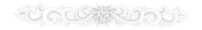

## 王琦大师心悟：病机为肝郁肾虚，专病专方

高泌乳素血症为多种因素引起的血清泌乳素过高所致的一种疾病，临床上血清泌乳素（PRL）＞25 $\mu g/L$ 即可诊断为高泌乳素血症。在男性主要为乳腺发育异常、阳痿、不育等。其病因复杂，常顽固难愈。高泌乳素血症属中医"溢乳""不育""阳痿"等范畴。中医认为，肾的精气决定着人体的生殖功能，肾精属阴，肾气属阳，故肾的精气虚弱则不能荣于阴器，阴不养阳，阳道不兴，脉络痰阻而痿弱不用，所以肾虚是本病的基本原因。另外，本病的发生还与肝的功能失调密切相关。中医认为肝主疏泄，主藏血，对于调理全身气血的正常运行有着重要作用。若肝气郁结疏泄失常或怒火上冲则气血紊乱，随肝气上入乳房而为乳汁。或肾水不足，肝木失养，肾虚肝旺，肝经疏泄太过，气血紊乱导致溢乳。总之，本病的病机为肝郁肾虚。

针对肝肾功能失常与本病的关系，王大师在长期的医疗实践过程中总结出调肝补肾、用专病专方治疗男性高泌乳素血症的方法，临床疗效显著，方用加味四逆二仙汤。

【组成】柴胡10 g，白芍20 g，枳壳15 g，仙茅10 g，淫羊藿15 g，巴戟天10 g，当归10 g，白蒺藜30 g，生麦芽10 g，生山楂30 g，甘草10 g。

**参考文献**

贺东辉. 王琦教授治疗男性高泌乳素血症的思路与经验［J］. 甘肃中医学院学报，
　　2001，18（2）：4-5

# 乳岩（乳腺癌）

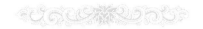

**刘尚义大师心悟：养阴泻毒；化痰散结，活血化瘀；扶正固本；疏肝解郁**

乳腺癌是女性常见恶性肿瘤之一，近几年来发病率有增高的趋势，属于中医"乳岩"范畴。其病因病机为情志抑郁、气结成癥；饮食不节，痰湿互结；"瘀毒"为患。

目前现代医学治疗乳腺癌的手段主要为手术、化学药物治疗、放射治疗，刘大师在此基础上采用中药辨治乳腺癌，多采用清热解毒、疏肝解郁化痰、活血化瘀、扶正固本等方法，以纠正体内的阴阳平衡，增强机体免疫功能，抑制肿瘤的生长，取得满意疗效。

刘大师认为术前服用中药，可增强机体对手术的耐受性，扶正有助于祛邪；术后服用中药可减少术后放化疗出现的毒副反应并可增加放化疗对癌细胞的抑制作用，减毒增效。具体方法有：养阴泻毒法；化痰散结、活血化瘀法；扶正固本法；疏肝解郁法。

刘大师还认为乳腺癌的发生和饮食关系密切，术后、放化疗后的患者，一定要忌口，诸如鸽子、鹌鹑、牛肉、羊肉、狗肉、公鸡、海鲜等，有动风化火、助湿生痰、诱发或加重疾病之虞。正如刘大师总结的"胃喜为补，适口者珍，天产为阳，助湿生痰，水产为阴，滋阴潜阳"，诚为见道之言，乃指导乳腺癌患者食疗之金针。

## 参考文献

孙波. 刘尚义教授辨治乳腺癌经验［J］. 河南中医，2007，27（7）：13-14

# 湿疮（慢性湿疹）

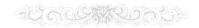

## 1. 禤国维大师心悟：活血养血，辨证施治；慎用虫药

湿疹的发生受遗传、免疫、饮食、环境等多种复杂因素影响，特别是慢性湿疹反复发作，饮食、环境以及接触因素往往起很大作用。因此，在药物治疗同时，应嘱患者注意可以引起病情加重或者反复的因素，如注意避免食入性的变应原（如鲤鱼、虾、蟹、鹅、鸭、牛肉、榴莲、菠萝、竹笋等）；避免经常搔抓皮损部位，以免引起苔癣样变加重；避免热水或刺激性药物用于皮损部分，引起急性病变。

本病发展过程中临床表现不同，病因、病机亦有变化，慢性湿疹病机以疾病迁延日久，风邪化燥伤阴，瘀阻经络，血不濡肤或脾虚湿困，阴虚血燥等为主。根据四诊及局部皮损的表现予以辨证论治，不应拘泥于祛风、清热、利湿等治法，辨清虚实，分辨急缓，审证求因。慢性湿疹病久入络者，多有局部皮肤肥厚苔癣样变等，为血瘀之象。因此，禤大师在各型辨证用药的基础上常用苏木、莪术等养血活血之品。

### （1）辨证论治

1）血虚风燥型

对于血虚风燥，临床见皮肤干燥，脱屑、肥厚、粗糙，苔癣样变，表面有搔痕、血痂，色素沉着，瘙痒剧烈，伴头晕乏力，口干心烦，入寐不安，舌淡红、苔薄白，脉濡细者，治以养血润燥，祛风止痒。

【组成】生地黄12 g，牡丹皮12 g，白芍12 g，当归12 g，防风12 g，紫苏叶12 g，赤芍12 g，紫草12 g，亚麻子15 g，白鲜皮15 g，钩藤15 g，鸡血藤30 g，莪术10 g，苏木（先煎）10 g，甘草6 g。若瘙痒影响睡眠者加牡蛎、珍珠母；夹瘀者加丹参、延胡索；湿盛者加萆薢；风盛者加蒺藜。水煎服，每日1剂。

2）脾虚湿困型

对于脾湿困阻，临床见以丘疹、丘疱疹为主，或轻度糜烂、渗液，伴纳呆，体倦乏力，大便溏，舌淡或有齿痕、苔白，脉细弱者，治以健脾、利湿止痒。

【组成】党参15 g，茯苓15 g，山药15 g，布渣叶15 g，薏苡仁20 g，白扁豆20 g，白术12 g，防风12 g，茵陈12 g，徐长卿12 g，甘草6 g。气

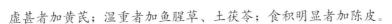

虚甚者加黄芪；湿重者加鱼腥草、土茯苓；食积明显者加陈皮。

3）阴虚血燥型

对于阴虚血燥，临床见皮肤粗糙，甚则肌肤甲错，瘙痒明显，有时可见红色小丘疹或水疱，病程缠绵，日久不愈。常伴手足心发热，午后心烦，口干不欲饮，大便干，舌红、苔少，脉细数者，治以滋阴润燥，养血润肤。

**【组成】** 熟地黄 20 g，生地黄 20 g，丹参 15 g，何首乌 15 g，白鲜皮 15 g，泽泻 15 g，茯苓 15 g，乌梅 15 g，麦冬 12 g，女贞子 12 g，当归 12 g，白芍 12 g，赤芍 12 g。瘀滞明显加丹参、桃仁；潮热心烦加玄参；虚烦不眠加酸枣仁、珍珠母。水煎服，每日 1 剂。

### （2）外治法

①外用药物：10％黑豆馏油软膏、复方蛇脂软膏、消炎止痒霜（广东省中医院制剂，由苦参、冰片等组成），或加少量激素类药膏外用。肥厚明显者用上述药膏外涂、纱块覆盖包扎。

②穴位注射：慢性湿疹局部瘀滞明显者用丹参注射液；久病气虚用高丽参注射液；慢性湿疹急性发作时用苦参碱、鱼腥草注射液。取穴：足三里、三阴交、血海、内关等。

③划痕疗法：用手术刀片在病变部位划破表皮，使局部气血流通，毒血宣泄，具有活血化瘀、解毒止痒作用。操作方法：常规消毒患处，用手术刀尖端部由上而下，从左至右轻划，以稍渗血为度，视病变大小决定划痕次数，拭干血迹后，外敷枯矾粉，以消毒纱块覆盖，胶布固定，5～7日 1 次，2 次为 1 疗程。

④吹烘疗法：患处外涂青黛膏或 10％硫磺膏，然后用电吹风烘 20 分钟，每日 1 次，5 次为 1 疗程。

⑤照神灯加药疗法：患部涂硫磺膏，再用神灯（高效电磁波治疗机）照射 15～20 分钟，每日 1 次，7 日为 1 疗程。

⑥梅花针疗法：用 5～7 根针联合叩打病变部位，促进气血流畅，止痒、软坚散结。操作方法：首先将病变部位常规消毒，然后用弹刺法，即以手腕弹力上下叩打，每次 5～10 分钟，每日 1 次。

### （3）虫类药物及引经药的应用

全蝎、蜈蚣、僵蚕、乌梢蛇等虫类药物性善走窜，可入络搜风止痒，临床医生常用于治疗慢性湿疹顽固性瘙痒。殊不知虫类药物多为动物蛋白，具有较强抗原性，湿疹患者发病期间往往对于外来抗原性物质高度敏感，应用不当很可能导致病情加重。而且虫类药物多有小毒，长期服用有药不胜毒之虑。禤大师应用虫类药物甚为慎重，若为病情需要，一般从小剂量起，逐渐少量递增，使患者有一个脱敏过程；而且应用虫类药物时，方中常加紫苏叶，既可理气祛风，又可解虫毒，一举两得。慢性湿疹多较局限，可位于身体的各个部位，在辨证论治时根据发病部位酌加引经药物。如发于太阳经可加羌活、蔓荆子、川芎；阳明经可加白芷、葛根、知母；少阳经可加川芎、柴胡；厥阴经可加龙胆草、栀子；发于下肢可加牛膝；发于上肢可加桔梗；三焦湿热可加黄连等。

## 2. 王琦大师心悟：调治过敏体质为本，脱离过敏原为标

王大师认为，临床湿疹患者多属特禀质及湿热质范畴，以特禀质者常见。无论婴幼儿湿疹或者成人急慢性湿疹，问其病因病史，多有家族遗传或接触致敏原，或外邪侵袭诱发过敏所致。在防治过敏疾病的措施上西医临床多采取躲避过敏原，脱离过敏环境的被动防御措施。而王大师指出，仅仅通过限制患者对过敏原的接触来防治过敏性疾病是不够的，更重要的在于调治患者本身的过敏体质。体质状况在疾病的发生、发展、转归等方面起着重要的决定作用，体质具有可调性，体质秉承于先天，得养于后天。因此，王大师临床坚持治疗"过敏人"而非"过敏病"的独特理念，常常能够从根本解决特禀质患者病痛，使各种过敏性疾病愈后不再复发。

王大师调理特禀质专用药为乌梅、蝉蜕。乌梅配蝉蜕，驱散风热之邪兼养阴生津，收中有散。现代药理学研究证实，乌梅具有较佳的抗过敏作用，其抗过敏机制可能是非特异性刺激产生的游离抗体，中和侵入体内的过敏原的结果。同时乌梅还具有类激素样作用，可抑制过敏反应，蝉蜕同样具有免疫抑制及抗过敏作用，两者合用可有效改善患者过敏体质。

### 参考文献

[1] 王欣. 禤国维教授治疗慢性湿疹经验介绍 [J]. 新中医，2005 (2)：9-10

[2] 郑璐玉，张惠敏，王琦. 王琦教授治疗泛发性湿疹 1 例 [J]. 天津中医药，2012，29 (6)：612-613

# 白疕（银屑病）

## 禤国维大师心悟：从血论治，内外合治，中西合璧，情志和饮食调理

### （1）血燥为本，瘀毒为标为病因病机

古代文献中对本病的病因病机多有记载，有从血热、血燥、血瘀、风邪等不同立论。而禤大师则强调从燥毒瘀立论。禤大师认为本病发病多由内外合邪所致，血燥为本，瘀毒为标。因燥、寒为秋冬时令之邪，素体血燥之人当令之时，外受时令之邪气，内外合邪，血燥化风，邪助风势，使病情加重，而血瘀贯穿银屑病发病的全过程。在进行期，大部分患者表现为血燥化热，加之外感邪气，毒热壅滞于肌肤而发病。毒热炽盛，迫血妄行，血溢脉外而成瘀；在稳定期，由于毒热之邪积聚肌肤腠理，使肌肤不得充养，瘀毒不得外泄，致气血不畅，营卫失和，经络阻塞，故此期患者大多顽固难愈。在消退期，皮损颜色变浅，消退后留有色素沉着，此为气滞血瘀之象。

### （2）治疗方法

禤大师认为本病是由血燥为本、瘀毒为标而发病，提出了"从血论治，诸法合用"的治疗大法。

1）从血论治

所谓"从血论治"，即养血润燥、解毒化瘀。临证中，禤大师常选用一些具有养血润燥、解毒化瘀的中药组成立方之本。

【组成】生地黄、当归、赤芍、川芎、丹参、紫草、莪术等。方中生地黄滋阴凉血、填精，为主药，当归补血养阴、和营养血，赤芍清热凉血，川芎活血行滞，四物相合，补中有通，补而不滞，养血润燥，且能活血通络，故为君药，使营血恢复而周流无阻，肌肤得养而病自愈。丹参和血行血，紫草凉血解毒，莪术破血散结，上药共为臣药。

禤大师指出"从血论治"是治疗银屑病的关键，但临证不能忽视其他可能的证型，且风寒湿亦有可能成为本病发生的原因。故而风甚时加入防风、桑叶、金银花等祛风止痒；湿热时加入苦参、土茯苓、白鲜皮、徐长卿等清热利湿止痒；热象明显时，去川芎或当归，加水牛角、牡丹皮等凉血活血；女性冲任不调者加女贞子、益母草、菟丝子等调和冲任。

2）内外合治

外治疗法为皮肤科的一大特色。故禤大师提出在皮肤病的临床治疗过程中，一定要充分、正确、恰当运用好这一疗法，坚持内外合治，标本兼顾，立足整体，全方位地采取多种给药途径治疗，以达到临床最佳疗效。在银屑病的外治疗法中，禤大师也常选用一些具有活血化瘀的中药制剂外用，如10％金粟兰酊，并配合其自制的具有祛风止痒之效的消炎止痒霜等外用。

3）中西合璧

到目前为止，银屑病的具体发病原因尚不明确，但细菌和病毒等感染可诱发或加重该病；局部皮损的病理显示表皮细胞有角化不全和角化过度，真皮乳头毛细血管扭曲扩张等特点；外周血流变检查提示血黏度增高。血黏度的增高会引起血细胞泳动缓慢，致局部瘀血和血栓形成，产生微循环障碍和局部皮肤营养供应缺乏而致病或加重病情。因而禤大师在辨证的基础上应用一些现代医学已证实的具有改善微循环、降低血液黏度、消炎杀菌止痒、抑制细胞有丝分裂及调节机体免疫力作用的中药，以取一箭双雕之功。现代药理学已证实，如立方之本的生地黄、当归、赤芍、川芎、丹参、紫草、莪术和外用药金粟兰对患者甲皱微血管形态、血流动态及血管周围状态均有明显改善；徐长卿、土茯苓、莪术、紫草亦具有杀菌消炎止痒作用。禤大师常选用的石上柏、白花蛇舌草、半边莲、半枝莲、土茯苓、莪术、徐长卿等均具有一定的抑制细胞有丝分裂和调节免疫力之功，配合上药同用，临床疗效明显。

4）情志和饮食调理

银屑病乃皮肤科顽症，其皮损往往影响美观，治疗困难，疗程长。其致病因素多，病情复杂。因此，禤大师强调临床治疗应立足整体，采取多种治疗手段，综合治疗。包括局部治疗与内服药物整体治疗相结合，配合情志和饮食疗法。情志疗法对由精神因素引起、诱发的银屑病尤为重要，让患者解除思想顾虑，正确认识疾病，树立信心，密切配合医生，坚持治疗是治愈本病的关键。多数人认为银屑病患者应忌食牛肉、辣椒、葱蒜，甚至鸡蛋、牛奶等。然而，临床上银屑病患者常大量脱屑，容易形成低蛋白血症。该类患者仍强调忌口，易致蛋白摄入不足，从而不利于疾病的恢复。禤大师建议患者应忌食烟酒和太过温性食物，平素注意劳逸结合。

## 参考文献

汪玉梅，林晓冰．禤国维治疗银屑病经验撷菁［J］．中医药临床杂志，2010，22（6）：
530-531

# 子痈（睾丸疼痛）

## 王琦大师心悟：功能性疼痛宜缓急止痛，器质性疼痛宜对症治疗

### （1）功能性疼痛宜缓急止痛，器质性疼痛宜对症治疗

子痈是以睾丸慢性疼痛为主症的男科常见病。多见于慢性附睾炎、睾丸炎、精索炎及一些原因不明的睾丸、附睾疼痛等疾病。王大师认为，子痈亦有器质性与功能性之分，器质性疼痛多为持续性冷痛、坠痛、胀痛或隐痛；功能性多为发作性疼痛或为掣痛时作。各种疼痛的病机不同，冷痛、隐痛见于阳虚，坠痛为脾气亏虚，胀痛为肝郁，刺痛为血瘀所致。功能性疼痛宜缓急止痛，器质疼痛性宜对症治疗。然诸痛皆因滞，以通为治则。阳虚者散寒以消阴凝；肝郁者疏肝以畅气机；虚痛者补益以填经隧；血瘀者活血以通脉络。

### （2）四种疼痛的治疗

睾丸掣痛多为功能性疼痛，症见痛则拘急难忍，时作时止，呈痉挛性发作，亦有痛如锥刺，但时间短暂，患者多表现为抑郁不舒或伴腹痛、腹泻，小便不畅或胃脘不适，舌淡红、苔薄白、脉弦。治宜缓急止痛，方用芍药甘草汤合四逆散加味。

睾丸冷痛者常遇寒加剧，得热则舒，自觉阴冷囊缩或见腰膝酸冷，遗精，小便清长，舌淡、苔白润，脉弦紧或沉弦。王大师认为，宗筋为足厥阴肝经所主，此类患者多素体阳气亏虚，或坐卧风冷、寒湿之地，邪气乘虚而入，寒湿流注肾经，滞于肝脉，聚于宗筋，寒凝则为冷痛。治宜温通散寒，方用吴茱萸汤合麻黄附子细辛汤加减。

睾丸坠胀隐隐作痛者，可伴有纳少乏力，气短，周身困倦，倦怠嗜卧，精神萎弱，面色萎黄不华，消瘦，舌质淡或淡胖有齿痕、苔薄白，脉弱无力。证属禀赋虚弱，劳倦内伤，致脾气不足，升举无力，阳气下陷，统摄乏力，气机郁滞则为坠痛。治以塞因塞用法，健脾益气以充化源，方选补中益气汤加减。

睾丸一侧酸胀疼痛者，常伴有精神抑郁，胸胁满闷或疼痛，善太息，少腹胀痛，大便失常，舌淡、苔白，脉弦。王大师认为，气机升降出入全

赖肝气畅达，所以肝司阴器，主疏泄，即肝有疏泄前阴之功能。治以疏肝除胀痛，方选四逆散或柴胡疏肝散加减。

**参考文献**

王东坡．王琦教授治疗男科疾病经验介绍［J］．新中医，2005，37（10）：12－13

# 男性不育

## 王琦大师心悟：实多虚少，病症结合，治疗立足肝脾肾

王大师明确提出"肾虚夹湿热瘀毒"是现代男性不育症的主要病机，认为肾虚为本，湿热瘀毒为标。纵欲过度，性激素低下导致少精、弱精症可归于"肾虚"；生殖系统炎症、前列腺炎及嗜食辛辣烟酒导致精子活力低下、死精症、精液不液化可归于"湿热"；生殖系统慢性炎症、精索静脉曲张及输精管道梗阻可归于"瘀"；而性传播疾病、急性输精管炎症及辐射等因素可归于"毒"。它们不仅可单独致病，又可相互影响、相兼致病。

### （1）实多虚少

王大师认为病性"实多虚少"，还提出男性生育功能的正常维持，有赖于脏腑、气血和经络等功能的正常以及它们之间相互关系的协调。在脏腑之中，肝、脾、肾三脏与男性不育的关系最为密切。因为肾藏精，主生殖；脾主运化，为气血化生之源，以滋养先天之精；肝藏血，主疏泄，精血互生，与气血运行关系密切。若以上脏腑功能失调，便会产生湿热、痰浊、瘀血等病理因素，从而导致男性不育的发生。

### （2）病症结合

临床施治方面，采用病症结合。不育症患者常无明显症状和体征。为此，王大师特别重视辨病诊断，主张在现有技术条件下，尽可能诊断明确、查清病因，针对治疗。辨证时强调精液望诊，精液色白、质稀、量多者，多为寒、为虚；色黄、质稠，多属热、属实。主张辨病、辨证相统一、辨证与精液微观分析相结合。辨证上由现代医学确诊的生殖系统炎症推敲为下焦湿热证；性激素低下与肾虚相关；治疗上性激素低下采用补益药物，常用具有类激素作用的蛇床子、淫羊藿、露蜂房、仙茅等；生殖系统炎症采用清热利湿解毒和活血化瘀法，精浆中锌、锰缺乏采用锌、锰含量较高的黄精、枸杞子、淫羊藿治疗；精液不液化症与蛋白酶缺乏有关，加入富含酶类药物如鸡内金、谷芽、麦芽、山楂、乌梅等，以提高疗效。

### （3）治疗立足肝脾肾

男性不育多由精液、精子异常所致。王大师临证时，常立足肝、脾、肾三脏，围绕肾虚、湿热、瘀毒，精确辨证，不拘一法一方，常数法并举，多方共用。其常用治法有补益法、活血通络法和清热利湿解毒法。

①补益法：包括填补肾精、温肾助阳、调补气血等。常用于少精子症、弱精子症、无精子症、死精子症。常用方有五子衍宗丸、右归丸、六味地黄丸、四君子汤、四物汤等。在药物选择上，擅用血肉之品，如龟胶、鹿角胶、熟地黄、何首乌、黄精、枸杞子、女贞子、山茱萸等；常用菟丝子、紫河车、补骨脂、淫羊藿、仙茅、沙苑子等补肾助阳；以黄芪、红参、党参、当归、白芍等调补气血以生精。

②活血通络法：适用于输精管不通、精索静脉曲张、精液不液化症等。常用方有少腹逐瘀汤、桃红四物汤。常用药物有丹参、益母草、水蛭、当归、王不留行、路路通、红花、川芎、赤芍、牡丹皮、泽兰、炒山甲等。

③清热利湿解毒法：适用于感染因素导致的精液异常。常用方有程氏萆薢分清饮、三仁汤、五味消毒饮。常用药物有萆薢、败酱草、龙胆草、知母、栀子、薏苡仁、车前子、金银花、连翘、泽兰、黄柏、土茯苓、虎杖等。

王大师说："对一些苦寒之品，如龙胆草、黄柏、栀子等，在使用时务必注意用量不能太大，服用不能太久，以防影响精子活力；另外，不可过用清利之品，以防耗伐阴精。"

强调注意饮食宜忌。由于不育症患者，求子心切，病程较长，心理压力较大，思想包袱较重，故王大师特别重视心理疏导在该病治疗中的作用。要动之以情，晓之以理，让患者树立治愈该病的信心，积极主动配合医生治疗。在饮食上多食一些富含精氨酸、锌或维生素类食物，如鳝鱼、海参、芝麻、花生仁、核桃、小米、菠菜、胡萝卜、西红柿等，因为它们能提高精子活力，维持性腺功能等。要禁食辛辣厚味，戒烟酒。

## 参考文献

孙自学，陈建设. 王琦教授治疗男性不育经验介绍［J］. 四川中医，2004（1）：7-8

# 精浊（前列腺炎）

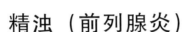

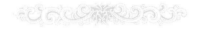

## 王琦大师心悟：化浊利精窍，活血通络脉，疏肝解抑郁

慢性前列腺炎是青壮年男性的常见疾病，大致属中医的"精浊""白浊"等范畴。本病成因较多，病理机制复杂，病势缠绵胶着，反复发作，变数甚多，临床辨治较为困难。王大师将宏观与微观辨证相结合，根据患者出现的尿道刺激症候群、盆腔疼痛症候群和精神心理症候群等，分别提出了化浊利精窍、活血通络脉、疏肝解抑郁等论治思路，颇为符合临床实际，对慢性前列腺炎的临床治疗具有独到之处。

### （1）化浊利精窍：论治尿路刺激症候群

王大师认为，"湿浊阻滞"为慢性前列腺炎主要病机之一。湿浊留滞精窍（前列腺），前列腺液分泌增多但精浊排出不畅，出现各种秽浊症状，尿道口有乳白色分泌物，尤其在排尿终末或大便时等腹压增加情况下滴出；湿浊波及尿道则出现尿频、尿急、尿痛、小便不尽、尿有余沥、小便黄、尿道灼热感及排尿困难等尿路刺激症候群；湿浊入络，阻碍气血，则有前列腺指诊腺体肿大、压痛、灼热感、前列腺液检查白细胞满视野或大量成堆。王大师指出，慢性前列腺炎尿路刺激症候群的治疗原则为化浊利精窍，方选当归贝母苦参丸加味。

【组成】当归 15 g，浙贝母 10 g，苦参 12 g，薏苡仁 15 g，败酱草 15 g，滑石 10 g，蒲黄 10 g，天花粉 12 g，冬瓜仁 15 g；如伴大便不畅可加大黄 6 g，荆芥 10 g；如尿道口有滴白者加射干 12 g；湿热较盛者酌加马鞭草 15 g，白花蛇舌草 15 g，虎杖 10 g等。

王大师强调，前列腺有着类似六腑的功能，依据中医"腑以通为用"的治疗思路，慢性前列腺炎尿路刺激症候群治疗的遣药应着重选用排浊之品，如浙贝母、天花粉、石菖蒲、薏苡仁、冬瓜仁等，促使秽浊的炎性分泌物排出，保证前列腺导管排浊通畅而加速慢性前列腺炎炎性病灶的愈合。

### （2）活血通络脉：论治盆腔疼痛症候群

王大师认为，病程日久，血脉运行不畅而变生瘀血表现。瘀血阻滞，不通则痛，出现下腹部、会阴、后尿道、睾丸、阴茎、腹股沟牵引作痛，或肛门坠胀不适，或会阴部、后尿道刺痛或长时间隐痛不适；瘀血阻滞，凝结局部，前列腺指诊可见腺体变硬或体积缩小，可触及大小不等结节。

血脉淤滞，腺液分泌减少，排出不畅，则前列腺液较难排出，压痛明显；瘀阻伤络，前列腺液检查可见红细胞、卵磷脂小体明显减少。王大师指出，慢性前列腺炎盆腔疼痛症候群的治疗原则为活血通络脉，方选复元活血汤加减。

**【组成】** 柴胡12 g，当归10 g，桃仁10 g，红花10 g，制大黄6 g，炮甲珠10 g，天花粉15 g，丹参15 g，茜草10 g，路路通10 g，王不留行10 g等。

王大师强调，此类患者病多较久，前列腺组织有纤维化等改变，应用活血化瘀中药确能提高中医疗效，治疗以活血化瘀通脉络为主。上方疗效不显者可酌用三七10 g，炙水蛭6 g，乳香10 g，没药10 g等交替使用，或佐以温通督脉之品，如鹿角霜10 g，菟丝子12 g等；湿热明显者用黄柏12 g，乌药10 g，泽兰叶12 g等；前列腺结节者，合桂枝茯苓丸加水蛭6 g，莪术10 g，破瘀消坚；尿道刺痛明显者，加琥珀粉3 g冲服。

### (3) 疏肝解抑郁：论治精神心理症候群

王大师认为，慢性前列腺炎有"因病致郁"和"因郁致病"两种情况，即在溺窍不畅、络脉阻滞症状基础上出现精神症状或因情志不舒，气机不畅，出现小溲淋沥症状。患者表现为疑虑较多、情绪低沉、周身不适、腰膝酸软、神疲乏力或失眠多梦、精神抑郁、性欲减退或冷淡或出现阳痿、早泄等或见焦虑不安、情绪低落、恐惧、幻觉，严重者可导致精神分裂症甚至有自杀倾向。慢性前列腺炎精神心理症候群的治疗原则为疏肝解抑郁，方选逍遥散加减。

**【组成】** 柴胡12 g，当归10 g，白芍20 g，枳壳12 g，炙甘草6 g，郁金10 g，石菖蒲10 g，白蒺藜15 g，郁金10 g，薄荷（后下）10 g等，此类患者病情多见反复不愈，或伴失眠、惊惕、性功能异常等，临证可酌用小柴胡汤、百合地黄汤、柴胡加龙骨牡蛎汤、沉香琥珀散等。对兼有精窍不畅，络脉阻滞者多配用化浊通络诸法。

精神心理症候群产生的原因主要是不能正确认识前列腺疾病，认为前列腺炎不仅无法治愈，而且会传染家属，影响性功能和生育，甚至恶变等。因不洁性交染病或有手淫史的患者常有严重的后悔甚至负罪心理，对慢性前列腺炎患者进行相关治疗的同时辅以有针对性的心理疏导，有助于提高疗效。

### 参考文献

盖海山．王琦对慢性前列腺炎症候群的论治思路 ［J］．中国康复理论与实践，2005，11（12）：1033 - 1034

# 血 精

## 王琦大师心悟：治疗血精关键在于清化

血精是指射精时有血性精液排出，属较难治的男科病症。现代医学认为，血精多由精囊及前列腺急、慢性炎症等引起。此外，结核、损伤等亦是引起血精的常见因素。王大师认为，出血之症多因火邪，出血之后必致瘀血，血精每因湿热、瘀血及虚火等扰动精室所致。火与瘀贯穿于血精各证型之中。因此，治疗血精关键在于清化。清法为清湿热，导火下行；清瘀热，泄散火邪；滋阴液，以清虚热。化法为止血化瘀，化湿利窍。

精室位于下焦，肝之络脉环绕阴器，精液归精室所藏，由精窍排出。若肝经湿热，扰动精室，损伤血络者，则可射出血性精液，伴口苦，目赤，小便不利，或睾丸疼痛，舌红、苔黄腻，脉滑数。王大师认为，治肝经湿热之血精，宜用清热化湿，消瘀止血法。常用龙胆泻肝汤合四乌贼骨一藘茹丸加减。

瘀热郁结或为瘀血体质，致血不循经之血精者，症见血性精液，口渴不欲饮，面色暗滞，或有附睾结节，舌瘀点或质暗有紫气，脉细或涩。王大师认为，瘀热积滞是血精常见证型，多因湿热伤络，血溢脉外，留而为瘀，或素有瘀热，血不循经。治宜化湿利窍散瘀热，方用蒲灰散合四乌贼骨一藘茹丸加味。

阴虚火旺之血精证，多由肾阴亏虚，相火偏亢，虚火扰精，血络受损；亦有血精日久，热邪久郁，灼伤阴津。症见精液鲜红或有遗精，形体消瘦，心烦，失眠，小便黄，舌质红、苔薄白，脉细数。治宜滋阴凉血，清泻虚火，化瘀止血。方以大补阴丸合二至丸、四乌贼骨一藘茹丸加减，或知柏地黄丸加减治之。

## 参考文献

王东坡. 王琦教授治疗男科疾病经验介绍［J］. 新中医，2005，37（10）：12-13

# 前列腺增生

## 1. 王琦大师心悟：化瘀导滞，改善尿路症状，缩小前列腺的体积

前列腺增生是中老年男性常见疾病之一。该病是呈慢性发展的过程，症状会逐渐加重。因前列腺腺体良性增生而压迫尿道，常表现为排尿困难，小便点滴而出，尿后余沥不尽，夜尿多于每晚 3 次。中医将其归属为"癃闭"的范畴。其主要病因病机为气血败精瘀阻不畅，腺体渐大渐硬而成，与肝、肾、脾、肺有关。治疗时以化瘀导滞为总则，贯穿整个治疗始终，再据证之不同，佐以他法合治。

前列腺增生患者多为老年人，在此阶段患者素体肾气不足，膀胱气化功能不足。加之该病病程长、病理变化缓慢。年龄越大病程越长，则阳气越虚，血瘀的病理因素表现得越为明显。故在补肾气的同时要加大活血消瘀的力量。用桂枝茯苓丸加减治疗，可明显改善前列腺增生的尿路症状。还可加用荔枝核、紫苏叶、败酱草化败精，消痰积，且紫苏叶宣肺气，具提壶揭盖，通调水道之能。加小茴香行气，鹿角霜补阳鼓舞肾气，助阳通窍，且活血散瘀消肿，二者尤走厥经，引诸药直通下焦，消肿散瘀，通利关窍。标本兼顾，使三焦气化，水道通调。

## 2. 颜德馨大师心悟：治本（温肾化气，升清降浊，宣泄肺气），治标（清热利湿，化瘀软坚，通窍开闭）

### （1）治病必求于本

人体水液代谢与三焦功能正常与否至为密切，若是小便通利必赖以三焦气化正常，气化一日不畅，水道必然一日不通。故颜大师认为辨治前列腺肥大，不离三焦气化功能，总以畅通气机为要，这才符合"治病必求于本"之道。

1）温肾化气法

膀胱与肾互为表里，同位于下焦，于气化功能至为重要。若肾中阳气衰微，水必不利，唯有温肾助阳，水方自通。颜大师常用附子补命门真火，既能温阳又可通阳，雄壮剽悍力宏效捷。或再配以小茴香、泽泻同用，或以沉香、琥珀并施，以温中兼通，使气行而水行。

2）升清降浊法

脾胃属于中焦，为气机升降与水液代谢之枢纽，若其运化无力，转输失职，清不升而浊不降，则上可影响至肺，下可危害肾与膀胱，三焦气化不利，则发为癃闭。因此，颜大师常选苍术运脾以振奋生化之权，配合升麻升发清阳，利水降浊，从而恢复中焦运化转输功能，利气机之通畅。

3）宣泄肺气法

肺位于上焦，为水之上源，主治节而能制约膀胱，通调水道。故凡因肺失宣降而下窍之气不化者，当以宣肃肺气为治。颜大师常用生紫菀开泄肺部，宣通壅滞，解癃闭之苦。若肺气壅塞、胸痞尿闭者，则投以葶苈子直泄肺气，以求"泄可去闭"之效。

## （2）治标

三焦气化无权，水液代谢失常，水湿因而滞留；高年之人，血行不畅，脉络痹阻，停于下窍。水湿与瘀血停滞又可进一步阻碍三焦气化功能，形成恶性循环，故清热利湿、化瘀软坚、通窍开闭法亦为颜大师所常用。

1）清热利湿法

中焦失运，湿浊内生，久而化热，湿热互结，下注膀胱；或膀胱气化失权，尿不得出，水湿内停，日久化热。湿热之邪困阻膀胱，则小便更为不利。颜大师于此常选三妙丸清热利湿，或加茯苓、泽泻以渗利，知母、蒲公英以清热。

2）化瘀软坚法

颜大师研究气血学说多年，以从气血调治疑难病而著称，他认为人体衰老的主要原因是瘀血，而老年病的治疗则应从化瘀入手。前列腺肥大患者除有三焦气化失司、湿热内生外，还有瘀血困阻下窍，所以小便滴沥不尽，或尿时涩痛，或小腹胀痛。用药则多用穿山甲一味。穿山甲穴山而居，寓水而食，出阴入阳，其性走窜，无微不至，凡血凝血聚为病，皆能开之；其味咸，咸能软坚散结，用于前列腺肥大，能使增生病理改善。此外，颜大师还常用兼能活血散瘀又能通利小便之品，如蒲黄、益母草、泽兰等。

3）通窍开闭（外治）

癃闭，分而言之，则有缓急之殊。癃者久病，小便淋漓点滴而出；闭者暴病，小便点滴不得出。若患者受各种因素诱发突然小便点滴不通，颜大师常配合外治疗法，可收急则治其标之效，外治法每选渗透之药，必佐以辛温芳香之品，方可使药性透过皮毛，内达脏腑三焦，使气机畅通，窍开尿通。颜大师常用之法有：淡豆豉15 g，栀子9 g，加葱1握，盐半匙，生姜2片，捣烂贴敷关元穴；或田螺1只，或活蝼蛄2～3只，加盐1匙，麝香0.15 g，共捣烂，调敷于脐下。

## 参考文献

[1] 袁卓珺. 王琦教授用桂枝茯苓丸治疗男科疾病的经验探讨 [J]. 云南中医中药杂志，2013，34（7）：1-2

[2] 邢斌. 颜德馨教授治疗前列腺肥大经验 [J]. 新中医，2002，34（3）：10-11

# 早　泄

## 王琦大师心悟：调肝、宁心、清肾以制相火

　　早泄是男科常见症状，常责之肾失封藏，精关不固。王大师认为，射精是一种受心理、神经控制的活动，据临床所见，早泄大部分是精神心理性，而器质性原因导致者相对较少。皆因相火为患，病在心、肝、肾，治疗宜调肝、宁心、清肾以制相火。

　　调肝、宁心、清肾证型分析

　　由于情志不畅，肝气郁结，相火无制，或为素体气郁早泄者，症见性欲淡漠，精神不畅，性情忧郁，喜叹息，胸胁不舒，舌淡红、苔薄白，脉弦。王大师认为，相火为患亦有无火热之征者，然精动即是火。气与火关系密切，气有余便是火，气不足亦生火，气郁精动者皆属于火。治以调肝制相火，方以四逆散加味。

　　因心神不宁，相火浮越无制而早泄者，症见精神紧张，临房即泄，伴有头晕乏力，心悸怔忡，夜寐不安，易惊惕，舌质红，脉细数。王大师认为，心神不宁是早泄发病的主因，因相火系于心，心君失常则相火无制。治以宁心制相火，以三才封髓丹加减。

　　湿热扰动，相火无制，或为湿热体质者，多见于器质性早泄，如合并包皮炎、龟头炎、前列腺炎、精囊炎和尿道炎等生殖泌尿系炎症，症见性欲亢进，乍交即泄，伴头晕目眩，阴囊湿痒，小便不适，舌质红、苔黄腻，脉细数，王大师认为此类早泄肾虚者较少，湿热扰动则多见，治以泄肾中实热，方用张锡纯之清肾汤。

## 参考文献

王东坡．王琦教授治疗男科疾病经验介绍［J］．新中医，2005，37（10）：12-13

# 阳　痿

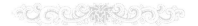

## 1. 吕景山大师心悟：辨证首重病因，治疗兼顾肝心；用药刚柔相济

### （1）辨证首重病因，治疗兼顾肝心

阳痿病机复杂，病因繁多。有先天不足，有后天失养，有七情不遂，有手淫恶习，有纵欲过度，有疲劳入室，有酗酒行房……虽病机不外阴虚阳虚，经络阻滞，然审因论治乃治疗之关键。先天不足者，温补肾气，后天失养者，脾肾共举，久病伤肾者，先治病疾，后治其肾，或标本同治，手淫恶习者，规劝改诲，纵欲过度者，节制房事，前列腺炎者，先治原发病。情志致病最为复杂，除讲明医理使之解除顾虑外，暴惊伴恐者，补肾升阳，定惊安神。思虑过度，郁怒行房者，理气解郁。另外治疗期间禁止房事，初愈后再节制2～3个月，以待肾气渐复。

行房虽由肾主，但心、肝、肾相互协调不可不知。肝肾同源，心肾相济。阴器为筋之属，肝经绕之。行房之时乃肝调气血之际，肝能疏泄，肝经畅达，方能气血充盛，勃起有力而持久。邪滞肝脉或肝气衰罢，均可气血不达，筋痿不用，阳事不举。心肾为人体水火之根，肾水得心火而不寒，阴精易化，心火得肾水而不亢，主血有力。心肾不交，水火不济，则肾气不充。故治疗阳痿不可单独着眼于肾，当针对脏腑病变部位的不同以及主次关系，集多方于一法，突出重点，兼顾全局，不可偏执。

### （2）用药应刚柔相济，调摄当法活机圆

吕大师认为，刚燥之品，易生壮火，肾气只能缓生，难以峻补，用药应以柔剂为土，少佐刚药，启动生灵以阴阳双补，否则燥伤肾阴，相火妄动，反致遗精。所以临床常用金匮肾气丸、五子衍宗丸、右归饮等平补阴阳之剂。并认为五子衍宗丸对精子缺乏或成活率低者效佳。药物常选菟丝子、肉苁蓉、巴戟天、女贞子、韭子、枸杞子、仙茅、淫羊藿等温和之品。至于阳起石、胡芦巴等刚烈药物，即使用之也只能短期内配用。

阳痿阴阳均有不足，但有轻重缓急之异，临证要按一定比例选用补阴或补阳之品，同时配伍调理阴阳的中介药物，如心肾不交者配伍远志、石菖蒲、黄连、肉桂等，阴阳不交者，配伍女贞子等，从而使阴阳相济，脏腑协调，并根据病情进展调整比例，不可一味到底。吕大师还认为，对精

神疲倦，头脑困痛者配伍鹿角霜、甘松等效果良好。总之，临证要选药准确，配伍精当，方能阴阳双补，肾气平均。

## 2. 王琦大师心悟：阳痿从心肝肾同治

王大师认为心主神明，主宰人体的精神、意识、思维等活动，与性欲及性活动关系密切，男性正常性功能的获得，与心神有较大的关系。性欲产生虽受心神支配，但性兴奋和阴茎勃起与肝密切相关。肝主疏泄，可调节情志，情志活动是"心神"的体现，只有在情志舒畅、肝气条达的情况下，肝才能通过藏血和疏泄的功能调节血量。宗筋的振奋以血液充实为基础，因此正常的性冲动离不开肝对血液的调节作用，即所谓"血不充则茎不举"。肝气条达，气机调畅，则血行不怠，若疏泄失调，气机紊乱不畅则血脉结而不行，宗筋失充，形成阳痿。肾藏精，主生殖发育。肾精命火充盛，阴器才能正常发育，并煦养温壮宗筋。肾精同时是宗筋奋发与性欲产生的物质基础。同时指出心肝肾三脏在勃起生理上各自作用不同，但又互相联系。心肝肾三脏和调，则肝气疏达，心神调畅；心肾相交，水火既济；肝肾互生，精血互化。如此方能达成"三至"，即阴茎充血勃起（肝气至），阴茎粗大发热（心气至），阴茎坚硬持久（肾气至）。

因郁而病或因病而郁，恶性循环，以致肝气郁滞，心神不宁，气血失调。血不能注，宗筋不振；思想无穷，耗神过度，久病失养，皆可导致心气不足，心阴耗损，君火不能下济肾命，肾中精气不能上奉心君，终致心肾两虚，心肾不交，病发阳痿；肝肾同源，同寄相火，禀赋不足、疾病日久可导致肾气亏虚、肾精耗损，从而发生性欲减退、宗筋弛缓，酿成阳痿。

王大师认为男性性功能障碍，从表面上看是局部病变，实际上与人体脏腑经络气血的盛衰有着密切关系。心肝肾在阳痿的发病中常相互影响，共同致病。阳痿的心肝肾同治重在调节心之功能，纠正大脑皮质的功能紊乱，激发正常性欲。心神安宁则肝气条达，血流畅通，阳事乃兴。性功能的发挥以肾精充盈为基础，对于阴茎寂然不动伴有性欲减退或阴茎能勃起但历时短暂、举而不坚、形软而疲、不能进行正常性交者，又当补益肾精。方用宣志汤加减。

【组成】茯苓15 g，石菖蒲3 g，甘草3 g，白术10 g，酸枣仁15 g，远志3 g，柴胡3 g，当归10 g，人参3 g，山药15 g，巴戟天10 g，柏子仁10 g，五味子9 g。

王大师在临床中常随症加减，注重专病专药的运用；镇静兴奋，相辅相成，常兼而用之。可选磁石、生龙骨、生牡蛎、琥珀等重镇安神，茯苓、酸枣仁、五味子等养心安神。醒神之品常选用丁香、石菖蒲、远志等振奋性神经。茯苓益肾利湿，阳痿兼心神不安、阴囊潮湿常用之；远志强志起痿，合茯苓治心神不安所致阳痿。调理肝脏气血，对改善阴茎供血具有重要作用。可选用川芎、香附、刺蒺藜，行气活血各有偏重，刺蒺藜疏中有通，《慎斋遗书》用单味治阳痿。久病者入络，血瘀气滞，常选用赤芍、丹参、蜈蚣、地龙等活血通络。补肾可选用温润之品，如菟丝子、肉苁蓉、淫羊藿、枸杞子等，温而不燥，补而不滞。还可选用磁石、蛇床子、露蜂房等，磁石纳肾气振阳道，蛇床子、露蜂房有类雄激素作用，温壮肾阳，乃治痿专药。

## 参考文献

［1］马建国. 吕景山论治阳痿管见［J］. 山西中医，1990（3）：18

［2］吴宏东. 王琦教授"阳痿从心肝肾同治"的思路与经验［J］. 北京中医药大学学报，2007，30（10）：717-718

# 脱疽（血栓闭塞性脉管炎、动脉硬化闭塞症）

## 1. 尚德俊大师心悟：既重诊"病"，又须审"证"；活血十法

### （1）既重诊"病"，又须审"证"

在临床诊疗实践中，尚大师强调既要明确现代医学闭塞性动脉硬化症的诊断和分期，又要辨别闭塞性动脉硬化症发病过程中不同阶段的病理变化特点，使现代医学诊断与传统医学的辨证相结合，充分发挥中医辨证论治的优势。这样，充实了诊断的完整性和治疗的全面性。闭塞性动脉硬化症病变早期或是病变较轻，肢体动脉搏动尚好，无证可辨，但是通过检查可以发现动脉粥样斑块，动脉壁增厚，有血流动力学的异常等，这是病变早期典型的痰瘀证，宜应用活血通络、化痰软坚法治疗。病情进展血管狭窄闭塞，出现临床症状，表现为间歇性跛行、肢体疼痛、皮肤发绀或坏死，这是典型的血瘀证表现，宜应用活血化瘀法为主治疗。

1）肢体特别发凉怕冷

闭塞性动脉硬化症患者肢体发凉怕冷，皮温降低，失去应有的耐寒能力，呈苍白色。这是闭塞性动脉硬化症发生肢体动脉狭窄或闭塞而引起血液循环障碍所致的瘀血表现。如遇寒冷，肢体发凉怕冷加重，冰凉且呈苍白色，为寒凝阻络，经脉血瘀证，宜用温通活血法。

【组成】熟地黄30 g，炙黄芪30 g，鸡血藤30 g，党参15 g，当归15 g，干姜15 g，赤芍15 g，怀牛膝15 g，肉桂10 g，白芥子10 g，熟附子10 g，炙甘草10 g，鹿角霜（冲）10 g，地龙12 g，麻黄6 g。

2）患肢皮肤发绀

肢体发凉怕冷，持续性发绀或肢端出现瘀斑、瘀点，为病久气血不通，血脉瘀闭，属血瘀重证，宜用活血破瘀法。

【组成】丹参30 g，赤芍30 g，当归30 g，鸡血藤30 g，桑寄生30 g，川牛膝15 g，川芎15 g，炙黄芪15 g，土鳖虫15 g，郁金15 g，蜈蚣5 g。

3）肢体疼痛

闭塞性动脉硬化症患者年老久病，体弱气短，行走下肢乏力、疼痛，四肢不温，小便不利，为肾亏不足，宜用补肾活血法。

【组成】熟地黄30 g，川续断15 g，怀牛膝15 g，桑寄生15 g，鸡血藤

15 g，山药15 g，淫羊藿15 g，补骨脂15 g，茯苓15 g，当归12 g，川芎12 g，威灵仙12 g，丹参12 g，赤芍12 g，白术10 g。

闭塞性动脉硬化症患者趾（指）和足部出现固定性持续性剧烈疼痛，一是肢体严重缺血，二是肢体发生溃烂的先兆，多属血瘀日久，脉络闭阻的血瘀重证，应重用活血化瘀药物。突然发生肢体剧烈疼痛，同时伴有肢体厥冷，皮肤苍白和紫斑，感觉丧失，活动障碍，表现为5"P"征，则为动脉粥样斑块脱落或破裂导致的急性肢体动脉栓塞，或是在动脉粥样硬化动脉管腔狭窄的基础上并发急性动脉血栓形成，属于气血骤闭、脉络瘀阻的急性动脉血瘀证。为血瘀重证、实证，应活血破瘀，通络止痛。

【组成】丹参30 g，红花30 g，金银花30 g，赤芍60 g，土茯苓60 g，当归15 g，川芎15 g，土鳖虫10 g，全蝎10 g，地龙10 g。

4）肢体溃疡和坏疽

闭塞性动脉硬化症患者发生肢体溃疡或坏疽，多属于瘀血停聚、瘀久化热的重证。应注意溃疡和坏疽的诱因、时间、部位、范围，以及创口情况，坏疽界线是否清楚。溃疡继发感染，局部红肿热痛，脓多，有坏死组织都属瘀热证、热毒证。应清热解毒，佐以活血、凉血、滋阴。

【组成】金银花30 g，蒲公英30 g，紫花地丁30 g，玄参15 g，当归15 g，生黄芪15 g，生地黄15 g，丹参15 g，牛膝12 g，连翘12 g，漏芦12 g，防己12 g，黄芩10 g，黄柏10 g，贯众10 g，红花10 g，乳香3 g，没药3 g。

溃疡处如果见到肉芽红活，脓多质稠，说明气血尚充，血瘀易祛，毒滞易消。溃疡干枯无脓，肉芽灰淡，脓水稀少，或坏疽界限不清，疮口久不愈合，为气血不足，应用托里解毒法治疗。

【组成】生黄芪30 g，党参30 g，金银花30 g，鸡血藤30 g，石斛30 g，当归15 g，丹参15 g，赤芍15 g，紫花地丁15 g，蒲公英15 g，川牛膝15 g，白术15 g，生甘草10 g。

## （2）活血十法

治疗以瘀血为主的周围血管病只有强调辨证论治，整体与局部辨证相结合，灵活应用才能提高疗效，由此提出治疗周围血管疾病的活血十法，具体应用如下。

1）益气活血法

用于周围血管疾病属气虚血瘀者，主要症状有气短懒言，动则心悸头晕，食少便溏，四肢无力怕冷，或肢体沉重浮肿，不能久站久行，疮面干黑下陷，舌淡苔白，脉细弱。适用于：血栓闭塞性脉管炎病程日久，身体消瘦，面色萎黄，缺血症状经治疗后未明显减轻，肢体营养障碍致肌肉萎缩严重；闭塞性动脉硬化症早期出现动脉粥样斑块，症状较轻，或缺血情况改善病情稳定者，老年患者身体虚弱，如病程日久或截肢术后；大动脉炎稳定期遗留头晕，四肢乏力，视物昏花；雷诺综合征，肢体末梢瘀血、发绀而气虚者；下肢静脉疾病出现肢体沉胀和浮肿，劳累后加重者；在重用或久用活血化瘀药物时，配合补气药物，以达到消瘀而不伤正气。常用方剂有丹参通脉汤、补阳还五汤等。常用药物有黄芪、党参、白术、人参、桃仁、红花、鸡血藤、丹参、当归、刺五加等。

2）温通活血法

用于周围血管疾病属寒凝血瘀者，主要症状有肢体发凉，怕冷，苍白，遇寒冷症状加重者，舌质淡白，脉沉涩。适用于：肢体动脉闭塞性疾病肢体特别发凉，怕冷，皮色苍白者；雷诺综合征遇寒冷发作频繁或加重者；下肢静脉疾病，肢体发凉，胀痛者。常用方剂有阳和汤、黄芪桂枝五物汤等。常用药物有鸡血藤、附子、肉桂、干姜、桂枝、当归、红花、三七、川芎、泽兰、玄明粉、乳香、降香（温通活血药物）。

3）清热活血法

用于周围血管疾病属热毒炽盛，血脉瘀血内停者，主要症状有肢体红肿热痛，皮色紫红光亮，皮温高，伴全身发热。适用于：肢体动脉闭塞性疾病出现肢体坏疽感染，局部红肿疼痛；急性肢体静脉血栓形成或浅静脉炎；静脉性溃疡感染炎症明显者；痛风、红斑性肢痛症急性发作；急性淋巴管炎、丹毒，有明显炎症者；各种血管手术之后。常用方剂有四妙勇安汤加味、四妙活血汤、五味消毒饮等。常用药物有黄芪、黄柏、知母、生石膏、牡丹皮、赤芍、郁金、丹参、虎杖、金银花、连翘、大黄、芙蓉叶、白芷、天花粉、栀子、当归等。

4）活血利湿法

用于周围血管疾病瘀湿重者，主要症状有肢体粗肿、浮肿、胀痛，浅静脉隆起扩张，皮色暗红，局部肿胀，按之凹陷，或皮肤硬韧，肢体粗大。适用于：动脉闭塞性疾病伴肢体浮肿，如急性肢体动脉闭塞伴有间隙综合征，或肢端坏疽继发感染局部肿胀、疼痛、渗液，或下肢长期下垂造成肢体水肿；深静脉血栓形成的急性期及后遗症期；下肢静脉瓣膜功能不全出现肢体站立性浮肿，或出现静脉性溃疡；原发性和继发性淋巴水肿；血管手术之后出现肢体浮肿。常用方剂有活血通脉Ⅱ号等。"血不利则为水"，血脉不通，血瘀内停则为水湿，故活血药常配伍利水渗湿药，常用药物有云苓、猪苓、泽兰、薏苡仁、泽泻、益母草、当归、赤芍、丹参、牛膝、王不留行、防己、茵陈、车前子。

5）滋阴活血法

用于周围血管疾病属阴液虚亏，阴虚火旺并有血瘀证，主要症状有低热、潮热、虚汗、头晕、心悸、咽干，舌红绛苔少或无苔有裂纹，脉细数。适用于：大动脉炎急性活动期，患者低热、头晕、心悸、虚汗、乏力、关节痛；动脉闭塞性疾病后期出现低热、消瘦、口干、舌绛、无苔；糖尿病血管病变、神经病变。常用方剂有养阴活血汤等。阴液耗伤，津液不足，津血同源，故阴液耗伤可出现血虚、血瘀、血不归经等血分病变。常用药物有生地黄、元参、麦冬、当归、赤芍、丹参、郁金、牡丹皮、知母、石斛、白薇、银柴胡、白芍、五味子等。

6）行气活血法

活血化瘀药配伍行气药是组方原则之一，血贵在流，"气为血之帅"，气行则血行，气滞可导致血瘀，行气活血法是治疗周围血管疾病的重要原则，应用活血化瘀药物均应配伍行气药。气滞血瘀的主要症状有：在情绪波动时出现头痛、头晕，肢体缺血加重。有明显肝气郁结，气机不畅，血行瘀滞的表现。适用于：雷诺综合征的患者，当情绪波动时出现手足皮肤颜色改变，肢端发凉；血管手术后出现腹胀、腹痛、便干，小便不利，此为腑气不通，瘀血内停；各种周围血管疾病兼气滞者，如气滞头痛、气滞腹痛等。常用药物有香附、青皮、乌药、玄明、砂仁、川芎、郁金、鸡血藤、三棱、莪术、乳香、没药等。

7）通下活血法

用于周围血管疾病瘀血部位在下，或伴有腑实证者，主要症状有高热、烦躁、大便秘结、腹胀，舌质紫暗有瘀点、瘀斑。适用于：急性下肢深静脉血栓形成肢体瘀肿，疼痛剧烈，大便秘结，腹胀；急性动脉闭塞或肢体坏疽继发全身感染，证属热毒炽盛，热入营分，出现高热，烦躁，大便秘结，肢体疼痛，舌干红、少津；周围血管疾病肢体瘀肿，便秘，身体壮实者。常用活血通脉饮、四妙勇安汤加味，加大黄、芒硝等以泄热逐瘀，清除瘀血热结。常用药物有大黄、芒硝、番泻叶、麻子仁、郁李仁、桃仁、红花、赤芍、牡丹皮等。

8）养血活血法

用于周围血管疾病属血虚血瘀者，主要症状有面色萎黄、唇甲色淡、食少便溏、肢体麻木、疼痛等。适用于：闭塞性动脉粥样硬化症，出现皮色苍白，皮肤干燥，肢体麻木，肌肉痉挛性疼痛；血栓闭塞性脉管炎病程日久，身体消瘦，贫血，食少纳差，唇甲色淡；大动脉炎出现头晕、视物模糊、心悸、气短、乏力等；肢体溃疡久不愈合，肉芽色淡，脓水清稀，以血虚表现为主者。常用方剂有顾步汤加减等。常用药物有川芎、当归、丹参、鸡血藤、牛膝、熟地黄、白术、白芍、桃仁、红花、何首乌等。

9）活血破瘀法

用于周围血管疾病的血瘀重证，主要症状有肢体固定性疼痛、皮肤青紫色或有瘀点、瘀斑，出现在肢体坏死期，瘀血肿胀、象皮肿，及皮肤纤维性硬化等。适用于：动脉闭塞性疾病出现严重缺血，肢体营养障碍，紫红瘀肿，或急性动脉闭塞；下肢静脉血栓形成出现股青肿；下肢静脉疾病，肢体静脉瘀血，皮肤色素沉着或呈暗褐色，软组织纤维性硬化，或为慢性瘀血炎症；淋巴水肿后期出现皮肤硬韧、增厚；周围血管疾病出现各种疼痛，如缺血性静息痛、神经痛、血管炎症性疼痛。常用方剂有四虫片、舒脉汤等。这些血瘀重症，宜用活血破瘀、软坚散结法治疗，常用药物有三棱、莪术、水蛭、土鳖虫、虻虫、全蝎、蜈蚣、夏枯草、海藻、橘核等。

10）补肾活血法

周围血管疾病患者肾阳虚，属阳虚失于温煦，阴寒内生，血行不畅，主要症状有全身尤其是肢体畏寒，特别怕冷，腰膝酸软无力，全身骨节疼痛，劳累后加重，小便清长，大便稀薄，可有阳痿，出汗减少，皮温低，舌淡胖、苔白，脉沉细。适用于：闭塞性动脉粥样硬化老年患者，病情有肾阳虚证候者，常见于主髂动脉闭塞型患者；闭塞性动脉粥样硬化老年患者，伴有骨质增生症者，颈椎、腰椎疼痛，以及脑动脉硬化、脑萎缩等；下肢静脉血栓形成后期下肢粗肿，有明显肾阳虚证候者；大动脉炎、类风湿关节炎、硬皮病等血管炎患者，伴肢体发凉，经闭，毛发干枯，肌肉萎缩，肢体畏寒。常用方剂有补肾活血汤。常用药物有附子、肉桂、鸡血藤、淫羊藿、补骨脂、牛膝、当归、续断、仙茅、熟地黄、桑寄生、山药等。

治疗周围血管疾病应用活血化瘀法注意事项：活血化瘀药物的治疗作用，与其用量大小有一定关系。"少用则和血，多用则破血"，如红花用量小，则为活血药；治疗肢体动脉闭塞性疾病、下肢静脉疾病瘀血重症，常用红花30 g作为破血祛瘀治疗，可取得显著疗效。活血破瘀药物不可久用或用量过大；在应用时结合补气养血法，可以达到消除瘀血而不伤正气。单纯应用活血化瘀法效果不理想，应与清热解毒法、补气养血法、温经散瘀法等相结合应用，可以提高疗效。如与外治疗法相结合应用，则疗效更为明显。对于急性肢体动脉血瘀证和急性肢体静脉血瘀证等，可以根据病情，应用辨证论治活血化瘀疗法，结合药物静脉滴注疗法等，则见效快，效果好，可迅速消除肢体瘀血、缺血，改善肢体血液循环。

## 2. 唐祖宣大师心悟：益气散寒活血复脉；善用真武汤

### （1）经络闭塞，气血不能流转为病因病机

本病多由于阳虚，不能鼓动气血运物，导致气滞血瘀，每当寒邪内侵，则肾阳衰微，寒凝之象相继出现，经络闭塞，气血不能流转，而诸症

丛生；或因肾阳衰微，脾湿肝郁所致。

### （2）益气散寒活血复脉为治法

唐大师治疗主张以温用益气散寒活血复脉之法。

【组成】白芍30 g，白术30 g，茯苓30 g，炮附子15 g，桂枝30 g，黄芪30 g，红花10 g，水蛭10 g，乳香10 g，没药10 g，疼痛甚加麻黄15 g，湿重加苍术15 g，薏苡仁30 g，病在下肢加牛膝30 g。此法此方治疗血栓闭塞性脉管炎患者，多能取效。

### （3）真武汤的运用

针对肾阳衰微型的病症，仲景真武汤为壮元阳以消阴翳，逐留垢以清水源而设，实能镇伏肾水，挽回阳气。临床运用不仅限于内科，也可广泛运用于各科，主要着重于肾阳衰微和水气为患。如症见面色青黄或黧黑，舌质淡、苔白或无苔但多津，腰膝凉痛，四肢欠温，小便清长或不利，或大便溏薄，恶寒发热，但寒多热少，以及阴寒水肿，脉沉弦或浮大而虚等一派阴寒水盛之症，详细辨证，随症加减，可收异病同治之效。仲景对真武汤的运用既原则又灵活，为后世的方剂运用树立了典范。只要有真武汤的适应证，就应以证为主大胆运用，如中医的疗毒和西医的炎性病变，往往施以疗用清热，炎用寒凉的治疗法则。今从其不同的病种不同的表现辨证均属肾寒水泛，以真武汤治疗，收到较好的疗效。再者必须掌握真武汤的功能去针对性地辨病治疗，例如脉管炎属现代医学血管炎病变后导致血栓形成，可运用真武汤具有强心通脉，促使循环的功能针对治疗，服药后由于循环好转，促进炎症的吸收，临床所表现的缺血症状改善，所以真武汤的临床运用也要辨证有机地结合，才能扩大运用范围。

### 参考文献

[1] 秦红松. 尚德俊教授应用活血十法治疗周围血管疾病的经验 [J]. 中国中西医结合外科杂志，2000，26（1）：58-59

[2] 秦红松，陈柏楠，王元贤. 尚德俊对闭塞性动脉硬化症辨证论治经验 [J]. 山东中医杂志，2007（1）：55-56

[3] 许保华. 唐祖宣应用经方治疗周围血管病经验 [J]. 四川中医，2009，27（9）：9-10

[4] 许保华，唐文生，唐丽. 唐祖宣运用温阳法的经验 [J]. 世界中西医结合杂志，2008，3（2）：72-73

# 前列腺痛

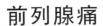

## 王琦大师心悟：治疗前列腺痛，改善局部症状

前列腺痛又称慢性盆腔疼痛综合征，按照美国国立卫生院分类法中的Ⅲ型前列腺炎的标准进行诊断。前列腺痛的患者具有慢性前列腺炎主观症状，以生殖器的疼痛为主要表现，但前列腺按摩液细菌培养阴性，前列腺按摩液和按摩后尿液镜检白细胞数正常。根据其临床表现，中医将该病归纳在淋、浊、精病三大范畴，还有的将其归属在癃闭、痛证的范围内。中医认为本病的病机特点是湿热之邪久郁不清，致腺体脉络瘀阻，腺管排泄不畅，呈现瘀浊阻滞的病理改变。

参照《中医外科病症诊断疗效标准》：①会阴部、外生殖器区、下腹部、耻骨上区、腰骶及肛门周围坠胀疼痛不适；②小便不畅；③小便刺痛；④前列腺压痛；⑤前列腺质地稍硬或有炎性结节；⑥舌暗或有瘀点瘀斑，脉弦或涩。具备①项和②、③、④、⑤、⑥中任意两项者，即辨证为气滞血瘀证。前列腺痛多表现为气滞血瘀证。用桂枝茯苓丸加减符合立法用方思想。前列腺排泄的功能与六腑相似，"六腑以通为用"，在用桂枝茯苓丸活血消癥的同时，加用三棱、莪术消癥逐瘀；金银花、红藤清热利湿，排毒活血；荔枝核、木香、川芎理气止痛；牡蛎软坚散结；川牛膝活血祛瘀、补肝肾、引药下行。

### 参考文献

袁卓珺. 王琦教授用桂枝茯苓丸治疗男科疾病的经验探讨 [J]. 云南中医中药杂志，2013，34（7）：1-2

# 男性更年期综合征

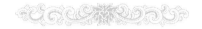

## 王琦大师心悟：肾虚肝郁为机制，补肾疏肝为治法

男性更年期由睾丸功能退化所引起，且睾丸的退化萎缩是缓慢渐进的，性激素分泌减少也缓慢，精子的生成在更年期及以后也不完全消失，因而男性更年期来得较晚，出现的时间也很不一致，一般在 55～65 岁之间，临床表现轻重不一，轻者甚至无所觉察，重者影响生活及工作，患者感到很痛苦。

男性更年期综合征由于个体体质、生活习惯、生活环境、精神因素的不同，临床表现也复杂多样，归纳起来主要有以下 4 个方面。

①精神症状：主要有性情改变，如情绪低落、忧愁伤感、沉闷欲哭、精神紧张、神经过敏、喜怒无常，或胡思乱想、捕风捉影，缺乏信任感等。

②自主神经功能紊乱：主要是心血管系统症状，如心悸怔忡、心前区不适或血压波动；头晕耳鸣、烘热汗出；胃肠道症状，如食欲不振、脘腹胀闷、大便时秘时泻；神经衰弱表现，如失眠、少寐多梦、易惊醒、记忆力减退、健忘、反应迟钝等。

③性功能障碍：常见性欲减退、阳痿、早泄、精液量少等。

④体态改变：全身肌肉开始松弛，皮下脂肪较以前丰富，身体变胖，渐显"福态"。

多数男子通过脏腑之间的调节，能够顺利度过这一阶段而进入老年期。部分男子由于体质、疾病、劳逸、生活、社会环境、精神等因素的影响，不能自身调节而出现一系列功能紊乱证候，即更年期综合征。由于更年期是一种生理特点，是各种因素影响这一生理特点而出现的病理现象，不同于睾丸激素低下出现的病理表现，故现代医学尚缺乏特效的治疗手段，应用雄性激素治疗会带来一系列副作用，如引起前列腺增生，诱发前列腺癌等。中医通过升阴和阳，调节脏腑功能的偏盛偏衰，能较好地治疗本病。

根据"阳气衰、肝气衰、肾脏衰"是男性更年期的生理基础，及各种病理因素导致脏腑功能失调的男子更年期综合征病理特点，王大师提出"肾虚肝郁"这一发病机制和相应的治疗原理，即"补肾疏肝"，治疗男性更年期综合征，取得满意疗效。肾虚包括肾阴虚、肾阳虚、肾阴阳两虚，主要表现有自主神经功能紊乱、性功能障碍、体态变化等症状；肝郁指肝血亏虚，气失宣畅，复遇情志不遂，致肝郁气结，主要表现为精神症状等。临床治疗选用"二仙汤"（组成：淫羊藿、仙茅、当归、巴戟天、知母、黄柏）阴阳导调，适用于肾阴阳两虚表现者，用此方治疗男性更年期综合征有很好疗效。并在此基础上，对于肾阴虚多选用二至丸、左归丸；肾阳虚用右归丸；心虚胆怯、悲伤欲哭加甘麦大枣汤；肝郁气结用柴胡加龙骨牡蛎汤等辅助治疗。另外，王大师研制的龙欢胶囊、优生宝及威脑口服液，针对男性更年期综合征的不同症状表现，也有良好的治疗作用。如性功能障碍，出现性欲减退、阳痿、早泄者，用龙欢胶囊可补肾疏肝、通络振痿；精力不济，精液量少，衰老明显者，用优生宝可益肾强精，延缓衰老；神经衰弱症状如失眠、少寐、多梦、易醒、记忆力减退、健忘者，用威脑口服液，可益肾补脑、安神定志。

## 参考文献

陈武山．王琦教授对男性更年期辨治经验［J］．河北中医药学报，2000，15（1）：
　　39－40

# 雷诺病

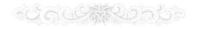

## 唐祖宣大师心悟：寒邪乘袭和情志刺激为病因病机；温经散寒、活血通络为治则

### （1）寒邪乘袭和情志刺激为病因病机

唐大师认为，雷诺病病因为寒邪乘袭和情志刺激，病机为气虚血瘀、阳虚阴盛。中医学认为，雷诺病多由素体血虚、阳气不足、复感寒邪、寒邪凝阻导致营卫不和、气血运行不畅、四肢失于温养而发羸。唐大师认为，该病乃本虚标实之证，气虚、阳虚、血虚为本，气滞、血瘀为标；四肢末端厥冷、肤色苍白为主要临床特征，根据足皮肤颜色的间歇性变化由苍白—发绀—潮红—正常，可知动脉痉挛是其发病机制。

### （2）审因辨证，分型论治

雷诺病主要表现为受凉和情绪激动后，手指（足趾）皮肤出现典型的发作性苍白、发绀、潮红性改变，手指冰冷、麻木；久治不愈后小动脉管腔狭窄，继而闭塞，指（趾）端出现硬皮样改变、溃疡或缺血性坏疽。唐大师认为该病是由脾肾阳虚、兼感寒邪、阳气衰微不能温煦四肢所致，故以温经散寒、活血通络为治疗原则，并将该病辨证为阳虚瘀阻型和气虚血瘀型。

阳虚瘀阻型症见：四肢末端发凉，畏寒喜暖，受寒冷或情绪刺激皮色迅速苍白、青紫，继而潮红，得温则症状缓解，轻者伴有麻木，重者疼痛，部分患者在劳累后发作频繁、刺痛明显，冬季加重，夏季缓解，面色白，口淡不渴，大便溏薄，小便清利，舌质淡，苔薄白，脉沉迟无力。证属脾肾不足，寒凝络阻。治宜补益脾肾，温经通络。

【组成】炮附片、生黄芪、党参、桂枝、水蛭、地龙、牛膝、细辛、肉桂、甘草、当归、白芍、炮姜等。

气虚血瘀型症见：间歇性发作，遇冷或情绪改变可明显诱发，手指（趾）苍白发凉，渐转青紫，且青紫时间较长，伴轻度肿胀，麻木刺痛，得温缓解，女子可有月经失调、脘闷胁胀、少腹疼痛，日久患肢皮肤干燥、脱屑、萎缩或增厚，指甲呈纵向变曲、畸形，面色苍白，全身无力，少气懒言，舌质淡，苔薄白，边有瘀斑，脉沉细涩。证属气虚血瘀，经脉阻滞。治宜养血益气，疏通血脉。

【组成】生黄芪、桃仁、党参、牛膝、当归、白芍、甘草、桂枝、川芎、鸡血藤、丹参。

### (3) 中医外治，局部熏洗

该法是利用中药煎汤并趁热在皮肤或患部进行熏蒸和浸浴的一种治疗方法，不仅能够增加患肢血流量，改善血液循环；还可以清洁创口，抑制细菌，促进创口愈合，消肿止痛。

熏洗药物：

【组成】川椒15 g，川芎15 g，红花15 g，乳香15 g，没药15 g，刘寄奴30 g，炮附片30 g，伸筋草30 g，透骨草30 g。

熏洗方法：将药物装在纱布袋内缝好或扎好，放在砂锅内加水煎煮30分钟，然后将煎好的药汤倒入盆内，将患肢架于盆上，用布单将患肢及盆口围盖严密进行熏蒸；待药汤温热不烫时，将患足及小腿浸于药汤中泡洗，若药液变凉可加热后再洗，每次 30～50 分钟，每日 1 次。1 剂熏洗药可用 2 日，第 2 日加温后即可使用。

注意事项：初次外洗不宜过久，外洗范围不宜过大；感染溃烂的创口，外洗时应滤去药渣，待药液温度适宜时用消毒纱布蘸药液淋洗患处，并用镊子持纱球拭去创口脓液及坏死组织，反复淋洗使创口干净后再根据创口情况进行常规换药。

## 参考文献

刘韧，唐静雯，许开威. 唐祖宣主任中医师运用温阳法治疗雷诺病经验 [J]. 中医研究，2012，25 (2)：35 - 37

# 第九章 骨伤科病证

# 椎动脉型颈椎病

## 石仰山大师心悟：痰、瘀、虚是发病关键，健脾为治疗之本

椎动脉型颈椎病，现代医学认为其发病机制多为颈椎退行性变或损伤而使椎动脉痉挛或受压，从而导致所供给组织缺血和缺氧，引起眩晕、头痛与头昏等一系列临床症状。中医学将其归为"眩晕"范畴。石大师认为痰、瘀、虚是该病发生的关键，治疗上则以健脾为本。

### （1）痰——脾虚生痰，痰湿阻络

脾为后天之本，主运化水液。石大师认为，嗜酒肥甘、饥饱劳倦等均可伤及脾胃，使脾失健运，不能正常地对水液起到吸收、转输和布散作用，反而聚湿生痰，留滞于太阳颈项，气血不贯，不能上养脑窍，症见头晕，甚则恶心欲吐，口吐清水、痰涎，纳呆腹胀，苔白腻，脉弦滑等症，即"无痰不作眩"。石大师认为椎动脉型颈椎病的病机特点为本虚而标实，治疗上当标本兼治，突出"痰"字，以健脾化痰为主法，方用石氏经验方牛蒡子汤合六君子汤加减。

### （2）瘀——气虚血瘀，络道不通

石大师认为，久病必虚，久病必瘀。瘀血阻络是椎动脉型颈椎病的重要病机之一。"气为血之帅""血随气行""气行则血行"，血瘀的形成当责之于脾虚，气血生化乏源，营气宗气生成不足，温煦推动无力，亦即平常所说的气虚血瘀证。瘀血阻络，上下不交，气血不贯，无以上充头目而致头目眩晕胀痛，疼痛绵绵，痛有定处，舌淡暗，边有瘀斑、苔薄白，脉细弦，即"无瘀不作眩"。本证亦为虚实夹杂，石大师治疗上注重"瘀"字，拟健脾益气化瘀为主。方药选用石氏益气化瘀汤加减。

### （3）虚——气血亏虚，椎脉失养

《内经》论疾病发生之理，是基于阴阳而归结到气血。脾为后天之本，主运化水谷，化生气血而充养周身。石大师认为久病不愈，劳欲过度致脾气亏虚，不能健运水谷生化气血，以致气血两虚，无以濡养太督筋脉，脉道失养，无以上充髓海而见头昏沉不适，劳则加重，面色㿠白，唇甲不华，发色无泽，神疲懒言、纳少、肢倦等症，舌质多淡，脉虚而无力或细弱，即"无虚不作眩"。根据石氏理伤"治病必求本"的原则，治疗上紧扣"虚"字病机，以健脾益气为大法，方用石氏调中保元汤加减。

**参考文献**

郭天旻，张建伟，李浩钢，等. 石仰山从脾论治椎动脉型颈椎病临床经验拾萃［A］. //
　　中华中医药学会骨伤分会. 中华中医药学会骨伤分会第四届第二次会议论文汇编
　　［C］. 中华中医药学会骨伤分会：中华中医药学会，2007：3

# 急性腰肌扭伤

## 刘柏龄大师心悟："一针、一牵、三扳法"

急性腰肌扭伤是指突然遭受间接暴力而致腰部剧烈疼痛，活动受限的一种急性损伤，俗称"闪腰岔气"。可发生于任何年龄，但以青壮年及体力劳动者多见。临床表现为伤后腰部一侧或两侧剧烈疼痛，持续不减，各方活动受限，深呼吸、咳嗽及用力排便时疼痛加重，个别患者伤后疼痛不重，但休息一夜后腰部剧痛；有 20%～60% 的患者伴有臀及大腿后部的牵拉性疼痛，有明显局限性压痛点，多在腰椎棘突旁，深压不向下肢放射；腰肌痉挛，脊椎侧弯或平腰，X 线片可有脊柱侧弯及生理曲度变直。

刘大师主张一针、一牵、三扳法。

### (1) 一针法

先用三棱针将上唇系带之粟粒大小的硬结刺破。然后将上唇捏起，用毫针刺人中穴（针尖向上 45°），重刺激，留针 30 分钟，每 10 分钟捻转 1 次。针刺后嘱患者深呼吸，活动腰部，针刺后立见功效。

### (2) 一牵法

患者俯卧位，术者立于患者足侧，以双手握住双踝，将双腿提起，使腰部后伸，缓缓用力后伸（与对手行对抗牵引），重复 3 次。

### (3) 三扳法

1) 一扳

俯卧位。①扳肩压腰法：术者一手以掌根按压患者第 4～5 腰椎，一手将肩扳起，与压腰的手交错用力，然后对侧再做一次。②扳腿压腰法：术者一手以掌根按压患者第 3～4 腰椎，一手将一侧大腿外展抬起，与压腰的手交错用力，对侧再做 1 次。③双髋引伸压腰法：术者一手以掌根按压患者第 3～4 腰椎，一手与前臂同时将双腿抬高，前后左右摇摆数圈，然后上摇双腿，下压腰部，双手交错用力。

2) 二扳

侧卧位。①腰部推扳法：患肢在上屈曲，健肢在下伸直，术者立其背后双手扶持患者臀部，助手在前，双手扶持其胸背部，二人向相反方向推和扳，使患者腰部获得充分的旋转活动。此法重复 3 次。②单髋引伸压腰法：术者一手用力按压患者腰部，一手握住患者大腿下端，并外展 40°向后方位，使腰髂过伸 30°左右，然后再做屈膝、曲髋动作。如此交替进行，重复 3 次。

3）三扳

仰卧位。患者屈膝曲髋，术者双手握住其双膝，过屈贴近胸前，先做左右旋转活动，然后推动双膝，使腰及髋髂、膝过度屈曲，反复数次。术后让患者卧床休息 30 分钟再活动。

刘大师治疗本病首选"一针一牵三扳法"，临床疗效较为理想。如急性腰肌扭伤，由于腰背部经络气血受创，导致经脉瘀滞不得宣通而使之腰痛，病在督脉。督脉经气运行不畅，故腰痛似折，不可俯仰。而"龈交"乃督脉之端，督伤经阻，结聚于该穴，遂现"经结"（即报伤点），针之以宣通经气。同时配刺"人中穴"，此穴亦督脉之络也，是治疗腰脊背痛项强之要穴。于是经气通，血脉和，"通则不痛"。复以手法按摩，按其经络以通郁闭之气，理顺腰肌筋络以散瘀结之痛，其病自愈。

## 参考文献

邰亚峰．刘柏龄教授治疗急性腰肌扭伤的经验［J］．长春中医学院学报，2004
（3）：22

# 骨折延缓愈合

### 石仰山大师心悟：益肝肾填精髓；健脾胃益气血以调其内，使断端能充养

骨折延缓愈合是指不同部位的骨折经处理后愈合速度缓慢，已超出该类骨折正常临床愈合时间较多，骨折端尚未连接，且患处仍有疼痛、压痛、纵轴叩击痛、异常活动（除已行内固定和腕舟状骨骨折）等现象。X线片显示：骨折线清晰可见，骨折端骨痂稀少，骨折断端无硬化或不完全硬化，骨髓腔尚未封闭，骨折延缓愈合及某些骨折的常见后遗症，是骨伤科临床上的疑难病。传统治疗是植骨加固定，但效果不甚理想。而中医药治疗该病有较好的疗效。

骨折逾期不能连接，多见于血供较少部位的骨折；严重骨折伴有大块骨缺损；开放性损伤伴有感染；屡经粗暴或不正确的复位手法；不恰当的内、外固定或年老禀赋素弱的患者。一般而言，当责之肝肾气血虚衰，筋骨失于充养，断端修复无能所致。石大师认为主要是由于"精虚不能灌溉，血虚不能营养，气虚不能充达，无以生髓养骨"，故强调此证当从虚损论治：重视整体与局部的关系，掌握动、静结合的原则。其处方用药总不离乎益肝肾填精髓；健脾胃益气血以调其内，使断端能得充养。在调益整体的同时，对断端局部的外治采用外敷三色敷药加红玉膏、接骨丹及夹缚固定。

内服方药注重以补为主而偏重于益助元阳，以取阳生阴长之效。可酌用巴戟天、肉苁蓉、杜仲、菟丝子、淫羊藿、鹿角胶、肉桂等药。石大师在内服方中每增用鹿筋（烘脆）、虎骨（炙酥）二味，为末吞服，此乃血肉有形之品，用之以形补形，有同类相须之意。后以猴骨代替虎骨也获良效。本证酷似内科虚损证，其愈合尚久时日，故需耐守，不能操之过急。如欲填精生髓养骨，非胃气强则不能滋之，故于方中常配木香、砂仁、佛手、玫瑰花、陈皮、谷芽、麦芽等以醒脾悦胃。故药服百剂胃气不败，化源得充。同时常佐以活血通络之品，使余瘀得尽而能改善断端之血运。临证根据不同的脉证，往往先调脾胃，后益肝肾或先益肝肾，后调脾胃。方用调中续骨汤和益元续骨汤二方随证加减，亦可二方合而化裁以使先后天同治，气血并调，在内服中药的同时配以外敷三色敷药。由于本证治疗时间较长，故在外敷三色敷药时，于其表层涂以薄薄一层红玉膏，以防止肌肤过敏，减少换药次数，从而减少对断端不必要的刺激，保持断端相对稳定。

## 参考文献

桂璟，石仰山．石氏伤科对骨折延缓愈合的治疗经验［J］．中国骨伤，2001，14（11）：703

# 骨髓炎

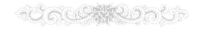

### 刘柏龄大师心悟：分急慢两期

骨髓炎是临床上较常见的疾病，因其发病急、重并极易遗留长期不愈的慢性病灶，而使其被视为疑难病证之一。

**（1）分急慢两期**

刘大师认为，骨髓炎属附骨痈、疽的范畴，亦即急、慢性。根据病因病理、病变部位和症状表现对痈疽进行鉴别。

附骨痈，即急性期，此为热毒注骨，多为患疔毒疮疖、麻疹、伤寒等病后，余毒未尽，久而不解，深蕴于内，热毒内盛；或因跌打闪挫，气滞血瘀，经络壅塞，积瘀成痈，借伤成毒，顺经脉流行深注入骨，繁衍聚毒为病。

附骨疽，即慢性期，其原因为：①误用寒凉药，则愈附骨而不能愈；②由于肾虚而致，大抵诸证，皆源于冷，故为痛者，骨病也。骨者，肾之余，肾虚则骨冷，骨冷所以痛。所谓骨疽，皆起于肾者，亦以其根于此也。

**（2）治疗的临床经验**

刘大师认为，急性骨髓炎起病急骤，局部疼痛，全身不适，倦怠，继而寒战，持续高热，汗出而热不退，食欲不振，舌质红、苔黄腻，脉滑数，甚至有恶心呕吐、肝脾大等热毒内攻的全身中毒征象。随之，患肢有搏动性疼痛加剧，不能活动，局部呈环状肿胀，皮红焮热，骨端附近压痛最著，关节屈曲，附近肌肉痉挛，患肢拒动，此期影像学检查常无骨的异常发现，最易误诊。故需全面检查，详析病情，及早诊断，以免贻误治疗时机，酿成后患，终成慢性骨髓炎。另以骨质广泛破坏为主的亚急性骨髓炎，多为低毒感染或因急性者失治误治而致，当引起注意。

1）急性骨髓炎

刘大师治疗急性骨髓炎，本着急则治标、缓则治本的原则，并根据病变的不同时期采用相应的治疗方法。刘大师治疗急性期而脓未成者，应以消法为主，宜清热解毒，活血通络。

**【组成】**金银花15 g，野菊花15 g，蒲公英15 g，紫花地丁15 g，紫背天葵10 g，炮山甲3 g，天花粉3 g，防风3 g，没药3 g，皂角刺（炒）

3 g，陈皮10 g。水煎服，每日 3 次，连服 1 周，并随时观察病变情况。

若脓已成而未溃者，应以托法为主，宜托里透脓。

【组成】土白术15 g，人参10 g，穿山甲（炒研）10 g，白芷5 g，升麻10 g，甘草节10 g，当归15 g，生黄芪25 g，皂角刺10 g，青皮10 g。水煎服，每日 3 次。本期局部肿痛甚者，并伴高热，白细胞高达 $20 \times 10^9$/L，应及早行骨钻洞减压排脓，以防病变扩大。

2）亚急性骨髓炎

对亚急性骨髓炎，一般常以解热清毒法治疗，但常无法控制病变发展。刘大师分析病情认为此时多处于邪正相持，正不胜邪，邪向纵深发展阶段，治当调其正气，再投以祛邪除病之剂，则可取效。

【组成】人参15 g，当归20 g，黄芪25 g，鸡血藤15 g，黄连15 g，象贝母10 g，蜈蚣 2 条，全蝎10 g，金银花10 g。水煎服，每日 3 次，连服10 日。

对窦道形成，无死骨残留者，多是转为慢性期，治以补气补血为主的补法。

【组成】党参15 g，白术15 g，茯苓15 g，甘草10 g，当归15 g，川芎10 g，白芍15 g，黄芪25 g，肉桂10 g，玄参15 g，薏苡仁30 g。水煎服，连服半个月。

有死骨形成者，视其情况可择期将较大死骨取出，取出死骨后按窦道形成者治疗。

3）慢性骨髓炎

对慢性骨髓炎的窦道可应用八二丹或七三丹提脓祛腐，外贴拔毒膏，还可用红升丹做成化管药条插入瘘管内，定期换药，常收奇效。

## 参考文献

赵文海．刘柏龄教授治疗骨髓炎的经验 [J]．吉林中医药，1993（4）：1

国医大师临证心悟

# 腰椎后关节紊乱症

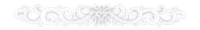

## 刘柏龄大师心悟：三扳一牵引

腰椎后关节紊乱症，又称"腰椎小关节微移位""腰椎后关节炎""腰椎后关节滑膜嵌顿"，中医多称为"腰椎后关节错缝""弹背""闪腰"等。是指由于外力的作用，使腰椎后关节位置发生轻微改变，固定于某一特殊位置，并伴有腰部剧烈疼痛，活动障碍者。本病的治疗以推拿为首选方法，可配合中药及针灸疗法。

### （1）坐位脊柱旋转法

此法需先摸清偏歪的棘突，否则效果不佳。推拿手法及步骤：患者端坐于方凳上，两脚分开与肩同宽（以棘突向右偏歪为例）。助手面对患者站立，两腿夹住其左大腿，双手压住其大腿根部，维持患者正坐姿势。术者立于患者之后，先用双拇指触诊法查清偏歪的棘突，右手自患者右腋下伸向前，掌部压颈后，拇指向下，余四指扶持左颈部，患者稍低头，同时嘱患者臀部坐正不准移动，双脚踏地，术者左手拇指扣住向右偏歪的棘突，然后右手拉患者颈部使身体前屈 $60°\sim70°$（或略小），随之向右侧弯，尽量大于 $45°$，在最大侧弯位术者用右上肢使患者躯干向后内侧旋转，同时左手拇指顺势向左上推顶棘突（据棘间隙不同，拇指可稍向上或向下），此时可觉察指下椎体轻微错动，往往伴随"喀啪"一声。之后，术者双手拇指从上至下将棘上韧带理顺，同时松动腰肌。最后，一手拇指从上至下顺次按压棘突，检查偏歪棘突是否已复位，上下棘突间隙是否等宽。

手法操作要领：①恰当掌握患者腰部前屈、侧弯、旋转的角度。②两个旋转力要协调一致，即拉颈部牵引之手与另一推顶棘突之拇指，在复位瞬间要协同动作。③掌握杠杆力复位的要领。④脊柱旋转复位时脊柱要处于失稳状态。要求患者与助手搞好配合。

术后处理：手法后的卧床休息是手法成败的关键一环，足够的休息有利于损伤组织的修复及预防复发。一般采用木板床仰卧位（腰部可垫薄软垫，以保持腰椎的生理弯曲），或与患侧相反的侧卧位，即右侧突出采用左侧卧位；左侧突出采用右侧卧位。绝对卧床时间 3 日，以后改为一般卧床（可下床大小便），至急性症状基本缓解为止。起床后可戴腰围保护，避免腰部旋转和过屈活动，注意腰背肌锻炼，也是巩固疗效、预防复发的重要措施，一般残留症状在 $3\sim6$ 个月可以逐渐消失。

注意事项：50 岁以上老年人推拿要求如下。①腰背肌、韧带较弱，推拿时牵引力不宜太大，可于推拿前几日行床边骨盆水平牵引。麻醉推拿时，选用局部椎间孔神经阻滞。②以斜扳为主，因老年人突出物一般较小，而神经根管狭窄及神经根粘连是其主要病变，斜扳法可改善后关节的位置，扩大神经根管，改变神经根与突出物的位置，同时松解粘连。③不宜用大幅度的后伸手法，过度后伸可造成突出物挤向椎管或神经根管，后关节过度移位，导致神经受损，加重症状。④推拿后可以短期应用腰围保护，保持腰椎的稳定性，同时加强腰背肌锻炼。⑤老年人椎管内病理改变较复杂，有些患者推拿效果不佳或症状加重，不宜反复推拿，以免造成更多的椎管内粘连，给日后手术带来一定的困难。

### (2) 斜扳法

患者侧卧位，患侧在上，髋膝关节稍屈曲，健侧髋膝关节伸直，术者面对患者站立，一肘放于其臀部，另一肘放于其肩前，两上肢反向用力推扳，使上身旋后，骨盆旋前。同时令患者尽量放松，旋转至最大限度时，术者两肘突然稳妥用力推扳，此时可听见清晰的弹响声。注意：在最后用力推扳时，两肘用力应带有向上、下相反方向的牵拉力，以使小关节间隙加大，嵌顿的滑膜得以解脱，并可防止损伤小关节面。

### (3) 背抖法

患者站立位，术者背对其背，并以两肘勾住患者两肘，弯腰用臀部抵于患处，将患者背起，离地后令患者全身放松，术者左右晃动臀部（幅度要小，逐渐加大），屈髋屈膝，然后突然用力伸直膝关节，多能听见弹响声，示复位成功。因本病后伸受限，应用本法时多可加重疼痛，故施术前可先行局部封闭。

### (4) 牵抖法

患者仰卧位，髋膝自然屈曲。助手双手拉住患者两腋部，术者两手分别握住患者双踝，并顺势将膝关节伸直，双下肢与床面的角度以不加重原有疼痛为度。先顺势对抗牵引，以扩大关节间隙，解脱嵌顿的滑膜。然后用力将患者上下抖动数次。最后放平双下肢，令患者改为卧位，在患处行推、揉、滚、叩击等手法。注意：手法后应嘱患者适应卧床休息 2～3 日。1 周内避免腰部剧烈旋转活动。以后注意坚持腰背肌练功，增加脊柱的稳定性，以防止疾病复发。

## 参考文献

李成刚，刘茜，李振华．刘柏龄手法选粹［J］．中国中医药现代远程教育，2009，7（12）：196－197

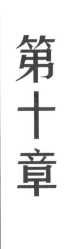

# 第十章

## 妇科病证

# 妇科病

## 孙光荣大师心悟："中和"理论调理妇科

　　孙大师倡行的"中和"学术思想认为："中和是机体阴阳平衡稳态的基本态势，中和是中医临床遣方用药诊疗所追求的最高佳境。"如果说"阴阳平衡"是机体稳态的哲学层面的概念，那么"中和"就是人体健康的精气神稳态的具体描述。"中和"更能在人体气血层面和心理层面阐释机体的生理、病理。因此，孙大师认为，中医养生要诀是上善，中和，下畅；孙大师的临床学术观点是扶正祛邪益中和，存正抑邪助中和，护正防邪固中和；临床基本原则是慈悲为本，仁爱为先，一视同仁，中和乃根；临床思辨特点是调气血、平升降、衡出入、致中和；临床基础处方是自拟"调气活血抑邪汤"，并擅长使用"对药""角药"加减治疗诸病。

　　孙大师临床治疗原则，重点在气血，关键在升降，目的在平衡阴阳。气血调和百病消，升降畅通瘀滞散，气血和、升降顺则阴阳平衡而何病之有？因此，孙大师强调临床要做到"四善于"：善于调气血，善于平升降，善于衡出入，善于致中和。孙大师学医，先是研习李东垣补脾土学派之法，后又袭承朱丹溪滋阴之说，融会贯通，乃成今日重气血之中和医派之临床基本思想。升降出入，则是基于中医阴阳学说形成的气机消长转化形式的重要学说；升清（阳）、降浊（阴）、吐故（出）、纳新（入），是气机的基本动态。孙大师认为，中医临床无论以何种方法辨证论治，气血、津液、脏腑、六经、表里、寒热、虚实、顺逆、生死都离不开阴阳这一总纲。临证用药，不论寒热温凉，还是辛甘酸苦咸，无论升降浮沉，还是补泻散收，不论脏腑归经，还是七情配伍，同样不离阴阳之宗旨。归根结底，阴阳最终还是离不开气血，这是因为"人之所有者，血与气耳"（《素问·调经论》）。而气血之间的"中和"关系尤为密切，"气为血之帅，血为气之母"，"中和"是气血合和的稳态。论生理、病理，不管在脏腑、在经络，还是在皮肉、在筋骨，都离不开气血，离不开气机的升降出入，离不开气血平衡的稳态"中和"。孙大师指出，如果说中华文化的灵魂是"和"，中医医德的核心价值就是"仁"，中医医术的最高水平就是"调"，中医疗效的终极指标就是"平"。"调"就是调整，调和，调理。调阴阳，调气血，调气机的升降出入、消长机转，至平衡，调到"中和"。所以，在调气血的前提下，还要善于平升降、衡出入。综合一句话，就是"致中和"。

所以，孙大师临床辨证遣方选药，总是"谨察阴阳之所在而调之，以平为期"，审诊疗之中和，致机体之中和。观其处方，多以人参、黄芪、丹参为君药共调气血，并作为"中和"班底，率领加减诸药，组成"中和"团队（自拟"调气活血抑邪汤"），平升降，衡出入，以达用药中和，而使机体中和。

孙大师认为，万病乃气血失和。女子以血为主，气顺血旺则经带调，孕育常。若因禀赋不足、六淫七情、房劳多产、饮食失节、劳逸过度等，导致气血中和稳态失衡，则可发为妇科病，表现各异，治疗困难。孙大师根据自己几十年的临床经验，认为妇科病虽然病因不一，病机复杂，但总不离气血逆乱之宗，治疗唯有调理气血，使气充血安，月经自和，他病亦消。诚如张景岳所说："治妇人之病，当以经血为先，而血之所主，在古方书皆言心主血、肝藏血、脾统血，故凡伤心、伤脾、伤肝者，均能为经脉之病。"因此，在诊治妇科病的原则上，孙大师临证之时，根据主诉，结合全身症状、舌脉，审证求因，治病求本，做到上下并调，内外合治，标本兼顾，攻补同施，而使脏腑顺安，气血畅通，机体中和，经带正常。

## 参考文献

翁俊雄，杨建宇，李彦知，等. 孙光荣教授运用中和理论诊疗妇科病学术经验点滴
　　[J]. 中国中医药现代远程教育，2011，9（21）：8-14

# 乳腺增生病

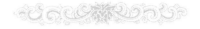

## 郭诚杰大师心悟：顺肝理气，针药并用，分型治疗

### （1）辨证分型

郭大师根据乳腺增生病的临床表现，将其分为 4 型治疗。

①肝郁型：肝气郁结于乳，致气滞血瘀而结块。表现为乳房胀痛结块，多于经前或生气后加重，疼痛可向腋下肩背放射，胸闷不舒，腹胀纳差，月经周期紊乱，或喉中有梗塞感，舌不红或有瘀斑，脉弦。

②肝火型：因于肝郁气滞，郁久化火。表现为乳房胸胁胀痛，有灼热感，两乳结块，拒按，生气后乳痛加剧，心烦易怒，口苦，咽干，目赤，月经提前，小便黄，舌红、苔黄，脉弦数。

③肝肾阴虚型：肝气郁结，郁久化火，木火伤阴，致肝肾阴亏。表现为乳房结块疼痛，时轻时重，胸闷，胁肋隐隐作痛，头晕目眩，目干，腰膝酸软，五心烦热，舌红、少苔或无苔，脉弦细数。

④气血两虚型：因于素体虚弱或久思伤脾，脾失健运，气血生化乏源，气虚不能行血，血虚血行不畅，肝失所滋则失其条达，气滞血瘀而致乳房结块。表现为乳房结块疼痛，劳累后加重，面色不华，身倦乏力，稍动则头晕目眩，心悸怔忡，易睡易醒，纳差，舌淡，脉沉细。

### （2）针药并用

以针为主，针药并施，加强疗效。郭大师常以孙思邈的"针而不灸或灸而不针，非良医也，针而不药或药而不针，亦非良医也"为训，遇病详为辨证，当针则针，宜灸则灸；或以针为主，针药并施；或只投汤液，多应手取效。

### （3）立法施针，选穴配方

郭大师依据以上辨证分型结果，结合病位及主要病机，采用针刺治疗。以疏肝健脾，畅阳明之气为法，据证选穴，并随症加减，施以补泻手法。具有止痛快、肿块易消退、疗程短等特点。选穴分 2 组。甲组穴：屋翳、合谷、期门，均双侧。乙组穴：肩井、天宗、肝俞，均双侧。加减配穴：肝火型加太冲、侠溪；肝郁型加阳陵泉；肝肾阴虚型去合谷，加肾俞、太溪；气血两虚型去合谷，加脾俞、足三里；月经不调者去合谷，加三阴交；胸闷肩困者去合谷，加外关。

方义：选屋翳以畅乳部的经气而活血散结，祛瘀止痛；期门为肝之募穴，可舒肝郁之气；合谷为手阳明大肠经之原穴，足三里为足阳明胃经之合穴，二穴并用以加强宣导畅达上下阳明经气的作用，并有养胃健脾之功；脾胃为后天之本，如脾胃健运，气血充盈，不但可以加强抗病能力，而且可以防止肝火犯胃；取肝俞以疏肝气；肝胆互为表里，故用肩井以疏胆气；天宗虽为小肠经之穴，但以治乳疾而功著。诸穴相配以解郁畅经，止痛散结。

## 参考文献

赵娴，张卫华 . 郭诚杰教授针药并用治疗乳腺增生病经验介绍 ［J］. 新中医，2011，
    43 （5）：166 - 167

# 崩漏（功能性子宫出血）

## 1. 刘敏如大师心悟：根本在肾，病位在冲任，应塞流、澄源、复旧

### （1）崩漏发病机制的探讨

基于崩漏属月经疾病的范围，崩漏发病，原因多端，病变非一脏一经，常是因果相干，气血同病，多脏受累，但其根本在肾，位在冲任，表现在子宫非时崩血或漏血。其主要病机为肾虚，肾气不固，固藏无权，阴虚失守，冲任不能约制经血所致。

肾藏精，主生殖。肾气盛，天癸至，任脉通，太冲脉盛，月事以时下。天癸是藏于肾中的一类真精，它的作用关系到人的生长，发育与月经的潮至与竭止，冲为血海，任主胞胎。胞脉系于肾而络于胞中，胞宫是行月经和孕育胎儿之所，只有肾气盛，天癸、冲任、胞宫才能行其功用。

所以，肾可说是天癸之源，冲任之本，也是产生月经的根本。肾、天癸、冲任、胞宫直接关系着月经生理。脏腑、经络、气血的正常生理活动又是产生月经的生理基础，而肾、天癸、冲任、胞宫是产生月经的主要环节，它们之间相互进行着复杂而协调的生理活动，维系着"肾气平均""阴平阳秘"的动态平衡，月经的如期而至，正是脏腑功能正常，气血调匀，经脉流通，肾、天癸、冲任、胞宫正常活动的反映，若肾气未盛，天癸甚微，冲任未充，胞宫则不能行其功用，可致初潮推迟或发生月经疾病，如果肾气渐衰，肾精亏虚，天癸渐竭，冲任亦衰少，月经发生紊乱以至绝止。所谓"人之初，先从肾始""其衰也自肾始""肾为精血之藏""天癸，阴气耳""弟气初生（指天癸），真阴甚微及其既盛，精血乃旺""阴气足而后精血旺耳""天癸既至……气盛血通……在女子则月事以时下""经水出诸肾""经本于肾""月水全借肾水施化"，皆强调了肾在月经产生中的特殊作用。

肾直接或间接受病，可导致月经期量的异常，甚至酿成崩漏。可见脏腑、气血、经络与肾、天癸、冲任、胞宫的功能活动息息相关，所以脏腑、气血、经络受病亦可致成崩漏，但无论病起何脏，四脏相移，必归于肾。其发病的始动病因可能是单一的或多方面的，或者未先累及肾，但终归病变在肾，以致冲任不能约制经血而致成崩漏反复发作。

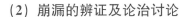

### （2）崩漏的辨证及论治讨论

#### 1）辨证

崩漏发病本在肾，位在冲任，表现在胞宫非时下血。所以，崩漏辨证，首当辨肾、冲任受病反映在月经期，量异常的证以及与之相关的见症。月经紊乱无期，忽然血大下，或淋漓不尽，或大下后继而淋漓或淋漓不断又下血如崩，或停闭数月又暴下或漏下不止等是其主症。或兼腹痛，或面色苍白或㿠白或萎黄，或倦怠，或眩晕，或浮肿，或潮热，或心悸，或失眠，或胁痛，或昏可欲倒等是其相关的兼证。因此，崩漏辨证，首先应根据出血的期、量、色、质变化，初辨证的虚、实、寒、热属性。

若突然下血量多或淋漓不断，血色淡而质清，多属肾气虚或脾肾气虚或气血俱虚，冲任不固，不能约制经血所致。

若经血非时而下，淋漓不断或血下甚多，血色鲜明而质稠，多属肾阴虚或肝肾阴虚，心肾阴虚，阴虚血热，损伤冲任，迫经妄行。

若非时下血淋漓难尽，时来时止，或阻隔数月继而崩下或淋漓不止，或兼腹痛，多属肝肾郁结，冲任瘀滞，血不得归经而妄行。

若下血淋漓，血色紫黑臭秽，为湿热下陷于肾，冲任为湿热壅遏所致。

再结合兼证及素体状况、舌脉，辨其病累何经何脏，或在气在血，或属虚属实。还宜根据不同年龄阶段审其肾的阴阳偏颇，肝的疏泄失常，脾的统摄无权的征象。同时须观察病程中的因果关系及干扰因素，注意出血期或血止后的不同征象以查标本。

#### 2）论治体会

崩漏论治仍应本着"急则治其标，缓则治其本"的原则，"谨守病机"，参合临床见症，采取塞流、澄源、复旧大法辨证论治。不过，崩漏急在暴失阴血，出血是"本"病的见症，仅以"标"证对待试图止血是难期良效的，所以崩漏论治当根据病机求治本之法。肾虚是致崩漏之本，病变在冲任失于约制，故治本当固本治肾调固冲任，而治本之法当贯穿治疗之始终。论治中按塞流、澄源、复旧治则，在暴崩之际，当塞流固本；漏下不止当理血固本。血势稍缓宜澄源固本，复旧调经，同时又须结合临床现证，佐以热者清而止之，寒者温而止之，瘀者行而止之，郁者舒而止之。用方遣药宜相对稳定，组方宜平正，以防动血，亦便于灵活化裁。

塞流固本，理血固本的组方，刘大师习用生脉散为基础方；澄源固本，习用上下相资汤为基础方。复旧调经又须根据素体情况及不同年龄阶段选用通脉大生丸，大造丸，滋水清肝饮，归脾丸等。

治崩漏中，对不同年龄阶段患者在治法上又各有侧重，如青春期，肾气初盛，天癸始至，冲任初通，神气未裕，对该时期的患者当着眼于先天禀赋不足，因而在治法上宜重在补肾气调冲任；育龄期易耗损精血，气血易失和调，肝肾易失濡养，因而对此时期的患者又宜侧重调肝理血，调固冲任。更年时期，肾气渐衰，精血不足，治法上又当滋肝肾，固冲任，或调补脾胃以强先天。

## 2. 郑新大师心悟：尿毒症崩漏宜补肾健脾、益气补血

郑大师认为，尿毒症患者出现经期延长，甚至经血淋漓不尽等症，当属"崩漏"范畴，其病机主要为冲任损伤，不能约摄经血，致经血非时妄行；其常见病因有血热、肾虚、脾虚、血瘀等。尿毒症患者为慢性肾衰竭持续发展的必然转归，病至此时，患者阴阳气血俱损，而尤以脾肾亏虚为甚。肾气虚则封藏失固；脾虚则气陷而统摄无权，二者均致冲任失固，崩漏乃作，而崩漏又将使亏虚之中气更虚，由此形成恶性循环。即或一时使用止血之品令血暂止，终因气虚未复、固摄不能而出血不止。

临床上此类患者多见面色㿠白或萎黄，少气懒言，舌淡脉细，经色鲜红或淡红，经量中等，绵绵不绝，甚则大出血。郑大师认为，对本类患者治当以补肾健脾、益气补血为根本方法，基本方选用参芪四物汤，亦可随证选参苓白术散、地黄汤加减。四物汤出自《太平惠民和剂局方》，方中熟地黄甘温味厚，而质柔润，长于滋阴养血，为君药；当归补血养肝，和血调经，为臣药；佐以白芍养血柔肝和营，川芎活血行气、调畅气血。阴柔之熟地黄、白芍与辛温之当归、川芎相配，则补血而不滞血、和血而不伤血，此配伍为本方特点。四药配合，功能养血和血，血虚者可以补血，血瘀者可以行血；加入人参大补元气，黄芪补气升阳，则共奏补气摄血之功。其中黄芪一味，郑大师常用至 60～120 g。另外，还可随证选加阿胶补血止血、艾叶温经止血等，以加大止血力量。

**参考文献**

[1] 刘敏如. 对崩漏有关问题的讨论 [J]. 天津中医学院学报，1985 (1)：9 -15

[2] 杨敬，张玲. 郑新老中医治疗尿毒症崩漏经验 [J]. 中国中医急症，2004，11 (13)：754 - 755

# 痛经（盆腔炎、盆腔积液、子宫内膜异位症）

## 1. 刘敏如大师心悟：辨痛须审虚实、程度，参考素体情况，调理冲任为主，调肝益肾

### （1）实者责肝，虚者责肾

未行经时期，由于冲任气血和匀，不如经前盛实，不似经后空虚，即或病因犹存，尚不致或不足以引起冲任、胞宫气血失调，故平时不发生疼痛，但若病因未除，素体状况未获改善，则不能适应经期或经期前后冲任气血的急骤变化，因而疼痛随月经周期发作。

基于以上认识，讨论痛经病机如下：

实证痛经：有因素性抑郁（素体条件），又因临行前或经期中，冲任气血由满实而溢泄（经期生理环境），气血易失和调，若更伤于情志（致病因素），则肝气更为拂郁，血海气机不利（肝司血海），经血流通不畅，故气滞血瘀作痛。所谓"经前腹痛无非厥阴气滞，络脉不疏"，便是指此。若经虽无情志诱因，但因肝气素郁，以致"欲行而肝不应，则抑拂其气而痛生"。有因外寒风冷内侵，经前经期寒与冲任充盈之血相结，故而"寒湿满二经而内乱，两相争而作痛"。有因经期或产后胞脉正虚、邪热或湿热之邪乘虚内侵，羁留冲任与血相结，滞涩作痛。所以，实证痛经有气滞血瘀，寒湿凝滞，湿热内蕴，实热燥涩等不同证型，且疼痛多发生在临行之时，乃因此时血海气实血盛，易生瘀滞而为痛，经水溢出则瘀滞随之而减，故经后疼痛常可自止。但湿热所致之痛经，常因湿热易缠绵留连，故平时亦可有小腹作痛，逢经期加重。

虚证痛经：有因禀赋不足或脾胃虚弱，或宿疾耗伤气血，或因肝肾亏损，以致冲任亦虚，经期血海溢泄，势必更为不足，血虚精少，冲任胞宫失养，因而疼痛。

故虚证痛经有气血虚弱，肝肾亏损等型，且疼痛多发生于经净之后，是因此时血海正虚，胞脉更失濡养之故，经后血海气血渐复，疼痛亦渐缓解，但若精血未得补，则遇经期而痛复发。痛经虽有虚实之分，但因妇女本不足于血，即属瘀滞亦常兼不足，如肝郁血虚，肝郁脾虚，肝郁肾虚，便是常见的实中有虚的痛经证。又如气血本虚，血少则不畅，气虚则运行迟，迟则郁滞而痛，便属虚中有实的痛经。又有"妇人有少腹痛于行经之

后者，人以为气血之虚也，谁知是肾气之涸乎，何以虚能作痛哉？盖肾水一虚，则水不能生木，而肝木必克脾土，木土相争则气必逆，故尔作痛"，即指病本由虚，继至虚本挟实之痛经证。所以，痛经"挟虚者多，全实者少"。

综上所述，痛经发病，虽有七情、六淫、内损等不同病因，但只有致病因素通过易变体质及经期特殊环境，导致冲任、胞宫的气血失调，经血失于流畅，才能发生痛经。所以，痛经病位在冲任、胞宫。痛经属经病，而月经之本在冲任，月经之所在胞宫，胞脉系于肾络于胞中，肝司血海蓄溢，八脉隶于肝肾，所以肝肾为冲任之本，肝气条达，冲任通调，则无痛虑。可见，痛经发病，究其本源，实者多责之肝，虚者多责之肾，临床上尤以肝郁致痛经最为常见。

### （2）痛经辨证特点

痛经的发病机制说明了痛经与其他病症在发病上有着根本区别，因而在辨证论治上亦各有侧重。痛证的辨证，一般多以疼痛出现的时间、部位、性质，参合舌、脉、他证，辨识其属性。但痛经的发病特点是伴随月经周期而出现小腹疼痛，因此痛经的辨证应在一般疼痛基础上，着重辨识疼痛与月经的关系（经期情况，月经的期、量、色、质变化）；疼痛与素体情况的关系；疼痛与兼证的关系。

1）痛经辨痛须结合月经情况以审虚实

病经辨证须与月经情况结合以审虚实，至今仍为临床所遵循。此外，月经的期、量、色、质变化亦常是痛经辨虚实的重要参考，如月经后期而至、量少色暗质薄而有痛于经后者，多属虚；若量少、质稠、挟块而有痛于经前者，多属实，再结合痛的性质，拒按与否以及脉、舌等则更为有据。如苔黄腻，脉滑数，疼痛拒按，经期延长等则常是湿热所致。

2）痛经辨痛须结合兼证以审痛的程度

痛经疼痛程度很难衡量，临床上常按疼痛的伴随证以审疼痛的严重程度。如疼痛时伴手足厥冷，唇青面白，冷汗淋沥，或恶心呕吐，或寒热往来，则疼痛甚剧，严重者可致虚脱或昏厥。经期阴血下盛，冲气易于上逆，加之疼痛而气愈乱，血益结，上逆之冲气并肝气犯胃，胃失和降，故痛伴呕吐。疼痛愈剧则气血阻滞愈甚，阳气失于宣走，故痛时伴面色苍白或四肢发冷或冷汗淋沥。疼痛严重，可卒然痛厥。

3）痛经辨痛须参考素体情况

素体抑郁易诱发气滞痛经；素体虚弱易成虚病，即素多带浊而有痛多为湿带痛经，若带多色异有臭，逢经期作痛者则多属湿热蕴结痛经。

4）辨痛经明痛的部位以查在气在血，属肝属肾

肝经绕阴部过少腹两侧经胃口而属肝络胆，若痛在少腹一侧或双侧多

属气滞，病在肝。若痛在小腹正中多属血滞。肾经由会阴上经腹贯腰脊，胞脉为胞宫之上的脉络，胞脉系于肾，若小腹正中虚痛引及腰髓多属病在肾。

5）辨痛须查其性质以究其寒、热、虚、实、在气、在血

隐痛、坠痛、喜揉不拒按属虚，掣痛、绞痛、灼痛、刺痛，拒按属实；灼痛得热反剧属热，冷痛得热减轻属寒。痛甚于胀属血瘀，胀甚于痛属气滞。时痛时止属气滞，持续作痛属血瘀。

上述辨证，不可仅以一项为凭，须全面参合，方能认清证的属性，如痛在经前，绞痛拒按、不喜热、经色红而稠夹有血块，素性急躁易怒、脉弦、苔黄，可知属实、属热、属瘀，为肝郁化热所致。但又如《景岳全书•妇人规》说："大多可按可揉者为虚，拒按拒揉者为实，有滞无滞于此可察，但实中有虚，虚中有实，此当于形气察质兼而辨也"，"即如可按拒按及经前经后辨虚实，固其大法也，然有气血本虚而血未得行者，亦每拒按，故于经前亦常有此证，此以气虚血滞无力流通而然"，可见辨证须知常达变，方能识其本质。认识病机掌握辨证的临床意义在于有效地施治。痛经的发病机制主要是冲任气血失调，故治法应以通调冲任气血为主，方法上分两步论治：经期止痛治标为主，又当根据辨证类型，或行气，或活血，或清热，或散寒，或补虚，或泻实。但须兼顾经期特点补虚勿忘滞。平时以调理冲任治本为主，又宜结合素体情况，实者重在调肝和血，虚者重在益肾养血，使之气血调匀，冲任通盛，经血流畅则病除痛止，痛经论治特点即在此。

## 2. 夏桂成大师心悟：急则治标，缓则治本

### （1）急则治标，同病异治

痛经发作期间临床表现各异，治亦不同。

1）原发性痛经

肾虚血瘀证：月经后期，或初潮后即有月经不调史，经量偏少，色紫或红，有血块。经行第1日腹痛剧烈，伴腰酸，舌质偏红，脉细弦。治以化瘀止痛、补肾通络，方选膈下逐瘀汤加减。

【组成】乌药、玄胡、当归、川芎、赤芍、桃仁、红花、五灵脂、牡丹皮、川续断等。

气滞血瘀证：月经后期为多，量多或少，色紫红或紫黑，有血块，经前期或经期小腹胀痛或坠痛，或阵发性疼痛，伴胸闷乳胀等症，舌暗红，脉细弦。治以理气疏肝、化瘀止痛，方选加味乌药汤。

【组成】乌药、制香附、木香、延胡索、青皮、陈皮、当归、赤芍、山楂、益母草等。

寒湿凝滞证：月经后期，经量偏少，色紫暗有血块，经行第1日小腹阵发性剧痛，有酸冷感，伴形寒肢楚等症，舌苔白腻，脉濡细。治以温经散寒、活血止痛，方选少腹逐瘀汤加减。

【组成】肉桂、小茴香、炮姜、延胡索、五灵脂、没药、当归、川芎、蒲黄、赤芍、苍术等。

肝郁化火证：月经先期或逾期，经量偏多，色紫有血块，或夹黏腻之物。经前、经期小腹胀痛，热灼性痛或刺痛。伴有乳头疼痛、口干舌苦等症。舌红苔黄腻，脉细弦数。治以清肝解郁、化瘀止痛，方选宣郁通经汤加减。

【组成】牡丹皮、炒栀子、柴胡、香附、川郁金、当归、赤芍、白芍、五灵脂、黄芩、甘草等。

气血虚弱证：月经后期，或有先期。经量偏少，或有量多，色淡红，无血块，经后小腹隐痛、坠痛。绵绵不休，面色不荣，心悸神疲，舌质淡，脉细。治以健脾益气、养血止痛，方选八珍汤加减。

【组成】党参、白术、茯苓、当归、白芍、熟地黄、川芎、炙甘草等。

肝肾不足证：月经先期或后期。量偏多或偏少，色红无块，小腹隐隐作痛，头昏腰酸，舌偏红，脉弦细。治以调补肝肾、养血止痛，方选调肝汤加减。

【组成】山药、阿胶、当归、白芍、山茱萸、巴戟天、甘草、川续断、枸杞子。

2）膜样痛经

肾虚瘀血证：经行腹痛，量多色红，有内膜样血块，块下痛减，出血亦少，胸闷乳胀，腰腹冷感，舌偏红苔白腻，脉细弦。治以补肾温阳、逐瘀脱膜，方选脱膜散加味。

【组成】肉桂、五灵脂、三棱、莪术、川续断、杜仲、钩藤、牡丹皮、延胡索、益母草。

脾虚瘀浊证：经行小腹坠痛，量多色淡红，有内膜样血块，块下后腹痛消失，出血减少。头昏神疲，大便易溏。舌淡红，脉细弱。治以补气健脾、化瘀脱膜，方选补中益气汤加减。

【组成】黄芪、党参、白术、茯苓、陈皮、炒柴胡、川续断、延胡索、五灵脂、木香、益母草等。

肝郁血瘀证：经行小腹胀痛，或者刺痛，量多，色红，有内膜片状大血块，块下痛减，胸闷烦躁，乳房胀痛，平时带下量多。色黄质黏，舌红，苔黄腻，脉弦滑。治以清肝利湿、化瘀脱膜，方选金铃子散合脱膜散加减。

【组成】川楝子、延胡索、当归、赤芍、三棱、莪术、五灵脂、牡丹皮、香附、炒柴胡、薏苡仁等。

3）会阴部痛经

肝经郁火证：阴部、少腹部及乳房抽掣性疼痛，或者仅阴部与少腹部抽痛，伴胸闷烦躁，尿黄便艰，舌红脉弦。治以清肝解郁，理气止痛。方选凉肝川楝汤。

【组成】川楝子、延胡索、当归、赤芍、白芍、钩藤、白蒺藜、橘核、荔枝核、山楂、牡丹皮、茯苓等。

寒凝肝经证：阴部与少腹抽痛，或伴乳房抽痛，形寒，腹胀，便溏，舌苔白腻，脉细弦。治以疏肝解郁、散寒止痛，方选温肝川楝汤加减。

【组成】炒川楝子、延胡索、大茴香、小茴香、台乌药、青皮、陈皮、橘核、焦山楂、白术、茯苓、赤芍、白芍等。

4）子宫内膜异位症痛经

经行腹痛，呈进行性加剧，经色紫暗，夹小血块，或经量过多，色紫红大血块，腹痛拒按，痛甚则恶心呕吐，四肢厥冷，舌质暗，边有瘀点，苔薄白，脉弦。治以活血化瘀、消瘀止痛，方选琥珀散加减。

【组成】琥珀粉、当归、赤芍、生蒲黄、延胡索、肉桂、三棱、苍术、制乳香、制没药、广陈皮等。

痛经发作期间，虽可分为各种不同证型，但在辨证的前提下，止痛仍为要务。止痛法：用药宜偏温。因经血亦得温则行，通则不痛，故需在方中选用肉桂、艾叶，甚则细辛、附子等一二味。即使属偏热证的痛经，仍需反佐一二味温热药物。由此可知，古人治痛经用药偏温，非专为寒证所设，宜选既能理气化瘀又可止痛的药物，如乳香、没药、延胡索、五灵脂、石见穿、景天三七、钩藤、琥珀等。根据现代药理研究，其中有些药物尚有降低子宫内膜前列腺素含量，缓解子宫痉挛收缩的作用，因此止痛作用十分明显。配合镇静安神药物的运用，痛经的患者心情紧张、恐惧，或对疼痛敏感，故安定心神亦显得非常必要，重用钩藤、紫贝母、琥珀、延胡索等，可增强止痛之效。

**（2）缓则治本，异病同治**

诸多痛经，表现各异，但其本质均与肾的阴阳失衡有关。夏大师在治疗痛经的过程中，不但重视患者反映的症状及检查患者的体征，还要借助阴道涂片、基础体温（BBT）、内分泌性腺激素测定等现代医学检查方法深化辨证。通过四诊发现，痛经患者或表现有头晕耳鸣、腰腿酸软、夜尿频数，或有便溏不实，或经期伴有泄泻。妇检可发现子宫偏小，宫颈细长，宫颈口小，或骶骨韧带增粗，或后穹窿有痛性结节。BBT 测定或高温相偏短，或高温相不稳定，或高、低温相温差偏小（＜0.3 ℃），或经期 BBT 偏高，或在黄体期孕酮数值偏低等，但总以肾虚为本。故在痛经的间歇期，将补肾治本纳入调周法，是使各类痛经缓解、治愈，甚至促孕的根本方法。经后期滋阴养血，用归芍地黄汤加菟丝子、川续断、炒柴胡等。重要的是掌握经间排卵期及平时的论治。排卵期以补阴为主，稍佐助阳，兼调气血为大法，夏大师自拟补肾促排卵汤。

【组成】炒当归、赤芍、白芍、山药、山茱萸、生地黄、牡丹皮、茯苓、川续断、菟丝子、鹿角片、五灵脂、山楂等。

BBT 上升后必须大补肾阳，以提高阳气水平，推动冲任子宫气血活动，方选毓麟珠加减。

【组成】当归、赤芍、白芍、山药、白术、山茱萸、炒川续断、菟丝子、鹿角片、紫石英、柴胡等。

子宫内膜异位症的患者尚需加入化瘀消癥之品，夏大师自创补阳消癥汤。

【组成】当归、赤芍、白芍、山药、牡丹皮、茯苓、川续断、菟丝子、蛇床子、紫石英等；慢性盆腔炎患者在此阶段还应在毓麟珠方中参入败酱草、苡仁等清热利湿之品。

综上所述，痛经的病理因素在于"瘀"，多由肾虚、肝郁、寒凝、房劳多产（包括人工流产）而成。经期疼痛发作，虽是治疗的重要环节，但"瘀"之化解消散，还应在月经周期不同阶段使用补肾治本方法。缓急相辅，同异相求，方能祛除留着于胞宫内外的瘀血、湿热、湿浊，促进胞宫的发育，使阳气来复，从根本上治愈痛经。

## 参考文献

[1] 刘敏如. 有关痛经病机的辨证及讨论 [J]. 成都中医学院学报，1983 (1)：47 - 49
[2] 赵可宁. 夏桂成治疗痛经大法述要 [J]. 湖北中医杂志，1995 (4)：29 - 30

# 绝经前后诸证（更年期综合征）

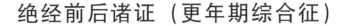

## 1. 段富津大师心悟：补肾为主，兼顾肝脾心

段大师认为，肾虚是经断前后诸症发生的主要病机。五脏之伤，穷必及肾。另外，肾阴阳失调日久累及他脏，以心、肝、脾为主。如阴不敛阳，虚阳浮越而见潮热汗出、五心烦热；肾水匮乏，不能上济心火，心肾不交，则出现怔忡、不寐、心悸等症。精血同源，肝肾同源，肾阴久亏，水不涵木，肝阳化风，出现心烦易怒、头晕目眩、不寐、胸胁苦满、月经不调之症。肾与脾，先后天相互充养，脾阳赖肾阳以温煦，肾阳虚衰火不暖土，脾阳虚则易出现食少、便溏，以及面目和肢体浮肿消瘦乏力等症状。精血不足，清窍失养，髓海不足则有头晕耳鸣等。故临床治疗上强调应以补肾为主，兼顾肝脾心。

## 2. 夏桂成大师心悟：以心肾为主辨治

夏大师认为妇女更年期肾气渐衰，天癸将竭，原属正常生理现象。但衰退过早或衰退之时其他因素的干扰太多；或衰退中肾阴肾阳显著亏虚；或应衰未衰，耗损肾阴较甚，肾阴虚不能上济于心，心火偏亢，不能下交于肾，心肾不交，阴阳紊乱，致发本病。滋肾清心、清肝宁神是本病的主要治法。临床常用滋肾清心汤。

【组成】钩藤、牡丹皮、紫贝齿、山药、山茱萸、茯苓、莲子心、紫草、合欢皮、浮小麦。

夏大师认为临床当审证求因，如必须重视对脾胃的调理。前人提出"天癸既绝，治在太阴（脾）"，故六君子汤、理中汤、越鞠二陈汤等，常酌情加入滋肾清心汤中，保护后天生化之源。如夏大师治疗一位绝经5年的55岁女性患者，夏大师认为患者年过半百，肾阴亏虚，心肝之火亢于上，治当清心肝之热，化内壅之痰，兼以宁心安神。方取滋肾清心汤、黄连温胆汤加减。

【组成】钩藤15g，白蒺藜10g，牡丹皮10g，茯苓10g，合欢皮10g，陈胆星10g，紫贝齿（先煎）10g，莲子心5g，川连3g，炙远志6g，黛灯心3尺，浮小麦30g。服药2个月后，患者自觉诸症大减，服药半年后，症状消失。

## 参考文献

[1] 王金凤，孙丽英．段富津教授治疗经断前后诸证验案 [J]．中医药学报，2012，4 (16)：57-58

[2] 钱菁．夏桂成妇科临证经验采撷 [J]．湖北中医杂志，1999，2 (16)：247-249

# 带下过多（阴道炎、宫颈炎、盆腔炎、宫颈糜烂）

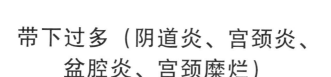

## 1. 李今庸大师心悟：治带不离调经，祛湿不离治血

### （1）溯源头，凭考据，明晰实用

"带下"一名，首见于《素问·骨空论》，其云："任脉为病，男子内结七疝，女子病带下瘕聚。"后世医家注释带下，多以"赤白带下"解之。如明代吴昆注云："带下，白赤带下也。"清代高世栻亦曰："带下，湿浊下淫也。"至今，山东中医学院与河北医学院合释之《黄帝内经素问校释》也承吴高之解，乃云为："带下，指赤白带下。"李大师于《辑要》论病，往往引《内经》立论而后参合百家之言，谓明晰实用尔。但遍览《辑要》带下病篇，独不见《内经》原文，百思不得其解，遂穷经以求之。方知秦汉魏晋所称带下者，乃妇科疾患之总称也，此所谓带下所指腰带或带脉以下，借以泛指女科之疾。如《礼记·深衣》云："带，下毋厌（即压，古代压厌字体相近）髀，上毋厌胁，当无骨者。"又如《史记·扁鹊仓公列传》有云："过邯郸，闻贵妇人，即为带下医"等，"带下"均属此意。李大师《辑要·带下篇》不引《内经》之语，乃因纸短文长，岂能一言尽叙也。吾辈治学临证非存"举一反三"之悟，方不误己，亦不误人。

### （2）论病机，从湿瘀，另辟蹊径

夫带下之为病，平素每从脾虚失运、肾虚失固，或湿热下注以治之，不外乎一个"湿"字。李大师遵《金匮要略·妇人杂病》："妇人经水不利，藏坚癖不止，中有干血，下白物，矾石丸主之"；及《诸病源候论·带五色俱下候》之"带下病者，由劳伤血气，损伤冲脉任脉，致令其秽液兼带而下也"所论，提出治疗带下病的两大治疗原则：①治带不离调经，往往兼顾为用；②祛湿不离治血，往往同步进行。

盖带之所成与肾气之充盛，脾气之健运，肝气之疏泄关系密切，平素从脾肾论治乃为常法。从肝论治，亦多只重视其湿热蕴积为患。然足厥阴肝经绕阴器而行，肝主冲脉藏血，肝气条达、疏泄有常，则血脉流畅，可保经带无恙。故李大师治"带"，不离活血调经。常于治湿之品中加当归、川芎以治血调肝。余在临床中遇带症使用此法，多获效验。除此之外，凡遇石淋、血淋等前阴疾患，无论男女，均在辨证论治的基础上加入治血调肝之品。虽病状不同，但病位相同，其理一也。

### （3）谈治法，守辨证，师古不泥

李大师治带下，首重虚实之辨，认为大凡带下色黄质稠有臭味者为实，色白质稀有腥味或无味者属虚。从兼证而言，凡腹部胀痛，腰痛卧不减，阴部瘙痒，大便干，小便黄为实；腰痛喜按，大便稀溏，小便清长者多虚。

带下病基本方：菝葜15 g，茯苓15 g，山药15 g，扁豆10 g，当归10 g，芡实10 g，川芎10 g。如遇脾虚带下，症见白带量多，色白淡黄、质稀无臭味，面色㿠白或萎黄，四肢不温，精神倦怠，纳少便溏，舌淡薄苔白，脉缓者，予基本方加党参、焦术各10 g。如遇肾虚带下，症见白带量多，色白清冷、质稀，小腹不温，腰酸如折，小便频数、夜间尤甚，大便稀溏，薄白，脉沉迟者，予基本方加熟地黄15 g，山茱萸15 g，补骨脂15 g，菟丝子10 g，肉桂5 g。如遇湿热带下，症见带下量多，色黄质稠，有臭秽气味，胸闷纳呆，小腹疼痛，小便黄，阴痒，脉弦数者，予基本方加黄柏10 g，栀子10 g。

另外若带下日久，湿热蕴积于下，激荡相火，虚热与湿浊相搏而下者，多还兼见头昏目眩，五心烦热，腰膝酸软，予基本方去扁豆，加生地黄15 g，山茱萸20 g，知母20 g，黄柏20 g，泽泻20 g，化裁成知柏地黄汤以治之。

### （4）验临床，重菝葜，治带佳品

李大师治带之基本方中有菝葜一味。菝葜者，俗谓铁菱角也，甘酸平无毒，与萆薢、土茯苓相仿，但其利湿解毒之力更胜一筹。《本草纲目》云其主治："腰背寒痛，风痹，益气血，止小便，治时疾瘟瘴，补肝经风虚。治消渴，血崩，下痢。"李大师取其祛湿收敛之性而独用于疗带下之疾，亦常获良效。

新中国成立初期，李大师在房县曾治一老妇，白带如崩，伴有恶臭，西医诊断为宫颈癌。患者家中贫困，无力疗疾。李大师嘱其用菝葜30 g，煎水内服。1周后，带减症轻。

菝葜除有清热收敛之性，还具活血化瘀之功。临证时量不可过大，以防其破血动血。然菝葜止带虽显神奇，但单用久服，疗效却显平淡，李大师云："治病求本，本立道生。"

## 2. 孙光荣大师心悟：清热解毒止痒治标，敛湿止带治本

孙大师在诊治带下病的长期临床实践中形成了鲜明的学术观点和"三

第
十
章

妇
科
病
证

联药组"用药特色。虽然众多学者认识到"带下"有生理性和病理性之分，但未体现在组方用药上。孙大师独具匠心，认为白带本属人体生理现象，白带增多无论何种原因所致，固然是病理现象，但女子之"带"犹如男子之"精"，女子带下绵绵，犹如男子遗精，日久则可导致人体虚证丛生。因此，带下病的外治不能只顾针对症状而一味使用清热解毒止痒的药物，单纯清热解毒止痒可取效于一时，但效果不能持久，容易反复。所以，还要兼顾到"带下"本属人体生理现象这一情况，所以要注意加用敛湿止带的药物。如此，治疗带下病方可全面兼顾。

孙大师的这一学术思想，具体体现在孙氏清带汤的组方中。孙氏清带汤是孙大师治疗带下病的外治验方。其基本组方思想是在运用清热解毒止痒药物的同时，加用敛湿止带的药物。

【组成】蛇床子、百部、蒲公英、金银花、白花蛇舌草、煅龙骨、煅牡蛎、薏苡仁、芡实、白鲜皮、地肤子等。方中清热解毒杀虫止痒的有蛇床子、百部、蒲公英、金银花、白花蛇舌草、白鲜皮、地肤子等；利湿、敛湿止带的有薏苡仁、芡实、煅龙骨、煅牡蛎等。若白带有腥味，则加紫苏叶，芳香化湿除腥味。方中融清、利、敛为一体，相反相成，相得益彰。经在临床中长期使用，发现采用孙氏清带汤化裁，经坐浴治疗各种证型的带下病取效迅速，疗效持久，值得进一步研究。

## 参考文献

[1] 李杰，代娜.《李今庸临床经验辑要·带下病篇》探幽 [J]. 湖北中医杂志，2002 (10)：11-12
[2] 薛武更，杨建宇，李彦知，等. 孙光荣教授带下病外治法的学术经验 [J]. 中国中医药现代远程教育，2014，12 (7)：17-18

# 产后身痛

### 夏桂成大师心悟：审证求因，祛风扶正

产后是妇女的一段特殊时期，须针对产后病的特点进行治疗：虚则宜补，实则宜攻，寒则宜温，热则宜清，实者宜速，虚者可缓。产后身痛主要病因是气血虚弱，经脉失养，不荣则痛。不可误认为气血亏虚，肢体肌肤失于濡养之骨节酸痛或肌肤麻木为风寒侵袭所致，而妄投祛风散寒之品。当益气养血、活血通络，常选用《金匮》黄芪桂枝五物汤。养血之品多甘腻，妨碍脾胃运化，方中可加鸡血藤、当归等养血活血、疏经通络之品，助气血流运以利脾运。

如一患者求诊，女性，28 岁。主诉产后 2 个多月，腰膝酸痛近 2 个月。患者 2 个月前顺产一胎，产后恶露 1 月余方净，产后汗出较多，周身关节酸痛，以腰部酸痛为主，纳谷一般，二便自调，舌红，苔薄，脉细弦。夏大师认为，一方面宜外调营血、内和阴阳，另一方面宜疏风利湿、补肾和络，方取桂枝汤合独活寄生汤加减。

【组成】炙桂枝 5 g，炙甘草 5 g，炒白芍 10 g，茯苓 10 g，川独活 10 g，桑寄生 10 g，怀牛膝 10 g，汉防己 10 g，大枣 10 g，鸡血藤 15 g，钩藤 15 g，宣木瓜 15 g，生姜 3 片。每日 1 剂，分 2 次服。服药 7 剂后诸症好转，时感畏风怕冷，腰膝酸冷，舌红、苔薄、脉细弦，拟原方去大枣、生姜，加杜仲 10 g。服药 1 个月后，诸症缓解。

## 参考文献

钱菁. 夏桂成妇科临证经验采撷 [J]. 湖北中医杂志，1999（6）：8-9

# 不　孕

## 1. 刘敏如大师心悟：调经种子，补肾为先；活血利湿，疏管通络；调畅情志，疏肝解郁

### （1）衷中参西，求因论治

运用中医学观点，认为中医学受孕育胎的 3 个必备条件。第一，阴阳完实：男女双方必当成年，发育健全，男精壮，女经调。第二，阴阳和：男女无生殖器官畸形，无碍交合，媾精需于氤氲之候期（排卵期）。第三，两精相搏，种子胞宫：男女生殖之精相搏，并能种植于发育良好的胞宫，还须得肾气、天癸、冲任、气血的资灌方能成胎。

临床参照西医在此方面的研究，将女性不孕分为内分泌因素、输卵管因素、子宫因素、免疫因素、生殖器炎症因素等；将男性不育分为性功能障碍因素、精液异常因素、免疫因素、性腺炎症因素等。在临床实践中，衷中参西，通过详细询问病情、病史、既往相关化验检查，进行综合分析，求因论治，从而为采取针对性治疗提供依据。就女性不孕而言，最常见的病因就是内分泌因素和输卵管因素。无论何种原因导致的不孕，根据"肾主生殖"的理论，刘大师认为本病的基本病机是肾虚，故补肾贯穿于不孕症的治疗始终。

### （2）调经种子，补肾为先

刘大师根据古今对天癸的认识及"脑为元神之府""肾主髓通脑"的理论，提出了"脑—肾—天癸—冲任—胞宫轴主司生殖"生理，阐述了肾主生殖是由天癸来体现，通过大量研究表明脑—肾—天癸—冲任—胞宫轴与西医学下丘脑—垂体—卵巢轴调节女性内分泌，调控生殖的理论有相似之处。任何因素导致该轴的功能紊乱，都会导致排卵障碍，表现为月经失常，最终导致不孕。刘大师认为肾虚是排卵功能障碍的根本原因。阴阳互根，相互化生，肾阴或肾阳不足，均可导致卵子发育、成熟、排出障碍。因此，在治疗上当从整体出发，详辨阴阳、虚实、寒热，而后立法用药，使肾精得充，经血得调则胎孕自成，主方以归肾丸，补肾气益精血。

【组成】熟地黄、山药、山茱萸、茯苓、当归、枸杞子、杜仲、菟丝子。根据肾阴虚、肾阳虚的偏颇加减。偏肾阴虚者，加女贞子、白芍、龟板等；偏肾阳虚者，加续断、仙茅、淫羊藿、肉苁蓉、巴戟天、鹿角胶等。此外，兼脾虚者，加白术、党参、黄芪等健脾；兼肝郁者，加柴胡、白芍、郁金以疏肝；兼血瘀者，加丹参、鸡血藤、川芎、牡丹皮、赤芍等活血化瘀；兼痰湿者，加苍术、白术、陈皮、薏苡仁、车前子、石菖蒲、胆南星等除湿化痰。

临床上除根据不同证型辨治外，还结合妇女月经周期不同阶段用药，提倡根据月经周期气血变化特点而"择期论治"，达到因势利导、顺水推舟的作用，有助于恢复正常的周期。卵泡期，血海空虚，阴阳气血不足，当平补肾阴肾阳为主，方选归肾丸加减，促进卵泡发育；经间期是阴阳转化、排出卵子的关键时期，在平补肾阴肾阳的基础上，加以活血化瘀之品，促进阴阳转化，以利卵子排出，如王不留行、皂角刺、急性子等；黄体期阴阳气血俱盛，为孕卵着床做准备，当补肾健脾，填补肾精，常用寿胎丸合四君子加淫羊藿、肉苁蓉、黄精、熟地黄等有利于健黄体，改善子宫内膜，提高孕育的成功率，但不可轻投活血化瘀药物，以免误伤早期胎元；月经期血室正开，经血以排出为畅，当活血化瘀，因势利导，方选桃红四物汤，加鸡血藤、丹参、牡丹皮等。

### (3) 活血利湿，疏管通络

输卵管阻塞是不孕症最常见因素。输卵管疾病除先天因素外，常因急慢性输卵管炎症、子宫内膜异位症、盆腔手术后盆腔粘连等所引起。这些疾患造成输卵管充血、水肿、炎性浸润、积水等病理改变，最终造成输卵管不通或通而不畅，影响卵子与精子的结合而不能受孕。临床多表现为一侧或双侧少腹痛，或牵及腰骶部，呈胀痛、刺痛或隐痛，可伴有带下量多、色黄、有异味，月经前后加重，经血夹有血块、痛经等，刘大师认为其基本病机是胞络瘀阻，或兼气滞，或兼寒湿，或兼湿热，但以湿热瘀血互结最为常见。在辨证的基础上加用活血化瘀通络之品，可改善输卵管局部的血液循环，加快炎性渗出物的吸收，使输卵管蠕动增强，进而粘连得到松解，使阻塞恢复通畅。清热利湿常选用四妙散、甘露消毒丹；活血化瘀常选用桃红四物汤加丹参；气滞者加四逆散、香附、青皮等；寒湿者以少腹逐瘀汤加减；若为子宫内膜异位症所引起，还需加三棱、莪术、水蛭、地龙等破血逐瘀之品。无论何种原因引起的输卵管阻塞，均加引经通络之品，如王不留行、路路通、穿山甲、急性子等。

### (4) 调畅情志，疏肝解郁

当今医学已从传统的生物-医学模式转变到今天的社会-心理-生物-医学模式，刘大师认为"中医的诊疗方式，最有利的是能结合现代医学模式，综合诊治疾病，提高临床疗效"，不能仅从生物学单方面治疗疾病，同时要从心理、社会各方面考虑患者所受的综合影响。在中国传统思想的影响下，不孕患者多承受来自家庭、社会的沉重压力，情志不畅，肝气郁结，疏泄失常，更加不利于孕育，造成恶性循环。因此在治疗不孕症时重视肝郁病机，强调宜调畅情志，疏肝解郁。尤其对那些不明原因的不孕症，部分为心因性不孕，一方面选用逍遥散、柴胡疏肝散等疏肝解郁，另一方面十分重视心理治疗。通过与患者沟通和交流，仔细聆听患者的苦楚，释放其存在的压力，努力开导，缓解焦虑、紧张不安等消极情绪，让其保持心情舒畅愉快，增强战胜疾病的信心，均有利于提高孕育率。

## 2. 夏桂成大师心悟：排卵功能障碍性不孕症，治以奠定卵泡发育基础，促发排卵；黄体功能不全性不孕症，疗以健脾补肾温阳

### （1）排卵功能障碍性不孕症

1）病因病机

中医学认为最主要原因在于肾阴不足，癸水不充，不能滋养精（卵），从而形成排卵障碍。癸水是一种肉眼看不到的水样物质，与肾阴共同涵养精卵，使精卵发育成熟，同时又能涵养子宫内膜，使血海不断充盈，所以说血、阴、水三者有所不足，均将影响精卵的发育。造成血、阴、水三者有所不足有先天、后天的因素。若阴水不足较甚，不能顺应月经周期的演变，无法使精卵发育，则无卵可排。若阴虚较轻，能顺应月经周期演变，亦能使卵泡发育，但质量较差，排卵时出现障碍。另外，也有阴虚阳弱或由脾虚致阳弱者，若有阳弱则阴虚更不能复，亦不能助长精卵发育。临床上一般以阴虚所致者为主，临床上常可兼夹心肝气郁或郁火、气滞血瘀、痰脂浊湿、脾胃虚弱，其中尤以心肝气郁为多见。

2）证治思路

夏大师认为必须解决两大难题：一是提高肾阴癸水水平，奠定物质基础，促进卵泡发育成熟，具备成熟卵子；二是促发排卵，达到使卵子能够顺利地从卵巢中排出的目的。

奠定卵泡发育基础：补肾养阴可奠定物质基础，促进卵泡发育和尽早成熟，因此夏大师一般情况下选用归芍地黄汤（丸）为主方，在经后初期应用此方，于血中补阴，奠定癸水滋长的基础，有了充足的癸水，就能奠定卵泡发育的基础，但在补阴提高癸水水平时，要采用动态补阴的方法，顺应阴长运动规律，不断地在补阴药中加入少量的、中等的，甚至与补阴药等量的补阳药物。一方面是增强补阴的效果，顺应癸水滋长提高的需要；另一方面亦为阴长运动中的动态需要而用，因为补肾助阳的药物，不仅有着阳生阴长互相促进的作用，而且亦为动态的变化着想，阳者主动，

阴长的活动也有赖于阳，故在阴长过程中必须要加入助阳之品。

一般来说，阴长期处于低水平时，用阴药补阴即可，少数人由于体禀有阳虚的一面，所以尽管在经后早期，仍然要加少量温和的助阳药，如菟丝子、覆盆子等。阴长运动到了中期，阴长的水平必须达到中等水平，补阴的同时必须加入一定量的助阳药，如川续断、菟丝子、肉苁蓉，或紫河车，或锁阳、巴戟天，或党参、黄芪等，选3～4味药，以不断提高肾阴、癸水水平，促进卵泡发育成熟，同时亦对子宫内膜有滋养作用，为受孕做好准备。

在临床实际中，阴虚癸水不充者，常常有较多的兼夹因素，以心肝气郁或气郁化火为多见，这样不仅影响阴长水平的提高，而且亦将影响排卵时的气血活动，所以必须重视在补阴养血的同时，兼用疏肝解郁的方法，或者先予解郁，郁得舒解后，再予滋阴养血，同时要进行心理疏导。兼气滞血瘀者，主要是血瘀的问题，在应用滋阴养血的前提下，佐用行气化瘀的方法。夏大师临床上常用归芍地黄汤合七制香附丸。

促发排卵：必须通过气血的显著活动，也即活血化瘀的方法，推动卵巢活动，排出卵子，所以促排卵也是治疗排卵功能障碍最为重要的一环。夏大师选用的排卵汤，方中所用均是活血化瘀的药物，如当归、赤芍、川芎、桃仁、红花、泽兰等。据报道，桃仁与红花合用，能明显增加大鼠卵巢—子宫静脉血中前列腺素的含量，这是诱发发育成熟的卵泡排出的一个有利因素。在促排卵的治疗中，夏大师认为最完备的方法是以中药补肾为主，奠定卵泡成熟的基础，然后结合西药促排卵，一般可用克罗米芬或再结合 HCG 治法，可显著提高受孕率。

### （2）黄体功能不全性不孕症

#### 1）病因病机

夏大师认为黄体功能不全性不孕症在病理变化上主要与肾阳虚为主有着密切关系。根据长期的临床观察，发现肾阳虚的演变过程，绝大多数先为肾阴亏虚，癸水不足，但程度轻者，仍能行周期性的演变，但毕竟阴有所不足，则精卵有所不熟，精不熟则癸水不能达到高水平，所以排出的精卵亦不尽健全，在排卵期重阴转阳进入黄体期以阳为主时，即可出现阳虚、阴中阳虚、水中火弱，是临床上黄体功能不健全，也是肾阳虚不孕症中最为多见的类型。其次阳与气亦有联系，当阳长至重的时期，气亦开始旺盛，特别是在重阳维持时期，气更占有重要地位。阳气者，不仅有固护胞宫、温养胞宫的作用，而且还能融化一切阴浊，为行经期做好一切准备，保证行经期的顺利排泄。阳气者与脾肾有关，如阳气有所不足者，脾肾必然有所不足，故凡在阳虚，特别是阳气虚的情况下，必然会出现程度不同的脾肾虚弱现象。阳虚在演变过程中常可兼夹心肝郁火、血瘀痰湿等。

2）证治思路

黄体功能不全性不孕症中绝大部分患者与肾阳偏虚有关。但夏大师在长期的临床观察中，亦发现少数与阴虚火旺有关，患者常是婚久不孕，月经先期，量较多，色红，夹血块，并伴有腰酸，胸闷烦躁，口干口苦，失眠乳胀，脉细弦带数，舌偏红，苔薄黄，高温相波动明显，呈犬齿状，有时过高超过 37 ℃。一般予以滋阴清热，佐以清肝宁心等法。方用滋肾生肝饮或滋水清肝饮，适当加入川续断、桑寄生等。在肾阳不足的证型中，以阴虚及阳为常见，因为阴阳均属于肾的范畴。夏大师经过多年的临床观察，发现偏阳虚是主要的，因此所制的助孕汤就是在张景岳毓麟珠的基础上，以归芍地黄汤为基础加入川续断、菟丝子、紫河车、鹿角片、五灵脂、炒柴胡等药。

近年来还发现气虚及阳，脾肾不足的病例，也占很大比例，肾虚脾弱型黄体不全性不孕症，缘由先天肾（精）不足，后天气血生化欠旺，天癸元水不充，使孕卵发育与子宫内膜分泌不同步，孕卵难以着床。患者常感腰膝酸软，腹胀便溏。对此拟定了温肾健脾汤（又名健脾补肾汤），温阳益气，于黄体期服用。

【组成】党参、白术、茯苓、山药、山茱萸、川续断、菟丝子、鹿角片、煨木香等。

至于诸多兼夹证型，可根据兼夹证型的程度范围而调治，有时甚则急则治标，先从标证论治，以达到不断提高疗效的目的。

## 参考文献

[1] 姜向坤. 刘敏如教授治疗不孕症的临床经验 [A]. //全国第八次中医妇科学术研讨会论文汇编 [C]. 中华中医药学会，2008：2

[2] 钱菁. 夏桂成教授运用"调周法"治疗不孕症的临证思路 [J]. 江苏中医药，2012，12（7）：10-13

# 第十一章

## 耳鼻咽喉科病证

# 耳鼻喉病

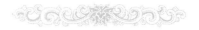

**干祖望大师心悟：以脾为本，以通为用，喉需液养，咽赖津濡**

### （1）七窍以脾为本

干大师的学术思想源于东垣学派。他致力于脾胃学说研究，提出"七窍以脾为本"的观点。耳鼻喉是头面部的清空之窍，需要清阳之气的濡养。胃气一虚，耳鼻口目为病。实证是脾经湿热内蒸，虚证为脾虚内湿自生，湿困中州上蒸清窍。脾气式微，传输精微之源不足，必然影响贮气之器的肺。例如，脾失健运，水湿不化，上泛清窍，则鼻窦炎长期多涕或息肉样变、息肉。脾阳一衰，无法温宣畏寒之肺，巩固藩篱之卫，而致"微邪一击，金即乱鸣"。宗气一虚，则清阳难升，清阳不升，则浊阴不降。阴霾笼罩，于是导致鼻塞、失嗅及头昏，故而治疗应健脾培土或醒脾燥土。如鼻出血，取养血归脾；过敏性鼻性狂嚏，也取温中健脾；鼻塞、失嗅应用益气升阳，这都是耳鼻咽喉与脾胃息息相关的有力证明。

### （2）喉需液养，咽赖津濡

干大师说"喉需液养，咽赖津濡"。一般慢性咽喉疾病，主症大多为干、痛、痒、烧灼感或异物感，其中干为该病的关键所在，即津液问题。遇到津液干枯，一般多责肺阴不足，肾水干涸。但干大师认为，咽干关键在脾。干大师推崇"咽喉干燥，病在脾土"之理论，创立了慢性咽炎从脾论治的学说。干大师将之分为脾阳虚与脾阴虚的慢性咽炎。脾阳虚的慢性咽炎，大多咽峡不充血，后壁淋巴滤泡团块状增生，干燥不思饮，胸闷不舒，食后不适，大便多溏，舌有苔甚至较厚，质嫩，胖淡，有齿痕。土能生金的道理和治疗上"培土生金"法已超越补肺益肾。脾阳虚则咽喉干燥、灼热，频频求饮，五心烦热，大便干结，检查则咽峡弥漫性充血，黏膜干燥少液，小血管扩张暴露，后壁淋巴滤泡散在性增生，舌少苔或无苔，舌质瘦而红，甚至出现地图舌，脉细数。咽喉干燥，养阴生津固然重要，但须知脾主升清，健脾运津才能上升而润濡咽喉。干大师认为辨证的关键在于症见咽中干燥而查之黏膜充血不甚，全身脾虚证有时并不明显。临证需注意，若阴虚火旺或新感外邪者，不可恣取温补，脾阳上亢者，亦不能妄用升提。

### (3) 以通为用

耳鼻咽喉，以通为用。耳鼻咽喉为清空之窍，"清阳出上窍，浊阴出下窍"。若因饮食劳倦、寒温不适、七情内伤而致脾胃受损，则升清降浊功能紊乱，清阳不升，浊阴必然不降而上潜，于是五官诸窍被浊阴之气弥漫笼罩，使清窍致病。根据"以通为用"的理论，对一些疾病的治疗，特别是一些顽症，干大师临证主张首先运用"冲击"法来挥戈一击，通开闭塞之窍，使邪气得去，正气得达，其病不治自愈。例如，耳咽管阻塞引起的耳鸣耳聋，用三拗汤加减以宣肺通窍回聪，慢性鼻窦炎用苍耳子散合龙胆泻肝汤以通鼻窍，苦寒直折；化脓性扁桃体炎等用凉膈散治疗以通下利咽；慢性喉炎声带小结、息肉用加减三甲散以峻猛之药达化瘀开音的目的。

### (4) "查诊"

干大师提出了许多关于耳鼻咽喉科疾病诊断和治疗方面的理论。他提出"查诊"的理论，认为在耳鼻咽喉科采集资料，除了用传统的"望、闻、问、切"四诊以外，还应该运用查诊，即引进现代医学的专科检查方法，同时用中医的观点进行分析、辨证。例如声音嘶哑的疾病，自古以来认为"金实不鸣，金破不鸣"八个字概括了声音嘶哑的主要病因病理，但是随着科学的发展，我们在中医耳鼻咽喉科中引进了现代医学的喉镜检查方法。发现声带肥厚、声带小结、声带息肉等疾患用治肺的方法效果并不理想。干大师根据多年的临床经验，结合中医理论提出，对于这些有局部形态明显变化的病变，应采用活血化瘀、化瘀散结的方法治疗。

### 参考文献

[1] 项楠. 对干祖望中医耳鼻喉科有关学术思想的认识［J］. 贵阳中医学院学报，2002（1）：11-12

[2] 严道南，干千，陈国丰，等. 干祖望学术思想和临证经验研究［J］. 中医耳鼻喉科学研究，2006（2）：3-11

# 喉痹（慢性咽炎）

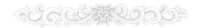

## 吉格木德大师心悟：蒙药诃子四味散

慢性咽炎是咽部黏膜、黏膜下及淋巴组织的弥漫性炎症，常为上呼吸道慢性发炎，有病程长、症状顽固、不易治愈、反复发作等特点，在现代医学临床上尚无特效的治疗措施及治疗药物，故运用蒙医理论对其症状及发病特点进行辨证分析，诊断为"浩来音（咽喉部）血希拉热性病"，给予蒙药诃子四味散治疗，得到了显著疗效。

吉格大师治疗一位"间断性咽部发干，咽痒，微痛 2 年，加重 2 周"的患者，予诃子四味散治疗 2 个疗程，病情痊愈，随访 1 年无复发。

应用蒙医理论分析慢性咽炎属"浩来音血希拉热性病症"，是由人体遇到锐热性为主要特性的外界因素而体内血希拉热偏盛，上亢至咽喉部所引的热性病症。如长期饮酒吸烟过度，进食葱蒜等辛、辣、咸味，高热性食物，劳累过度，白天多睡，炎热环境下强力劳动等均使体内血希拉热偏盛，其热邪因其上升侵袭咽喉部而发病，出现咽痛、咽部异物感等症状，并有充血、水肿等病理改变。

因此，吉格大师在该病的诊断与治疗方面重点考虑疾病的内在病因与客观表现的内在联系及咽喉与肺脏在生理学上属统一系统的脏器，有着解剖学联系与功能联系等特点，采用清热利咽、消肿、清肺血热、化痰利咽、平衡三邪的原则给予口服诃子四味散。该配方中沙参、甘草有清热、清利肺热、消肿、化痰之功效，青蒿有清热、利咽、消肿之功效，诃子有清热、消肿、平衡三邪之功效，故配伍后有了清热、消肿、利咽、清肺化痰、平衡三邪的作用，再用白糖做引子增加了清热利咽的功效，从而获得了显著的疗效。

**参考文献**

吉格木德. 蒙药诃子四味散治疗慢性咽炎 21 例总结 ［J］. 中国民族医药杂志，1999
　　（1）：23

# 鼻渊（慢性鼻炎）

**干祖望大师心悟：病机为瘀，治以活血化瘀，配合外治，加强锻炼**

慢性鼻炎的病位在鼻甲，尤其是下鼻甲。干大师认为，其发病的病机只有一个瘀证，是鼻甲留瘀所致。而致瘀的原因，常见的有风寒、郁热或气虚。因鼻甲贮血最多，若种种原因，使血行失畅，潴积集滞，则鼻甲肥大塞满鼻腔。鼻甲内的瘀滞，必然从气滞开始。治疗上因是鼻甲留瘀，故干大师主张以活血化瘀方法论治。方以《医林改错》的通窍活血汤最为适宜，因方中药味太少，干大师常加用泽兰叶、苏木、落得打、桃仁、红花、赤芍、川芎、当归尾等，以加强破瘀力量。或加入乳香、没药、香附等有行气作用的药物，以更利于疏散瘀积。若由单纯性转为肥大性的顽固重症时，可加三棱、莪术、炮山甲、皂角刺等破瘀药，以期能逆转肥厚增生的鼻甲。

对肥厚性鼻炎的治疗，干大师还主张除内服药物以外，可配合导引与按摩之法，使潴留的积滞得以排出而恢复通气与嗅觉。此外，还应加强锻炼，提高身体素质，通过运动可使血液循环改善，鼻甲内的血流不致阻滞，达到防病治病的目的。

**参考文献**

李云英，廖月红. 干祖望教授运用化瘀法治疗耳鼻喉科疾病的经验 [J]. 广州中医药大学学报，2002，19（1）：69-70

# 喉嗽（变异性咳嗽）

### 干祖望大师心悟："痒而作咳"，从"痒"着手

干大师认为，喉源性咳嗽是临床常见病、多发病，尤其是因过敏因素的增多，患病的概率更高，但是临床治疗往往与普通的咳嗽混为一谈，所以治疗效果多不理想。只有从临床病例中不断探索该病的症状特点、病因病机、辨治原则等，才能有的放矢，提高临床疗效。

#### （1）症状特点

以阵发性喉头奇痒作咳，不痒不咳为主症。患者自觉咳从喉部而起，咳呈连续性，甚至呈痉挛性，少痰或无痰或痰黏难咯，咯出为爽，饮水则止；病程较长，从几个月至几年不等，每日常有7～8次之多，严重时1小时达10多次以上；少数患者伴有发音音色粗糙，甚至嘶哑。

#### （2）病因病机

咳嗽一般认为是肺系疾病的主要证候之一。干大师认为，喉源性咳嗽主要是由于咽喉疾病引起的，临床发现大部分患者都有慢性咽喉炎病史和上呼吸道感染史。根据中医观点，喉源性咳嗽的病因有内、外之分。外因多缘于伤风感冒。感冒一病，乃风寒之邪乘虚侵袭肺卫皮毛。如果此时未能及时疏泄发表，而为求一时之安，过度服用甜味的止咳糖浆，则浮邪不能外泄，困于肺经，独郁于喉而致。内因多由于慢性咽喉炎久治不愈，反复发作而诱发。根据喉源性咳嗽的主症"痒而作咳"的特点，干大师常常不忘从"痒症"着眼，深入探讨其原因。

干大师说："痒症之作，可源于津枯，更有发自郁火。"脾为后天之本，气血生化之源，脾土失健则生化精微无权，导致气虚、血少和津亏，脾不升清则难以上养于喉，津血同源，血虚则生风，而致咽喉干、痒引起咳嗽；郁者，为该升不能升，该降不能降，当化不能化也，五脏有病则气机失常，郁结内生，郁久生热，或嗜食辛、辣、煎、炒、烟、酒之人，便发为五志之火。火上炎则起燥，火下煮则津枯。所以咽喉干燥思饮，饮水则止。火邪炼液，凝胶为痰则痰黏难咯，咯出为爽。但是临床上以心火为最常见，《素问·至真要大论》所谓"诸痛痒疮，皆属于心"。

#### （3）辨治原则

从症求因，治疗上分清邪正虚实。根据干大师的观点，喉源性咳嗽虽然独发于喉部，是以咽喉部炎症为发病的病理基础，以上呼吸道感染为发病的诱因，但是与脏腑功能的失调是有密切关系的。表现有寒、热、虚、实的不同。临床上应详查病症，从症求因，治疗上分清邪正虚实。

## 参考文献

万文蓉. 干祖望辨治喉源性咳嗽经验探要 [J]. 北京中医，2000 (5)：6 - 7

# 喉喑（肥厚性喉炎、声音嘶哑）

## 干祖望大师心悟：五脏之病皆能为喑，破瘀化痰攻坚为其治疗之法

### （1）五脏之病皆能为喑

干大师认为，沿用了 400 多年的"金实不鸣，金破不鸣"这八字病机，现在已远远不能满足临床上的需要了。虽然咽喉是发音的声源器官，喉的病变是造成嗓音改变的主要原因，然而内脏疾病均可影响到嗓音改变。由此可见，咽喉既是脏腑之外窍，又是诸经络交会之所在。脏腑病变可循经影响咽喉，咽喉之病变又可循经影响至他脏。脏腑、气血、经络之间有着错综复杂的联系，因此临证时应重视整体辨证。"五脏之病皆能为喑"出自《景岳全书·声喑》。它从人的整体观念出发，提出了音喑一证与五脏之间的病理关系，其对后世音喑的分型施治具有指导意义。

喑证固然多见于肺疾，但临床上的某些病症审其病因、究其病理，则与其他脏腑的功能失调、功能障碍或功能衰减有关，也就是说心、肝、脾、肾诸脏的疾病影响到肺窍亦可引起音喑。

因此，五脏之病皆可致喑。

关于喑证的分类张景岳除了提出五脏分型外，还归纳为虚实两类，"喑哑之病，当知虚实，实者其病在标，因窍闭而喑也；虚者其病在本，因内夺而喑也"。此纵横分型，互相补充。后世常用的病因分类，其辨证方法仍以五脏因证为基础。干祖望大师积 70 年之经验，提出了发音四部即动力部、发音部、加工部和共鸣部，并按部位分型论治如主动力之中气式微，补中益气汤主之；主发音之声门肥肿，响声丸主之等。执简驭繁，既补充了前人的分类方法，又丰富了临床分型论治。

### （2）肥厚性喉炎的治疗

干大师认为，肥厚性喉炎的局部体征是喉黏膜弥漫性充血，其色以鲜红者少而晦暗的为多。声带失去原来的瓷白色，呈粉红色或暗红色不等，肥厚，甚至呈粒柱状。室带亦增生肥厚。本病多无全身症状，舌脉难凭，只能以局部症状作为喉炎的辨证依据，且率症亦无热毒之证，仅青痰瘀色相，而且色紫、僵化尤为突出，显然痰瘀两凝中而以瘀为主，故瘀滞挟痰，为本病的根本病机。

肥厚性喉炎以嘶哑之症最为突出，历来中医都归类于"暗"和"嘶哑"一门中。治疗上若按常规来处理"嘶哑"，不做局部检查，必然走到"养阴生津法"的歧路上去。非但没有好转，反而是雪上加霜，将病驱至绝路上去。如《临证指南·失音》所说："久嗽失音，必有药误，麦冬、五味子此失音之灵丹也，服之久，无不失音者。"正是针对肥厚性喉炎误用养阴生津法所言，故干大师指出肥厚性喉炎的正确治疗是以化瘀为主，佐以化痰，"破瘀化痰攻坚"为其治疗之法，常用代表方为《医林改错》中的通窍活血汤或自拟验方丹青三甲散（组成：三棱、莪术、穿山甲、地鳖虫、蝉蜕、鳖甲、昆布、海藻、桃仁、红花、落得打）加减。常用的药物有赤芍、牡丹皮、川芎、桃仁、红花、五灵脂、落得打、昆布、海藻、乌不宿。瘀滞严重者，可加泽兰、王不留行；偏于气滞者，加九香虫、枳壳；有顽痰者，加川贝粉或白芥子、莱菔子；嘶哑严重者，加射干、木蝴蝶；声带充血红艳者，加蒲公英。此外，干大师亦强调，因病久瘀滞，本病疗程较长。病者需有耐心，并常进食佐餐食物，如海带、海蜇、芋艿及荸荠，因为这四者能化顽痰而助肿胀吸收，可增强疗效。

## 参考文献

[1] 李云英. 干祖望教授辨治喉喑经验 [J]. 广东省中医院名师与高徒，2009，8（11）：248 - 257

[2] 李云英，廖月红. 干祖望教授运用化瘀法治疗耳鼻喉科疾病的经验 [J]. 广州中医药大学学报，2002，19（1）：6 - 70